T0223024

Repetitorium Transplantationsbeauftragte

Axel Rahmel · Klaus Hahnenkamp · Claus-Dieter Middel
(Hrsg.)

Repetitorium Transplantationsbeauftragte

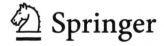 Springer

Hrsg.
Dr. med. Axel Rahmel
Vorstand
Deutsche Stiftung Organtransplantation
Frankfurt am Main, Hessen, Deutschland

Prof. Dr. med. Klaus Hahnenkamp
Klinik für Anästhesiologie
Universitätsmedizin Greifswald
Greifswald, Deutschland

Prof. Dr. rer. medic. Claus-Dieter Middel
Leitung Geschäftsstelle
Transplantationsmedizin
Bundesärztekammer
Berlin, Deutschland

ISBN 978-3-662-62613-9   ISBN 978-3-662-62614-6   (eBook)
https://doi.org/10.1007/978-3-662-62614-6

Die Deutsche Nationalbibliothek verzeichnet diese Publikation in der Deutschen Nationalbibliografie; detaillierte bibliografische Daten sind im Internet über ► http://dnb.d-nb.de abrufbar.

Planung: Dr. Fritz Kraemer
Springer ist ein Imprint der eingetragenen Gesellschaft Springer-Verlag GmbH, DE und ist ein Teil von Springer Nature.
Die Anschrift der Gesellschaft ist: Heidelberger Platz 3, 14197 Berlin, Germany

Vorwort

„Organspende rettet Leben" – es klingt trivial, ist aber tatsächlich eine durch zahlreiche wissenschaftliche Untersuchungen belegte Erkenntnis. Dennoch ist die Zahl der Organspenden in Deutschland so niedrig wie in kaum einem anderen europäischen Land. Entsprechend kann bei weitem nicht allen Patientinnen und Patienten mit einem terminalen, anders nicht behandelbaren Organversagen, denen mit einer Organtransplantation eine höhere Lebenserwartung und eine bessere Lebensqualität geschenkt werden könnte, mit dieser Therapieoption rechtzeitig geholfen werden.

In den letzten Jahren sind deshalb zahlreiche gesetzliche und begleitende untergesetzliche Maßnahmen ergriffen worden, um die Situation für die Patientinnen und Patienten auf den Wartelisten zu verbessern. Genannt seien beispielhaft das *Gesetz zur Verbesserung der Zusammenarbeit und der Strukturen bei der Organspende*, das *Gesetz zur Stärkung der Entscheidungsbereitschaft bei der Organspende*, die *Richtlinie Spendererkennung* der Bundesärztekammer sowie der *Gemeinschaftliche Initiativplan Organspende*, an dem sich zahlreiche Institutionen engagiert beteiligen.

Eine zentrale Rolle bei der Förderung der Organspende nimmt, neben zahlreichen Maßnahmen zur Aufklärung der Bevölkerung, auch die Stärkung der Rolle der Transplantationsbeauftragten in den Kliniken ein. Sie sind von zentraler Bedeutung bei der Erkennung potentieller Organspenderinnen und -spender durch ihre Präsenz auf den Intensivstationen und durch ihre kontinuierliche Schulungstätigkeit der Mitarbeiterinnen und Mitarbeiter in der eigenen Klinik. Zudem können sie die Information der Öffentlichkeit unterstützen. Die Bedeutung der Transplantationsbeauftragten in der Klinik aber auch in der Gesellschaft als wichtige Multiplikatoren kann daher nicht stark genug betont werden.

Voraussetzung für diese bedeutsame Tätigkeit ist eine vertiefte Kenntnis der organisatorischen Rahmenbedingungen von Organspende und Transplantation, vor allem aber auch aller medizinischen Aspekte der Spendererkennung, des intensivmedizinischen Spendermanagements, der Organspende und der Transplantation einschließlich der Nachsorge. Hinzu kommen wichtige Aufgaben im Bereich der kontinuierlichen Begleitung der Angehörigen, für die sich im Zusammenhang mit einer konkreten Organspende zahlreiche Fragen zum Thema ergeben.

Das vorliegende Buch wendet sich daher in erster Linie an die Transplantationsbeauftragten in den Kliniken, um sie auf die vielfältigen, zum Teil herausfordernden Aufgaben vorzubereiten und im Alltag zu unterstützen. Es gibt aber auch allen anderen Interessierten einen umfassenden Überblick über wichtige Aspekte der Organspende und Transplantation unter Berücksichtigung des Fortbildungscurriculums der Bundesärztekammer. Die einzelnen Kapitel können dabei unabhängig voneinander gelesen werden. Querverweise sowie zahlreiche Hinweise auf vertiefende Literatur und ergänzende Dokumente erlauben es, zu speziellen Fragestellungen vertiefte Information zu erhalten. Wichtige Aspekte werden in den verschiedenen Kapiteln wiederholt angesprochen und aus unterschiedlichen Blickwinkeln betrachtet. Dabei werden kontrovers diskutierte Aspekte nicht ausgespart, beispielhaft sei die Organspende nach Herzkreislaufstillstand erwähnt, die in Deutschland nicht zulässig ist, in den letzten Jahren aber in den meisten europäischen Ländern schrittweise eingeführt wurde.

So ist es das Ziel dieses Buches „Repetitorium Transplantationsbeauftragte", einen knappen und dennoch umfassenden Überblick über die aktuelle Situation der Organspende, die gesetzlichen und organisatorischen Rahmenbedingungen sowie die wichtigsten medizinischen Aspekte von Organspende und Transplantation in Deutschland zu geben und auf diese Weise durch Information und Aufklärung zur Förderung der Organspende direkt beizutragen.

Allen, die bei der Vorbereitung und Erstellung dieses Repetitoriums mitgewirkt haben, möchten wir hiermit herzlich Dank sagen. Unser besonderer Dank gilt Marie Brinkmann, die nicht nur als Autorin an diesem Buch mitgearbeitet hat, sondern auch bei der kritischen Durchsicht und Überarbeitung der einzelnen Kapitel mit hoher Expertise eine zuverlässige und wichtige Unterstützung war. Ebenso danken wir dem Springer-Verlag, insbesondere Frau Hiltrud Wilbertz und Herrn Dr. Fritz Kraemer für die stets verständnisvolle Begleitung dieses Projektes in herausfordernden Zeiten.

Frankfurt
im Oktober 2021

Inhaltsverzeichnis

VI   Transplantation - Organspezifisch

Herausgeber- und Autorenverzeichnis

Über die Herausgeber

Dr. med. Axel Rahmel Deutsche Stiftung Organtransplantation, Frankfurt am Main, Deutschland, E-mail: axel.rahmel@dso.de

Prof. Dr. med. Klaus Hahnenkamp Klinik für Anästhesie, Intensiv-, Notfall- und Schmerzmedizin, Universitätsmedizin Greifswald, Greifswald, Deutschland, E-mail: klaus.hahnenkamp@med.uni-greifswald.de

Prof. Dr. rer. medic. Claus-Dieter Middel Geschäftsstelle Transplantationsmedizin, Bundesärztekammer, Berlin, Deutschland, E-mail: claus-dieter.middel@baek.de

Autorenverzeichnis

Dr. iur. Wiebke Abel Geschäftsstelle Transplantationsmedizin, Bundesärztekammer, Berlin, Deutschland, E-mail: wiebke.abel@baek.de

PD Dr. med. Helmut Arbogast Klinik für Allgemein-, Viszeral- und Transplantationschirurgie, Klinikum der Ludwig-Maximilians-Universität München, München, Deutschland, E-mail: helmut.arbogast@med.uni-muenchen.de

Prof. Dr. med. Bernhard Banas Abteilung für Nephrologie, Universitätsklinikum Regensburg, Regensburg, Deutschland, E-mail: bernhard.banas@ukr.de

PD Dr. med. Ana Paula Barreiros Deutsche Stiftung Organtransplantation, Mainz, Deutschland, E-mail: ana.barreiros@dso.de

Dr. med. Felix Becker Klinik für Allgemein-, Viszeral- und Transplantationschirurgie, Universitätsklinikum Münster, Münster, Deutschland, E-mail: felix.becker@ukmuenster.de

Prof. Dr. med. Tobias Bergler Abteilung für Nephrologie, Universitätsklinikum Regensburg, Regensburg, Deutschland, E-mail: tobias.bergler@ukr.de

Prof. Dr. med. Felix Braun Klinik für Allgemeine, Viszeral-, Thorax-, Transplantations- und Kinderchirurgie, Universitätsklinikum Schleswig–Holstein, Kiel, Deutschland, E-mail: felix.braun@uksh.de

Dr. med. Dipl.-Biol. Thomas Breidenbach Dr. Franz Köhler Chemie GmbH, Bensheim, Deutschland, E-mail: t.breidenbach@koehler-chemie.de

Univ.-Prof. Dr. Josef Briegel Klinik für Anästhesiologie, Klinikum der Ludwig-Maximilians-Universität München, München, Deutschland, E-mail: josef.briegel@med.uni-muenchen.de

Marie Brinkmann Deutsche Stiftung Organtransplantation, Frankfurt am Main, Deutschland, E-mail: marie.brinkmann@dso.de

Prof. Dr. med. Jens G. Brockmann Klinik für Allgemein-, Viszeral- und Transplantationschirurgie, Universitätsklinikum Münster, Münster, Deutschland, E-mail: jens.brockmann@ukmuenster.de

Prof. Dr. med. Klemens Budde Medizinische Klinik mit Schwerpunkt Nephrologie und Internistische Intensivmedizin, Charité – Universitätsmedizin Berlin, Berlin, Deutschland, E-mail: klemens.budde@charite.de

Dr. iur. Daniela Bulach Deutsche Stiftung Organtransplantation, Frankfurt am Main, Deutschland, E-mail: daniela.bulach@dso.de

Dr. med. Klaus Böhler MBA Deutsche Stiftung Organtransplantation, Frankfurt, Deutschland, E-mail: klaus.boehler@dso.de

Prof. Dr. med. Angelika Costard-Jäckle Klinik für Thorax- und Kardiovaskularchirurgie, Herz- und Diabeteszentrum Nordrhein-Westfalen, Bad Oeynhausen, Deutschland, E-mail: ajaeckle@hdz-nrw.de

Dr. med. Katalin Dittrich Deutsche Stiftung Organtransplantation, Leipzig, Deutschland, E-mail: katalin.dittrich@dso.de

André Ebbing Deutsche Stiftung Organtransplantation, Frankfurt am Main, Deutschland, E-mail: andre.ebbing@dso.de

PD Dr. med. Stefanie Förderreuther Neurologischer Konsildienst, Klinikum der Ludwig-Maximilians-Universität München, München, Deutschland, E-mail: steffi.foerderreuther@med.uni-muenchen.de

Lara Genedy Klinik für Allgemein-, Viszeral und Transplantationschirurgie, Universitätsklinikum Tübingen, Tübingen, Deutschland, E-mail: lara.genedy@t-online.de

Dr. med. Gertrud Greif-Higer Klinisches Ethikkomitee, Universitätsmedizin Mainz, Mainz, Deutschland, E-mail: greifhig@uni-mainz.de

Prof. Dr. med. Markus Guba Klinik für Allgemein-, Viszeral- und Transplantationschirurgie, Klinikum der Ludwig-Maximilians-Universität München, München, Deutschland, E-mail: markus.guba@med.uni-muenchen.de

Prof. Dr. med. Jan Gummert Klinik für Thorax- und Kardiovaskularchirurgie, Herz-und Diabeteszentrum Nordrhein-Westfalen, Bad Oeynhausen, Deutschland, E-mail: jgummert@hdz-nrw.de

Prof. Dr. med. Klaus Hahnenkamp Klinik für Anästhesie, Intensiv-, Notfall- und Schmerzmedizin, Universitätsmedizin Greifswald, Greifswald, Deutschland, E-mail: klaus.hahnenkamp@med.uni-greifswald.de

Prof. Dr. med. Assad Haneya Klinik für Herz- und Gefäßchirurgie, Universitätsklinikum Schleswig-Holstein, Kiel, Deutschland, E-mail: assad.haneya@uksh.de

Prof. Dr. med. Dr. h.c. Axel Haverich Klinik für Herz-, Thorax-, Transplantations-und Gefäßchirurgie, Medizinische Hochschule Hannover, Hannover, Deutschland, E-mail: haverich.axel@mh-hannover.de

Pelin Herbst-Cokbudak Deutsche Stiftung Organtransplantation, Frankfurt, Deutschland, E-mail: pelin.herbst-cokbudak@dso.de

Dr. med. Fabio Ius Klinik für Herz-, Thorax-, Transplantations- und Gefäßchirurgie, Medizinische Hochschule Hannover, Hannover, Deutschland, E-mail: ius.fabio@mh-hannover.de

PD Dr. med. Matthias Kaufmann Deutsche Stiftung Organtransplantation, Hannover, Deutschland, E-mail: matthias.kaufmann@dso.de

PD Dr. med. Teresa Kauke Abteilung für Thoraxchirurgie, Transplantationszentrum, Klinikum der Ludwig-Maximilians-Universität München, München, Deutschland, E-mail: teresa.kauke@med.uni-muenchen.de

Dr. med. Sven-Olaf Kuhn Klinik für Anästhesie, Intensiv-, Notfall- und Schmerzmedizin, Universitätsmedizin Greifswald, Greifswald, Deutschland, E-mail: sven-olaf.kuhn@uni-greifswald.de

Prof. Dr. univ. Alfred Königsrainer Klinik für Allgemein-, Viszeral und Transplantationschirurgie, Universitätsklinikum Tübingen, Tübingen, Deutschland, E-mail: alfred.koenigsrainer@med.uni-tuebingen.de

Dr. rer. pol. Michael Lauerer Dipl.-Sozw. (Univ.) IMG – Institut für Medizinmanagement und Gesundheitswissenschaften, Universität Bayreuth, Bayreuth, Deutschland, E-mail: michael.lauerer@uni-bayreuth.de

med. pract. Renato Lenherr Donor Care Association, Universitäts-Spital Zürich, Zürich, Schweiz, E-mail: renato.lenherr@usz.ch

Dr. med. K. Michael Lücking Universitätsklinikum Freiburg, Freiburg, Deutschland, E-mail: michael.luecking@uniklinik-freiburg.de

Catrin Meier Deutsche Stiftung Organtransplantation, Leipzig, Deutschland, E-mail: catrin.meier@dso.de

Dr. med. Ingo Meisenburg Deutsche Stiftung Organtransplantation, Hannover, Deutschland, E-mail: ingo.meisenburg@dso.de

Prof. Dr. rer. medic. Claus-Dieter Middel Geschäftsstelle Transplantationsmedizin, Bundesärztekammer, Berlin, Deutschland, E-mail: claus-dieter.middel@baek.de

Dr. med. Haluk Morgül Klinik für Allgemein-, Viszeral- und Transplantationschirurgie, Universitätsklinikum Münster, Münster, Deutschland, E-mail: haluk.morguel@ukmuenster.de

Prof. Dr. med. Silvio Nadalin Klinik für Allgemein-, Viszeral und Transplantationschirurgie, Universitätsklinikum Tübingen, Tübingen, Deutschland, E-mail: silvio.nadalin@med.uni-tuebingen.de

Univ.-Prof. Dr. Dr. med. habil. Dr. phil. Dr. theol. h. c. Eckhard Nagel IMG – Institut für Medizinmanagement und Gesundheitswissenschaften, Universität Bayreuth, Bayreuth, Deutschland, E-mail: eckhard.nagel@uni-bayreuth.de

Marcel Naik Medizinische Klinik mit Schwerpunkt Nephrologie und Internistische Intensivmedizin, Charité – Universitätsmedizin Berlin, Berlin, Deutschland, E-mail: marcel.naik@charite.de

PD Dr. med. Heidi Niehaus Klinik für Herz-, Thorax-, Transplantations- und Gefäßchirurgie, Medizinische Hochschule Hannover, Hannover, Deutschland, E-mail: niehaus.adelheid@mh-hannover.de

Konrad Pleul Deutsche Stiftung Organtransplantation, Dresden, Deutschland, E-mail: konrad.pleul@dso.de

Dr. med. Axel Rahmel Deutsche Stiftung Organtransplantation, Frankfurt am Main, Deutschland, E-mail: axel.rahmel@dso.de

PD Dr. med. Christina Schleicher Deutsche Stiftung Organtransplantation, Stuttgart, Deutschland, E-mail: christina.schleicher@dso.de

Claudia Siepmann Referat Transplantationsrecht, Bundesministerium für Gesundheit, Berlin, Deutschland, E-mail: claudia.siepmann@bmg.bund.de

Dr. phil. Dipl.-Psych. Katharina Tigges-Limmer Klinik für Thorax- und Kardiovaskularchirurgie, Abteilung für Medizinpsychologie, Herz- und Diabeteszentrum Nordrhein-Westfalen, Bad Oeynhausen, Deutschland, E-mail: ktigges-limmer@hdz-nrw.de

Serge Vogelaar MD Eurotransplant International Foundation, Leiden, Niederlande, E-mail: s.vogelaar@eurotransplant.org

Dipl.-Psych. Chris Wolf Tönisvorst, Deutschland, E-mail: wolf@wandeldrive.de

Einleitung

Organspende in Deutschland

Axel Rahmel

Inhaltsverzeichnis

© Springer-Verlag GmbH Deutschland, ein Teil von Springer Nature 2022
A. Rahmel et al. (Hrsg.), *Repetitorium Transplantationsbeauftragte*,
https://doi.org/10.1007/978-3-662-62614-6_1

1

Unterschiedliche Faktoren können für die vergleichsweise geringen Spenderzahlen in Deutschland verantwortlich gemacht werden, aktuelle Analysen unterstreichen jedoch die Bedeutung von Strukturdefiziten bei der Spendererkennung und -meldung. Um eine Trendwende herbeizuführen, wurde mit dem *Gesetz zur Verbesserung der Zusammenarbeit und der Strukturen bei der Organspende* 2019 die Position der Transplantationsbeauftragten gestärkt und zudem eine aufwandsgerechte Vergütung der Kliniken eingeführt. Das *Gesetz zur Stärkung der Entscheidungsbereitschaft bei der Organspende* von 2020 und die ergänzenden Anpassungen des Transplantationsgesetzes durch das *Gesetz zur Weiterentwicklung der Gesundheitsversorgung* von 2021 bilden eine zusätzliche Basis, um dem Spenderorganmangel künftig entgegenzuwirken. Unterstützt werden sie durch untergesetzliche Maßnahmen wie den *Gemeinschaftlichen Initiativplan Organspende* und die von der Bundesärztekammer verabschiedete *Richtlinie „Spendererkennung"*.

1.1 Einführung

1963 fand in Deutschland die erste Transplantation statt. Bis heute wurden in den hiesigen Transplantationszentren mehr als 142.000 Organe übertragen. Dieser Eingriff ist für die schwer kranken Empfängerinnen und Empfänger die oftmals einzige Therapieoption, um die Lebenserwartung und die Lebensqualität nachhaltig zu verbessern. Allerdings ist der Mangel an Spenderorganen nach wie vor ein zentraler, limitierender Faktor.

❯ In Deutschland standen Ende Dezember 2020 rund 9.200 Patientinnen und Patienten auf der Warteliste für ein Organ.

Zu den Organen, die nach postmortaler Spende transplantiert werden können, zählen:

- Herz
- Lunge
- Leber
- Niere
- Pankreas
- Darm

In den letzten Jahren ist der Kreis um die sogenannten Vascular Composite Allografts (VCA) – zusammengesetzte, vaskularisierte Transplantate – (u. a. Uterus, Gesicht, Extremitäten) erweitert worden (▶ Kap. 33).

Bei einer Lebendspende wird meistens eine Niere oder ein Teil der Leber transplantiert. Medizinisch möglich sind auch Transplantationen eines Teils der Lunge, des Dünndarms oder des Pankreas. Nach Lebendspende werden diese Transplantationen aber nur sehr selten durchgeführt. In 2020 betrug der Anteil der Lebendspenden 23,6 % bei den Nierentransplantationen und 6,3 % bei den Lebertransplantationen (DSO 2021).

1.2 Organisation in Deutschland

Organspende und Transplantation sind durch das *Gesetz über die Spende, Entnahme und Übertragung von Organen und Geweben (Transplantationsgesetz – TPG)* geregelt. Es ist durch seine komplexe, mit einer strikten Aufgabentrennung versehene Struktur gekennzeichnet. Auf zahlreiche Aspekte wird in den weiteren Kapiteln dieses Repetitoriums detailliert eingegangen, daher erfolgt hier nur eine erste orientierende Übersicht.

1.2.1 Organspendeprozess

Der eigentliche Organspendeprozess zeigt ein dreiteiliges Stufenschema. Dieses garantiert, dass Spende, Vermittlung sowie Übertragung von Organen jeweils organisatorisch und personell getrennt voneinander ablaufen.

1.2.1.1 Organspende – Schritt 1

Als bundesweite Koordinierungsstelle für die postmortale Organspende ist die Deutsche Stiftung Organtransplantation (DSO) für die Zusammenarbeit aller Beteiligten im Organspendeprozess verantwortlich. Sie unterstützt die Entnahmekrankenhäuser und organisiert alle notwendigen Maßnahmen bis zu der Übergabe der Organe in den Transplantationszentren mit Ausnahme der Organvermittlung (◘ Abb. 1.1).

Bundesweit im Einsatz
- Um die Organspende flächendeckend zu gewährleisten, hat die DSO sieben Regionen gebildet, die jeweils ein oder mehrere Bundesländer umfassen
- Die regionalen DSO-Zentralen organisieren alle Organspendeaktivitäten in den umliegenden Entnahmekrankenhäusern
- Die regionalen DSO-Koordinatorinnen und Koordinatoren sind die direkten Ansprechpartner für die Transplantationsbeauftragten und Beschäftigten auf den Intensivstationen

1.2.1.2 Organvermittlung – Schritt 2

Die Vermittlung der Spenderorgane erfolgt durch die Stiftung Eurotransplant in Leiden, Niederlande. Sie koordiniert die Organvergabe für den gesamten Eurotransplant-Verbund: Dazu gehören neben Deutschland noch Belgien, Kroatien, Luxemburg, Niederlande, Österreich, Ungarn und Slowenien.

Die Richtlinien für die Organvergabe in Deutschland legt die Bundesärztekammer fest. Die Organvergabe geschieht dabei nach rein medizinischen Kriterien, im Vordergrund stehen Dringlichkeit und Erfolgsaussicht.

1.2.1.3 Organtransplantation – Schritt 3

Derzeit gibt es in Deutschland 46 Transplantationszentren, die schwerpunktmäßig jeweils über ein oder mehrere Transplantationsprogramme verfügen. Die Zentren verantworten die Indikationsstellung, Führung der Wartelisten, Durchführung der Transplantation und Nachsorge einschließlich der zugehörigen Qualitätssicherung.

1.2.2 Regelgebung und Überwachung

Die Koordinierungsstelle (DSO) und die Vermittlungsstelle (Eurotransplant) werden jeweils durch einen Vertrag mit dem Spitzenverband Bund der Krankenkassen, der Bundesärztekammer und der Deutschen Krankenhausgesellschaft für ihre Tätigkeit beauftragt. In diesen Verträgen werden die Aufgaben der beiden Institutionen festgelegt. Die Verträge haben zugleich auch Wirkung für die Transplantationszentren, der Koordinierungsstellenvertrag zudem auch für die Entnahmekrankenhäuser.

Zahlreiche Aspekte des Organspende- und Transplantationsprozesses (unter anderem die Regeln zur Feststellung des Todes, zur Aufnahme auf die Warteliste, zur Spenderidentifikation und -charakterisierung, zur Organvermittlung sowie zur Qualitätssicherung) sollen jeweils nach dem Stand der Erkenntnisse der medizinischen Wissenschaft erfolgen. Dieser wird in Richtlinien der Bundesärztekammer festgelegt.

Der Spitzenverband Bund der Krankenkassen, die Bundesärztekammer und die Deutsche Krankenhausgesellschaft überwachen die Einhaltung der gesetzlichen Rege-

1

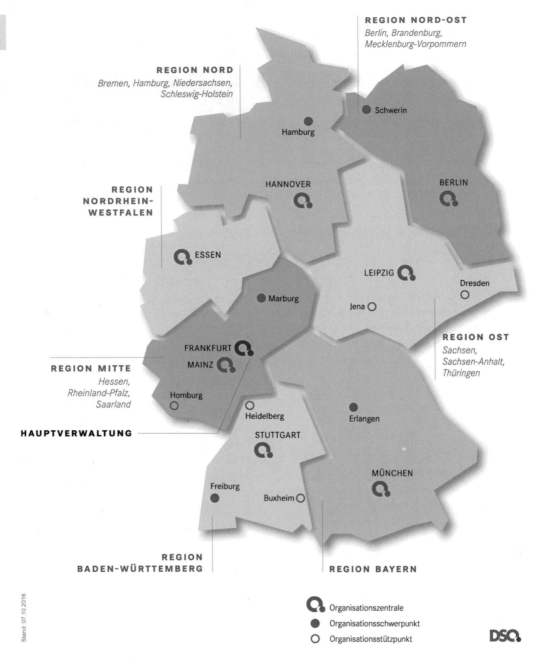

REGION NORD-OST
*Berlin, Brandenburg,
Mecklenburg-Vorpommern*

REGION NORD
*Bremen, Hamburg, Niedersachsen,
Schleswig-Holstein*

Schwerin

Hamburg

**REGION
NORDRHEIN-
WESTFALEN**

HANNOVER

BERLIN

ESSEN

LEIPZIG

Dresden

Marburg

Jena

REGION OST
*Sachsen,
Sachsen-Anhalt,
Thüringen*

FRANKFURT
MAINZ

REGION MITTE
*Hessen,
Rheinland-Pfalz,
Saarland*

Homburg

HAUPTVERWALTUNG

Heidelberg

Erlangen

STUTTGART

MÜNCHEN

Freiburg

Buxheim

**REGION
BADEN-WÜRTTEMBERG**

REGION BAYERN

Organisationszentrale

Organisationsschwerpunkt

Organisationsstützpunkt

DSO.

Stand: 07.10.2016

Abb. 1.1   Regionale Organisation der DSO. (Copyright: DSO, mit freundlicher Genehmigung)

lungen durch die Koordinierungs- und die Vermittlungsstelle sowie durch die Transplantationszentren und die Entnahmekrankenhäuser mit der eigens dafür eingerichteten Prüfungs- und Überwachungskommission (▶ Kap. 5) (◘ Abb. 1.2).

Zur Verbesserung der Datengrundlage für die transplantationsmedizinische Versorgung und Forschung sowie zur Erhöhung der Transparenz in der Organspende und Transplantation wurde zudem ein Transplantationsregister eingerichtet.

Gesetzliche Kontrollen des Transplantationssystems

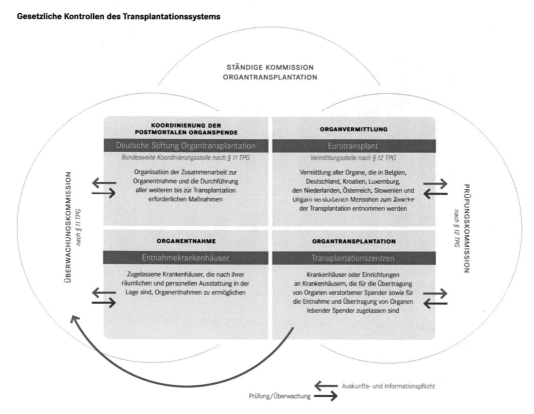

STÄNDIGE KOMMISSION ORGANTRANSPLANTATION

ÜBERWACHUNGSKOMMISSION
nach § 11 TPG

KOORDINIERUNG DER POSTMORTALEN ORGANSPENDE

Deutsche Stiftung Organtransplantation

Bundesweite Koordinierungsstelle nach § 11 TPG

Organisation der Zusammenarbeit zur Organentnahme und die Durchführung aller weiteren bis zur Transplantation erforderlichen Maßnahmen

ORGANVERMITTLUNG

Eurotransplant

Vermittlungsstelle nach § 12 TPG

Vermittlung aller Organe, die in Belgien, Deutschland, Kroatien, Luxemburg, den Niederlanden, Österreich, Slowenien und Ungarn verstorbenen Menschen zum Zwecke der Transplantation entnommen werden

PRÜFUNGSKOMMISSION
nach § 12 TPG

ORGANENTNAHME

Entnahmekrankenhäuser

Zugelassene Krankenhäuser, die nach ihrer räumlichen und personellen Ausstattung in der Lage sind, Organentnahmen zu ermöglichen

ORGANTRANSPLANTATION

Transplantationszentren

Krankenhäuser oder Einrichtungen an Krankenhäusern, die für die Übertragung von Organen verstorbener Spender sowie für die Entnahme und Übertragung von Organen lebender Spender zugelassen sind

Auskunfts- und Informationspflicht

Prüfung/Überwachung

◻ Abb. 1.2 Organisation und Kontrollmechanismen des deutschen Transplantationssystems. (Copyright: DSO, mit freundlicher Genehmigung)

1.3 Entwicklung der Organspende in Deutschland im politischen Kontext

Im europäischen Vergleich lagen die Organspendezahlen in Deutschland schon seit vielen Jahren allenfalls im unteren Mittelfeld, wobei als Maß für die Organspendeaktivität die Zahl der Spenderinnen und Spender pro Million Einwohner (per million population, pmp) verwendet wird. Im Jahr 2010 wurden mehr als 15 Organspenden pmp in Deutschland erreicht, in den Folgejahren kam es allerdings zu einem kontinuierlichen Rückgang der Zahl der Organspenden (◻ Abb. 1.3).

1.3.1 Transplantationsskandal und TPG-Novellierungen 2012

Der Rückgang der Organspende wurde mit dem sogenannten Transplantationsskandal, der im Jahr 2012 aufgedeckt wurde, in Zusammenhang gebracht.

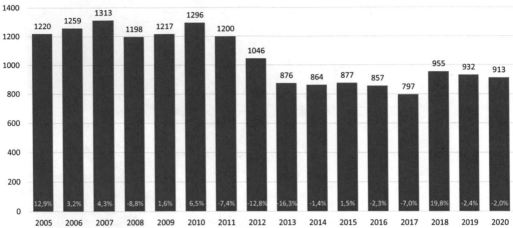

Abb. 1.3 Postmortale Organspende in Deutschland 2005 bis 2020, inkl. prozentuale Veränderung zum Vorjahr (DSO 2021)

Transplantationsskandal von 2012
- im Sommer 2012 wurden mehrere Datenmanipulationen und Regelverstöße einiger Transplantationszentren, z. B. in Göttingen, Regensburg, München und Leipzig, aus den Jahren 2010 bis 2012 bekannt
- durch die Manipulationen erhielten Patientinnen und Patienten in diesen Zentren schneller ein Organ als auf ihrem ursprünglichen Platz auf der Warteliste
- in der Folge wurden die Kontrollen der Transplantationszentren intensiviert und die Kontrollgremien gestärkt
- zusätzlich hat die Bundesärztekammer die Richtlinien zur Wartelistenführung hin zu einer höheren Transparenz geändert. Damit sollen zukünftig solche Manipulationen vermieden werden

Welchen Einfluss der Transplantationsskandal auf die Organspendezahlen in Deutschland tatsächlich hatte, ist wissen-schaftlich schwer zu belegen. Die Berichterstattung über Manipulationen in verschiedenen Transplantationszentren hat große Aufmerksamkeit in der Öffentlichkeit gefunden, in der Praxis wurden allerdings nur wenige Fälle durch die DSO beobachtet, bei denen eine fehlende Zustimmung zur Organspende explizit auf den Transplantationsskandal zurückgeführt wurde. Zudem zeigen die Umfragen, die regelmäßig von der Bundeszentrale für gesundheitliche Aufklärung (BZgA) in Auftrag gegeben werden, keinen größeren und dauerhaften Rückgang der allgemeinen Unterstützung für die Organspende in der Bevölkerung. In diesem Zusammenhang sind zudem die Ergebnisse zweier Befragungen aus dem Jahr 2009 und aus dem Jahr 2020 interessant: Bei einer europäischen Umfrage aus dem Jahr 2009, also mehrere Jahre vor dem Bekanntwerden des Organtransplantationsskandals, gaben 26 % der Befragten aus Deutschland, die nicht zu Organspende bereit waren, als Grund für die Ablehnung fehlendes Vertrauen in das System an (Eurobarometer 2010). Damit gehörte Deutschland zu den zehn europäischen Ländern, in denen dieser Grund am häufigsten genannt wurde. In einer Repräsentativerhebung der BZgA zu Wissen, Einstellung und Verhalten zur Organspende aus dem Jahr 2020 gaben 23 % der Befragten, die im Organspendeausweis einer Organ- und Gewebeentnahme widersprochen hatten, als wichtigsten Grund für ihre Ablehnung die Angst vor Missbrauch, mangelndes Vertrauen und die negative Berichterstattung an (BZgA 2021). Die Umfragen zeigen, dass der Transplantationsskandal nicht zu einer weiteren anhaltenden Abnahme des Vertrauens in die Organspende geführt hat. Möglicherweise haben die umfänglichen Maßnahmen – die Anpassungen des Transplantationsgesetzes und der Richtlinien zur Organspende und Transplantation der Bundesärztekammer einschließlich der umfänglichen Kontrollen der Transplantationszentren – einen weiteren Vertrauensverlust verhindert. Andererseits ist es aber auch bezeichnend, dass trotz des international als geradezu beispielhaft geltenden umfangreichen Kontrollsystems der Organspende und Transplantation in Deutschland, dieses Misstrauen (gegenüber dem Jahr 2009) unverändert hoch ist.

Als Konsequenz aus dem Transplantationsskandal wurden, wie zuvor schon erwähnt, umfangreiche gesetzliche und organisatorische Maßnahmen ergriffen: so ist die vorsätzliche Übermittlung von unrichtigen Angaben zum Gesundheitszustand von Patienten auf der Warteliste unter Strafe gestellt. Die Prüfungs- und Überwachungskommissionen der Bundesärztekammer führen regelmäßige, unangekündigte Kontrollen der Transplantationszentren durch und berichten öffentlich über die Ergebnisse. In den Kliniken wurden Transplantationskonferenzen eingerichtet, die sicherstellen, dass bei der Aufnahme auf die Warteliste und bei Aktualisierung des Wartelistenstatus immer ein Mehraugenprinzip eingehalten wird. Gleichzeitig wurde im

Jahr 2012 im Transplantationsgesetz insbesondere die Verpflichtung der Entnahmekrankenhäuser, mindestens eine Transplantationsbeauftragte oder einen Transplantationsbeauftragten zu bestellen, verankert. Deren Aufgaben sollte das Erkennen möglicher Organspenderinnen und -spender sowie die Koordination der Abläufe der Organspende im Entnahmekrankenhaus in enger Kooperation mit der DSO sein.

Am 1. November 2012 trat das *Gesetz zur Regelung der Entscheidungslösung* in Kraft. Damit wurde die seit 1997 geltende erweiterte Zustimmungslösung ergänzt. Die Krankenkassen stellen ihren Versicherten seitdem alle zwei Jahre Informationsmaterial sowie einen Organspendeausweis zur Verfügung. Das Gesetz sollte innerhalb der Bevölkerung den Anteil schriftlicher Zustimmungen zur Organspende steigern.

Zustimmungs- und Entscheidungslösung
- Hat die verstorbene Person den persönlichen Willen bezüglich einer Organspende nicht schriftlich festgehalten oder mündlich mitgeteilt, dürfen die Angehörigen in ihrem oder seinem Sinne oder, wenn der mutmaßliche Wille unbekannt ist, nach eigenen Wertvorstellungen bezüglich einer Organspende entscheiden
- Das regelmäßige Versenden von Informationsmaterial soll alle Menschen bei einer Entscheidungsfindung zu Lebzeiten unterstützen

---

Wie aus der ◘ Abb. 1.3 zu erkennen ist, blieb ein positiver Effekt dieser gesetzlichen Maßnahmen auf die Organspende aus, im Gegenteil, die Zahl der Organspenden pmp sank kontinuierlich weiter und erreichte im Jahr 2017 einen historischen Tiefstand mit knapp über 10 Spenden pmp.

1

> Die reine Ernennung von Transplantationsbeauftragten führte auch in den nachfolgenden Jahren zu keiner Verbesserung der Organspendesituation.

1.3.2 Neue Initiativen zur Förderung der Organspende

Angesichts der weiterhin stagnierenden und sogar rückläufigen Organspendezahlen erfolgten verschiedene, sich ergänzende Analysen zu den Hintergründen (DKI 2012; Schulte et al. 2018; Brauer et al. 2019 – Details siehe ► Kap. 20). Dabei zeigte sich, dass strukturelle und organisatorische Schwachstellen zu einem Erkennungs- und Meldedefizit möglicher Organspenderinnen und -spender in den Entnahmekrankenhäusern führen und einen bedeutsamen Beitrag zu den niedrigen Spenderzahlen leisten. Konkret wurden die folgenden Bereiche mit Verbesserungspotenzial in Bezug auf die Organspende identifiziert:

- unzureichende Kenntnisse des Krankenhauspersonals in Bezug auf die Erkennung möglicher Spenderinnen und Spender
- hohe Arbeitsverdichtung auf den Intensivstationen
- Schwierigkeiten bei der Interpretation und Umsetzung von Patientenverfügungen, sodass die Therapie nicht bis zu einer möglichen IHA-Diagnostik fortgeführt wurde
- Therapielimitierung wegen infauster Prognose, ohne dass mit Angehörigen die Möglichkeit einer Organspende erörtert wurde

1.3.2.1 Gesetz zur Verbesserung der Zusammenarbeit und der Strukturen bei der Organspende

Die Politik reagierte auf die identifizierten strukturellen Problemfelder im Organspendeprozess der Entnahmekrankenhäu-

ser: Erstmals wurde die Bekämpfung des Organspendemangels explizit in einem Koalitionsvertrag mit aufgenommen. Im Jahr 2019 wurde das *Zweite Gesetz zur Änderung des Transplantationsgesetzes – Verbesserung der Zusammenarbeit und der Strukturen bei der Organspende (GZSO)* verabschiedet. In den folgenden Kapiteln wird noch ausführlich auf dieses Gesetz eingegangen (siehe u. a. ► Kap. 4), daher seien an dieser Stelle nur die wesentlichen Elemente erwähnt:

- Stärkung der Stellung der Transplantationsbeauftragten in den Entnahmekrankenhäusern mit verbindlicher Freistellung und transparenter Finanzierung
- Maßnahmen zur Verbesserung des Organspendeprozesses in den Kliniken, einschließlich kostendeckender Vergütung für Aufwendungen im Organspendeprozess
- flächendeckende Bereitstellung eines neurochirurgischen und neurologischen konsiliarärztlichen Rufbereitschaftsdienstes
- Stärkung des Unterstützungsangebots für die Entnahmekrankenhäuser und für die Transplantationsbeauftragten
- Qualitätssicherungsmaßnahmen zur Unterstützung der Spendererkennung in den Entnahmekrankenhäusern
- rechtliche Grundlage für die Angehörigenbetreuung durch die Koordinierungsstelle

> Damit setzt das Gesetz genau an den zuvor identifizierten Problemstellen an, um die Voraussetzungen für die Organspende in den Kliniken zu verbessern.

1.3.2.2 Gemeinschaftlicher Initiativplan Organspende

Seit Sommer 2019 unterstützt ein von einer breiten Koalition von in der Organspende und Transplantation tätigen Organisationen erarbeiteter Initiativplan die praktische Umsetzung der gesetzlichen Novellierungen (BMG 2019). Er richtet sich primär an die Transplantationsbeauftragten, die Entnahmekrankenhäuser, die Multiplikatoren in Medizin und Gesellschaft sowie die breite Öffentlichkeit. Beispiele für bereits angelaufene oder geplante Maßnahmen sind u. a.:

- ▬ Stärkung der Transplantationsbeauftragten
  - durch die Ende 2019 neu eingerichtete Arbeitsgruppe der Bundesärztekammer, die sich den Bedürfnissen und Anliegen der Transplantationsbeauftragten annimmt und auch ihre Vernetzung und den Austausch untereinander fördert
  - durch eine länderübergreifende Nutzung von Fort- und Weiterbildungsangeboten, welche von den meisten Landesärztekammern bereits angeboten werden. Übersicht über alle Angebote bei ▶ https://www.baek-fortbildungssuche.de/fbsuche/ (QR-Code 1.1) und ▶ https://www.dso.de/organspende/news-veranstaltungen/veranstaltungen?region=* (QR-Code 1.2)
- ▬ Unterstützung der Transplantationsbeauftragten
  - durch TransplantCheck, das von der DSO zur Verfügung gestellte Tool zur retrospektiven Analyse aller im Entnahmekrankenhaus verstorbenen Patientinnen und Patienten mit schwerer Hirnschädigung
  - durch Bereitstellung eines Musterberichts mit Hilfestellung und Empfehlung für die Interpretation der Todesfallanalyse im Krankenhaus
- ▬ Unterstützung der Entnahmekrankenhäuser
  - die DSO berät bei der Erstellung von Verfahrensanweisungen, mit denen die Krankenhäuser die Abläufe im Organspendeprozess optimieren sollen
- ▬ Weitere ausgewählte Punkte des Initiativplans
  - ab 1. März 2022 ist die Organspende Inhalt des Medizinstudiums. Bei den

Pflegeausbildungen sind entsprechende Themen bereits seit 1. Januar 2020 Bestandteil

- seit Dezember 2019 unterstützt die E-Learning-Plattform der DSO (▶ https://elearning.dso.de) (QR-Code 1.3) auch hausärztliche Fachkräfte beim Wissenserwerb über die Organspende. Das Basismodul ist durch die Landesärztekammer Hessen mit 2 CME-Punkten sowie durch die Registrierung beruflich Pflegender zertifiziert
- um die gesellschaftliche Wertschätzung der Organspende in der Öffentlichkeit stärker zu etablieren, findet seit 2019 jährlich im Herbst eine bundesweite Veranstaltung zur Würdigung der Organspenderinnen und Organspender im Park des Dankens, des Erinnerns und des Hoffens in Halle (Saale) statt

1.3.2.3 Gesetz zur Verbesserung der Entscheidungsbereitschaft bei der Organspende

Die gesetzlichen Änderungen vom April 2019 fokussierten sich auf die Kliniken, d. h. auf die Verbesserung der dortigen strukturellen Schwachstellen im Organspendeprozess, die trotz der letzten TPG-Änderungen von 2012 noch bestanden. Aber auch die Bereitschaft in der Bevölkerung, die Entscheidung zur Organspende zu dokumentieren, hat sich seit dem Gesetz zur Entscheidungslösung von 2012 nicht wie erhofft verbessert. Denn Daten der DSO aus 2019 (DSO 2020) zeigen, dass:

- ▬ nur etwa 15 % aller an sie gemeldeten Spenderinnen und Spender ihre Entscheidung dokumentiert hatten
- ▬ in den Fällen, wo eine Organspende abgelehnt wurde, kam diese Entscheidung zu mehr als 40 % von den Angehörigen, da sie den Willen der verstorbenen Person nicht kannten

1

Zusätzlich ist die Situation, dass die Angehörigen bezüglich einer Organspende befragt werden müssen und um eine diesbezügliche Entscheidung gebeten werden, sowohl für sie und als auch für das Krankenhauspersonal sehr belastend.

2019 sprachen sich daher mehrere Abgeordnete, darunter auch Bundesgesundheitsminister Jens Spahn, für die Einführung einer doppelten Widerspruchslösung aus, welche bereits in vielen anderen Ländern Anwendung findet. Im Zusammenspiel mit der vorangegangenen Gesetzesänderung versprach man sich damit einen zusätzlichen positiven Effekt für die Entwicklung der Organspendezahlen. Nach kontroversen und oftmals emotional geführten Diskussionen im Parlament, den Medien und der Öffentlichkeit wurde im Bundestag am 16. Januar 2020 allerdings mehrheitlich für den Gegenentwurf, das *Gesetz zur Stärkung der Entscheidungsbereitschaft bei der Organspende* gestimmt. Dieses Gesetz trat im März 2022 in Kraft. Es soll die Information und Aufklärung der Bevölkerung fördern, u. a. durch:

- die Einrichtung eines bundesweiten Onlineregisters zur Organspende beim Bundesinstitut für Arzneimittel und Medizinprodukte (BfArM)
- die Aushändigung bzw. Übermittlung (bei elektronischer Antragsstellung) von Aufklärungsmaterial und Organspendeausweisen durch Ausweisstellen von Bund und Ländern. Dabei wird auf weitere Informations- und Beratungsmöglichkeiten hingewiesen sowie auf die Möglichkeit, sich vor Ort oder später selbstständig in das Onlineregister einzutragen
- eine ergebnisoffene Beratung der Patientinnen und Patienten durch hausärztliches Personal. Die Beratung kann bei Bedarf alle 2 Jahre erfolgen

- die Vermittlung von Grundwissen zur Organspende im Rahmen der Erste-Hilfe-Kurse, welche im Vorfeld des Erwerbs der Fahrerlaubnis absolviert werden müssen

1.3.2.4 Richtlinie Spendererkennung der Bundesärztekammer und Gesundheitsversorgungsweiterentwicklungsgesetz

Bei einer Organspende kommen dem rechtzeitigen Erkennen potentieller Spenderinnen und Spender sowie der Berücksichtigung des Patientenwillens eine zentrale Bedeutung zu. Darauf hatte die Deutsche interdisziplinäre Vereinigung für Intensiv- und Notfallmedizin (DIVI) bereits im Jahr 2019 hingewiesen und eine „Entscheidungshilfe bei erweitertem intensivmedizinischem Behandlungsbedarf auf dem Weg zur Organspende" erarbeitet (Neitzke et al. 2019). Die darin enthaltenen Aspekte sind mit integriert in eine weichenstellende und umfassende Überarbeitung der Richtlinie zur Spendererkennung der Bundesärztekammer, die im Jahr 2020 veröffentlicht wurde.

> **Ziele der Richtlinie „Spendererkennung"**
> - rechtzeitige Erkundung des Patientenwillens hinsichtlich einer möglichen Organspende; spätestens, wenn bei infauster Prognose eine Entscheidung über die Fortführung der intensivmedizinischen Maßnahmen oder über eine Therapiebegrenzung ansteht
> - ein dokumentierter Wille zur Organspende darf nicht durch eine frühe Therapielimitierung verhindert werden

- Rechtssicherheit, was die Beachtung eines Organspendewunsches und die dazu erforderlichen intensivmedizinischen Maßnahmen betrifft

(BÄK 2020)

Ganz im Sinne dieser Richtlinie wurde durch das im Juni 2021 beschlossene *Gesetz zur Weiterentwicklung der Gesundheitsversorgung (Gesundheitsversorgungsweiterentwicklungsgesetz – GVWG)* eine Einsichtnahme in das Organspenderegister durch die betreuenden Ärztinnen und Ärzte bereits vor Todesfeststellung gestattet, d. h., wenn der IHA unmittelbar bevorsteht oder als bereits eingetreten vermutet wird. Diese Änderung hilft dem ärztlichen Personal auf den Intensivstationen, den Willen der Patientinnen und Patienten bei zentralen Entscheidungen am Lebensende zu berücksichtigen.

❯ Zusammen mit dem im Aufbau befindlichen Organspenderegister wird die Richtlinie „Spendererkennung" zukünftig ebenfalls dafür sorgen, dass jeder von Patientinnen und Patienten zu Lebzeiten geäußerte Wille zur Organspende auch berücksichtigt werden kann.

Eine weitere Änderung des Transplantationsgesetzes durch das GVWG betrifft die Einrichtung des neurologisch-neurochirurgischen konsiliarärztlichen Rufbereitschaftsdienstes, der Krankenhäuser, die nicht über entsprechend qualifiziertes ärztliches Personal zur Feststellung des irreversiblen Hirnfunktionsausfalls verfügen, bei der Feststellung des IHA unterstützen soll. Abweichend zu dem in der TPG-Novelle von 2019 geplanten Vorgehen, die Einrichtung der Organisation dieses neurologisch-neurochirurgischen Konsiliardienstes durch die TPG-Auftraggeber (Bundesärztekammer, Deutsche Krankenhausgesellschaft, GKV Spitzenverband) zu organisieren, fällt diese Aufgabe nun gesetzlich legi-

timiert der Koordinierungsstelle zu, die auf ihre langjährige Erfahrung auf diesem Gebiet zurückgreifen kann.

1.3.3 Entwicklung der Organspendezahlen nach 2019

Im April 2019 trat das *Zweite Gesetz zur Änderung des Transplantationsgesetzes – Verbesserung der Zusammenarbeit und der Strukturen bei der Organspende* in Kraft. Dass es innerhalb weniger Monate seine komplette Wirkung zeigen würde, war nicht zu erwarten. Die Spendzahlen verharrten in 2019 allerdings mit 932 ungefähr auf dem Niveau von 2018. Dass in den Kliniken jedoch verstärkt an die Organspende gedacht wurde, zeigte sich an den gestiegenen organspendebezogenen Kontakten zur DSO: Die Meldungen nahmen 2019 um 7 % zu auf 3.023.

In 2020 wurden die ersten Erfolge bei den Organspendezahlen erwartet, das Gesetz vom April 2019 sollte langsam anfangen zu greifen. Die Spendezahlen im Januar und Februar lagen auch deutlich über denen des Vorjahres, danach setzte allerdings ein leichter Rückgang ein. Dass die Spendezahlen nicht weiter sanken, sondern stabil blieben, ist jedoch angesichts der Coronavirus-Pandemie, die ab dem Frühjahr 2020 Deutschland erreichte, wohl eher positiv zu bewerten. Während es in anderen europäischen Ländern zu größeren Einbrüchen kam, konnten hierzulande Organspende und Transplantation weitgehend fortgeführt werden (◘ Abb. 1.4).

Die bisher bereits erfolgten Maßnahmen, samt dem Engagement der Kliniken, zeigten unter der Belastung einer Coronavirus-Krise, dass das hiesige Organspendesystem auf einem guten Wege ist. Sind alle Maßnahmen vollständig umgesetzt und entfällt der Einfluss der Pandemie, sollte sich das wahre Potenzial der gesetzlichen

1

Postmortale Organspender und COVID-19-Patienten auf Intensivstationen
Deutschland 2020 | Durchschnittliche Anzahl am Tag pro Kalenderwoche

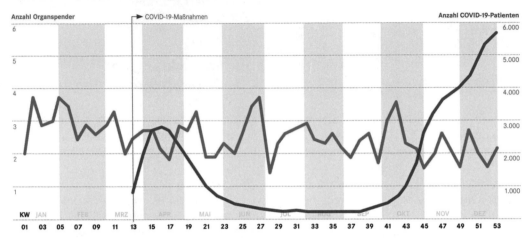

◘ **Abb. 1.4** Veränderung der Zahl der postmortalen Organspender – 2020 zu 2019 in Prozent (DSO Jahresbericht 2020; Copyright: DSO, mit freundlicher Genehmigung)

Verbesserungen schrittweise entfalten können. Damit würde Deutschland dem Ziel näherkommen, mehr Menschen auf der Warteliste zu einem lebensrettenden Organ zu verhelfen.

1.4 QR-Codes

◘ QR-Code 1.1   **Fortbildungen BÄK**

◘ QR-Code 1.2   **Veranstaltungen DSO**

◘ QR-Code 1.3   **E-Learning-Plattform der DSO**

◘ QR-Code 1.4   **BÄK Richtlinien zur Transplantationsmedizin – Spendererkennung**

◘ QR-Code 1.5   **BMG Gemeinschaftlicher Initiativplan Organspende**

◨ QR-Code 1.6 BZgA Umfrage Wissen, Einstellung und Verhalten der Allgemeinbevölkerung (14 bis 75 Jahre) zur Organ- und Gewebespende

◨ QR-Code 1.7 DKI Inhousekoordination bei Organspenden. Abschlussbericht

◨ QR-Code 1.8 DSO Jahresbericht 2019. Organspende und Transplantation in Deutschland

◨ QR-Code 1.9 Special Eurobarometer 333a; Organ donation and transplantation

◨ QR-Code 1.10 EDQM Guide to the Quality and Safety of Organs for Transplantation

Literatur

Brauer M, Günther A, Pleul K, Götze M, Wachsmuth C, Meinig T, Bauer M, Witte OW, Rahmel A (2019) Wie viele potenzielle Organspender gibt es wirklich? Retrospektive Analyse zu nichterfolgter Diagnostik des irreversiblen Hirnfunktionsausfalls bei verstorbenen Patienten mit relevanter Hirnschädigung. Anaesthesist 68:22–29

BÄK – Bundesärztekammer (2020) Richtlinien zur Transplantationsmedizin – Spendererkennung. ► https://www.bundesaerztekammer.de/richtlinien/richtlinien/transplantationsmedizin/. Zugegriffen: 1. Febr. 2021. (QR-Code 1.4)

BMG – Bundesministerium für Gesundheit (2019) Gemeinschaftlicher Initiativplan Organspende. ► https://www.bundesgesundheitsministerium.de/fileadmin/Dateien/3_Downloads/O/Organspende/Initiativplan_Organspende.pdf. Zugegriffen: 1. Febr. 2021 (QR-Code 1.5)

BZgA – Bundeszentrale für gesundheitliche Aufklärung (2021) Wissen, Einstellung und Verhalten der Allgemeinbevölkerung (14 bis 75 Jahre) zur Organ- und Gewebespende. ► https://www.bzga.de/fileadmin/user_upload/PDF/pressemitteilungen/daten_und_fakten/Info-Blatt-27.-April-2021.pdf. Zugegriffen: 11. Juli 2021. (QR-Code 1.6)

DKI – Deutsches Krankenhausinstitut e. V. (2012) Inhousekoordination bei Organspenden. Abschlussbericht. ► https://www.dki.de/sites/default/files/2019-01/inhousekoordination_bei_organspenden.pdf. Zugegriffen: 1. Febr. 2021. (QR-Code 1.7)

DSO – Deutsche Stiftung Organtransplantation (2020) Jahresbericht 2019. Organspende und Transplantation in Deutschland. ► https://www.dso.de/organspende/statistiken-berichte/jahresbericht. Zugegriffen: 1. Febr. 2021. (QR-Code 1.8)

DSO – Deutsche Stiftung Organtransplantation (2021) Jahresbericht 2020. Organspende und Transplantation in Deutschland. ► https://www.dso.de/organspende/statistiken-berichte/jahresbericht. Zugegriffen: 20. Apr. 2021. (QR-Code 1.8)

Eurobarometer (2010) Special Eurobarometer 333a; Organ donation and transplantation. ► https://europa.eu/eurobarometer/api/deliverable/download/file?deliverableId=38747. Zugegriffen: 11. Juli 2021. (QR-Code 1.9)

Neitzke G, Rogge A, Lücking KM, Böll B, Burchardi H, Dannenburg K, Duttge G, Dutzmann J, Erchinger R, Gretenkort P, Hartoh P, Jöbges S, Knochel K, Liebig M, Meuer S, Michalsen A, Michels G, Morh M, Nauck F, Salomon F, Seidlein AH, Söffker G, Stopfkucken H, Janssens U

1

(2019) Entscheidungshilfe bei erweitertem intensivmedizinischem Behandlungsbedarf auf dem Weg zur Organspende. Med Klin Intensivmed 114: 319–326

Schulte K, Borzikowsky C, Rahmel KF, Polze N, Fränkel P, Mikle S, Alders B, Kunzendorf U, Feldkamp T (2018) Rückgang der Organspenden in Deutschland. Dtsch Arztebl 115:463–468

Geschichte und Zukunft der Transplantationsmedizin

Thomas Breidenbach

Inhaltsverzeichnis

© Springer-Verlag GmbH Deutschland, ein Teil von Springer Nature 2022
A. Rahmel et al. (Hrsg.), *Repetitorium Transplantationsbeauftragte*,
https://doi.org/10.1007/978-3-662-62614-6_2

2

Die Übertragung von Körperteilen oder Organen fasziniert die Menschheit bereits seit Jahrhunderten. Im Laufe des 20. Jahrhunderts wurde die Transplantation schrittweise als Behandlungsoption anerkannt und ist heute ein etabliertes Behandlungsverfahren. Unterstützt wurde diese Entwicklung maßgeblich durch die Entdeckung immunologischer Grundlagen sowie die Entwicklung von Immunsuppressiva zur Vermeidung von Abstoßungsreaktionen. Auch aktuell gibt es zahlreiche Forschungsrichtungen, die auf Weiterentwicklungen in der Transplantationsmedizin abzielen. Neben Untersuchungen zur Optimierung der immunsuppressiven Therapie gehören dazu auch Forschungen zum Einsatz künstlicher Organe, Xenotransplantation und die Therapie mit pluripotenten Stammzellen. Viele der beschriebenen Ansätze erscheinen vielversprechend, auch wenn ein Einsatz im klinischen Alltag aktuell noch nicht absehbar ist.

2.1 Geschichte der Transplantationsmedizin

Die Vorstellung, kranke Körperteile oder Organe zu ersetzen, fasziniert die Menschheit schon seit Jahrhunderten. Einer Legende nach hat der chinesische Arzt Pien Ch'iao bereits im 3. Jahrhundert v. Chr. Herzen zwischen zwei Menschen ausgetauscht. Im europäischen Raum finden sich die ersten Mythen in der Bibel: Demnach soll Jesus dem Diener eines Priesters ein abgetrenntes Ohr wieder reimplantiert haben – eine erste Autotransplantation. Die bekannteste Legende, die auf vielen Gemälden dargestellt wurde, stammt aus dem 3. Jahrhundert n. Chr. Dabei sollen die Schutzheiligen Cosmas und Damian einem weißen Küster das Bein eines verstorbenen, schwarzen Menschen übertragen haben.

Aus dem 15. Jahrhundert stammen dokumentierte Fälle, bei denen Versuche unternommen wurden, Gewebe, Knochen oder Haut zu transplantieren. Der italienische Arzt Gaspare Tagliacozzi erkannte schon damals, dass die Einzigartigkeit eines jeden Menschen einen Austausch von Gewebe zwischen verschiedenen Individuen erschwere, wenn nicht gar unmöglich mache. Seine bekannten Nasenrekonstruktionen führte er daher mit autologem Gewebe durch. Im Jahre 1668 wurde vom Holländer Job van Meekeren die erste belegte Knochentransplantation beschrieben. Er behandelte den Knochendefekt eines Adligen mit Knochen eines Hundes. Erst im 19. Jahrhundert wurde häufiger über gelungene Knochentransplantationen berichtet. Es war auch die Zeit der Hauttransplantationen, die in großem Stil experimentell durchgeführt wurden.

Seit Beginn des 20. Jahrhundert entwickelte sich die Transplantation schrittweise zu einer anerkannten Behandlungsoption. Wesentliche Fortschritte ergaben sich mit der Entdeckung immunologischer Grundlagen und der Entwicklung chirurgischer Techniken, insbesondere zur Gefäßversorgung des Transplantates, sodass zunehmend klinische Erfolge sichtbar wurden. Mitte der 1970er Jahre, als Abstoßungsreaktionen therapeutisch beherrschbar wurden, begann sich die Transplantationsmedizin als eigene Disziplin zu entwickeln und stellt heute ein etabliertes Therapieverfahren für vielfältige Erkrankungen mit Organversagen dar. Weltweit werden inzwischen mehr als 130.000 Organtransplantationen jährlich durchgeführt (◘ Tab. 2.1).

2.2 Zukünftige Entwicklungen in der Transplantationsmedizin

Es gibt aktuell eine Vielzahl von Forschungsrichtungen, die langfristig einen erheblichen Einfluss auf die Morbidität und Mortalität bei verschiedenen Erkrankungen, die üblicherweise im Organversagen enden, haben können. Kurz- bis mittelfristig geht es dabei – neben Prävention und

◘ **Tab. 2.1**   Geschichte der Transplantationsmedizin

1883	Theodor Kocher (Bern) transplantiert erstmals während einer Kropfoperation Schilddrüsengewebe und verhindert damit die medizinischen Folgen der Thyreoidektomie
1901	Der Wiener Arzt Karl Landsteiner entdeckt die Blutgruppen (AB0-System). 1920 erhält er dafür den Nobelpreis
1902	– Als erster Chirurg verbindet Alexis Carrel Blutgefäße mit feiner Seide und entwickelt damit die Technik der Gefäßanastomose, die er ab 1904 in den USA gemeinsam mit Charles-Claude Guthrie perfektioniert. Er führt eine Reihe von experimentellen Transplantationen an Tieren sowie Replantationen von Gliedmaßen durch. 1912 erhält er den Nobelpreis für seine Arbeiten – Erste technisch erfolgreiche Nierentransplantation bei einem Hund durch den Wiener Chirurgen Emerich Ullmann. Die Niere funktioniert fünf Tage
1905	Der österreichische Augenarzt Eduard Zirn führt die erste erfolgreiche Hornhauttransplantation durch – der Patient erhält die Kornea eines verunglückten Kindes und behält seine Sehkraft bis zum Lebensende
1906	Mathieu Jaboulay führt in Lyon zwei erfolglose Nierentransplantationen vom Tier auf den Menschen durch
1907	Durch den deutschen Chirurgen Erich Lexer erfolgen im Zeitraum 1907 bis 1925 erste – allerdings erfolglose – experimentelle Knorpel- und Gelenktransplantationen
1908	– Alexis Carrel führt gemeinsam mit Charles-Claude Guthrie Experimente zur Organkonservierung durch. Sie entdecken, dass durch Hypothermie Organe länger zu konservieren sind – Eine autologe Nierentransplantation bei einem Hund ist langfristig erfolgreich
1912	Der Pathologe Georg Schöne vermutet erstmals, dass Immunprozesse die Abstoßung von transplantierten Organen verursachen
1933	Erste Nierentransplantation von einem verstorbenen Spender durch Dr. Yu Yu Voronoy aus Kiew. Die Spenderniere nimmt ihre Tätigkeit allerdings nicht auf und die Empfängerin stirbt nach 4 Tagen
1944	Sir Peter Medawar aus Oxford beschreibt als erster die immunologischen Grundlagen der Abstoßung von fremdem Gewebe und legt damit die Grundlagen der Transplantationsimmunologie. 1960 wird ihm dafür der Nobelpreis verliehen
1945	In Boston wird die Niere eines verstorbenen Mannes auf eine Frau mit schwerem Nierenversagen transplantiert. Die Operation ist technisch erfolgreich, jedoch bleibt die übertragene Niere funktionslos. Weitere Versuche schlagen aufgrund von Abstoßungsreaktionen ebenfalls fehl
1950	Keith Reemtsma, New York, führt die erste erfolglose, autologe Pankreastransplantation durch
1951	– Erstmals lebt ein Nierenempfänger mehrere Monate mit einer transplantierten Niere. Nach 5 Monaten stirbt er an einem erneuten Nierenversagen. Die Transplantation wurde von David M. Hume, Ernest Landsteiner und Charles Hufnagel in Boston durchgeführt – Weitere Nierentransplantationen scheitern aufgrund von nicht beherrschbaren Abstoßungsreaktionen
1954	Joseph E. Murray gelingt in Boston die erste langfristig erfolgreiche Nierentransplantation zwischen eineiigen Zwillingen. 1990 erhält er dafür den Medizin-Nobelpreis
1955	Claude Welsch führt die erste Lebertransplantation im Tierversuch durch
1956	Die Strahlentherapie wird erstmals als immunsuppressive Therapie eingesetzt
1957	Erste Knochenmarktransplantation durch den Hämatologen E. Donall Thomas, New York
1958	Entdeckung des HLA-Systems (Human Leukocyte Antigen-System) durch Jean Dausset, Paris

(Fortsetzung)

2

□ **Tab. 2.1**	(Fortsetzung)
1959	Erste erfolgreiche Nierentransplantationen nach Lebendspenden zwischen genetisch nicht identischen Zwillingen durch Joseph E. Murray in Boston und Jean Hamburger in Paris. Durch Ganzkörper-Röntgenbestrahlung und die Gabe von Cortison gelingt es, die Abstoßungsreaktionen zu unterdrücken. Die Nieren funktionieren 20 bzw. 26 Jahre
1960	– Das Immunsuppressivum Azathioprin wird erstmals in der klinischen Behandlung eingesetzt – Norman Shumway und Richard Lower präsentieren eine im Tierversuch entwickelte Herztransplantationstechnik
1962	Erste Transplantation der Spenderniere eines Verstorbenen (Allotransplantation) in Boston durch Joseph E. Murray
1963	– Thomas E. Starzl, Denver, führt nach über 200 Tierexperimenten die ersten drei Lebertransplantationen an Menschen durch. Der erste Patient stirbt noch während der Operation, der zweite nach 7 und der dritte nach 22 Tagen – Starzl entwickelt die in-situ-Perfusion zur Organkonservierung – Die erste Lungentransplantation wird von James D. Hardy durchgeführt. Der Patient überlebt 17 Tage – Erste erfolgreiche Nierentransplantation von Mutter auf Tochter in Deutschland durch Wilhelm Borsig und Reinhard Nagel in Berlin
1964	– Oscar Creech und Keith Reemtsma führen mehrere Transplantationen von Schimpansennieren und -herzen auf den Menschen durch – Thomas Starzl überträgt Paviannieren auf Menschen in aussichtsloser Lage. Diese Xenotransplantationen, also die Übertragung von Organen über die Speziesgrenzen hinweg, scheiterten aufgrund massiver Abstoßungsreaktionen
1965	Registerdaten belegen, dass inzwischen weltweit mehr als 650 Nierentransplantationen zwischen Menschen erfolgt sind
1967	– Christiaan Barnard wird durch die erste Herztransplantation in Kapstadt weltberühmt. Der Patient überlebt 18 Tage. Der nächste Patient, den Barnard Anfang des Jahres 1968 transplantiert, überlebt bereits anderthalb Jahre – Richard C. Lillehei und William D. Kelly gelingt die erste erfolgreiche Pankreastransplantation. Lillehei führt im selben Jahr auch mehrfach erfolglose Darmtransplantationen durch – Im niederländischen Leiden wird die Stiftung Eurotransplant durch den Immunologen Jon van Rood gegründet. van Rood konnte nachweisen, dass mit Hilfe einer besseren Gewebeübereinstimmung die Überlebenszeit transplantierter Organe verbessert werden kann und daher ein internationaler Organaustausch sinnvoll ist
1968	– Norman Shumway führt im Januar die erste Herztransplantation in den USA durch – Erste erfolgreiche Lebertransplantation durch Thomas E. Starzl in Pittsburgh – Fritz Derom führt in Gent die erste, mittelfristig erfolgreiche Lungentransplantation durch. Der Patient überlebt 10 Monate – Denton A. Cooley führt in Houston die erste kombinierte Herz-Lungen-Transplantation durch
1969	Erste Lebertransplantation in Deutschland durch Alfred Gütgemann in Bonn
1970	In Deutschland erfolgt die erste Herztransplantation in München durch Fritz Sebening und Werner Klinker
1971	Weltweit wurden bis zu diesem Jahr ca. 3.500 Nieren- und 150 Herztransplantationen durchgeführt
1976	Jean Borel entdeckt die immunsuppressive Wirkung von Cyclosporin A
1977	Erster klinischer Einsatz von Cyclopsorin A durch Roy Calne in Cambridge. Die Ergebnisse werden 1979 publiziert und führen weltweit zu einem Durchbruch der Transplantationsmedizin
1978	Erste Pankreastransplantation in Deutschland (Klinikum Großhadern, München)

(Fortsetzung)

◻ **Tab. 2.1** (Fortsetzung)

1981	Erstmals ist eine kombinierte Herz-Lungentransplantation durch den Einsatz von Cyclosporin A langfristig erfolgreich. Die Patientin, die von Norman Shumway und Bruce Reitz transplantiert wird, überlebt 4 Jahre
1982	Erste langfristig erfolgreiche Lungentransplantation durch Joel D. Cooper in Toronto
1983	In Kalifornien transplantiert Leonhard Bailey ein Pavianherz auf ein Kleinkind („Baby Fae"), das 14 Tage später an einer Abstoßung verstirbt
1986	Erste kombinierte Herz-, Lungen- und Lebertransplantation durch Roy Calne und John Wallwork in Cambridge
1987	Eberhard Deltz führt in Kiel die erste erfolgreiche Dünndarmtransplantation in Deutschland durch
1988	Erste Split-Lebertransplantation in Hannover durch Rudolf Pichlmayr. Durch die Teilung der Leber können zwei Empfänger mit einem Spenderorgan gerettet werden
1989	Christoph Broelsch führt in Chicago die erste Leberlebendspende von einer Mutter auf ihr Kind durch
1990	Erste Lebendspende eines Lungenflügels von einer Mutter auf ihr Kind durch Vaughn A. Starnes in den USA
1998	Weltweit erste Handtransplantation unter der Leitung von Jean-Michel Dubernard in Lyon
2000	Die erste Transplantation einer Gebärmutter wird in Saudi-Arabien als Lebendspende vorgenommen. Einer 26-jährigen Frau wird der Uterus einer 46-Jährigen eingesetzt
2005	In Frankreich erfolgt unter der Leitung von Jean-Michel Dubernard die weltweit erste Teilgesichtstransplantation
2006	Erste Penistransplantation in China durch Weilie Hu. Der transplantierte Penis wird nach 14 Tagen aus psychologischen Gründen wieder abgenommen
2008	Weltweit erste beidseitige komplette Armtransplantation durch Christoph Höhnke in München
2009	Erste komplette Gesichtstransplantation in Spanien durch Joan Pere Barret
2011	Erste beidseitige komplette Beintransplantation durch Pedro Cavadas Zudem erste postmortale Uterustransplantation in der Türkei. Es kommt in der Folge zu zwei Fehlgeburten, deren Ursachen unklar blieben
2014	Erste Geburt eines Kindes nach Uterustransplantation (Lebendspende) durch Mats Brännström in Göteborg
2016	Erste Uterustransplantation als Lebendspende in Deutschland (Tübingen) unter der Leitung von Professor Sara Brucker
2017	Erste Geburt eines Kindes nach Transplantation des Uterus einer Verstorbenen an der Universidade de São Paulo in Brasilien
2019	In Deutschland wurden die ersten Kinder nach Uterustransplantation im März und Mai 2019 am Universitätsklinikum Tübingen geboren

neuen Behandlungsoptionen – um eine Verbesserung der Langzeitergebnisse nach Organtransplantation. Hier konzentriert sich die Forschung, neben der Optimierung der immunsuppressiven Therapie, vor allem auch auf das Erreichen einer Toleranz, d. h. der Akzeptanz eines fremden Organs ohne langfristige Immunsuppression. Erste klinische Erfolge konnten dabei schon verzeichnet werden. Neben der Forschung zur Xenotransplantation gibt es auch viele Aktivitäten, Organfunktionen durch künstliche

2

Organe zu ersetzen. Zunehmend werden auch Extremitäten- und Gesichtstransplantationen und seit kurzem auch Uterustransplantationen erfolgreich durchgeführt.

Auch an der Regeneration von Organen mittels pluripotenter Stammzelltransplantation und an der Gentherapie wird mit viel Energie geforscht.

2.2.1 Xenotransplantation

Nach der Euphorie in den 1990er Jahren tauchten erste Berichte über mögliche Übertragungen tierischer Pathogene auf den Menschen, und der damit verbundenen Gefahr, diese in der gesamten Spezies Mensch zu verbreiten, auf. Die Folge war schließlich ein Moratorium der amerikanischen Gesundheitsbehörden, welches im Zusammenhang mit den hohen immunologischen und physiologischen Hürden zum fast vollständigen Erliegen der Forschungen auf diesem Gebiet führte. Auch die Industrie hat sich wegen oben genannter Probleme fast vollständig aus der Xenotransplantationsforschung zurückgezogen.

Mit der Entwicklung neuer genetischer Techniken (v. a. der CRISPR-CAS-Technologie) erhielt die Forschung jedoch eine Renaissance. Durch diese Techniken konnten nicht nur die porcinen Retroviren aus dem tierischen Erbgut entfernt, sondern auch immunologische Hürden erfolgreich überwunden werden. Vor allem die Münchner Gruppe um Professor Reichart und Professor Wolf konnte jüngst einen Durchbruch mit langfristigen Erfolgen im Tiermodell vermelden. Diese Ergebnisse lassen die Vermutung zu, dass die Xenotransplantation doch noch Einzug in die klinische Realität finden könnte.

2.2.2 Künstliche Organe

Schon seit langem wird versucht die Organfunktion durch Maschinen oder künstliche Organe zu ersetzen. Mit der Dialyse ist dies inzwischen zur täglichen Routine geworden. Ein vollständiger Ersatz aller Nierenfunktionen durch eine tragbare oder implantierbare künstliche Niere erscheint hingegen in absehbarer Zeit nicht Realität zu werden, obwohl seit vielen Jahren an diesem Konzept gearbeitet wird. Wahrscheinlicher ist der routinemäßige Einsatz voll implantierbarer künstlicher Herzen bzw. Herzunterstützungssysteme. Momentan werden Herzunterstützungssysteme, vor allem noch zur Überbrückung bis zur Transplantation eingesetzt. Da jedoch bei weitem zu wenig postmortale Herzen zur Verfügung stehen, leben immer mehr Menschen – auch längerfristig – mit diesen Systemen. Zur Steuerung und Energieversorgung sind derzeit noch Verbindungskabel zu den tragbaren Steuerungskonsolen erforderlich – hier wird intensiv an Systemen mit transkutaner Energie- und Steuerungsübertragung gearbeitet, die eines der Hauptprobleme dieser Systeme (Infektion des Antriebskabels und des ganzen Systems) erheblich reduzieren könnte. Auch im Bereich der künstlichen Leber wurden erste erfolgreiche experimentelle Ansätze gemeldet. Hierbei steht jedoch die kurz-, bis mittelfristige Überbrückung eines akuten Leberversagens im Vordergrund. Längerfristige Erfolge, die aufgrund der Komplexität des Lebergewebes und seiner vielfältigen Funktionen sehr schwer zu realisieren sind, scheinen noch in ferner Zukunft zu liegen.

Ein aktuell vielversprechender Forschungszweig, das Tissue Engineering (inklusive des 3D-Printing), beschäftigt sich mit der Bildung komplexer Gewebe. Hier sind bereits bemerkenswerte Erfolge publiziert worden; allerdings ist der breite klinische Einsatz noch nicht abzusehen. Die Züchtung von Organen befindet sich noch in einem frühen experimentellen Stadium.

2.2.3 Stammzelltherapie/ Gentherapie

Zahlreiche Fachleute sind der Überzeugung, dass sich durch die Therapie mit pluripotenten Stammzellen und Gentherapie die Medizin der Zukunft vollkommen verändern wird. Dieser Ansatz kann es ermöglichen, viele Krankheiten zu heilen, anstatt nur ihre Symptome zu therapieren. Viele dieser zum Teil hochkarätig publizierten Arbeiten betreffen allerdings Untersuchungen zu frühen experimentellen Stadien dieser Therapieform. Kürzlich erschienen jedoch erste Berichte über Erfolge dieses Behandlungskonzeptes bei singulären Gendefekten. Voraussetzung ist allerdings die genaue Kenntnis des oder der Gendefekte. Diese sind bei den meisten Erkrankungen (noch) nicht bekannt, oder es sind mehrere Gene betroffen. Derzeit ist daher davon auszugehen, dass dieser therapeutische Ansatz zunächst nur auf ausgewählte Krankheitsbilder beschränkt bleiben wird.

2.2.4 Resümee

Viele der beschriebenen Ansätze sind durchaus vielversprechend und wecken verständlicherweise Hoffnungen bei den Patientinnen und Patienten. Häufig entstehen Enttäuschungen, da frühe positive Berichte, v. a. in der Laienpresse undifferenziert dargestellt werden und ein Einsatz im klinischen Behandlungsszenario oft noch gar nicht absehbar ist.

Organspende im internationalen Vergleich

Marie Brinkmann

Inhaltsverzeichnis

© Springer-Verlag GmbH Deutschland, ein Teil von Springer Nature 2022
A. Rahmel et al. (Hrsg.), *Repetitorium Transplantationsbeauftragte*,
https://doi.org/10.1007/978-3-662-62614-6_3

Bei dem Vergleich der Organspendeaktivität verschiedener Länder wird als Vergleichsgröße in der Regel die Anzahl der Organspenderinnen und -spender pro eine Million Einwohner herangezogen. Mit dem Vergleich einhergehend werden regelmäßig auch Schlussfolgerungen über mögliche Erfolgsfaktoren gezogen und es wird eine Kausalität zwischen einzelnen Faktoren und den Fallzahlen hergestellt. Da eine Vergleichbarkeit aufgrund der Vielzahl der Einflussfaktoren jedoch schwierig ist, ist die Aussagekraft internationaler Vergleiche auf Basis der Zahl der Organspenderinnen und -spender begrenzt. Besser geeignet erscheinen die Werte für Vergleiche innerhalb einzelner Länder, da auf diese Weise Entwicklungsstandards berücksichtigt werden oder Rückschlüsse über den Erfolg von Reformmaßnahmen gezogen werden können.

3.1 Einführung

In der medialen Berichterstattung wird die Vorstellung der Jahreszahlen zur Organspende häufig auch dazu genutzt, die Fallzahlen verschiedener Länder miteinander zu vergleichen. In diesen Vergleichen nimmt Deutschland immer wieder eine der Schlusslichtpositionen ein (◘ Abb. 3.1). Ein Großteil der EU-Länder – allen voran Spanien, Portugal und Kroatien – weisen in Bezug auf die Organspende fortwährend deutlich höhere Fallzahlen auf.

Als Vergleichsgröße für die Organspendeaktivität wird üblicherweise die Zahl der Organspenderinnen und -spender pro eine Million Einwohner (per million population, pmp) herangezogen. Im Jahr 2019 lag der Mittelwert der 28 EU-Mitgliedsstaaten bei 19,6. Um diesen Mittelwert herum wiesen

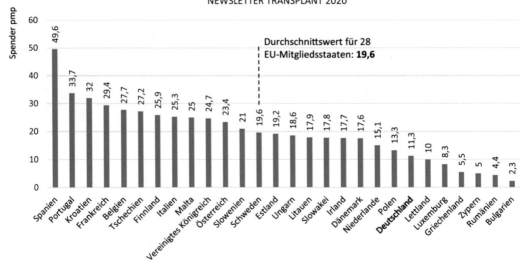

◘ **Abb. 3.1** Realisierte Organspenderinnen und -spender (Anzahl pro Million Einwohner) für das Jahr 2019. (Quelle: Newsletter Transplant 2020)

die Länder eine erhebliche Streubreite auf. Während in Spanien mit 49,6 Organspenderinnen und -spendern pmp mehr als das 2-fache erlangt wurde, konnte Bulgarien mit 2,3 nur etwas mehr als ein Zehntel realisieren. Deutschland erreichte im Jahr 2019 mit 11,3 Organspenderinnen und -spendern pmp etwas mehr als die Hälfte des europäischen Mittelwerts und war damit erneut am unteren Ende der Liste (EDQM 2020).

Mit dem Vergleich der Fallzahlen einhergehend werden regelmäßig auch Schlussfolgerungen über die vermeintlichen Erfolgsfaktoren einzelner Länder gezogen. Im Folgenden sollen die Aussagekraft der internationalen Vergleiche anhand ausgewählter Einflussgrößen untersucht und Schlussfolgerungen hinsichtlich des Potenzials zur Förderung der Organspende hinterfragt werden.

3.2 Ausgewählte Einflussfaktoren auf die Organspende

Eine Organtransplantation ist für Patientinnen und Patienten mit irreversiblem Organversagen häufig die einzige Chance, ein längeres Leben mit besserer Lebensqualität führen zu können. Limitierender Faktor für den Einsatz dieser Therapieoption ist jedoch die Anzahl der Organspenderinnen und -spender bzw. der postmortal gespendeten Organe. Diese Zahl hängt nicht ausschließlich von der Ausgestaltung nationaler Organspendesysteme ab, sondern unterliegt auch anderen, nicht unmittelbar beeinflussbaren Faktoren. Beispielsweise haben die Weiterentwicklung der Sicherheitstechnik (z. B. Airbags, Fahrerassistenzsysteme) und der medizinische Fortschritt dazu beigetragen, die Sterblichkeit erheblich zu verringern. Auch der Entwicklungsstand eines Gesundheitssystems spielt eine wichtige Rolle. Er ermöglicht Rückschlüsse, ob Transplantationen – und somit auch Organspenden – einen selbstverständlichen Bestandteil der Gesundheitsversorgung eines Landes abbilden oder nicht.

3.2.1 End-of-Life Care

Die Erwägung der Option Organspende stellt sich in der Regel im Rahmen einer intensivmedizinischen Behandlung am Lebensende. Nicht in allen Ländern Europas erfolgt die klinische Praxis dieser Therapie jedoch in gleicher Weise. Im Jahr 2003 wurde die ETHICUS Studie veröffentlicht (Sprung et al. 2003). Die Studie zeigt regionale Unterschiede in der Praxis der End-of-Life-Care auf. Demnach wurden in Nordeuropa (u. a. Finnland, Schweden, Dänemark) intensivmedizinische Maßnahmen bei infauster Prognose vergleichsweise früh begrenzt oder sogar beendet. In Südeuropa (u. a. Spanien, Italien, Portugal) hingegen wurde länger therapiert, sodass Patientinnen und Patienten dort vermehrt infolge nicht erfolgreicher Reanimationen bzw. einem Herz-Kreislaufversagen trotz optimaler Therapie verstarben oder der Hirntod festgestellt werden konnte.

Im Hinblick auf die Organspende sind die geografischen Unterschiede in der klinischen Praxis der End-of-Life-Care zwar nicht allein ursächlich für unterschiedlich hohe Fallzahlen, es kann jedoch angenommen werden, dass eine längere, intensivmedizinsche Behandlung dazu führt, die Option Organspende länger wahren zu können.

3.2.2 DBD/DCD

Zu den medizinischen Voraussetzungen einer postmortalen Organspende gehört in Deutschland die Feststellung des irreversiblen Hirnfunktionsausfalls (IHA – „Hirntod"). Dieser muss von zwei Ärztinnen oder Ärzten unabhängig voneinander bestätigt worden sein. Erst wenn diese medizinische Voraussetzung erfüllt ist und eine Einwilligung in die Organentnahme vorliegt, darf eine Organspende eingeleitet werden. In diesem Fall ist die Organspende der Kategorie DBD (donation after brain death) zuzuordnen. Nicht in allen europäischen Ländern ist der Nachweis des irreversiblen Hirnfunktionsausfalls einzige medizinische Voraussetzung für die Organspende. In fast jedem zweiten EU-Land ist zusätzlich die Organspende nach Kreislaufstillstand (donation after circulatory (determination of) death – DCD) möglich (▶ Kap. 10); so auch in den Niederlanden, Frankreich und Spanien.

Im Hinblick auf die drei Länder mit den höchsten Fallzahlen – Spanien, Portugal und Kroatien – ist festzustellen, dass DCD immerhin in zwei Ländern, Spanien und Portugal, gestattet ist (◙ Abb. 3.2). Abzüglich der DCD-Spenderinnen und -Spender würden sich die Spenderzahlen der beiden Länder zwar reduzieren (in Portugal um 2,6 auf 31,1 pmp, in Spanien hingegen um 16,1 auf 33,5 pmp), sie lägen damit aber dennoch noch immer deutlich über dem europäischen Durchschnitt.

Aufgrund der Ergebnisse kann davon ausgegangen werden, dass ein um DCD erweiterter Spenderkreis zu einem erhöhten Spendeaufkommen führen kann (Wind et al. 2013). Die Höhe der Steigerung ist aufgrund der starken Schwankungen beim Einsatz dieses Verfahrens jedoch nicht vorhersehbar. Während der Anteil von DCD in den Niederlanden 58,9 % beträgt, liegt er in Schweden lediglich bei 2 %. Ein Rückblick auf die vergangenen 10 Jahre zeigt jedoch, dass der Anteil von DCD in den europäischen Ländern insgesamt zugenommen hat (◙ Tab. 3.1) und der Anteil der DBD-Spenderinnen und Spender kontinuierlich zurückgeht.

In Deutschland ist die DCD-Organspende nicht zulässig. Dies ist unter anderem mit den kritischen Bewertungen relevanter Fachgesellschaften zu begründen. Darüber hinaus widerspricht auch die Bundesärztekammer, dass der 10-minütige oder

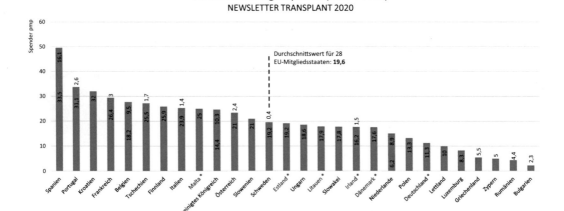

◙ **Abb. 3.2** Realisierte Organspenderinnen und -spender (Anzahl pro Million Einwohner) für das Jahr 2019, inklusive Verteilung von DCD und DBD. (Quelle: Newsletter Transplant 2020)

◙ **Tab. 3.1** Entwicklung des Anteils von DCD zwischen 2008 und 2018

Jahr	2008	2010	2012	2014	2016	2018
Anteil DCD $_{EU28}$	4,8 %	6,0 %	7,0 %	6,8 %	8,8 %	9,5 %

gar 5-minütige Herz- und Kreislaufstillstand bei normaler Körpertemperatur ein sicheres Äquivalent zum IHA sei.

3.2.3 Opt-in/Opt-out

Neben den medizinischen Voraussetzungen definieren auch die gesetzlichen Regelungen zur Zustimmung eine wichtige Rahmenbedingung für die Organspende. Sie legen fest, unter welchen Umständen die Einwilligung in die Organentnahme erteilt werden kann. Als grundsätzliche Möglichkeiten sind die Zustimmungslösung (opt-in) und die Widerspruchslösung (opt-out) zu nennen. Die Zustimmungslösung erfordert eine aktive Zustimmung, während bei der Widerspruchslösung eine Organspende möglich ist, solange dieser nicht ausdrücklich widersprochen wurde. Für beide Ansätze gibt es Variationen, wie beispielsweise die sogenannte enge Regelung, bei der jeder Mensch selber zu Lebzeiten entweder zugestimmt oder widersprochen haben muss. Oder aber die erweiterte Regelung, bei der nach dem Tod stellvertretend auch Angehörige oder benannte Personen die Entscheidung treffen können. Register können eingesetzt werden, um die Entscheidung zur Organspende zu speichern und im Bedarfsfall abfragen zu können.

In den meisten Ländern der EU ist die Widerspruchslösung etabliert, nämlich in 20 von 27 Ländern (Stand: Juni 2021). Lediglich in sieben Ländern findet die Zustimmungslösung Anwendung.

Spanien, Portugal und Kroatien sind die Länder mit den höchsten Fallzahlen innerhalb der EU. Diese Länder haben gemeinsam, dass sie die Widerspruchslösung anwenden. Eine mögliche Schlussfolgerung kann daher sein, dass die Widerspruchslösung einen positiven Einfluss auf die Fallzahlen der Organspende hat. Demgegenüber stehen allerdings Länder wie Polen oder Luxemburg, die trotz „opt-out"-Regelung mit ihren Fallzahlen unter dem europäischen Durchschnittswert liegen. Die Widerspruchslösung allein scheint also ebenfalls kein sicherer Garant für ein erhöhtes Spenderaufkommen zu sein.

Dies wird auch durch Erfahrungsberichte aus Ländern belegt, in denen nach Einführung der Widerspruchslösung kein unmittelbarer Anstieg der Spendenzahlen beobachtet werden konnte. In Spanien beispielsweise wurde die Widerspruchslösung im Jahr 1979 eingeführt. In den ersten zehn Jahren nach der Einführung blieb die Zahl der Organspenden auf ähnlichem Niveau wie zuvor. Ein deutlicher Anstieg der Fallzahlen war erst in den 1990er Jahren zu verzeichnen, nach weiteren umfangreichen strukturellen Reformen; hier ist insbesondere der Einsatz von Inhouse-Koordinatoren zu nennen (Matesanz 2004).

Ein anderes, weitaus aktuelleres Beispiel gibt die Umstellung der Einwilligungsregelung in Wales. Als erster Landesteil des Vereinigten Königreichs führte Wales im Jahr 2015 die Widerspruchslösung effektiv ein. Drei Jahre nach der Einführung konnte noch keine Zunahme bei der Zahl der Organspenden verzeichnet werden. Lediglich bei den Zustimmungsraten zur Organspende konnte eine positive Entwicklung beobachtet werden. Da dieser Effekt aber zeitgleich auch in anderen Landesteilen des Vereinigten Königreichs beobachtet wurde, ist unklar, ob dies der Umstellung direkt zuzuschreiben ist.

Dessen ungeachtet werden die Erfahrungen aus Wales positiv bewertet. Zum einen, da die Umstellung zu keinem Rückgang der Fallzahlen als Gegenreaktion führte. Zum anderen, weil damit eine neue Herangehensweise der gesellschaftlichen Zustimmung erfolgreich initiiert wurde (Noyes et al. 2019). Dem Ausdruck einer gesellschaftlichen Zustimmung wird von zahlreichen Fachleuten auch in Deutschland eine hohe Bedeutung beigemessen, da er die Organspende zu einem „Normalfall" erklären würde und nicht zu einem Prozess, dessen Start durch Zustimmung aktiv initiiert werden muss (Lücking und Breidenbach 2019).

3.3 Zusammenfassung

Der im Rahmen von Jahresstatistiken regelmäßig angestellte, internationale Vergleich von Fallzahlen bezieht sich in der Regel auf den Wert „Organspenderinnen und -spender pmp". Dieser Wert spiegelt ausschließlich die Anzahl von Organspenderinnen und -spendern bezogen auf die Einwohnerzahl in einem geografischen Gebiet innerhalb eines Jahres wider. Wichtige Faktoren, wie beispielsweise die Frage, inwieweit die Option Organspende im Rahmen von Entscheidungen am Lebensende erwogen wird, die Zusammensetzung des Spenderpotenzials (DBD, DCD) oder die gesetzlichen Grundlagen zur Zustimmung (opt-in, opt-out) werden dabei nicht berücksichtigt. Zusätzlich zu den genannten Faktoren gibt es noch weitere strukturelle, regulative oder ethische Faktoren, welche die Fallzahlen der Organspende beeinflussen können.

Da eine Vergleichbarkeit aufgrund der Vielzahl der Einflussfaktoren schwierig ist, ist die Aussagekraft internationaler Vergleiche auf Basis von reinen Fallzahlen limitiert. Besser geeignet erscheinen die Werte für Vergleiche innerhalb einzelner Länder, da auf diese Weise Entwicklungen erkannt oder Rückschlüsse über den Erfolg von Reformmaßnahmen gezogen werden können. Auch Schlussfolgerungen hinsichtlich bestimmter Erfolgsfaktoren bzw. des Potenzials eines Landes erscheinen vor dem Hintergrund der Vielzahl von Einflussfaktoren und ihrer Komplexität wenig aussagekräftig. Exklusive Erfolgsfaktoren, die ihre Wirkung unmittelbar und unabhängig der sonstigen Ausgestaltung eines nationalen Organspendesystems zeigen, konnten bislang nicht identifiziert werden.

3.4 QR-Codes

■ QR-Code 3.1   EDQM Newsletter: International Figures on donation and transplantation 2019

■ QR-Code 3.2   Weiler et al. (2014) Gemeinsame Stellungnahme der DGN, DGNC und DGNI zur Feststellung des Hirntodes vor Organentnahmen

■ QR-Code 3.3   Sachstand zur Feststellung des Todes als Voraussetzung für die „postmortale" Organspende in Deutschland, Österreich und der Schweiz. Wissenschaftliche Dienste des Deutschen Bundestages 2019

Literatur

EDQM (2020) International Figures on donation and transplantation 2019. Newsletter Transplant Vol. 25. ► http://www.ont.es/publicaciones/Documents/NEWSLETTER%202020_baja.pdf. Zugegriffen: 8. Okt. 2020 (QR-Code 3.1)

Lücking KM, Breidenbach T (2019) Organspende: Was können wir vom Ausland lernen? Med Klin Intensivmed Notfmed 114:107

Matesanz R (2004) Factors that influence the development of an organ donation program. Transpl Proc 36:739–741

Noyes J, McLaughlin L, Morgan K, Walton P, Curtis R, Madden S, Roberts A, Stephens M (2019) Short-term impact of introducing a soft opt-out organ donation system in Wales: before and after study. BMJ Open 9:e025159

Sprung CL, Cohen SL, Sjokvist P, Baras M, Bulow HH, Hovilehto S, Ledoux D, Lippert A, Maia P, Phelan D, Schobersberger W, Wennberg E, Woodcock T, for the Ethicus Study Group (2003) End-of-Life practices in European intensive care units: the ethicus study. In: JAMA 2003; 290(6): 790–797

Weiler C, Schnackert G, Ferbert A, Rijntjes M (2014) Stellungnahme zur Feststellung des Hirntodes vor Organentnahmen. Gemeinsame Stellungnahme der DGN, DGNC und DGNI. ► http://www. dgni.de/images/Stellungnahme_Hirntod_DGN_DGNC_DGNI.pdf. Zugregriffen: 19. Juni 2019. (QR-Code 3.2)

Wind J, Faut M, van Smaalen TC, van Heurn ELW (2013) Variability in protocols on donation after circulatory death in Europe. Crit Care 17(5):R217

Wissenschaftlichen Dienste des Deutschen Bundestages WD 9 – 3000 – 092/18 (2019) Sachstand Zur Feststellung des Todes als Voraussetzung für die „postmortale" Organspende in Deutschland, Österreich und der Schweiz. ► https://www.bundestag.de/resource/blob/592588/e10a648f7f226cfc14b-fafb02ea1744a/WD-9-092-18-pdf-data.pdf. Zugegriffen: 14. Juni 2019. (QR-Code 3.3)

Rechtliche Rahmenbedingungen

Transplantationsgesetz, Länderausführungsgesetze, EU-Verordnungen

Claudia Siepmann

Inhaltsverzeichnis

© Springer-Verlag GmbH Deutschland, ein Teil von Springer Nature 2022
A. Rahmel et al. (Hrsg.), *Repetitorium Transplantationsbeauftragte*,
https://doi.org/10.1007/978-3-662-62614-6_4

Mit dem Transplantationsgesetz (TPG) vom 1. Dezember 1997 wurden rechtliche und organisatorische Rahmenbedingungen für die Organspende geschaffen. Das Gesetz regelt die postmortale Entnahme von Organen und Geweben sowie die Voraussetzungen der Lebendspende. Des Weiteren definiert das TPG den rechtlichen Rahmen für die Organisation und Durchführung der im Zusammenhang mit der Spende, Entnahme, Vermittlung und Übertragung von Organen erforderlichen Maßnahmen, einschließlich der Rückverfolgung bei schwerwiegenden Zwischenfällen und unerwünschten Reaktionen. Das TPG wurde mehrfach angepasst: u. a. wurde eine EU-Richtlinie aus dem Jahr 2010 in deutsches Recht umgesetzt. Außerdem wurden mit Gesetzesnovellen aus den Jahren 2012, 2019 und 2020 die Rollen und Zuständigkeiten der am Organspendeprozess beteiligten Einrichtungen und Personen weiter definiert und insbesondere die Bedeutung der Transplantationsbeauftragten hervorgehoben.

Bis zum Jahr 1997 waren in der Bundesrepublik Deutschland die rechtlichen Voraussetzungen für die Spende und Entnahme von menschlichen Organen, Organteilen und Geweben zum Zwecke der Transplantation nicht gesetzlich geregelt. Die Voraussetzungen bestimmten sich bis zum Inkrafttreten des *Gesetzes über die Spende, Entnahme und Übertragung von Organen (Transplantationsgesetz – TPG)* nach allgemeinen Regeln. Die deutschen Transplantationszentren hatten sich im Jahr 1987 auf den sog. Transplantationskodex – eine Art freiwillige Selbstverpflichtung – verständigt, der wichtige medizinische, ethische und rechtliche Grundsätze bei der Organtransplantation enthielt.

In der DDR war dieses Rechtsgebiet dagegen untergesetzlich geregelt. Eine Organentnahme von Verstorbenen zu Transplantationszwecken war grundsätzlich dann zulässig, wenn die verstorbene Person zu Lebzeiten keine andere Festlegung getroffen hatte. Es galt also die Widerspruchslösung, anders als auf dem Gebiet der Bundesrepublik, wo Organe nur dann entnommen werden durften, wenn die verstorbene Person zu Lebzeiten in eine Entnahme eingewilligt hatte oder – falls keine Erklärung vorlag – die Angehörigen zustimmten.

Im Zuge der Deutschen Einheit bestand das Bedürfnis nach einer bundesgesetzlichen Regelung. Ziel des Gesetzesgebers war es, mit dem TPG rechtliche und organisatorische Rahmenbedingen für die Organtransplantation für das gesamte Bundesgebiet zu schaffen.

Das TPG vom 1. Dezember 1997 – zuletzt geändert durch das *Gesetz zur Weiterentwicklung der Gesundheitsversorgung (Gesundheitsversorgungsweiterentwicklungsgesetz – GVWG),* das u. a. das *Gesetz zur Stärkung der Entscheidungsbereitschaft bei der Organspende* vom 16. März 2020 anpasst, welches im März 2022 in Kraft getreten ist – regelt bis heute die Entnahme von Organen und Geweben bei toten Spenderinnen und Spendern, die Voraussetzungen der Lebendspende, den rechtlichen Rahmen für die Organisation und die Durchführung der im Zusammenhang mit der Spende, Entnahme, Vermittlung und Übertragung von Organen erforderlichen Maßnahmen, einschließlich der Rückverfolgung bei schwerwiegenden Zwischenfällen und schwerwiegenden unerwünschten Reaktionen.

Das Gesetz weist der Bundesärztekammer eine Richtlinienkompetenz zu, den Stand der Erkenntnisse der medizinischen Wissenschaft in der Transplantationsmedizin festzustellen (§ 16 TPG). Daneben normiert es den Rechtsrahmen für ein bundesweites Transplantationsregister. Schließlich enthält es Vorschriften zur Strafbarkeit des Organhandels sowie des unrechtmäßigen Verhaltens bei der Organentnahme, der Organübertragung und der Verwendung medizinischer Angaben und personenbezogener Daten von Beteiligten.

Gesetz zur Stärkung der Entscheidungsbereitschaft bei der Organspende

Ziel dieses Gesetzes ist es, die persönliche Entscheidung zu registrieren, verbindliche Information und bessere Aufklärung zu gewährleisten und die regelmäßige Auseinandersetzung mit dem Thema Organspende zu fördern. Das Gesetz sieht unter anderem vor, dass ein Online-Register für Erklärungen zur Organ- und Gewebespende beim Bundesinstitut für Arzneimittel und Medizinprodukte (BfArM) eingerichtet und betrieben wird. Die Ausweisstellen von Bund und Ländern müssen den Bürgerinnen und Bürgern zukünftig Aufklärungsmaterial und Organspendeausweise aushändigen bzw. bei elektronischer Antragsstellung elektronisch übermitteln. Dabei wird auf weitere Informations- und Beratungsmöglichkeiten sowie die Möglichkeit, sich in das Online-Register einzutragen hingewiesen. Hausärztliche Praxen können künftig bei Bedarf ihre Patientinnen und Patienten über die Organ- und Gewebespende ergebnisoffen beraten. Diese Beratungsleistung kann alle zwei Jahre – extrabudgetär – abgerechnet werden. Das Gesetz sieht außerdem vor, die Organ- und Gewebespende verstärkt in der ärztlichen Ausbildung zu verankern. Grundwissen zur Organspende soll zudem in den Erste-Hilfe-Kursen im Vorfeld des Erwerbs der Fahrerlaubnis vermittelt werden.

Das TPG ist geprägt von dem Gedanken, dass Organspende eine Gemeinschaftsaufgabe der Entnahmekrankenhäuser und der Transplantationszentren ist. Organspende und damit erfolgreiche Transplantationsmedizin ist ohne eine aktive Mitwirkung der Entnahmekrankenhäuser und engagierter und qualifizierter Transplantations-

beauftragter nicht denkbar. Ihnen kommt eine besondere Verantwortung zu. Die Mitwirkungsverpflichtung der Entnahmekrankenhäuser wurde daher gesetzlich stark verankert.

Im Jahr 2011 wurde mit dem Gesetz zur Änderung des Transplantationsgesetzes die *Richtlinie 2010/53/EU des Europäischen Parlaments und des Rates vom 7. Juli 2010 über Qualitäts- und Sicherheitsstandards für zur Transplantation bestimmte menschliche Organe* in deutsches Recht umgesetzt. Wesentliche Elemente dieser Richtlinie sind EU-weite, einheitliche Qualitäts- und Sicherheitsstandards für Entnahmekrankenhäuser, Transplantationszentren und andere Bereitstellungsorganisationen, wie die Deutsche Stiftung Organtransplantation (DSO), sowie die Definition von Anforderungen an die Charakterisierung des Spenderorgans und das System der Rückverfolgbarkeit und der Meldung schwerwiegender Zwischenfälle und schwerwiegender unerwünschter Reaktionen.

Mit der Gesetzesänderung zur Umsetzung der EU-Richtlinie in nationales Recht wurden insbesondere die Aufgaben der Entnahmekrankenhäuser im Prozess der postmortalen Organspende deutlich betont und ihre Verantwortung für die Gemeinschaftsaufgabe Organspende unterstrichen. Erstmals wurden die Entnahmekrankenhäuser gesetzlich verpflichtet, mindestens eine oder einen Transplantationsbeauftragten zu bestellen. Die neu geschaffenen §§ 9a und 9b TPG stellten die Kernelemente der Gesetzesnovelle aus dem Jahr 2012 dar.

Im Zuge der TPG-Novelle wurde zudem die Verordnung über die Anforderungen an die Organ- und Spendercharakterisierung und an den Transport von Organen sowie über die Anforderungen an die Meldung schwerwiegender Zwischenfälle und schwerwiegender unerwünschter Reaktionen (*TPG-Verordnung über Qualität und Sicherheit von Organen – TPG-OrganV*) erlassen und die DSO gesetzlich verpflichtet, Verfahrensanweisungen zu erstellen, die von allen Entnahmekrankenhäuser verbindlich zu beachten sind. § 11 Absatz 1a TPG enthält eine abschließende Aufzählung der Regelungsgegenstände der Verfahrensordnung.

4

Die Verfahrensanweisungen der DSO enthalten verbindliche Vorgaben für die Entnahmekrankenhäuser in Bezug auf:
- die Spendermeldung,
- die Überprüfung der Spenderidentität,
- die Prüfung der rechtlichen Voraussetzungen der Organentnahme, d. h. Vorliegen der Einwilligung der verstorbenen Person bzw. Zustimmung anderer Personen im Sinne von § 4 TPG,
- die Überprüfung des Abschlusses der Organ- und Spendercharakterisierung,
- die Sicherstellung, dass die Angaben zur Organ- und Spendercharakterisierung das Transplantationszentrum und, bei vermittlungspflichtigen Organen, die Vermittlungsstelle rechtzeitig erreichen,
- die Entnahme, Konservierung, Verpackung und Kennzeichnung von Organen, um ihre Unversehrtheit während des Transports und eine angemessene Transportdauer sicherzustellen,
- den Transport von Organen,
- die Sicherstellung der Rückverfolgbarkeit und die Sicherstellung der unverzüglichen Meldung schwerwiegender Zwischenfälle und schwerwiegender unerwünschter Reaktionen.

Die Verfahrensanweisungen der DSO sind abrufbar unter: ▶ https://www.dso.de/organspende/fachinformationen/organspendeprozess/verfahrensanweisungen (QR-Code 4.1).

Durch den im Jahr 2012 in das TPG eingefügten § 9a wird die aktive Mitwirkungspflicht der Entnahmekrankenhäuser deutlich betont und an zentraler Stelle im Gesetz gebündelt. Mit dem Zweiten Gesetz zur Änderung des TPG wurde die Vorschrift weiterentwickelt und die Pflichten der Entnahmekrankenhäuser wurden akzentuiert.

Verpflichtungen der Entnahmekrankenhäuser nach § 9a TPG im Überblick:
- Feststellung des endgültigen, nicht behebbaren Ausfalls der Gesamtfunktion des Großhirns, des Kleinhirns und des Hirnstamms nach § 5 von Patientinnen und Patienten, die nach ärztlicher Beurteilung für eine Organspende in Betracht kommen,
- unverzügliche Meldung an die Koordinierungsstelle; kommen diese Patientinnen und Patienten zugleich für eine Gewebespende in Betracht, ist dies gleichzeitig mitzuteilen,
- Sicherstellung, dass die Zuständigkeiten und Handlungsabläufe zur Erfüllung ihrer gesetzlichen Verpflichtungen nach TPG in einer Verfahrensanweisung festgelegt und eingehalten werden,
- Sicherstellung, dass die Entnahme in einem Operationssaal durchgeführt wird, der dem Stand der medizinischen Wissenschaft und Technik entspricht, um die Qualität und Sicherheit der entnommenen Organe zu gewährleisten,
- Sicherzustellung, dass das von ihnen eingesetzte medizinische Personal für seine Aufgaben qualifiziert ist, und die aufgrund des § 11 getroffenen Regelungen zur Organentnahme eingehalten werden,
- Sicherstellung, dass alle Todesfälle mit primärer oder sekundärer Hirnschädigung sowie die Gründe für eine nicht

> erfolgte Feststellung oder für eine nicht erfolgte Meldung nach Nummer 1 oder andere der Organentnahme entgegenstehende Gründe erfasst und die Daten der Koordinierungsstelle nach § 11 mindestens einmal jährlich anonymisiert übermittelt werden.

Mit dem Zweiten Gesetz zur Änderung des Transplantationsgesetzes wurde in der amtlichen Begründung zum Gesetzentwurf auf Bundestagsdrucksache 19/6915 (► http://dip21.bundestag.de/dip21/btd/19/069/1906915.pdf) (QR-Code 4.2) klargestellt, dass die Feststellung des irreversiblen Hirnfunktionsausfalls zum Zwecke der Organentnahme unterbleibt, wenn dem Entnahmekrankenhaus bekannt ist, dass einer Organspende widersprochen wurde. Die endgültige Klärung, ob die Einwilligung nach § 3 TPG oder die Zustimmung nach § 4 TPG vorliegt, ist dagegen nicht Voraussetzung für die Mitteilung an die Koordinierungsstelle.

Für die ärztliche Beurteilung von Patientinnen und Patienten, die für eine Organspende in Betracht kommen, stellt die Bundesärztekammer den Stand der Erkenntnisse der medizinischen Wissenschaft in einer Richtlinie nach § 16 Absatz 1 Satz 1 Nr. 3 TPG fest.

4.1 Vergütung der Entnahmekrankenhäuser für Leistungen im Zusammenhang mit einer Organentnahme

Mit dem Zweiten Gesetz zur Änderung des Transplantationsgesetzes wurde in § 9a auch die Vergütung der Entnahmekrankenhäuser für die Leistungen, die sie im Rahmen der Organentnahme und deren Vorbereitung erbringen, neu geregelt.

Die pauschale Abgeltung der Leistungen der Krankenhäuser besteht aus:
- einer Grundpauschale für die Feststellung des irreversiblen Hirnfunktionsausfalls,
- einer Pauschale für die Abgeltung der Leistungen der intensivmedizinischen Versorgung sowie
- einer Pauschale für die Abgeltung der Leistungen bei der Organentnahme.

Zusätzlich erhalten die Entnahmekrankenhäuser einen Ausgleichszuschlag für die besondere Inanspruchnahme der für den Organspendeprozess notwendigen Infrastruktur. Diese Pauschalen sind fall- oder tagesbezogen so auszugestalten, dass die einzelnen Prozessschritte ausreichend differenziert abgebildet werden. Die Höhe der Pauschalen bemisst sich nach dem jeweiligen sächlichen und personellen Gesamtaufwand. Die Höhe des Ausgleichszuschlages beträgt das Zweifache der Summe der im jeweiligen Fall berechnungsfähigen Pauschalen.

Die Höhe der Erstattungsbeträge für Leistungen von Krankenhäusern im Rahmen der Organentnahme werden durch die TPG-Vertragspartner GKV-Spitzenverband, Bundesärztekammer, Deutsche Krankenhausgesellschaft (DKG) und die DSO als Koordinierungsstelle geregelt (► https://www.dkgev.de/themen/finanzierung-leistungskataloge/stationaere-verguetung/weitere-vereinbarungen-auf-bundesebene/) (QR-Code 4.3).

4.2 Transplantationsbeauftragte nach § 9b TPG

Mit Umsetzung der *Richtlinie 2010/53/EU des Europäischen Parlaments und des Rates vom 7. Juli 2010 über Qualitäts- und Sicherheitsstandards für zur Transplantation bestimmte menschliche Organe* wurden die

4

Entnahmekrankenhäuser in § 9b TPG erstmals gesetzlich verpflichtet, eine oder einen Transplantationsbeauftragten zu bestellen. Um die Effektivität der Tätigkeit der Transplantationsbeauftragten zu fördern und zu erhöhen, wurde mit dem Zweiten Gesetz zur Änderung des Transplantationsgesetzes die Vorschrift grundlegend überarbeitet. Neben der organisationsrechtlichen Stellung und der Beschreibung ihrer Kernaufgaben enthält das Gesetz, welches am 1. April 2019 in Kraft getreten ist, konkrete Vorgaben zu den Verpflichtungen der Krankenhäuser zur Unterstützung ihrer Transplantationsbeauftragten sowie eine präzise bundesgesetzliche Vorgabe für die Freistellung der Transplantationsbeauftragten.

Organisationsrechtliche Stellung der Transplantationsbeauftragten
- Transplantationsbeauftragte sind in Erfüllung ihrer Pflichten unmittelbar der ärztlichen Leitung des Entnahmekrankenhauses unterstellt,
- bei der Wahrnehmung ihrer Aufgaben sind Transplantationsbeauftragte unabhängig und keinen Weisungen unterlegen.

Verpflichtung der Entnahmekrankenhäuser im Zusammenhang mit den Transplantationsbeauftragten
- Bestellung mindestens einer oder eines ärztlichen Transplantationsbeauftragten, die oder der für die Erfüllung der Aufgaben fachlich qualifiziert ist.
- Bei mehreren Intensivstationen im Krankenhaus soll für jede dieser Stationen mindestens eine oder ein Transplantationsbeauftragter bestellt werden, wobei ein/e Transplantationsbeauftragte/r auch für mehrere Intensivstationen zuständig sein kann.

Damit Transplantationsbeauftragte ihre Aufgaben ordnungsgemäß wahrnehmen können, bedürfen sie der konkreten Unterstützung durch das Krankenhaus. Die Entnahmekrankenhäuser stellen deshalb insbesondere sicher, dass
- Transplantationsbeauftragte hinzugezogen werden, wenn Patientinnen und Patienten nach ärztlicher Beurteilung für eine Organspende in Betracht kommen,
- Transplantationsbeauftragte zur Wahrnehmung ihrer Aufgaben ein Zugangsrecht zu den Intensivstationen des Entnahmekrankenhauses erhalten,
- Transplantationsbeauftragte zur Erfüllung ihrer Verpflichtung alle erforderlichen Informationen zur Verfügung gestellt werden und
- durch Vertretungsregelungen die Verfügbarkeit der Transplantationsbeauftragten gewährleistet ist.

Die Kosten für fachspezifische Fort- und Weiterbildungen der Transplantationsbeauftragten sind von den Entnahmekrankenhäusern zu tragen.

Seit 1. April 2019 gilt zudem ein erweiterter Aufgabenkatalog für die Transplantationsbeauftragten.

Die Transplantationsbeauftragten sind nach § 9b Absatz 2 TPG dafür verantwortlich, dass
- Entnahmekrankenhäuser ihrer Verpflichtung zur Feststellung des irreversiblen Hirnfunktionsausfalls und Mitteilung potentieller Organspenderinnen und -spender an die Koordinierungsstelle nachkommen (§ 9a Absatz 2 Nr. 1),

- die Angehörigen von verstorbenen Spenderinnen und Spendern in angemessener Weise begleitet werden,
- die Verfahrensanweisungen gemäß § 9a Absatz 2 Nr. 2 erstellt werden,
- das ärztliche und pflegerische Personal im Entnahmekrankenhaus über die Bedeutung und den Organspendeprozess regelmäßig informiert wird,
- alle Todesfälle mit primärer oder sekundärer Hirnschädigung in jedem Einzelfall, insbesondere die Gründe für eine nicht erfolgte Feststellung oder eine nicht erfolgte Meldung nach § 9a Absatz 2 Nr. 1 oder andere der Organentnahme entgegenstehende Gründe, ausgewertet werden und, dass
- der Leitung des Entnahmekrankenhauses mindestens einmal jährlich über die Ergebnisse der Auswertung nach Nummer 5 über ihre Tätigkeit und über den Stand der Organspende im Entnahmekrankenhaus berichtet wird.

4.3 Freistellung der Transplantationsbeauftragten

Der Bundesgesetzgeber hat in § 9b Absatz 4 die weitere Ausgestaltung der rechtlichen Rahmenbedingungen für Transplantationsbeauftragte auf die Länder übertragen, die davon bis zum Jahr 2018 in unterschiedlicher Art und Weise in ihren jeweiligen Landesausführungsgesetzen zum TPG Gebrauch gemacht hatten. Insbesondere der Umfang der Freistellung der Transplantationsbeauftragten wurde bis dato uneinheitlich geregelt. Die Regelungen in den Bundesländern reichten von sehr konkret definierten Freistellungsregelungen, z. B. anhand eines Intensivbettenschlüssels, über die bloße Wiederholung des Wortlautes des

TPG, nach dem die Transplantationsbeauftragten in „erforderlichem Umfang" freizustellen waren. Zum Teil fehlten Regelungen zur Freistellung sogar ganz. Mit der bundesrechtlichen Regelung sind Freistellungsregelungen in den Landesausführungsgesetzen nun entbehrlich geworden („Bundesrecht bricht Landesrecht").

Seit dem 1. April 2019 sind Transplantationsbeauftragte so weit freizustellen, wie es zur ordnungsgemäßen Durchführung ihrer Aufgaben und zu ihrer Teilnahme an fachspezifischer Fort- und Weiterbildung erforderlich ist. Die Freistellung knüpft an die Anzahl der Intensivbehandlungsbetten an und sieht eine gestaffelte Freistellung von mindestens 0,1 Stellen bis zu je 10 Intensivbehandlungsbetten vor. Damit ist klargestellt, dass eine oder ein Transplantationsbeauftragter bereits ab dem ersten Intensivbehandlungsbett mit 0,1 Stellenanteil freizustellen ist. Ab 91 Intensivbehandlungsbetten ist die oder der Transplantationsbeauftragte entweder vollständig frei zu stellen oder es sind so viele Transplantationsbeauftragte freizustellen, dass zusammen eine volle Stelle erreicht wird. In Entnahmekrankenhäusern, die gleichzeitig auch Transplantationszentren sind, muss die Freistellung insgesamt mindestens eine ganze Stelle betragen – unabhängig von der Zahl der Intensivbetten (d. h. auch bei Anzahl der Intensivbetten < 91). Da Transplantationszentren in der Regel Universitätskliniken oder zumindest größere Krankenhäuser sind, die über mehrere Intensivstationen verfügen und ein besonderes Interesse an der Organspende haben sollten, hielt es der Gesetzgeber für sachgerecht, die oder den Transplantationsbeauftragten dort vollständig freizustellen. Bei mehr als 100 Intensivbehandlungsbetten richtet sich die Mindestfreistellung – wie in anderen Entnahmekrankenhäusern auch – nach der Zahl der Intensivbehandlungsbetten. Die Entnahmekrankenhäuser erhalten

Ersatz für die Aufwendungen der Freistellung der Transplantationsbeauftragten. Die zweckentsprechende Mittelverwendung ist gegenüber der Koordinierungsstelle nachzuweisen.

Neben einer oder einem ärztlichen Transplantationsbeauftragten können weitere Transplantationsbeauftragte bestellt werden. Diese können etwa entsprechende in der Intensivpflege erfahrene Pflegefachpersonen sein. Gerade Erfahrungen in größeren Kliniken haben gezeigt, dass es sinnvoll ist, wenn die Aufgaben der oder des Transplantationsbeauftragten auf mehrere Schultern verteilt werden. Es ist aber auch möglich, dass eine oder ein Transplantationsbeauftragter für mehrere Intensivstationen bestellt wird, solange sichergestellt ist, dass die Aufgaben auf jeder dieser Stationen in vollem Umfang wahrgenommen werden. Sind in einem Krankenhaus mehrere Transplantationsbeauftragte bestellt, ist das Verhältnis der einzelnen Transplantationsbeauftragten zueinander krankenhausintern festzulegen.

> **Freistellungregelung nach § 9b TPG im Überblick**
> - 0,1 Stellenanteil je 10 Intensivbehandlungsbetten
> - Ab 91 Intensivbehandlungsbetten vollständige Freistellung bzw. es sind so viele Transplantationsbeauftragte freizustellen, dass zusammen eine volle Stelle erreicht wird
> - In Transplantationszentren beträgt die Freistellung mindestens eine ganze Stelle
> - Es können weitere Transplantationsbeauftragte bestellt werden, z. B. durch in der Intensivpflege erfahrene Pflegefachpersonen

Das Nähere, insbesondere zu der erforderlichen Qualifikation und organisationsrechtlichen Stellung der Transplantationsbeauftragten, wird durch Landesrecht bestimmt. Die jeweiligen Landesausführungsgesetze können die Voraussetzungen festgelegen, nach denen mehrere Entnahmekrankenhäuser zur Erfüllung ihrer Verpflichtung nach Absatz 1 die Bestellung von gemeinsamen Transplantationsbeauftragten schriftlich vereinbaren können. Dabei ist sicherzustellen, dass die oder der Transplantationsbeauftragte die Aufgaben in jedem der Entnahmekrankenhäuser ordnungsgemäß wahrnehmen kann. Im Landesrecht können auch Ausnahmen von der Verpflichtung zur Bestellung von Transplantationsbeauftragten vorgesehen werden, soweit und solange die Realisierung einer Organentnahme in begründeten Ausnahmefällen wegen der Besonderheiten des Entnahmekrankenhauses ausgeschlossen ist. Die Ausnahmen können einer Genehmigung durch die zuständige Behörde unterworfen werden.

Die Entnahmekrankenhäuser haben – gegen entsprechenden Nachweis der Freistellung gegenüber der Koordinierungsstelle – einen Anspruch auf den Ersatz für die Aufwendungen für die Freistellung der Transplantationsbeauftragten. Einzelheiten zum Nachweis und der Re-Finanzierung ihrer Freistellung regeln die TPG-Vertragspartner GKV-Spitzenverband, Bundesärztekammer, Deutsche Krankenhausgesellschaft in dem Vertrag mit der Koordinierungsstelle nach § 11 TPG.

4.4 QR-Codes

◘ **QR-Code 4.1 Verfahrensanweisungen DSO zum Organspendeprozess**

◘ QR-Code 4.2 Gesetzentwurf Deutscher Bundestag: Zweites Gesetz zur Änderung des Transplantationsgesetzes

◘ QR-Code 4.3 Erstattungsbeträge für Leistungen von Krankenhäusern im Rahmen der Organentnahme (DKG)

Bundesärztekammer

Wiebke Abel und Claus-Dieter Middel

Inhaltsverzeichnis

© Springer-Verlag GmbH Deutschland, ein Teil von Springer Nature 2022
A. Rahmel et al. (Hrsg.), *Repetitorium Transplantationsbeauftragte*,
https://doi.org/10.1007/978-3-662-62614-6_5

Die Bundesärztekammer (BÄK) übernimmt wichtige Steuerungsaufgaben innerhalb des deutschen Transplantationswesens. Neben der Erarbeitung transplantationsspezifischer Richtlinien gehört dazu auch die Überwachung der Koordinierungs- und der Vermittlungsstelle sowie die Kontrolle von Transplantationszentren und Entnahmekrankenhäusern. Zur Erfüllung der ihr übertragenen Aufgaben hat die BÄK verschiedene Kommissionen eingerichtet (siehe hierzu Schmidt-Aßmann 2001, Wiegand 2008, Rosenau 2010). Die BÄK stellt den Stand der Erkenntnisse der medizinischen Wissenschaft für verschiedene Bereiche der Organspende und Organtransplantation fest. Diese werden vom wissenschaftlichen Beirat der Bundesärztekammer und der Ständigen Kommission Organtransplantation (StäKO) erarbeitet und regelmäßig auf Aktualität überprüft. Die Prüfungs- und Überwachungskommission (PÜK) übernehmen die Erfüllung der gesetzlichen Kontrollaufgaben bei den am Organspendeprozess beteiligten Einrichtungen.

Der Bundesärztekammer (BÄK) wird durch das Transplantationsgesetz (TPG) die Pflichtaufgabe übertragen, unter Beteiligung zahlreicher mitwirkender Institutionen sowie unter staatlicher Aufsicht wichtige Steuerungsaufgaben innerhalb des deutschen Transplantationswesens wahrzunehmen. Dazu gehört insbesondere die Erarbeitung von **Richtlinien für die Wartelistenführung und die Organvermittlung** (Junghanns 2001, Taupitz 2003, Augsberg 2008, Gutmann 2010). Darüber hinaus ist die BÄK – gemeinsam mit der Deutschen Krankenhausgesellschaft (DKG) und dem Spitzenverband Bund der Krankenkassen (GKV-Spitzenverband) – auch für die **Überwachung** der Koordinierungsstelle gem. § 11 TPG (Deutsche Stiftung Organtransplantation, DSO) und der Vermittlungsstelle gem. § 12 TPG (Stiftung Eurotransplant, ET) verantwortlich sowie die verdachtsabhängigen und die kontinuierlichen, flächendeckend verdachtsunabhängigen **Kontrollen** in den Transplantationszentren und den Entnahmekrankenhäusern (Middel und Scholz 2018).

5.1 Die Bundesärztekammer und ihre Ständige Kommission Organtransplantation

Die BÄK ist ein nicht rechtsfähiger Verein privaten Rechts. Sie ist aus der am 17./18. Oktober 1947 gegründeten Arbeitsgemeinschaft der Westdeutschen Landesärztekammern hervorgegangen, die 1955 ihre Umbenennung erfuhr. Sie stellt sich als freiwilliger organisatorischer Zusammenschluss der als Körperschaften des öffentlichen Rechts firmierenden 17 Landesärztekammern dar. Die BÄK besitzt folglich keine eigene gesetzliche Grundlage, sondern gründet sich auf einer vom Deutschen Ärztetag beschlossenen Satzung (BÄK 2014).

Mit Inkrafttreten des TPG im Jahr 1997 wurde die BÄK durch § 16 TPG ausdrücklich mit der Normierung transplantationsspezifischer Richtlinien beauftragt und derart in das öffentlich-rechtlich gestaltete deutsche Gesundheitssystem einbezogen (Uhl 2008). Details zur Entstehungsgeschichte des TPG werden ausführlich in Nickel et al. (2001, S. 18 ff.) und Rixen (2013, S. 59 ff.) dargestellt.

In der Zeit vor dem TPG dienten die erstmals 1987 im Transplantationskodex der Arbeitsgemeinschaft Deutscher Transplantationszentren zusammengefassten Grundsätze als Orientierung für die transplantationsmedizinische Praxis. Ebenjene Arbeitsgemeinschaft regte auch die Einrichtung einer Organkommission bei der BÄK an. Darauf reagierte die BÄK im Jahr 1994 – bereits im Hinblick auf ihre mögliche legislative Einbindung und einen damit einhergehenden Normierungsauftrag im Rahmen des sich noch in der Diskussion befindlichen Transplantationsgesetzes – mit der Einsetzung der Ständigen Kommission Organtransplantation der Bundesärztekammer (StäKO) (Gutmann 2005; Berger 2005; Uhl 2008). Die StäKO verfügt über ein eigenes Statut und erstellt jährlich einen Bericht über ihre Tätigkeit (BÄK 2018). Dieser Bericht wird in der Regel im jährlichen Tätigkeitsbericht der BÄK vorgelegt (BÄK 2020). Eine Amtsperiode dauert vier Jahre. Zu den wesentlichen Aufgaben der StäKO gehört gemäß § 1 Abs. 1 des StäKO-Statuts die **Erarbeitung von Empfehlungen zu Grundsätzen und Vorschlägen für Richtlinien für die Organspende, -vermittlung und -verteilung.** Entsprechend erarbeitet die StäKO u. a. Richtlinienvorschläge für diese Materien, die dann vom Vorstand der BÄK, dem gemäß § 27 Abs. 3 BGB die Geschäftsführung der BÄK obliegt, beraten und verabschiedet werden.

Mitglieder der StäKO sind die Sachverständigen der betroffenen Fach- und Verkehrskreise. Die StäKO besteht aus mindestens 25 Mitgliedern, die auf Vorschlag verschiedener Institutionen vom Vorstand der BÄK berufen werden. Die Anforderungen an die personelle Zusammensetzung der StäKO sind unter Berücksichtigung der Vorgaben des § 16 Abs. 2 TPG in § 2 StäKO-Statut normiert.

Personelle Zusammensetzung der StäKO

- Bundesärztekammer
  → 6 Mitglieder, davon mindestens 3 Ärztinnen bzw. Ärzte und 1 Person mit der Befähigung zum Richteramt
- Deutsche Krankenhausgesellschaft, Spitzenverband Bund der Krankenkassen
  → je 3 Mitglieder, davon mindestens 1 Person mit der Befähigung zum Richteramt
- Gesundheitsministerkonferenz, Koordinierungsstelle, Vermittlungsstelle, Deutsche Transplantationsgesellschaft, Deutsche Interdisziplinäre

---

Vereinigung für Intensiv- und Notfallmedizin
→ je 2 Mitglieder
- Patientinnen bzw. Patienten, Angehörige, Akademie für Ethik in der Medizin
→ je 1 Mitglied

5.2 Richtlinien nach § 16 TPG und ihre Erarbeitung

Die BÄK nimmt im Gesundheitswesen verschiedene Aufgaben wahr und liefert der Praxis maßgebliche Orientierungsvorgaben. Explizite Aufträge zur Normierung von Richtlinien finden sich nicht nur im TPG, sondern bspw. auch im Transfusionsgesetz (TFG). Darüber hinaus entwickelt die BÄK zahlreiche medizinische Standards in Form von Empfehlungen, Leitlinien und Richtlinien (Hess 2017; Herbst-Cokbudak 2016).

Mit den Vorschriften in § 16 TPG hat der Gesetzgeber die **Beantwortung zentraler Fragen der Transplantationsmedizin,** welche von der Feststellung des irreversiblen Hirnfunktionsausfalls als der Grundvoraussetzung der postmortalen Organspende bis hin zu den Allokationsaspekten reichen, der BÄK überantwortet. Von diesen in den jeweiligen Richtlinien nach § 16 Abs. 1 S. 1 Nrn. 1, 2 und 5 TPG geregelten „zentralen" Materien sind die Vorschriften der Richtlinien nach § 16 Abs. 1 S. 1 Nrn. 3, 4, 6 und 7 TPG zu unterscheiden, die weitgehend medizinisch-technischer Natur sind (Höfling 2010; Gutmann 2005).

Soweit die BÄK Richtlinien erlässt und darin den **Stand der Erkenntnisse der medizinischen Wissenschaft** feststellt, erfüllt sie selbst Normsetzungsaufgaben. Da nach § 16 Abs. 1 S. 2 TPG die Einhaltung des Standes der Erkenntnisse der medizinischen Wissenschaft vermutet wird, wenn die Richtlinien der BÄK beachtet worden sind, ist deren

Rechtsverbindlichkeit zu unterstellen (Taupitz 2003; Weigel 2017; Spickhoff 2019). In der amtlichen Begründung des seinerzeitigen interfraktionellen Gesetzentwurfs ist davon die Rede, dass die sogenannte Vermutungsregelung die Wirkung der Richtlinien als Entscheidungshilfe im Hinblick auf die Verpflichtung einer Ärztin bzw. eines Arztes zur gewissenhaften Berufsausübung verdeutlichen solle. Auch gelte die im Einzelfall widerlegbare Vermutung, dass bei Beachtung der Richtlinien der Stand der medizinischen Wissenschaft eingehalten werde (Vgl. BT-Drs. 13/4355, S. 29).

Die geltenden **Richtlinien zur Transplantationsmedizin** sind abrufbar unter:
➡ ▶ https://www.bundesaerztekammer.de/richtlinien/richtlinien/transplantationsmedizin/ (QR-Code 5.1)
Relevant ist darüber hinaus die *Richtlinie gemäß § 16 Abs. 1 S. 1 Nr. 1 TPG für die Regeln zur Feststellung des Todes nach § 3 Abs. 1 S. 1 Nr. 2 TPG und die Verfahrensregeln zur Feststellung des endgültigen, nicht behebbaren Ausfalls der Gesamtfunktion des Großhirns, des Kleinhirns und des Hirnstamms nach § 3 Abs. 2 Nr. 2 TPG, Vierte Fortschreibung*, abrufbar unter:
➡ ▶ https://www.bundesaerztekammer.de/aerzte/medizin-ethik/wissenschaftlicher-beirat/veroeffentlichungen/irreversibler-hirnfunktionsausfall/ (QR-Code 5.2)
Diese Richtlinie wurde nicht von der StäKO, sondern vom Wissenschaftlichen Beirat der Bundesärztekammer erarbeitet.

Nach § 16 Abs. 2 S. 1 TPG ist die BÄK verpflichtet, das Verfahren für die Erarbeitung der Richtlinien und für die Beschlussfassung festzulegen. Dazu werden die entsprechenden Verfahrensvorgaben des Statuts der StäKO mit einer Verfahrensordnung konkretisiert (StäKO 2018). Grundlage

sind die gesetzlichen Regelungen und die Festlegungen des 2012 vereinbarten TPG-Maßnahmenkatalogs „Kontrolle verstärken, Transparenz schaffen, Vertrauen gewinnen", wonach die Richtlinien nach § 16 TPG in einem transparenten Verfahren erlassen werden und Öffentlichkeit hergestellt werden muss (BÄK 2012).

In der Regel wird jede der Richtlinien nach § 16 Abs. 1 S. 1 Nrn. 2 bis 7 TPG innerhalb einer StäKO-Amtsperiode, d. h. turnusgemäß einmal in vier Jahren, überarbeitet. Bei der **Überarbeitung der Richtlinien** soll u. a. die medizinische Evidenz für die gesetzlich vorgegebenen Kriterien der Dringlichkeit und Erfolgsaussicht (§ 12 Abs. 3 TPG) analog zu der Entwicklung von wissenschaftlichen Leitlinien berücksichtigt und in den Begründungen von Regeländerungen belegt werden. Entsprechend wird zu Beginn einer Amtsperiode zur transparenten Evidenzgenerierung eine **Aktualitätsprüfung** der geltenden Richtlinien, d. h., eine Abfrage der Fach- und Verkehrskreise unter Einbeziehung der Transplantationszentren, durchgeführt. Fernziel ist, auf der Basis empirischer Daten für alle vermittlungspflichtigen Organe gemäß § 1a S. 1 Nr. 2 TPG (Herz, Lunge, Leber, Niere, Bauchspeicheldrüse und Darm) sogenannte Allokations-Scores zu entwickeln, die Dringlichkeit und Erfolgssicht messen.

Für die **Erarbeitung konkreter Vorschläge für Richtlinien** nach § 16 Abs. 1 S. 1 Nrn. 2 bis 7 TPG werden auf Beschluss des Vorstands der BÄK die Arbeitsgruppen der StäKO gebildet. Die Richtlinienarbeit umfasst dann gemäß Nr. II.1 VerfO-StäKO die folgenden Schritte: Zunächst erarbeiten die themenbezogenen Arbeitsgruppen Vorschläge für Richtlinien. Mit diesen Vorschlägen befasst sich die StäKO in zwei Lesungen in zwei aufeinanderfolgenden Sitzungen. Nach der ersten Lesung wird den betroffenen Fachkreisen und Verbänden Gelegenheit zur Stellungnahme gegeben (sogenanntes **Fachanhörungsverfahren**). Die eingehenden Stellungnahmen werden von den themenbezogenen Arbeitsgruppen auf eine mögliche Berücksichtigung geprüft. Nach der zweiten Lesung berät und beschließt der Vorstand der BÄK die von der StäKO vorgelegten Vorschläge für Richtlinien. Die vom Vorstand der BÄK beschlossenen Richtlinien werden dem Bundesministerium für Gesundheit (BMG) zur **Genehmigung** vorgelegt. Nach der Genehmigung durch das BMG werden die Richtlinien im Deutschen Ärzteblatt und im Internet veröffentlicht.

Da die Richtlinien der BÄK organspezifisch unterschiedliche Entstehungs- und Änderungsgeschichten haben, ist eine Vergleichbarkeit im Aufbau bisher kaum gegeben. Insoweit erscheint im Hinblick auf ihre einheitliche Anwendung eine Standardisierung der Richtlinien erforderlich. Die StäKO strebt deshalb eine stärkere Vereinheitlichung der Strukturen und Gliederungen der organspezifischen Richtlinien an.

5.3 Überprüfungen und Kontrollen

BÄK, DKG und GKV-Spitzenverband (TPG-Auftraggeber) haben in Erfüllung ihrer gesetzlichen Kontrollaufgaben zwei Kommissionen eingesetzt, zum einen die Überwachungskommission gemäß § 11 Abs. 3 S. 4 TPG und zum anderen die Prüfungskommission gemäß § 12 Abs. 5 S. 4 TPG.

Die **Überwachungskommission** kontrolliert, ob die Gewinnung von postmortalen Spenderorganen ordnungsgemäß abgelaufen ist. Sie überprüft die Einhaltung der auf Grundlage des TPG vertraglich festgelegten Verpflichtungen und Aufgaben der DSO als Koordinierungsstelle, insbesondere die **Entnahme von vermittlungspflichtigen Organen einschließlich der Vorbereitung von Entnahme, Vermittlung und Übertragung.** In diesem Zusammenhang überprüft die Überwachungskommission, ob und inwieweit die Koordinierungsstelle die Gewähr dafür bietet, dass diese Maßnahmen in Zusammenarbeit mit den Transplantationszentren und den Entnahmekrankenhäusern unter Beachtung der gesetzlichen und vertraglichen Regelungen durchgeführt werden. Die Überprüfung erfolgt für den Bereich der Organspende, -entnahme und -übertragung durch verdachtsabhängige sowie durch kontinuierliche, flächendeckend verdachtsunabhängige Kontrollen der Transplantationszentren und Entnahmekrankenhäuser auf Grundlage von § 11 Abs. 3 TPG sowie auf Grundlage einer Prüfung der Berichte der Koordinierungsstelle gemäß § 11 Abs. 5 TPG.

Die **Prüfungskommission** kontrolliert, ob die Zuteilung von Organen ordnungsgemäß erfolgt ist. Sie überprüft in regelmäßigen Abständen, ob die **Vermittlungsentscheidungen** von ET als Vermittlungsstelle nach Maßgabe der gesetzlichen und vertraglichen Bedingungen und unter Einhaltung der Allokationsrichtlinien nach § 16 TPG sowie des TPG insgesamt erfolgt sind. Des Weiteren geht die Kommission Meldungen der Stiftung Eurotransplant und anderer Institutionen oder Personen über Auffälligkeiten im Zusammenhang mit der Umsetzung von Vermittlungsentscheidungen nach. Die Überprüfung erfolgt für den Bereich der Organvermittlung regelmäßig durch verdachtsabhängige sowie kontinuierliche und flächendeckend verdachtsunabhängige Kontrollen in den Transplantationszentren auf Grundlage von § 12 Abs. 5 TPG sowie auf Grundlage einer Prüfung der Berichte der Vermittlungsstelle gemäß § 12 Abs. 4 Nr. 6 TPG.

In Ergänzung der gesetzlichen Kontrollaufgaben beider Kommissionen (zusammenfassend **PÜK** genannt) enthielt der im Rahmen des Spitzengespräches vom 27. August 2012 zwischen den TPG-Auftraggebern mit dem BMG, ET, der DSO, der DTG, den Vertretern der Gesundheitsminister- und der Kultusministerkonferenzen sowie dem Patientenbeauftragten der Bundesregierung vereinbarte Maßnahmenkatalog insbesondere den Auftrag an die Prüfungs- und die Überwachungskommission, alle **Transplantationszentren regelmäßig, mindestens einmal in drei Jahren verdachtsunabhängig vor Ort zu prüfen.** In Deutschland sind derzeit 46 Transplantationszentren mit 128 Transplantationsprogrammen (ohne Dünndarm) zugelassen.

Ebenfalls wurde vereinbart, dass Vertretungen der Länder, in denen das jeweilige Transplantationszentrum seinen Sitz hat, an den Prüfungen zu beteiligen sind, damit ein nahtloser Informationstransfer zwischen den Kommissionen und den zuständigen Überwachungsbehörden gewährleistet ist. Von den TPG-Auftraggebern wurde eine *Gemeinsame Geschäftsordnung der Prüfungs- und der Überwachungskommission (GGO-PÜK)* als Bestandteil des Koordinierungsstellenvertrages nach § 11 TPG vereinbart und vom BMG genehmigt (PÜK 2016).

Die Kommissionen prüfen auf Grundlage der GGO-PÜK sowohl für die Prüfungen vor Ort als auch für die Prüfungen im schriftlichen Verfahren durch Prüfgruppen. Die Kommissionsvorsitzenden werden von der Prüfungskommission mit der **Zusammenstellung der Prüfgruppen** beauftragt. Diese bestehen in der Regel aus zwei medizinischen und einem juristischen Sachverständigen und werden von einem Mitglied der Prüfungs- und der Überwachungskommission geleitet. Als Sachverständige können in die Prüfgruppen neben den Kommissionsmitgliedern auch weitere sachverständige Personen (Prüfer) einbezogen werden. Diese Prüfer werden durch Kommissionsbeschluss der Prüfungskommission benannt. Außerdem nehmen an jeder Prüfung Vertretungen der Geschäftsstelle Transplantationsmedizin teil.

Vor jeder Prüfung werden alle Kommissionsmitglieder über den Prüfgegenstand, die zu prüfende Einrichtung sowie Ort und Zeit der Prüfung informiert, um ihnen eine Teilnahme zu ermöglichen. Zeitgleich werden auch die zuständigen Landesministerien benachrichtigt, um ihnen eine Möglichkeit zur Teilnahme an den Prüfungen als Beobachtende zu eröffnen. Die zu prüfenden Einrichtungen werden vor der Prüfung über den Prüftermin informiert.

Die Ergebnisse der jeweiligen Prüfungen werden nach Befassung der Prüfungskommission als **Kommissionsbericht** verabschiedet. Der Kommissionsbericht wird anschließend dem für das jeweilige Transplantationsprogramm eines Transplantationszentrums verantwortlichen ärztlichen Personal sowie der Klinikdirektion mit der befristeten Möglichkeit zur Gegenvorstellung zugeleitet. Nach Abschluss des Gegenvorstellungsverfahrens wird der Kommissionsbericht dem geprüften Krankenhaus, den zuständigen Landesbehörden sowie der zuständigen Landesärztekammer übersandt. Besteht der Verdacht strafbaren Handelns, wird der Kommissionsbericht auch der zuständigen Staatsanwaltschaft zugestellt.

Die **positiven Auswirkungen der Kontrollen** hat auch die Bundesregierung in ihren drei Berichten über den „Fortgang der eingeleiteten Reformprozesse, mögliche Missstände und sonstige aktuelle Entwicklungen in der Transplantationsmedizin" fortwährend bestätigt.

Zu den positiven Auswirkungen der Kontrollen durch die Prüfungs- und Überwachungskommission, siehe folgende Drucksachen des Deutschen Bundestages:
- 18/3566 vom 12.12.2014
- 18/7269 vom 11.01.2016
- 18/10854 vom 13.01.2017

Demnach haben sich die Prüfungs- und die Überwachungskommission durch ihre effektive Arbeitsweise bewährt, indem sie

Unregelmäßigkeiten aufgedeckt, der Öffentlichkeit zugänglich gemacht und entsprechende Erkenntnisse an die zuständigen Landesbehörden sowie Staatsanwaltschaften weitergeleitet haben.

5.4 QR-Codes

◘ QR-Code 5.1   BÄK-Richtlinien zur Transplantationsmedizin

◘ QR-Code 5.2   BÄK-Veröffentlichungen zum irreversiblen Hirnfunktionsausfall („Hirntod")

◘ QR-Code 5.3   BÄK-Maßnahmenkatalog „Kontrolle verstärken, Transparenz schaffen, Vertrauen gewinnen"

◘ QR-Code 5.4   BÄK- Satzung

◘ QR-Code 5.5   Statut der Ständigen Kommission Organtransplantation der Bundesärztekammer

◘ QR-Code 5.6   Tätigkeitsbericht der Bundesärztekammer

◘ QR-Code 5.7   Gemeinsame Geschäftsordnung der Prüfungs- und der Überwachungskommission

◘ QR-Code 5.8   Verfahrensordnung der Ständigen Kommission Organtransplantation

Literatur

Augsberg S (2008) Richtlinien zum Stand der Erkenntnisse der medizinischen Wissenschaft, Verordnungsermächtigung. In: Pühler W, Middel CD, Hübner M (Hrsg) Praxisleitfaden Gewebegesetz – Grundlagen, Anforderungen, Kommentierungen. Deutscher Ärzte, Köln

Bader M (2010) Organmangel und Organverteilung. Mohr Siebeck, Frankfurt a. M.

Berger A (2005) Die Bundesärztekammer – Eine verfassungsrechtliche Studie zu Status, Organisation und Aufgaben. Nomos, Baden-Baden

BÄK – Bundesärztekammer (2012) Maßnahmenkatalog „Kontrolle verstärken, Transparenz schaffen, Vertrauen gewinnen", Spitzengespräch am 27. August 2012. ▶ https://www.bundesaerztekammer.de/fileadmin/user_upload/downloads/Massnahmenkatalog_Transplantationsmedizin_27082012.pdf. Zugegriffen: 27. Juni 2019. (QR-Code 5.3)

BÄK – Bundesärztekammer (2014) Satzung (in der seit dem 117. Deutschen Ärztetag 2014 geltenden Fassung). ▶ https://www.bundesaerztekammer.de/fileadmin/user_upload/downloads/Bundesaerztekammer_Satzung_2014.pdf. Zugegriffen: 27. Juni 2019. (QR-Code 5.4)

BÄK – Bundesärztekammer (2018) Statut der Ständigen Kommission Organtransplantation der Bundesärztekammer in der vom Vorstand der Bundesärztekammer am 15.11.2018 verabschiedeten Fassung. ▶ https://www.bundesaerztekammer.de/fileadmin/user_upload/downloads/pdf-Ordner/Transplantation/StaeKO_Statut_20181115.pdf. Zugegriffen: 27. Juni 2019. (QR-Code 5.5)

BÄK – Bundesärztekammer (2020) Tätigkeitsbericht der Bundesärztekammer. ▶ https://www.bundesaerztekammer.de/ueber-uns/taetigkeitsberichte/2020/. Zugegriffen: 22. Mai 2021. (QR-Code 5.6)

Gutmann (2005), § 16 Rn. 2 und 7. In: Schroth U, König P, Gutmann T, Oduncu F (Hrsg) TPG. Transplantationsgesetz. Kommentar. Beck, München

Gutmann T (2010) Für eine prinzipielle Neuausrichtung des Transplantationsrechts. In: Middel CD, Pühler W, Lilie H, Vilmar K (Hrsg) Novellierungsbedarf des Transplantationsrechts – Bestandsaufnahme und Bewertung. Deutscher Ärzteverlag, Köln

Herbst-Cokbudak P (2016) Das System der Organspende in Deutschland. GuP 2016(3):100–107

Hess R (2017) Die rechtliche Einordnung der Transplantationsrichtlinien der Bundesärztekammer. In: Katzenmeier C, Ratzel R (Hrsg) Festschrift für Franz-Josef Dahm – Glück auf! Medizinrecht gestalten. Springer, Berlin

Höfling W (2010) Aspekte der Richtlinienerstellung nach § 16 TPG. In: Middel CD, Pühler W, Lilie H, Vilmar K (Hrsg) Novellierungsbedarf des Transplantationsrechts – Bestandsaufnahme und Bewertung. Deutscher Ärzteverlag, Köln

Junghanns R (2001) Verteilungsgerechtigkeit in der Transplantationsmedizin – Eine juristische Grenzziehung. Lang, Frankfurt a. M.

Middel CD, Scholz K (2018) § 12 Rn. 2 und § 16 Rn. 1. In: Spickhoff A (Hrsg) Medizinrecht, 3. Aufl. Beck, München

Nickel LC, Schmidt-Preisigke A, Sengler H (2001) Transplantationsgesetz: Kommentar. Kohlhammer, Stuttgart

PÜK (2016) Gemeinsame Geschäftsordnung der Prüfungs- und der Überwachungskommission. ▶ http://www.bundesaerztekammer.de/fileadmin/user_upload/downloads/pdf-Ordner/GO/2016-02-18_GGO-PUEK.pdf. Zugegriffen: 27. Juni 2019. (QR-Code 5.7)

Rixen S (2013) Einführung: Entwicklungs- und Entstehungsgeschichte, verfassungsrechtlicher Kontext, auslegungsmethodische Aspekte. In: Höfling W (Hrsg) Kommentar zum Transplantationsgesetz (TPG), 2. Aufl. Erich Schmidt, Berlin

Rosenau H (2010) Setzung von Standards in der Transplantationsmedizin: Aufgabe und Legitimation der Bundesärztekammer. In: Middel CD, Pühler W, Lilie H, Vilmar K (Hrsg) Novellierungsbedarf des Transplantationsrechts – Bestandsaufnahme und Bewertung. Deutscher Ärzteverlag, Köln

Schmidt-Aßmann E (2001) Grundrechtspositionen und Legitimationsfragen im öffentlichen Gesundheitswesen. De Gruyter, München

Spickhoff A (2019) Haftung und Organtransplantation. ZfL 1(2019):93–101

StäKO (2018) Verfahrensordnung der Ständigen Kommission Organtransplantation, in der vom Vorstand der Bundesärztekammer am 15.11.2018 verabschiedeten Fassung. ▶ https://www.aerzteblatt.de/pdf.asp?id=204248. Zugegriffen: 27. Juni 2019. (QR-Code 5.8)

Taupitz J (2003) Richtlinien in der Transplantationsmedizin. NJW 56(16):1145–1150

Uhl M (2008) Richtlinien der Bundesärztekammer – Ein verfassungsrechtlicher Beitrag zur exekutiven Rechtsnormsetzung. Verlag Dr. Kovac, Hamburg

Weigel J (2017) Organvermittlung und Arzthaftung: Regelungskonzept, Verfassungsmäßigkeit, Rechtsnatur und arzthaftungsrechtliche Konsequenzen des Systems der Organvermittlung. Mohr Siebeck, Tübingen

Wiegand BB (2008) Die Beleihung mit Normsetzungskompetenzen – Das Gesundheitswesen als Exempel. Duncker & Humblot, Berlin

Verfahrensanweisungen gemäß § 11 Abs. 1a Transplantationsgesetz (TPG)

Daniela Bulach

Inhaltsverzeichnis

© Springer-Verlag GmbH Deutschland, ein Teil von Springer Nature 2022
A. Rahmel et al. (Hrsg.), *Repetitorium Transplantationsbeauftragte*,
https://doi.org/10.1007/978-3-662-62614-6_6

Als Koordinierungsstelle gemäß § 11 Abs. 1 S. 2 TPG wurde die Deutsche Stiftung Organtransplantation (DSO) vom Gesetzgeber beauftragt, geeignete Verfahrensanweisungen für zentrale Aspekte des Organspendeprozesses zu erstellen. Die Verfahrensanweisungen der DSO umfassen alle Prozessschritte von der Meldung und Identitätsüberprüfung der Spenderinnen und Spender und Überprüfung der Einzelheiten der Einwilligung, über die Organ- und Spendercharakterisierung bis hin zur Entnahme, Konservierung, Verpackung und Kennzeichnung von Organen. Des Weiteren werden auch Vorgaben zur Rückverfolgung und zur Sicherstellung der unverzüglichen Meldung schwerwiegender Zwischenfälle (SAE) und schwerwiegender, unerwünschter Reaktionen (SAR) beschrieben. Die Verfahrensanweisungen tragen dazu bei, die Zusammenarbeit zur Organentnahme bei verstorbenen Spenderinnen und Spendern und die Durchführung aller bis zur Übertragung erforderlichen Maßnahmen mit Ausnahme der Vermittlung widerspruchsfrei zu regeln.

6.1 Einleitung

Die Entnahme von Organen verstorbener Spenderinnen und Spender einschließlich der Vorbereitung von Entnahme, Vermittlung und Übertragung ist gemeinschaftliche Aufgabe der Transplantationszentren und der Entnahmekrankenhäuser in regionaler Zusammenarbeit (§ 11 Abs. 1 S. 1 Transplantationsgesetz (TPG)).

Die Deutsche Stiftung Organtransplantation (DSO) hat als nach § 11 Abs. 1 S. 2 TPG beauftragte Koordinierungsstelle die Zusammenarbeit und die Durchführung aller bis zur Übertragung erforderlichen Maßnahmen mit Ausnahme der Vermittlung von Organen unter Beachtung der Richtlinien nach § 16 TPG zu organisieren, um die vorhandenen Möglichkeiten der Organspende wahrzunehmen und durch die

Entnahme und Bereitstellung geeigneter Spenderorgane die gesundheitlichen Risiken der Organempfängerinnen und -empfänger so gering wie möglich zu halten. Hierzu wurde die Koordinierungsstelle vom Gesetzgeber ermächtigt, geeignete Verfahrensanweisungen gemäß § 11 Abs. 1a TPG zu folgenden Punkten zu erstellen:

1. zur Meldung nach § 9a Abs. 2 Nr. 1,
2. zur Überprüfung der Spenderidentität,
3. zur Überprüfung der Einzelheiten der Einwilligung des Spenders nach § 3 oder der Zustimmung anderer Personen nach § 4,
4. zur Überprüfung des Abschlusses der Organ- und Spendercharakterisierung nach § 10a Abs. 1,
5. zur Sicherstellung, dass die Angaben zur Organ- und Spendercharakterisierung das Transplantationszentrum, bei vermittlungspflichtigen Organen die Vermittlungsstelle nach § 12, rechtzeitig erreichen,
6. für die Entnahme, Konservierung, Verpackung und Kennzeichnung von Organen,
7. für den Transport der Organe, um ihre Unversehrtheit während des Transports und eine angemessene Transportdauer sicherzustellen,
8. zur Sicherstellung der Rückverfolgung nach § 13 Abs. 1,
9. zur Sicherstellung der unverzüglichen Meldung schwerwiegender Zwischenfälle und schwerwiegender unerwünschter Reaktionen und der in diesem Zusammenhang getroffenen Maßnahmen auf der Grundlage der Rechtsverordnung nach § 13 Abs. 4.

6.2 Erstellung und Aktualisierung der Verfahrensanweisungen

Der sogenannte Bundesfachbeirat ist ausweislich der Satzung der Koordinierungsstelle ein Organ der Stiftung. Seine Aufgabe besteht darin den Stiftungsrat und den Stiftungsvorstand bei der Erfüllung der aus dem Transplantationsgesetz resultierenden gesetzlichen und vertraglichen Aufgaben zu beraten und zu unterstützen. Die Aufgaben des Bundesfachbeirats beziehen sich im Wesentlichen auf wissenschaftliche Stellungnahmen zu medizinischen Fragestellungen und/oder deren praktische Umsetzung im Rahmen der Aufgabenerfüllung als Koordinierungsstelle.

Im Bundesfachbeirat ist je eine Vertreterin oder ein Vertreter der Deutschen Transplantationsgesellschaft (DTG), der Eurotransplant International Foundation (ET, Vermittlungsstelle gemäß § 12 TPG), der Gesetzlichen Krankenversicherung (GKV), der Deutschen Krankenhausgesellschaft (DKG), der Bundesärztekammer (BÄK) und des Bundesministeriums für Gesundheit vertreten sowie zwei von der Gesundheitsministerkonferenz der Länder zu benennende Vertreterinnen bzw. Vertreter. Darüber hinaus werden durch den Stiftungsrat der DSO bis zu fünf Fachleute benannt, zu denen insbesondere auch Vertreter der Transplantationsbeauftragten gehören.

Dem Bundesfachbeirat kommt bei der Erstellung und Fortschreibung der Verfahrensanweisungen als wissenschaftliches Gremium eine zentrale Funktion zu, die sich im Wesentlichen auf ihre wissenschaftlichen Stellungnahmen zu medizinischen Fragestellungen und/oder deren praktische Umsetzung im Rahmen der Aufgabenerfüllung als Koordinierungsstelle begründet.

Nach ausführlicher Beratung und Konsentierung der Verfahrensanweisungen im Bundesfachbeirat und Freigabe durch die Auftraggeber der DSO (BÄK, DKG, GKV-Spitzenverband) sind diese erstmalig am 5. November 2015 in Kraft getreten.

Die Verfahrensanweisungen werden kontinuierlich in Zusammenarbeit mit dem Bundesfachbeirat angepasst. Hierbei liegt der Fokus stets auch auf der Praxistauglichkeit der Verfahrensanweisungen sowie darin, etwaigen Gesetzesänderungen und Änderungen der Richtlinien der BÄK Rechnung zu tragen. Es ist dabei sicherzustellen, dass die Verfahrensanweisungen nicht im Widerspruch zu gesetzlichen Regelungen oder Richtlinien der BÄK stehen, sondern diese konkretisieren und gegebenenfalls ergänzen. Zwischenzeitlich liegt die 6. Aktualisierung, Stand Oktober 2021, vor.

6.3 Verbindlichkeit der Verfahrensanweisungen

Das Transplantationsgesetz regelt, dass die Verfahrensanweisungen für alle Entnahmekrankenhäuser und Transplantationszentren verbindlich sind. Sie gelten darüber hinaus selbstverständlich auch für die Koordinierungsstelle und die Vermittlungsstelle.

Maßgeblich ist die jeweils aktuelle Fassung, welche auf der Homepage der Koordinierungsstelle veröffentlicht wird: ▶ https://www.dso.de/organspende/fachinformationen/organspendeprozess/verfahrensanweisungen (QR-Code 6.1).

6.4 Verfahrensanweisungen im Detail

Nachfolgend werden die Verfahrensanweisungen gemäß § 11 Abs. 1a TPG im Detail dargestellt.

6.4.1 Erkennen und Meldung von Organspendern – Verfahrensanweisung zur Meldung nach § 9a Abs. 2 Nr. 1 TPG (§ 11 Abs. 1a Nr. 1 TPG)

Das Erkennen aller potenziellen Organspenderinnen und -spender, welche nach ärztlicher Beurteilung für eine Organspende in Betracht kommen, ist ein wichtiger Eckpfeiler, um das Ziel der Koordinierungsstelle zu verwirklichen: die Patientinnen und Patienten auf der Wartliste durch die Förderung der Organspende sowie durch die Unterstützung der im Bereich der Organtransplantation tätigen Einrichtung und Personen mit lebenswichtigen Organen zu versorgen und die gesundheitlichen Risiken für die Patientinnen und Patienten so gering wie möglich zu halten. Diese Verfahrensanweisung zeigt mit Hinweis auf Anlage 1 der Richtlinie der BÄK gemäß § 16 Abs. 1 S. 1 Nr. 3 TPG auf, welche Erkrankungen und Schäden zu einem irreversiblen Hirnfunktionsausfall führen und welche Befunde gemäß dieser Richtlinie für die Entwicklung oder den Eintritt eines irreversiblen Hirnfunktionsausfalls sprechen. Zu jedem Zeitpunkt besteht die Möglichkeit einer allgemeinen Beratung – unter Wahrung der Patientenanonymität – zur Klärung der medizinischen und rechtlichen Voraussetzungen einer Organspende.

Wird der irreversible Hirnfunktionsausfall vermutet, sind die Entnahmekrankenhäuser gemäß § 9a Abs. 2 Nr. 1 verpflichtet, diesen zu diagnostizieren. Der Nachweis des Todes erfolgt gemäß der Richtlinie der BÄK nach § 16 Abs. 1 S. 1 Nr. 1 TPG und ist Aufgabe des Entnahmekrankenhauses (▶ Kap. 13). Nach Feststellung des irreversiblen Hirnfunktionsausfalls ist das Entnahmekrankenhaus gemäß § 9a Abs. 2 Nr. 1 verpflichtet, dies unverzüglich der Koordinierungsstelle mitzuteilen, sofern kein Widerspruch bekannt ist (▶ Kap. 11).

Bis zur Feststellung des irreversiblen Hirnfunktionsausfalls liegt die alleinige Verantwortung für alle therapeutischen und diagnostischen Maßnahmen bei den behandelnden Ärztinnen und Ärzten. Die Koordinierungsstelle steht sowohl für die Meldung als auch die allgemeine Beratung zur Klärung der medizinischen und rechtlichen Voraussetzungen und unter Wahrung der Patientenanonymität rund um die Uhr zur Verfügung.

6.4.2 Überprüfung der Spenderidentität – Verfahrensanweisung zur Überprüfung der Spenderidentität (§ 11 Abs. 1 a Nr. 2 TPG)

Durch die Verfahrensanweisung zur Überprüfung der Spenderidentität wird sichergestellt, dass vor der OP-Einschleusung verifiziert wird, dass Name, Vorname und Geburtsdatum aus der Patientenakte, den Protokollbögen zur Feststellung des irreversiblen Hirnfunktionsausfalls, der Todesbescheinigung und des Identifikationsarmband der verstorbenen Person identisch sind. Dies wird auf der sogenannten „Sicherheits-Checkliste Organentnahme" bestätigt, welche als Anlage 2 Bestandteil der Verfahrensanweisungen und auf der Webseite der DSO abrufbar ist.

Die verantwortlichen Entnahmechirurginnen und -chirurgen werden verpflichtet, vor der Organentnahme zu prüfen, ob die Protokollbögen zur Feststellung des irreversiblen Hirnfunktionsausfalls vorschriftsgemäß und vollständig ausgefüllt sind, ob und in welchem Umfang eine Zustimmung zur Organspende vorliegt und, ob und in welchem Umfang bei nicht natürlichem Tode eine Freigabe durch die Staatsanwaltschaft vorliegt.

6.4.3 Zustimmung – Verfahrensanweisung zur Überprüfung der Einzelheiten der Einwilligung des Spenders nach § 3 TPG oder der Zustimmung anderer Personen nach § 4 TPG (§ 11 Abs. 1a Nr. 3 TPG)

Unabdingbare rechtliche Voraussetzung zur Organ- und Gewebeentnahme ist die Zustimmung der verstorbenen Person oder

der Angehörigen oder einer diesen gleichgestellten Person (▶ Kap. 11). Für die Dokumentation des Ablaufs, Inhalts und Ergebnisses des Angehörigengesprächs sowie der beteiligten Personen sollte die Leitlinie zur Dokumentation von Ablauf, Inhalt und Ergebnis der Beteiligung der Angehörigen oder gleichgestellter Personen verwendet werden. Diese ist als Anlage 3 Bestandteil der Verfahrensanweisungen.

6.4.4 Organ- und Spendercharakterisierung – Verfahrensanweisung zur Überprüfung des Abschlusses der Organ- und Spendercharakterisierung nach § 10a Abs. 1 TPG sowie zur Sicherstellung, dass die Angaben zur Organ- und Spendercharakterisierung das Transplantationszentrum, bei vermittlungspflichtigen Organen die Vermittlungsstelle nach § 12 TPG, rechtzeitig erreichen (§ 11 Abs. 1a Nr. 4 und 5 TPG)

Neben dem grundsätzlichen immunologischen Risiko einer Abstoßung birgt jede Transplantation auch Risiken im Hinblick auf die potentielle Übertragung von malignen Erkrankungen, Infektionskrankheiten, genetisch bedingten Erkrankungen oder toxischen Schädigungen. Durch diese Verfahrensanweisung sollen die gesundheitlichen Risiken für die Empfängerinnen bzw. Empfänger so gering wie möglich gehalten werden, wobei klargestellt wird, dass es sich bei

der Organ- und Spendercharakterisierung um einen stufenweisen Prozess handelt. Befunde, welche erst nach der Organentnahme oder im Rahmen einer Obduktion im Entnahmekrankenhaus bekannt werden, sind sowohl der Koordinierungsstelle als auch der Vermittlungsstelle zur Weitergabe an die Empfängerzentren unverzüglich mitzuteilen.

Grundlage der Organ- und Spendercharakterisierung ist die Anamnese und körperliche Untersuchung der Organspenderin bzw. des -spenders. Soweit diese nicht durch ärztliche DSO-Koordinatorinnen bzw. Koordinatoren vorgenommen werden kann, ist sie, unterstützt durch die DSO, durch das ärztliche Personal des Entnahmekrankenhauses durchzuführen. Für die Dokumentation steht als Anlage 4 unter ▶ https://www.dso.de/organspende/fachinformationen/organspendeprozess/verfahrensanweisungen (QR-Code 6.1) ein Anamnesebogen zur Verfügung.

Mit der aktuellen Fassung der Verfahrensanweisungen stehen den Entnahmekrankenhäusern folgende, speziell für die Befundung bei Organspenderinnen und -spendern entwickelte Befundbögen zur Verfügung:

- Anlage 5a Orientierende körperliche Untersuchung – Befundbogen für Organspender
- Anlage 5b Blutgase – Befundbogen für Organspender
- Anlage $5c_1$ Ultraschall Abdomen – Befundbogen für Organspender
- Anlage $5c_2$ MRT Abdomen – Befundbogen für Organspender
- Anlage $5c_3$ CT Abdomen – Befundbogen für Organspender
- Anlage $5d_1$ Röntgen Thorax – Befundbogen für Organspender

- Anlage 5d$_2$ MRT Thorax – Befundbogen für Organspender
- Anlage 5d$_3$ CT Thorax – Befundbogen für Organspender
- Anlage 5e 12-Kanal-EKG – Befundbogen für Organspender
- Anlage 5f Echokardiographie – Befundbogen für Organspender
- Anlage 5g Bronchoskopie – Befundbogen für Organspender
- Anlage 5h Koronarangiographie – Befundbogen für Organspender

Diese Befundbögen haben den Vorteil, dass eine automatische Übersetzung der standardisierten Angaben ins Englische erfolgt, so dass die Befunde nicht noch zusätzlich in englischer Sprache zur Verfügung gestellt werden müssen.

6.4.5 Entnahme, Konservierung, Verpackung, Kennzeichnung und Transport – Verfahrensanweisung für die Entnahme, Konservierung, Verpackung und Kennzeichnung von Organen sowie für den Transport der Organe, um ihre Unversehrtheit während des Transports und eine angemessene Transportdauer sicherzustellen (§ 11 Abs. 1 a Nr. 6 und 7 TPG)

Die Sicherstellung einer qualifizierten Organentnahmeoperation und Regelung des Transports von Organen zur Transplantation ist Ziel dieser Verfahrensanweisung. Die Organentnahme ist eine Gemeinschaftsaufgabe gemäß § 11 TPG und gehört zum Versorgungsauftrag des Entnahmekrankenhauses. Die Terminierung der Entnahme ist zwischen Koordinierungsstelle, Entnahmekrankenhaus sowie den Entnahmeteams abzustimmen. Sind die organisatorischen Voraussetzungen für die Entnahme (Anwesenheit der Entnahmeteams) geschaffen, ist die Entnahme vordringlich und darf nicht durch elektive Operationen verzögert werden.

Die damit zusammenhängende Dokumentation klinikseitiger Leistungen (beteiligtes Klinikpersonal, Verbrauchsmaterial etc.) und insbesondere die Dokumentation der organfunktionserhaltenden Behandlung bei der Spenderin oder dem Spender gemäß intensivmedizinischer Standards nach der Richtlinie gemäß § 16 Abs. 1 S. 1 Nr. 4 a) und b) TPG obliegt dem Entnahmekrankenhaus.

Eine mögliche Entnahme und Übertragung eines vermittlungspflichtigen Organs hat darüber hinaus Vorrang vor der Entnahme von Geweben und darf durch eine Gewebeentnahme nicht beeinträchtigt werden.

6.4.6 Rückverfolgung – Verfahrensanweisung zur Sicherstellung der Rückverfolgung nach § 13 Abs. 1 TPG (§ 11 Abs. 1 a Nr. 8 TPG)

Diese Verfahrensanweisung soll zum Schutz aller Organ- und Gewebeempfängerinnen und -empfänger sicherstellen, dass die Rückverfolgbarkeit eines jeden gespendeten Organs oder Gewebes von der Spende bis hin zur Transplantation gewährleistet wird.

Mit einer Spendermeldung an die Koordinierungsstelle teilt diese jedem Vorgang eine eindeutige DSO-Kennnummer (D-Nummer) zu. Mit der Meldung von Organen zur Allokation ordnet die Vermittlungsstelle ihrerseits jeder D-Nummer eine eigene ET-Spendernummer zu. Die Vermittlungsstelle teilt auch allen Empfängerinnen und Empfängern eine eindeutige ET-Empfängernummer zu. Die personenbezogenen Spender- und Empfängerdaten werden unter Verwendung der jeweiligen Kennnummern ausgetauscht. Nach erfolgter Vermittlung ordnet die Vermittlungsstelle jedem Transplantationsereignis die D-Nummer bzw. ET-Spendernummer sowie ET-Empfängernummer zu. Damit kann zu jedem Zeitpunkt jedes gespendete Organ einer Empfängerin oder einem Empfänger zugeordnet werden. Durch das aufeinander abgestimmte Datenaustauschsystem wird sichergestellt, dass alle relevanten Befunde – auch solche nach erfolgter Spendermeldung, Entnahme und Transplantation – an die Vermittlungsstelle und schließlich auch die Transplantationszentren weitergeleitet werden können.

Die Entnahmekrankenhäuser sind verpflichtet, Befunde, die dort erst nach der Organentnahme bekannt werden, der Koordinierungsstelle unverzüglich zur Weitergabe an die Vermittlungsstelle zu übermitteln. Wichtig ist, dass bei einer Organspende, bei welcher der verstorbenen Person mindestens auch ein Gewebe zu Transplantationszwecken entnommen wurde, die Rückverfolgbarkeit ebenfalls gewährleistet ist. Dies setzt voraus, dass die Gewebeeinrichtung ihrer Verpflichtung gemäß § 35 Abs. 3 Arzneimittel- und Wirkstoffherstellungsverordnung (AMWHV)

nachkommt und die Koordinierungsstelle unverzüglich über entnommene Gewebe bei postmortalen Spendern unterrichtet. Hierfür steht unter ▶ https://www.dso.de/organspende/fachinformationen/organspendeprozess/verfahrensanweisungen (QR-Code 6.1) ein Formular zur Verfügung, welches als Anlage 9 ebenfalls Bestandteil der Verfahrensanweisungen ist.

6.4.7 Schwerwiegende Zwischenfälle (SAE) und schwerwiegende unerwünschte Reaktionen (SAR) – Verfahrensanweisung zur Sicherstellung der unverzüglichen Meldung schwerwiegender Zwischenfälle (SAE) und schwerwiegender unerwünschter Reaktionen (SAR) und der in diesem Zusammenhang getroffenen Maßnahmen auf der Grundlage der Rechtsverordnung nach § 13 Abs. 4 TPG (§ 11 Abs. 1 a Nr. 9 TPG)

Diese Verfahrensanweisung regelt den Umgang mit der Meldung von schwerwiegenden Zwischenfällen (Serious adverse event – SAE) und schwerwiegenden unerwünschten Reaktionen (Serious adverse reaction – SAR) und die hierfür vorgesehenen Meldewege. Gemäß § 9 Abs. 2 TPG-Verordnung über Qualität und Sicherheit von Organen (TPGOrganV) sind unter anderem auch die Transplantationsbeauftragten der Entnahmekrankenhäuser verpflichtet, jedes SAE und jede SAR an die Koordinierungsstelle zu melden. Hierfür wird als Bestandteil der Verfahrensanweisungen in Anlage 10 ein Meldeformular zur Verfügung gestellt. Weitere Einzelheiten zu SAE und SAR finden sich im ▶ Kap. 21.

6.5 QR-Code

◘ QR-Code 6.1   Verfahrensanweisungen DSO

Ethik

Intensivmedizinische Entscheidungen am Lebensende

K. Michael Lücking

Inhaltsverzeichnis

© Springer-Verlag GmbH Deutschland, ein Teil von Springer Nature 2022
A. Rahmel et al. (Hrsg.), *Repetitorium Transplantationsbeauftragte*,
https://doi.org/10.1007/978-3-662-62614-6_7

Bei Patienten mit schwersten Hirnschädigungen und infauster Prognose stellt die Organspende – nach Verlassen des primär kurativen Therapieziels – ein der palliativen Sterbebegleitung gleichwertiges Behandlungsziel dar. Sofern der irreversible Hirnfunktionsausfall (IHA) in angemessener Frist erwartbar erscheint und Kontraindikationen gegenüber einer Organspende fehlen, ist der tatsächliche oder mutmaßliche Patientenwille zur Organspende (einschließlich der temporären Fortführung der „organprotektiven" Intensivtherapie) zu eruieren. Da eine bestehende Betreuung nach dem Tod erlischt, sollten die nächsten Angehörigen bereits vor Feststellung des IHA zu Fragen der Organspende involviert werden.

Die Intensivtherapie einer potenziellen Organspenderin bzw. eines -spenders soll leitliniengerecht erfolgen. Der Einsatz erweiterter intensivmedizinischer Maßnahmen ist besonders abzuwägen.

Intensivmedizinische Therapie bedarf (wie jeder ärztliche Eingriff) grundsätzlich der medizinischen Indikation **und** der Zustimmung der Patientin bzw. des Patienten (oder der Angehörigen bzw. juristischen Stellvertretung). Dies gilt auch für die postmortale Organspende. Eine weitere unabdingbare Voraussetzung für die postmortale Organspende ist der nach den Richtlinien der Bundesärztekammer zweifelsfrei diagnostizierte vollständige und irreversible Hirnfunktionsausfall (IHA), früher „Hirntod" (BÄK 2015).

> Eine Organspende nach Herzkreislaufstillstand (DCD, donation after circulatory death) ist in Deutschland derzeit nicht gestattet.

Diese Diagnostik ist nur bei beatmeten und kreislaufstabilisierten Patientinnen und Patienten (durchaus auch unter laufender extrakorporaler Zirkulation) und somit nur auf einer Intensivstation möglich. Doch welchen Stellenwert hat die postmortale Organspende in den intensivmedizinischen Behandlungszielen und konsekutiven Therapieentscheidungen?

7.1 Entscheidungsfindung zum übergeordneten Therapieziel

Die Reflexion über das übergeordnete Therapieziel erfolgt in der intensivmedizinischen Praxis engmaschig. Das Ziel und der Umfang der intensivmedizinischen Maßnahmen werden auf der Grundlage der (interdisziplinären) ärztlichen Prognoseeinschätzung formuliert. Die Patientin bzw. der Patient oder eine juristische Stellvertretung entscheidet über Therapieziel und Umfang der intensivmedizinischen Maßnahmen vor dem Hintergrund der eigenen Werthaltungen, Lebenspläne und -entwürfe, weltanschaulichen bzw. religiösen Bindungen, aber auch Hoffnungen und Ängste; letztere richten sich auch auf die absehbaren Belastungen der (Intensiv-)Behandlung (Neitzke et al. 2016). Eine mit höchstmöglicher Sicherheit festgestellte infauste Prognose gestattet und erfordert es, im Konsens von Behandlungsteam und juristischer Vertretung der Patientin bzw. des Patienten das primär kurative Therapieziel zu verlassen und ein neues Therapieziel zu definieren (Janssens et al. 2013).

Bei Patientinnen und Patienten mit schwerster Hirnschädigung und im Behandlungsverlauf nach interdisziplinärem Konsil festgestellter infauster Prognose stellt die Organspende ein mögliches neues Behandlungsziel dar. Die ethische Besonderheit dieses Behandlungsziels besteht darin, dass hier, dem individuellen Willen folgend, auch fremdnützig, also im Sinne des gesundheitlichen Wohles einer dritten Person (einer Organempfängerin bzw. eines -empfängers) gehandelt wird. Die Organspende selbst kann den o. g. Werthaltungen und Lebensentwürfen der Patientin bzw. des Patienten (bis hin zu einem „sinnerfüllten Sterben") Ausdruck verleihen.

❯ Die Fortführung intensivmedizinischer Maßnahmen mit dem Behandlungsziel Organspende bedarf der ärztlichen Indikation (es liegen keine Kontraindikationen vor und der IHA wird absehbar eintreten oder ist klinisch bereits eingetreten) und der tatsächlichen oder mutmaßlichen Einwilligung der Patientin bzw. des Patienten.

❯ Ärztliche Indikation kann auch sein, mit der Feststellung des irreversiblen Hirnfunktionsausfalles definitive Klarheit über den bereits eingetretenen Tod einer Patientin bzw. eines Patienten (unabhängig von der Organspende) zu erhalten.

Die Feststellung des IHA findet heute vorwiegend im Kontext der postmortalen Organspende statt, wenngleich das ursprüngliche Positionspapier des Ad Hoc Committee der Harvard Medical School mit Feststellung des „Hirntodes" primär die Beendigung sinnloser Intensivtherapie intendierte (Harvard Medical School 1968). Diese intensivmedizinische Diagnostik bedarf keiner dezidierten Zustimmung von Angehörigen bzw. juristischen Vertretern.

Die notwendige Einwilligung der Patientin bzw. des Patienten in das avisierte Therapieziel sowie ggf. über Umfang und Intensität der erforderlichen Intensivtherapie erfordert zwingend den frühzeitigen und engmaschigen Einbezug von Angehörigen bzw. der juristischen Stellvertretung in die Entscheidungsfindungsprozesse (Hahnenkamp et al. 2016a). Mit anderen Worten: Für eine Fortführung der intensivmedizinischen Maßnahmen bis zur Feststellung des IHA und ggf. darüber hinaus auf dem Weg zur Organspende braucht es einen Behandlungsauftrag. In der jüngst publizierten Richtlinie Spendererkennung der Bundesärztekammer wird sehr konkret darauf

eingegangen (BÄK 2020): Ein Gespräch mit den Patientenvertretern und Angehörigen über das Therapieziel Organspende muss bei Patientinnen und Patienten mit deletären Hirnschädigungen geführt werden, bevor eventuell auf ein palliatives Therapieziel umgeschwenkt wird.

7.2 Patientenverfügung und Organspende

Patientenverfügungen und Vorsorgevollmachten enthalten derzeit nicht verlässlich dezidierte Passus zur postmortalen Organspende. Im intensivmedizinischen Alltag wird deshalb häufig angenommen, dass eine (wirksame) Patientenverfügung, welche intensivmedizinische Maßnahmen am Lebensende einschränkt oder gar ausschließt, auch implizit eine Ablehnung der Organspende bedeute. Ein Positionspapier der Bundesärztekammer gibt für dieses Spannungsfeld Orientierungshilfen (BÄK 2013):

— Das Vorliegen einer (wirksamen) Patientenverfügung, welche intensivmedizinische Maßnahmen am Lebensende einschränkt oder ausschließt, beantwortet NICHT implizit die Frage nach dem Organspendewunsch.

— Die – zeitlich limitierte – Fortführung der bereits begonnenen Intensivtherapie ist bis zur Klärung des Organspendewunsches erlaubt.

— Eine kardiopulmonale Reanimation bei infauster Prognose und wirksamer widersprechender Patientenverfügung allein zur Klärung der Organspende-Option ist NICHT empfohlen!

Die oder der Bevollmächtigte bzw. die Betreuungsperson entscheidet laut Betreuungsrecht zu Lebenszeiten der Patientin bzw. des Patienten über alle Behandlungsmaßnahmen. Die Betreuung erlischt jedoch mit dem Tode der Patientin bzw. des Patienten. Ansprechpersonen für die Entscheidungsfindung zur Organspende sind dann die nächsten Angehörigen (in festgelegter Rangfolge). Im Einzelfall sind also verschiedene Personen in den Entscheidungsfindungsprozess am Lebensende eingebunden.

De jure obliegt es der oder dem Patientenvertreter, dem Gesamtwillen des Patienten Ausdruck und Geltung zu verschaffen und hierzu eine harmonisierende Interpretation aller Willensäußerungen herbeizuführen (BÄK 2020).

7.3 Organspende – Ein Thema im Schockraum?

Bereits in Schockräumen und Notfallzentren werden Therapieziele definiert und Behandlungsentscheidungen getroffen: Patientinnen und Patienten werden nicht nur mit klaren Empfehlungen zum übergeordneten Therapieziel innerklinisch verlegt, sondern es wird auch Intensivtherapie nicht initiiert („withholding") oder beendet („withdrawal"). Ein Verzicht auf die Initiierung von Intensivtherapie, ein Verzicht auf die Eskalation bereits laufender Intensivtherapie oder gar die Beendigung von präklinisch begonnener Intensivtherapie sollte bei schwer hirngeschädigten Patientinnen und Patienten nur dann vorgenommen werden, wenn die infauste Prognose unumstößlich festgestellt und eine weitere Intensivtherapie **und** eine Organspende NICHT dem tatsächlichen oder mutmaßlichen Patientenwillen entsprechen.

> Die „Neurocritical Care Society" plädiert für eine minimale Beobachtungszeit von 72 h nach cerebralem Ereignis, um eine valide neurologische Prognoseabschätzung zu gewährleisten (Souter et al. 2015). Ein ähnliches Zeitfenster zur validen Prognoseabschätzung empfehlen

die ERC-Leitlinien nach „targeted temperature management" (Nolan JP et al. 2015).

Ein Gespräch mit Angehörigen bzw. der juristischen Stellvertretung ist hierfür unerlässlich. Im Zweifel (d. h. ohne bekannten Widerspruch) erscheint eine Intubation und intensivmedizinische Stabilisierung (i. S. eines Behandlungsversuches) auch zur Evaluation der Organspende-Option statthaft.

7.4 Warten auf den irreversiblen Hirnfunktionsausfall – Wie lange?

Der beschriebene Paradigmenwechsel, nämlich die Einbeziehung der Organspende-Option in die Entscheidungsfindung über das Therapieziel am Lebensende, birgt nicht nur Chancen, sondern auch Risiken (BÄK 2020; Hahnenkamp et al. 2016a): Die Dynamik der cerebralen Schwellung (nach primärer oder sekundärer Hirnschädigung), welche trotz cerebro-protektiver Intensivtherapie zur Herniation, aber nicht zwingend zum globalen cerebralen Perfusionsstillstand und IHA führt, ist im Einzelfall schwer absehbar. Eine engmaschige Verlaufskontrolle unter Einbezug neuromedizinischer Kompetenz und eines multimodalen Diagnostikkonzeptes (klinische, laborchemische, bildgebende und elektrophysiologische Parameter) erhöht die Vorhersagewahrscheinlichkeit. Insbesondere ein Behandlungsversuch (s. o.) bedarf eines definierten Therapiezieles und der realistischen Chance, dieses in einem überschaubaren Zeitrahmen auch zu erreichen.

Die engmaschige Re-Evaluierung ist ebenso obligat wie die offene Kommunikation und Abstimmung mit Team und Angehörigen, da auch die Entwicklung eines „persistent vegetative state" denkbar ist. Unter Umständen kann das Therapieziel Organspende nicht erreicht werden und muss erneut – nun in Richtung eines palliativen Therapiezieles – verändert werden.

7.5 Intensivtherapie des potenziellen Organspenders – Gibt es Grenzen?

Die Intensivtherapie der potenziellen Organspenderin bzw. des -spenders (sowohl vor als auch nach Feststellung des IHA) führt die bisherige Intensivtherapie (mit Ausnahme der Cerebroprotektion) fort – wenngleich ohne kuratives Therapieziel. Sie soll konsequent und leitliniengerecht erfolgen: Ziel ist der Erhalt einer suffizienten Perfusion und metabolischen Homöostase potenziell transplantabler Organe (Hahnenkamp et al. 2016b).

Eine leitliniengerechte Intensivtherapie schließt ggf. auch den Einsatz extracorporaler Verfahren (z. B. Hämodialyse, ECMO/ECLS) ein. Unstrittig erscheint die Fortführung einer primär mit kurativem Therapieziel bereits begonnenen Therapie mit einem Organersatzverfahren. Kritisch hinterfragt (und häufig auch abgelehnt) wird dagegen sowohl die Initiierung eines Organersatzverfahrens, als auch eine protrahierte mechanische kardiopulmonale Reanimation zugunsten einer Organspende (Dalle Ave et al. 2016).

Die bereits zuvor erwähnte neue Richtlinie der Bundesärztekammer unterscheidet zwischen intensivmedizinischem Behandlungsbedarf vor und nach Feststellung des IHA und schließt eine Reanimation nach festgestelltem IHA nicht aus, wenn ein dezidierter Organspendewunsch bekannt ist (BÄK 2020). Ein Positionspapier der Deutschen Interdisziplinären Vereinigung für Intensiv- und Notfallmedizin (DIVI) zu diesem „Erweiterten intensivmedizinischen Behandlungsbedarf auf dem Weg zur Or-

ganspende" will Orientierungshilfen geben, diese Themen sowohl im Behandlungsteam als auch mit Angehörigen bzw. juristischen Stellvertretern zu erörtern und zu entscheiden (Neitzke et al. 2019) (◘ Abb. 7.1). Auch hier gelten die ärztliche Indikation sowie der tatsächliche oder mutmaßliche Patientenwille als Leitplanken.

Die konkrete Abwägung der 5 relevanten Dimensionen
1. Irreversibler Hirnfunktionsausfall (nachgewiesen, vermutet, unmittelbar bevorstehend),
2. Organspendewunsch (ausdrücklich, mutmaßlich, ungeklärt),
3. (konkurrierender) Wille zur Therapiebegrenzung (ausdrücklich, mutmaßlich, ungeklärt),
4. Eingriffsintensität der erweiterten Behandlungsmaßnahmen (hoch, mittel, gering) und
5. Wahrscheinlichkeit einer erfolgreichen organprotektiven Therapie (hoch, mittel, gering)

und ihrer qualitativen Ausprägungen trägt neben der Patientenautonomie auch relevanten Belastungssituationen im betreuenden intensivmedizinischen Team Rechnung. In jedem Fall empfiehlt sich, diese Themen offensiv und vorausschauend zu benennen und eine gemeinsam getragene Entscheidung (ggf. auch mithilfe eines klinischen Ethikkonsildienstes) zu erzielen.

7.6 QR-Codes

◘ QR-Code 7.1 BÄK Arbeitspapier zum Verhältnis von Patientenverfügung und Organspendeerklärung

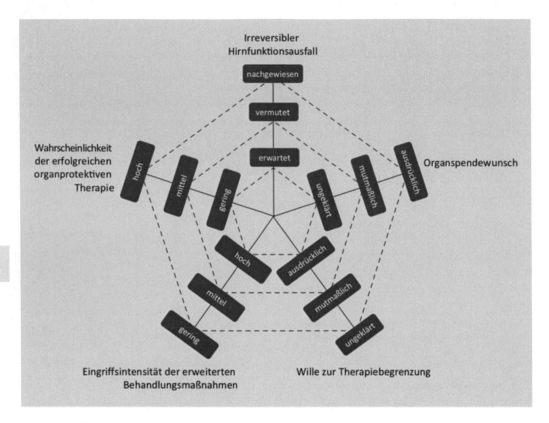

⬛ Abb. 7.1 Netzdiagramm zur Entscheidungsfindung für den erweiterten intensivmedizinischen Behandlungsbedarf auf dem Weg zur Organspende. (Aus Neitzke et al. 2019)

⬛ QR-Code 7.2   BÄK Richtlinie für Regeln zur Feststellung des Todes, 4. Fortschreibung

Literatur

BÄK – Bundesärztekammer (2013) Arbeitspapier zum Verhältnis von Patientenverfügung und Organspendeerklärung. ▶ https://www.bundesaerztekammer.de/fileadmin/user_upload/downloads/pdf-Ordner/Patienten/Arbeitspapier_Patientenverfuegung_Organspende_18012013.pdf. Zugegriffen: 24. Juni 2019. (QR-Code 7.1)

BÄK – Bundesärztekammer (2015) 4. Fortschreibung der Richtlinie für Regeln zur Feststellung des Todes §3 Abs.1S.1Nr.2 TPG und die Verfahrensregeln zur Feststellung des endgültigen nicht behebbaren Ausfalls der Gesamtfunktion von Großhirn, Kleinhirn und Hirnstamm nach §3 Abs.2 Nr.2 TPG. ▶ http://www.bundesaerztekammer.de/fileadmin/user_upload/downloads/irrev.Hirnfunktionsausfall.pdf. (Zugegriffen: 24. Juni 2019. (QR-Code 7.2)

BÄK – Bundesärztekammer (2020) Richtlinie gemäß § 16 Abs. 1 S. 1 Nr. 3 TPG zur ärztlichen Beurteilung nach § 9a Abs. 2 Nr. 1 13 TPG (RL BÄK Spendererkennung). Dtsch Arztebl 117(35–36): A-1650/B-1414

Dalle Ave AL, Gardiner D, Shaw DM (2016) The ethics of extracorporeal membrane oxygenation in brain-dead potential organ donors. Transpl Int 29(5):612–618. ▶ https://doi.org/10.1111/tri.12772 (PMID: 26987689)

Hahnenkamp K, Janssens U, Beckmann M, Burchardi H, Duttge G, Faltlhauser A, Hansen HC, Hartog

C, Erchinger R, Gretenkort P, Komm N, Lücking KM, Michalsen A, Mohr M, Nauck F, Neitzke G, Salomon F, Söffker G, Stopfkuchen H, Weiler N (2016a) Entscheidungen bei potentiellen Organspendern. Anästh Intensivmed 2016(57):152–154

Hahnenkamp K, Böhler K, Wolters H, Wiebe K, Schneider D, Schmidt HHJ (2016b) Organprotektive Intensivtherapie beim Organspender. Dtsch Arztebl Int 113:552–558

Harvard Medical School (1968) Report of the Ad Hoc committee of the harvard medical school to examine the definition of brain death: a definition of irreversible coma. Report JAMA 205(6):337–340

Janssens U, Burchardi H, Duttge G, Erchinger R, Gretenkort P, Mohr M, F. Nauck, Rothärmel S, Salomon, F Schmucker P, Simon A, Stopfkuchen H, A, Weiler N, Neitzke G (2013) Therapiezieländerung und Therapiebegrenzung in der Intensivmedizin. Positionspapier der Sektion Ethik der DIVI. Anaesthesist 62(1):47–52

Neitzke G, Burchardi H, Duttge G, Hartog C, Erchinger R, Gretenkort P, Michalsen A, Mohr M, Nauck F, Salomon F, Stopfkuchen H, Weiler N, Janssens U (2016) Grenzen der Sinnhaftigkeit von Intensivmedizin. Med Klin Intensivmed Notfmed 111(6):486–492

Neitzke G, Rogge A, Lücking KM, Böll B, Burchardi H, Dannenberg K, Duttge G, Dutzmann J, Erchinger R, Gretenkort P, Hartog C, Jöbges S, Knochel K, Liebig M, Meier S, Michalsen A, Michels G, Mohr M, Nauck F, Salomon F, Seidlein A-H, Söffker G, Stopfkuchen H, Janssens U (2019) Entscheidungshilfe bei erweitertem intensivmedizinischem Behandlungsbedarf auf dem Weg zur Organspende. Positionspapier der Sektion Ethik und der Sektion Organspende und -transplantation der Deutschen Interdisziplinären Vereinigung für Intensiv- und Notfallmedizin (DIVI) unter Mitarbeit der Sektion Ethik der Deutschen Gesellschaft für Internistische Intensivmedizin und Notfallmedizin (DGIIN). Med Klin Intensivmed Notfmed 114(4):319–326

Nolan JP, Soar J, Cariou A, Cronberg T, Moulaert VR, Deakin CD, Bottiger BW, Friberg H, Sunde K, Sandroni C (2015) European resuscitation council and european society of intensive care medicine guidelines for post-resuscitation care 2015: section 5 of the european resuscitation council guidelines for resuscitation 2015. Resuscitation 95:202–222. ▸ https://doi.org/10.1016/j.resuscitation.2015.07.018 (PMID: 26477702)

Souter MJ, Blissitt PA, Blosser S, Bonomo J, Greer D, Jichici D, Mahanes D, Marcolini EG, Miller C, Sangha K, Yeager S (2015) Recommendations for the critical care management of devastating brain injury: prognostication, psychosocial, and ethical management: a position statement for healthcare professionals from the neurocritical care society. Neurocrit Care 23(1):4–13. ▸ https://doi.org/10.1007/s12028-015-0137-6 (PMID: 25894452)

Ethische Fragestellungen der Organspende und -verteilung

Michael Lauerer und Eckhard Nagel

Inhaltsverzeichnis

© Springer-Verlag GmbH Deutschland, ein Teil von Springer Nature 2022
A. Rahmel et al. (Hrsg.), *Repetitorium Transplantationsbeauftragte*,
https://doi.org/10.1007/978-3-662-62614-6_8

Die Bereitschaft zur Organspende kann auch durch die im Bereich der Transplantationsmedizin geltenden Regelungen und Konzepte beeinflusst werden. Eine zentrale Rolle spielt dabei die Todeskonzeption im Rahmen der „Dead-Donor-Rule", die den Tod als entscheidende Voraussetzung für eine Organspende festlegt. Besonders kontrovers und intensiv werden die verschiedenen Optionen zur Regelung der Einwilligung, die vereinfachend unter den Stichworten Zustimmungs-, Widerspruchs- bzw. Entscheidungspflichtlösung zusammengefasst werden können, diskutiert. Zudem gibt es Hinweise darauf, dass die Bereitschaft zur Spende auch von den Regeln für die Organverteilung und deren Umsetzung abhängt. In diesem Zusammenhang bilden sowohl prozedurale Aspekte von Verteilungsentscheidungen (Übertragung von Kompetenzen), als auch die Bestimmung von Entscheidungskriterien (Dringlichkeit und Erfolgsaussicht) wichtige Themenschwerpunkte.

Die Erfolge der Transplantationsmedizin eröffnen Schwerstkranken neue Lebensperspektiven. Dabei werfen die Spende und Verteilung von Organen Fragen auf, die in weiten Teilen vor dem Hintergrund der Organknappheit zu beantworten sind. Dieses Kapitel fokussiert auf ethische Aspekte der postmortalen Spende und tangiert die Frage der gerechten Allokation – auch im Hinblick auf ihre Auswirkungen auf die Bereitschaft zur Organspende. Im Einzelnen geht es um die Dead-Donor-Rule, verschiedene Modelle der Einwilligung, eine Pflicht zur Spende, Reziprozität und finanzielle Anreize sowie zentrale Verteilungskonflikte. Dabei werden die geltenden Regelungen, Einwände und Alternativen vorgestellt und entlang etablierter medizinethischer Grundprinzipien diskutiert.

8.1 Dead-Donor-Rule und Todeskonzeption

Seit den Anfängen der Transplantationsmedizin artikuliert die sogenannte **Dead-Donor-Rule** die entscheidende ethische Voraussetzung für die Spende eines Vitalorgans.

> Vor der Entnahme muss bei der Spenderin bzw. dem Spender der Tod eingetreten sein, die Organentnahme darf nicht zu ihrem oder seinem Tod führen. Die Todesfeststellung muss also vor einer Organentnahme abgeschlossen sein.

Dabei ist die Frage nach der Todesfeststellung zum einen entscheidend für die generelle Zulässigkeit einer Organentnahme und zum anderen ist sie für viele Menschen von großer Bedeutung für die eigene Bereitschaft zur Organspende. Unsicherheit im Hinblick auf die Todesfeststellung und das Schmerzempfinden sowie die Angst, dass nicht mehr alles für den Lebenserhalt getan wird oder, dass Organe vor dem Tod entnommen werden könnten, sind bedeutende Gründe für die Ablehnung einer Organspende (BZgA 2016; Caille-Brillet et al. 2015). Diesen Sorgen zu begegnen ist das Fundament des Vertrauens, auf dem die Transplantationsmedizin beruht.

Neben der Feststellung des **irreversiblen Hirnfunktionsausfalls** als vorwiegend medizinische oder technische Aufgabe (siehe ▶ Kap. 13) steht vor allem die Konzeption, nach der ein Mensch mit irreversiblem Hirnfunktionsausfall als tot gilt, als darüberhinausgehende, philosophische bzw. anthropologische Frage in der Diskussion. Aus wissenschaftlicher Sicht wird der irreversible Hirnfunktionsausfall zur Feststellung des Todes eines Menschen weit überwiegend als geeignet bewertet (Deutscher

Ethikrat 2015). Er hat sich zur ethischen und rechtlichen Rechtfertigungsgrundlage lebensrettender Transplantationen etabliert. Alle persönlichen Eigenschaften, die einen Menschen ausmachen, gehen nach allem, was wir heute wissen können, verloren. Dies gilt auch, wenn der exakte Zeitpunkt der Trennung dieser nicht-materiellen Objekte vom Körper nicht nachzuvollziehen ist.

Allerdings stellt sich die naturwissenschaftlich begründete Einheit von irreversiblem Hirnfunktionsausfall und dem Tod eines Menschen nicht offenkundig dar, wenn körperliche Funktionen, die intuitiv mit dem Leben verbunden werden, intensivmedizinisch aufrechterhalten werden. Dann schwitzen und metabolisieren Patientinnen und Patienten. Sie sind warm. In einer solchen Situation können Angehörige und medizinisch Tätige eine Diskrepanz zwischen der Diagnose des irreversiblen Hirnfunktionsausfalls als Feststellung des Todes einerseits und dem Eindruck von dem Menschen, dessen Kreislauf für die Organentnahme künstlich erhalten bleibt, andererseits empfinden. Wenn der Tod eines Nahestehenden nicht sichtbar und (be-)greifbar ist, kann die etablierte Todeskonzeption besonders für Angehörige irritierend und schwer zu vermitteln sein.

Darüber hinaus werden gegen die Gleichsetzung des irreversiblen Hirnfunktionsausfalls mit dem Tod eines Menschen in der fachlichen Literatur Einwände diskutiert: Wesentliche neurologische Funktionen blieben beim irreversiblen Hirnfunktionsausfall erhalten; dauerhafte Bewusstlosigkeit läge auch bei anderen Patientinnen und Patienten mit spontaner Atmung vor und scheide als Rechtfertigung der Todeskonzeption aus; das Ende der Funktion des Organismus in seiner Gesamtheit rechtfertige die Todeskonzeption ebenfalls nicht, da bei entsprechenden Patientinnen und Patienten eine Behandlung noch Jahre fortgesetzt werden könnte. Auf Basis dieser Verweise wird mitunter konstatiert, dass es

zwar ethisch vertretbar sei, Vitalorgane bei Patientinnen und Patienten mit irreversiblem Hirnfunktionsausfall zu entnehmen, dass aber die ethische Rechtfertigung nicht überzeugend durch die Gleichsetzung mit dem Tod erfolgen könne (Truog und Miller 2008).

Vor dem Hintergrund der Herausforderungen bei der Feststellung des irreversiblen Hirnfunktionsausfalls einerseits und der Kritik an seiner Gleichsetzung mit dem Tod eines Menschen andererseits wird überdies vorgeschlagen, den irreversiblen Hirnfunktionsausfall als Voraussetzung für eine Organentnahme durch die Konzeption des Herztodes zu ersetzen. Mit dem Konzept des Herztodes ist zudem die – im Hinblick auf die Erfahrungen in anderen Ländern berechtigte – Hoffnung auf eine signifikante Ausweitung des Spenderkreises verbunden. Die sogenannte **Non-Heart-Beating-Donation (NHBD)**, die in den letzten Jahren zunehmend als **Donation after Circulatory Death (DCD)** bezeichnet wird, erlaubt die Organentnahme nach einem für eine bestimmte Zeitspanne anhaltenden Kreislaufstillstand.

Entscheidend bzw. kritisch bei dieser Feststellung des Todes sind das Konzept der Irreversibilität und – damit einhergehend – die Festlegung einer „adäquaten" Zeitspanne des Abwartens: Der Tod ist verbunden mit einer in Minuten festgelegten Dauer nach Beginn der Asystolie und einer Entscheidung gegen eine Reanimation. Die Festlegung der Dauer kann als Kompromiss zwischen Irreversibilität und Vitalität der Organe verstanden werden (Veatch 2008). Sie orientiert sich praktisch daran, wie lange abgewartet werden muss, bis die Herzfunktion sicher nicht wieder spontan einsetzt. Da eine Reanimation dann aber noch möglich ist, unterscheidet sich das Verständnis von Irreversibilität erheblich von dem Verständnis beim irreversiblen Hirnfunktionsausfall: Während letztgenanntem Verständnis die Unmöglichkeit der Reversibilität zugrunde liegt, bezieht sich die Irreversibilität bei der Donation after Circulatory Death auf die Entscheidung gegen eine Reanimation. Analog zum irreversiblen Hirnfunktionsausfall wird vor diesem Hintergrund mitunter gefolgert, dass eine Entnahme von Vitalorganen zwar ethisch gerechtfertigt werden kann, die Begründung – Non-Heart-Beating-Donors sind tot – sei jedoch zweifelhaft (Truog und Miller 2008).

Damit sei die Dead-Donor-Rule insgesamt historisch als Schutz gegen die Entnahme von Vitalorganen bei vulnerablen Patientinnen und Patienten zu verstehen. Sie könne jedoch das Vertrauen in die Transplantation aufgrund oben genannter Aspekte eher schwächen als stärken. Daher sei die Dead-Donor-Rule durch das Streben nach valider, informierter Einwilligung in eine Organspende in Kenntnis bzw. durch Verständnis der fulminanten und irreversiblen neurologischen Ausfälle zu ersetzen. Davon profitierten letztlich die Patientinnen und Patienten, die auf eine Organspende angewiesen sind (Truog und Miller 2008).

Dem ist eindeutig zu widersprechen.

> Ein Abweichen von der Dead-Donor-Rule würde die Tötung einer Patientin bzw. eines Patienten im Zuge der Organentnahme bedeuten. Während der gesamten Dauer des Lebens gilt aber das Tötungsverbot als eine zentrale ethische Richtschnur und Grundlage des ärztlichen Berufsethos.

Die für sich gut begründbare Intention, schwerstkranke Patientinnen und Patienten, die auf ein Spenderorgan angewiesen sind, durch eine größere Zahl an Organen, eine frühere Entnahme und damit höhere Qualität der Organe besser versorgen zu können, muss hinter dem Tötungsverbot zurückstehen. Auch das Argument einer Stärkung der Autonomie von Menschen, die in die Organentnahme bei schwersten neurologischen Ausfällen, aber ohne Todesfeststel-

lung einwilligen könnten, vermag diese Abwägung nicht zu ändern. Informierte Einwilligung – selbst am Lebensende oder bei fulminanten neurologischen Ausfällen und unzweifelhaft zugunsten anderer – rechtfertigt Tötung zugunsten anderer keinesfalls. Eine fremdnützige Tötung durch Organentnahme wird dementsprechend auch in der fachlichen Diskussion weit überwiegend abgelehnt (Deutscher Ethikrat 2015).

> Für eine sichere Todesfeststellung ist der irreversible Hirnfunktionsausfall dem dezidiert auf die Situation einer möglichen Organspende abstellenden, für eine bestimmte Zeit andauernden Kreislaufstillstand überlegen. Der irreversible Hirnfunktionsausfall ist medizinisch, ethisch und rechtlich zur Todesfeststellung etabliert. Dementsprechend ist die Entnahme von Organen von Patientinnen und Patienten, bei denen nicht der endgültige, nicht behebbare Ausfall der Gesamtfunktion des Großhirns, des Kleinhirns und des Hirnstamms festgestellt wurde, nach Transplantationsgesetz (TPG) unzulässig.

8.2 Einwilligung und Dokumentation: Implikationen verschiedener Modelle

Die Einwilligung in die postmortale Spende von Organen wird international unterschiedlich geregelt. Für eine komparative Analyse der Regelung in Deutschland sind zwei international etablierte Grundmodelle besonders bedeutsam (Holznienkemper 2005; Schroth und Bruckmüller 2016):

Die **Widerspruchslösung** geht von einer grundsätzlichen, impliziten Einwilligung aus, sodass alle Menschen zunächst potenzielle Organspender sind. Wer nicht Spenderin bzw. Spender werden möchte, muss zu Lebzeiten aktiv widersprechen. Zur praktischen Umsetzung können Widerspruchsregister dienen. Diese, etwa in Österreich geltende Regelung, kann formal oder in der Praxis um die Möglichkeit des Widerspruchs durch Angehörige ergänzt werden (erweiterte Widerspruchslösung).

Die **Zustimmungslösung** setzt für die Zulässigkeit einer Organentnahme hingegen eine aktive Einwilligung voraus. Bei der verbreiteten erweiterten Zustimmungslösung kann dies zum einen durch die verstorbene Person zu Lebzeiten und zum anderen – wenn keine dokumentierte Entscheidung vorliegt – durch Angehörige nach dem Tod erfolgen. Angehörige haben dabei nach dem mutmaßlichen Willen der verstorbenen Person zu entscheiden. Diese beiden Wege der Einwilligung gelten auch in Deutschland und werden durch die Möglichkeit, die Entscheidung zu Lebzeiten auf eine andere Person zu übertragen, ergänzt.

Bei der generellen Bewertung ist zunächst festzustellen, dass die Grundmodelle maßgeblichen Einfluss auf die Zustimmung zu einer potenziellen Organspende haben. Der Anteil von Personen, die nicht widersprechen, ist höher als der Anteil von Menschen, die einwilligen. Dies zeigen zum einen der Vergleich in europäischen Ländern und zum anderen Experimente, die den Aufwand für eine Entscheidung kontrollieren bzw. gleich halten (Johnson und Goldstein 2003): Menschen tendieren dazu, den – ggf. als Empfehlung des Staates interpretierten – Status quo beizubehalten. Dementsprechend ist der Anteil der tatsächlichen Organspenderinnen und -spender an der Bevölkerung in Ländern mit Widerspruchslösung regelmäßig größer als in Ländern mit Zustimmungslösung: 2015 war dieser Anteil in Österreich mit 22,9 Organspender pro Million Einwohner etwa doppelt so hoch wie in Deutschland mit 10,6 (Eurotransplant 2016).

Im Hinblick auf das **Prinzip des Wohltuns** ist daher die Widerspruchslösung vor-

zugswürdig, da mit ihr die Maximierung verfügbarer Organe zugunsten der Versorgung Schwerstkranker besser gelingt. Demgegenüber stehen eine schwächere Betonung persönlicher Rechte nach dem Tod im Speziellen (Schroth und Bruckmüller 2016) und ein stärkerer Eingriff in das Private im Allgemeinen. In Bezug auf das Prinzip des **Respekts vor der Autonomie** des Einzelnen bzw. das Selbstbestimmungsrecht ist daher die Zustimmungslösung überlegen.

In Deutschland hat sich im Rahmen der erweiterten Zustimmungslösung eine Dokumentationslücke manifestiert (Watzke et al. 2013): 70 % der in Deutschland lebenden Personen zwischen 14 und 57 Jahren waren im Jahr 2012 mit einer Organ- und Gewebespende nach ihrem Tod grundsätzlich einverstanden. Dagegen besaßen 22 % einen Organspendeausweis – wobei 88 % der Besitzer auf dem Organspendeausweis ihre Zustimmung dokumentiert hatten.

Vor dem Hintergrund dieser Diskrepanz zwischen Spendebereitschaft und Dokumentation führte der Gesetzgeber zum November 2012 die sogenannte **Entscheidungslösung** ein. Die Krankenkassen und privaten Krankenversicherungsunternehmen haben seither ihren Versicherten einen Organspendeausweis und Unterlagen zur ergebnisoffenen und die Tragweite der Entscheidung über eine Spende umfassenden Aufklärung zur Verfügung zu stellen. Dabei sind Versicherte dazu aufzufordern, eine Erklärung zur Organ- und Gewebespende zu dokumentieren (§ 2 Abs. 1a TPG). Zudem sollen auch die nach Landesrecht zuständigen Stellen und Bundesbehörden im Rahmen ihrer Verantwortlichkeit über die Organ- und Gewebespende aufklären (§ 2 Abs. 1 TPG). Damit hat sich der Gesetzgeber gegen eine **Entscheidungspflichtlösung** entschieden, d. h. eine Pflicht, eine Erklärung über die Organspende abzugeben, gibt es weiterhin nicht (§ 2 Abs. 2a TPG). Auch ein vom Nationalen Ethikrat bereits 2007 empfohlenes Stufenmodell, das Entscheidungs- und Widerspruchslösung kombiniert (Nationaler Ethikrat 2007) wurde nicht weiter verfolgt. Damit bleibt die geltende Regelung weniger restriktiv als Vorschläge, die die Zahl der Organspenden erhöhen könnten und gleichzeitig als verhältnismäßige und ethisch vertretbare Mittel angesehen werden.

Dennoch sind die beschriebenen Ergänzungen durch die Entscheidungslösung grundsätzlich positiv zu bewerten, da sie zur **Stärkung der Autonomie** beitragen: Adäquate Aufklärung ist die Voraussetzung für eine informierte Einwilligung in die Organspende oder eine reflektierte Ablehnung der Spende. Auch im Hinblick auf die Verkleinerung der Dokumentationslücke kann die Entscheidungslösung zunächst positiv beurteilt werden: Bis 2014 stieg der Anteil der Personen zwischen 14 und 75 Jahren, die einen Organspendeausweis besitzen, um 13 % (2012) auf 35 % (Caille-Brillet et al. 2015).

Insgesamt zeichnet sich jedoch deutlich ab, dass die Entscheidungslösung die **Dokumentationslücke nicht zu schließen** vermag: Erste Ergebnisse einer Repräsentativbefragung im Jahr 2016 (BZgA 2016) zeigen einen Rückgang des Anteils der Personen, die einen Organspendeausweis besitzen, auf 32 %. Etwa 22 % der Befragten hatten zwar eine Entscheidung zur Organspende getroffen, diese aber nicht dokumentiert. 41 % gaben an, noch keine Entscheidung getroffen zu haben. Dies könnte auch damit in Zusammenhang stehen, dass die Bürgerinnen und Bürger unzureichend informiert sind: 46 % der 2016 befragten Personen gaben an, weniger gut oder schlecht über Organ- und Gewebespende informiert zu sein und 42 % hätten gerne mehr Informationen. Allerdings ist nicht davon auszugehen, dass zu wenige Informationen verfügbar sind, sondern dass die Kommunikation und Präsentation der Informationen und die Zugangswege noch stärker darauf ausgerichtet werden sollten, dass sich die Bürgerinnen und Bürger mit der Organspende beschäftigen: Auf die offene Frage, weshalb sich die 2016 Befragten noch nicht entschie-

den hätten, nannten 6 % zu wenige Informationen als Grund, 42 % hingegen, dass sie sich noch **nicht oder zu wenig mit einer Spende beschäftigt** haben.

Weniger als die Hälfte der Bevölkerung – 46 % im Jahr 2014 – hat der Familie oder Freunden eine Entscheidung über die Organspende mitgeteilt. Unter jenen, die einer Organentnahme zustimmen, ist dieser Anteil höher (53 %) und unter jenen, die eine Organentnahme ablehnen, deutlich geringer (35 %) (Caille-Brillet et al. 2015). In der Folge basierten im selben Jahr 42 % aller Entscheidungen für eine Organspende auf dem vermuteten Willen der verstorbenen Person und 17,2 % auf dem alleinigen Einverständnis der Angehörigen. Eine Ablehnung der Organspende basierte in 26 % der Fälle auf dem vermuteten Willen und bei 39,1 % auf der alleinigen Entscheidung der Angehörigen (DSO 2015).

Angehörige müssen damit häufig unter schwersten Umständen, die vom Tod einer nahestehenden Person geprägt sind, unter Unsicherheit oder völliger Unkenntnis entscheiden. Zudem votieren Angehörige oft gegen eine Organspende, weil sie die Einstellung der verstorbenen Person nicht kennen: Bei etwa einem Viertel der Angehörigengespräche, die in einer Ablehnung der Organspende resultieren, wird dies als Grund oder einer von mehreren Gründen genannt (DSO 2015). Die insgesamt mangelnde Auseinandersetzung mit dem Thema kann dazu führen, dass dem Willen der Patientin bzw. des Patienten mit der Einwilligung oder mit der Ablehnung durch Angehörige nicht entsprochen wird. Unter Berücksichtigung der konstant großen Akzeptanz der Organspende in der Bevölkerung (BZgA 2016) kann dabei davon ausgegangen werden, dass das Potenzial der Spendewilligen in großen Teilen nicht ausgeschöpft wird.

Sowohl zur Stärkung der Autonomie als auch zum Wohle der Wartenden bedarf es im derzeit geltenden System also einer **Schärfung des Bewusstseins für das Thema Organspende.** Neben der Aufklärung im

Sinne der Bereitstellung adäquater, transplantationsspezifischer Informationen sollte eine gut wahrnehmbare, kontinuierliche Öffentlichkeitsarbeit die Diskussion innerhalb von Familien und den Austausch mit dem sozialen Umfeld anregen und eine permanente Präsenz des Themas fördern (Schulz et al. 2002).

Auf dieser Basis sollte über eine Pflicht zur Dokumentation einer Entscheidung diskutiert werden. Diese Verpflichtung würde das Dokumentationsproblem lösen. Auch ein Systemwechsel zur restriktiveren Widerspruchslösung könnte dann kritisch reflektiert werden. Er würde signalhaft der positiven Einstellung der Bevölkerung gegenüber der Organspende Ausdruck verleihen.

Entscheidungspflicht und doppelte Widerspruchslösung

Beide Aspekte wurden im Rahmen der Novellierung des Transplantationsgesetzes Anfang 2020 diskutiert. Das Konzept einer Entscheidungspflicht fand dabei wenig Zustimmung und keinen Eingang in die breite parlamentarische Debatte. Auch ein multifraktioneller Vorschlag zur Einführung einer sogenannten „doppelten Widerspruchslösung", die das Prinzip der Widerspruchslösung mit der verbindlichen Einbeziehung der Angehörigen verband, fand keine Mehrheit im Bundestag. Letztlich wurde das *Gesetz zur Stärkung der Entscheidungsbereitschaft bei der Organspende*, das ebenfalls von Abgeordneten verschiedener Fraktionen unterstützt wurde, vom Parlament verabschiedet. Es sieht zum einen zusätzliche Aufklärungsmaßnahmen, um die Auseinandersetzung mit dem Thema Organspende zu fördern, vor und führt zum anderen ein bundesweites Register für Erklärungen zur Organ- und Gewebespende ein.

8.3 Pflicht, Reziprozität und finanzielle Anreize

Der Begriff Organspende impliziert die Freiwilligkeit der Entscheidung und ein in weiten Teilen altruistisches Motiv. Vor dem Hintergrund des Organmangels werden aber Regelungen, die eine Einschränkung oder gar die Abkehr von diesen Aspekten vorsehen, diskutiert: Das Konzept einer staatlich verordneten „Pflicht zur Spende" bei geeigneten „Spendern" ist der wohl radikalste Vorschlag zur Ausweitung des „Spenderkreises" und sollte vielmehr – und weniger euphemistisch – unter **Konfiszierung von Organen nach dem Tod** firmieren. Für eine solche Regelung argumentierend werden Parallelen zu akzeptierten Regelungen in anderen Kontexten gezogen: Der verpflichtende **Ressourcentransfer** nach dem Tod sei im Bereich der Besteuerung von Erbe (egalitaristisch begründbar und) etabliert und bei angeordneten Autopsien seien selbst mit der Organentnahme vergleichbar invasive, **körperliche Eingriffe** – ohne die Einwilligung der verstorbenen Person und zugunsten anderer Personen und Interessen – möglich (Schmidt-Petri 2016).

Eine Rechtfertigung der Konfiszierung von Organen durch diese Vergleiche erscheint aber unzulässig, da keiner der Vergleichskontexte die charakteristische Kombination, d. h. den Transfer von körperlichen „Ressourcen" zum Gegenstand hat. Zudem würden mögliche persönliche Bedenken gegenüber der Todeskonzeption, die eine Organentnahme bei irreversiblem Hirnfunktionsausfall, ermöglicht, bei der Konfiszierung von Organen völlig ignoriert. Eine „Konfiszierungslösung" dürfte in der Bevölkerung – wie empirische Befunde zumindest nahelegen (Ahlert et al. 2001) – keine Akzeptanz finden. Wenn sie überhaupt durchsetzbar wäre, dann würde eine solche „Lösung" wohl zur Erosion des

Vertrauens in die Transplantationsmedizin führen. Ein Übergang der Verfügungsgewalt über Organe als Teil des menschlichen Körpers auf die Gesellschaft bzw. den Staat, der die Körperteile dauerhaft an andere übergibt, muss überdies auf seine Vereinbarkeit mit dem **würdevollen Umgang** mit der verstorbenen Person geprüft werden: Die völlige Nichtbeachtung der Autonomie bzw. Selbstbestimmung über den Körper nach dem Tod steht einem würdevollen Umgang entgegen. Selbst die (aufgrund des zu erwartenden Widerstands fragliche) Chance, eine größere Anzahl schwerstkranker Menschen retten zu können, rechtfertigt eine Konfiszierung nicht. Zudem existieren weit weniger drastische Optionen, dem Organmangel entgegenzuwirken (Nationaler Ethikrat 2007).

Unabhängig von einer gesetzlich verpflichtenden Organentnahme ist zu klären, ob es ein moralisches Gebot zur Solidarität mit Schwerstkranken, d. h. konkret eine ethische Pflicht zur Spende gibt. Letztlich stellt sich die Frage nach der moralischen Vorzugswürdigkeit der Zustimmung gegenüber einer Ablehnung. Das Spektrum nachvollziehbarer Antworten ist durchaus breit (Nationaler Ethikrat 2007). Grundsätzlich ist zunächst eine Pflicht zur Solidarität mit anderen Menschen in großer Not anzuerkennen. Allerdings gilt diese Pflicht – wie auch im Strafgesetzbuch im Kontext der unterlassenen Hilfeleistung beschrieben – nur im Rahmen des persönlich Zumutbaren (Breyer et al. 2006). Da die Haltung gegenüber einer Organspende von sehr persönlichen Überzeugungen – etwa der Weltanschauung, dem individuellen Menschenbild, der religiösen Orientierung und Zweifeln an der etablierten Todeskonzeption – abhängt und auch eine Rücksichtnahme auf Angehörige einer Entscheidung gegen eine Spende zugrunde liegen kann, ist selbst aus den drastischen Folgen des Organmangels **keine allgemeine ethische Pflicht zur Spende** abzuleiten. Der hohe Wert der Selbstbestimmung – auch in ihrer vorausverfügenden und sich auf den eigenen Körper nach dem Tod beziehenden Form – steht dem entgegen.

> Eine selbstbestimmte Entscheidung gegen eine Organspende ist in gleichem Maße zu achten wie eine Entscheidung dafür. Die Verpflichtung zur dezidiert ergebnisoffenen Aufklärung (§ 2 Abs. 1 Satz 2 TPG) entspricht dieser Bewertung.

Allerdings mag diese Bewertung an Gewicht verlieren, wenn sich Menschen einer potenziellen Spende verweigern, aber dennoch eine Organspende annehmen würden. Tatsächlich ist der Anteil derjenigen, die grundsätzlich ein Organ oder Gewebe annehmen würden (85 % im Jahr 2014), konstant höher als jener, die grundsätzlich bereit wären, Organe und Gewebe zu spenden (71 % im selben Jahr) (Caille-Brillet et al. 2015). Die Haltung von Trittbrettfahrern im Geiste scheint intuitiv unfair, da sie die Norm der Reziprozität verletzt. Um dem entgegenzuwirken werden unterschiedliche Formen von **„Reziprozitätslösungen"** vorgeschlagen: Entweder sollen Menschen, die sich nicht bereit erklären zu spenden, im Bedarfsfall von der Organallokation ausgeschlossen oder bei der Vergabe von Organen erst nachrangig berücksichtigt werden. Alternativ könnte auch den Spenderinnen und Spendern die Entscheidung über eine derartige Eingrenzung des Empfängerkreises überlassen werden. So gestaltete Regelungen sind aber zum einen unter komplexen Realbedingungen problematisch – etwa wenn eine Person kurz vor dem Tod die eigene Bereitschaft zur Spende widerruft oder wenn Menschen erst in eine potenzielle Spende einwilligen, wenn sich ein möglicher eigener Bedarf abzeichnet.

Zum anderen stünden Reziprozitätslösungen den übergeordneten Paradigmen gleicher Zugangschancen zur Gesundheitsversorgung und der Vorrangigkeit des Bedarfs- vor dem Beitragsprinzip, die etwa in § 70 Abs. 1 Satz 1 SGB V Ausdruck finden, entgegen. Eine wesentliche Benachteiligung oder ein Vorenthalten der Transplantation bei terminalen Organerkrankungen wäre im Hinblick auf die drastischen Konsequenzen und die bereits genannten möglichen persönlichen Gründe für eine Entscheidung gegen die Organspende **nicht verhältnismäßig**. Zudem scheint es dafür auch keine Mehrheit in der Bevölkerung zu geben (Breyer et al. 2006).

Schließlich muss die Freiwilligkeit der Spende auch infrage gestellt werden, wenn **finanzielle Anreize** die Spendebereitschaft erhöhen sollen. Entsprechende Vorschläge sehen – in Abgrenzung zu einem „Organmarkt" mit Preismechanismus, der offensichtlich nicht mit dem für das deutsche Gesundheitswesen konstitutiven Wert der Solidarität vereinbar ist – etwa die Zahlung eines festgelegten Betrags durch die Krankenversicherungen der Empfängerin bzw. des Empfängers an Angehörige vor. Zu den maßgeblichen Einwänden gehört neben der Ablehnung einer Kommerzialisierung des menschlichen Körpers insbesondere die Feststellung, dass finanzielle Anreize intrinsische Motive bzw. **altruistische Beweggründe für eine Organspende verdrängen** (Nationaler Ethikrat 2007). Das dürfte zur Folge haben, dass in der Summe weniger Organe gespendet werden. Zudem dürfte mit der Anreizsetzung ein Druck auf finanziell schlechter gestellte Menschen entstehen, etwa wenn der finanziellen Belastung einer Beerdigung für Angehörige eine Übernahme dieser Kosten durch die Krankenversicherung eines Organempfängers – wie sie mitunter vorgeschlagen wird – gegenübergestellt wird. Dies stellt die Autonomie der Entscheidung infrage. Auf entsprechende Analysen im Kontext der Lebensspende kann an dieser Stelle nur verwiesen werden (Nagel und Mayer 2003).

8.4 Werturteile bei Verteilungsentscheidungen

Aufgrund des persistenten, absoluten Mangels an Spenderorganen ist eine Allokation, die immer auch gravierende Konsequenzen für „Verteilungsverlierer" impliziert, unumgänglich. Die Bereitschaft zur Organspende ist eine der Determinanten der Verfügbarkeit bzw. des Mangels an Organen und damit für die Notwendigkeit tragischer Verteilungsentscheidungen. Umgekehrt scheint die Bereitschaft zur Spende auch von den Verteilungsentscheidungen abzuhängen: Ein wesentlicher Grund für die Ablehnung einer postmortalen Spende ist der Zweifel an der Fairness der Organallokation. In einer Repräsentativbefragung 2014 gaben 11 % der Befragten an, die Furcht, dass Organe nicht gerecht verteilt werden, würde für sie persönlich gegen eine Organspende sprechen (Caille-Brillet et al. 2015). Zwischen Organallokation und Organspende besteht also ein **wechselseitiges Verhältnis**. Vor diesem Hintergrund werden nachstehend grundlegende Aspekte der Verteilungsgerechtigkeit fokussiert. Zunächst erfolgt eine Analyse der rechtlichen Quellen für die Vergabe und der Delegation von Kompetenzen.

Nach TPG hat die Vermittlungsstelle, d. h. Eurotransplant, Organe nach dem Stand der Kenntnisse der medizinischen Wissenschaft und insbesondere nach Erfolgsaussicht und Dringlichkeit für geeignete Patientinnen und Patienten zu verteilen (§ 12 Abs. 3 S. 1 TPG). Im Übrigen überlässt es der Gesetzgeber der Bundesärztekammer (BÄK), diese vagen Vorgaben in Richtlinien zu spezifizieren (§ 16 Abs. 1 S. 1 Nr. 5 TPG). Die **Übertragung von Kompetenzen** auf die BÄK und Eurotransplant ist ein ethisch relevanter Aspekt, da sie den Prozess der Verteilung und damit prozedurale Aspekte der Verteilungsgerechtigkeit beeinflusst.

Insbesondere aus rechtlich-normativer Perspektive werden Einwände vorgebracht (Bader 2010): Die Delegation der Festlegung konkreter Verteilungsregeln an die ärztliche Selbstverwaltung wird zum einen mit Verweis auf den Parlamentsvorbehalt bei Fragen, die für die Grundrechtsverwirklichung bedeutsam sind, kritisiert. Regeln zur Verteilung von Organen und damit von Lebenschancen habe das Parlament konkreter festzulegen. Zum anderen wird die fehlende Grundlage für die Normsetzungskompetenz und mangelnde personell-organisatorische Legitimität beanstandet. Auch die Übertragung von Ermessens- bzw. Wertungs- und Ergänzungsspielräumen bei der Organvergabe nach den Richtlinien der BÄK auf die Vermittlungsstelle wird kritisiert, da Eurotransplant als nichtstaatlicher, internationaler Akteur hoheitliche Kompetenzen wahrnimmt. Dabei fehlten adäquate Aufsichts- und Kontrollmittel. Diesen Einwänden steht das für die gesetzliche Regelung der Transplantationsmedizin grundlegende Prinzip einer staatlich normierten Selbstregulierung entgegen. Das Prinzip setzt auf die Expertise und den Antrieb der genannten Akteure – in einem gesetzlich definierten Rahmen. Von der Frage, ob der Verteilung von Organen vornehmlich medizinische Entscheidungen oder vornehmlich Werturteile zugrunde liegen, hängt mitunter ab, bis zu welchem Grad die Delegation der Spezifizierung von Regeln für die Organallokation an die BÄK stichhaltig ist, bei welcher die notwendige medizinische Expertise verortet wird.

Da von beinahe allen postmortal gespendeten Organen mehrere Empfängerinnen und Empfänger medizinisch profitieren könnten, gehen mit den notwendigen Verteilungsentscheidungen zwangsläufig **Werturteile** einher. Die gerechtigkeitsrelevanten Entscheidungen werden bereits bei der Auswahl und bei der Gewichtung von Verteilungskriterien – letztlich also schon bei der Festlegung von organspezifischen Allokationsrichtlinien der BÄK – getroffen (Iorio 2015). Dabei wird zum einen das normativ-moralische und von Verfassungswegen zu berücksichtigende (Bader 2010) Ziel des **Chancenausgleichs** verfolgt – etwa durch Blutgruppenregeln: Diese fordern jenseits der medizinisch erforderlichen Kompatibilität bestimmte Kombinationen der Blutgruppe von Spenderinnen bzw. Spendern und Empfängerinnen bzw. Empfängern und zum Teil Blutgruppenidentität. So werden die schlechteren Chancen bestimmter Patientengruppen auf ein passendes Organangebot zum Teil ausgeglichen. Patientinnen und Patienten der seltenen Blutgruppe B und solche, die auf ein Organ von Spenderinnen bzw. Spendern der Blutgruppe 0 angewiesen sind, wären ohne diese Regeln deutlich benachteiligt. Zum anderen werden in den Vergaberegeln die beiden im TPG formulierten Leitkriterien – **Erfolgsaussicht** und **Dringlichkeit** – abgebildet. Diese Leitkriterien sind jeweils für sich normativ gut begründbar: Die Verteilung nach Erfolgsaussicht folgt der utilitaristischen Überzeugung, knappe „Ressourcen" seien so zu verteilen, dass der damit erzielte Gesamtnutzen möglichst groß ist. Eine Allokation nach Dringlichkeit entspricht hingegen dem egalitaristischen Konzept, jene zu bevorzugen, die am schlechtesten gestellt sind.

Die mit den im TPG formulierten Leitkriterien zum Ausdruck kommenden Ziele stehen allerdings in einem strukturellen Spannungsverhältnis. Zwischen der Orientierung an der Erfolgsaussicht einerseits und an der Dringlichkeit andererseits manifestiert sich der zentrale und tragische **Verteilungskonflikt** in der Transplantationsmedizin: Sollen Patientinnen und Patienten mit guten Aussichten auf einen Transplantationserfolg bzw. langfristig gute Transplantatfunktion priorisiert werden, dann müssen dringliche Patientinnen und Patienten mit hohem Sterberisiko hintenanstehen. Umgekehrt führt eine Priorisierung hochdringlicher Patientinnen und Patienten dazu, dass solche mit guten Erfolgsaussichten hintenangestellt werden und das Risiko einer Verschlechterung des Zustands und der Prognose tragen müssen.

Dieser Trade-off wurde etwa im Kontext der Leberallokation offensichtlich: Nach einer Verschiebung der Allokationsregeln zugunsten der Dringlichkeit durch die Einführung des MELD-Scores im Jahr 2006 sank die Mortalität auf der Warteliste, während sich Mortalität und Morbidität nach Lebertransplantationen verschlechterten (Bobbert und Ganten 2013). Ähnliche Auswirkungen wurden nach einer stärkeren Priorisierung von hochdringlichen Herzpatientinnen und -patienten nach der Modifikation der Vergaberegeln im Jahr 2000 und der noch restriktiveren Neuformulierung 2005 beobachtet: Die Modifikationen haben dazu geführt, dass ein Großteil der Herztransplantationen im Hochdringlichkeitsstatus durchgeführt wird und sich der längerfristige Erfolg verringerte, da jene Patientinnen und Patienten regelmäßig unter Schäden an anderen Organen leiden und einer intensivmedizinischen Behandlung bedürfen (Conradi et al. 2011). Auch im Kontext der Allokationsregeln für Spendernieren kann das Spannungsverhältnis zwischen Erfolgsaussicht und Dringlichkeit verdeutlicht werden: Einer der etablierten Verteilungsaspekte ist die Wartezeit ab dem ersten Tag der Dialyse. Durch dieses Kriterium soll nicht nur die Chancengleichheit gestärkt, sondern insbesondere der mit der Dauer der Dialyse steigenden Dringlichkeit einer Transplantation bei der Vergabe von Nieren Rechnung getragen werden. Aus einer egalitaristischen Perspektive ist die Priorisierung länger wartender Patientinnen und Patienten gerechtfertigt. Aus der utilitaristischen Perspektive wären jedoch weniger lange wartende Patientinnen und Patienten mit besseren Erfolgsaussichten zu bevorzugen.

Entsprechende Entscheidungen bzw. Gewichtungen sind nicht (alleine) medizinisch, sondern ethisch-normativ zu begründen. „Die moralische Frage, welche Kriterien in welchem Ausmaß wichtiger sind als andere, erlaubt […] mehr als eine Antwort" (Iorio 2015).

Schließlich sind bei der ethischen Analyse der Organallokation auch die Regeln und die Praxis der **Wartelistenaufnahme** zu berücksichtigen: Wenn nicht alle, die von einer Transplantation profitieren würden, auf die Warteliste aufgenommen werden, dann können die für eine Transplantation geeigneten Patientinnen und Patienten nicht am nachgelagerten Vergabeverfahren teilnehmen und die Wartelistenaufnahme wirkt als ein vorgelagerter Allokationsmechanismus.

Zugangsbeschränkungen, die sich nicht ausschließlich am Wohl der individuellen Patientin bzw. des individuellen Patienten, sondern – vor dem Hintergrund des Organmangels – an einem Vergleich der Erfolgsaussicht unterschiedlicher Patientinnen und Patienten orientieren, beschränken sich nicht auf die medizinische Feststellung von Indikationen bzw. Kontraindikationen. Sie gehen mit (nachvollziehbaren utilitaristischen) Werturteilen einher. Ggf. werden auch mögliche Patienteninteressen dahin gehend berücksichtigt, dass die Belastungen, die mit der Aufnahme in eine Warteliste verbunden sind, vermieden werden. Diese gravierenden Problemstellungen werden insbesondere im Kontext der Regelungen und medizinischen Praxis bei der Aufnahme in die Liste zur Lebertransplantation diskutiert (Lauerer et al. 2013).

Literatur

Ahlert M, Gubernatis G, Klein R (2001) Common sense in organ allocation. Analyse & Kritik 23:221–244

Bader M (2010) Organmangel und Organverteilung. Freiburger Rechtswissenschaftliche Abhandlungen, Bd 5. Mohr Siebeck, Tübingen

Bobbert M, Ganten TM (2013) Liver allocation: urgency of need or prospect of success? Ethical considerations. Clin Transplant 27:34–39. ► https://doi.org/10.1111/ctr.12154

Breyer F, Van den Daele W, Engelhard M, Gubernatis G, Kliemt H, Kopetzki C, Schlitt HJ, Taupitz J (2006) Organmangel – Ist der Tod auf der Warteliste unvermeidbar? Springer, Berlin

BZgA – Bundeszentrale für gesundheitliche Aufklärung (2016) „Wissen, Einstellung und Verhalten der Allgemeinbevölkerung (14 bis 75 Jahre) zur Organ- und Gewebespende": Bundesweite Repräsentativbefragung 2016 – Erste Studienergebnisse. Bundeszentrale für gesundheitliche Aufklärung, Köln

Caille-Brillet A-L, Schmidt, K, Watzke, D, Stander, V (2015) Bericht zur 2014 Repräsentativstudie „Wissen, Einstellung und Verhalten der Allgemeinbevölkerung zur Organ- und Gewebespende". Bundeszentrale für gesundheitliche Aufklärung, Köln

Conradi L, Deuese T, Reichenspurner H (2011) Zur HU-Allokation in der Herztransplantation. In: Middel C-D, Pühler W, Lilie H, Vilmar K (Hrsg) Organspende und Organtransplantation in Deutschland, Bestandsaufnahme und Bewertung. Transplantationsmedizin im Fokus, 2. Aufl. Deutscher Ärzte, Köln, S 183–189

Deutsche Stiftung Organtransplantation (2015) Organspende und Transplantation in Deutschland: Jahresbericht 2014. Deutsche Stiftung Organtransplantation, Frankfurt a. M.

Ethikrat D (2015) Hirntod und Entscheidung zur Organspende. Deutscher Ethikrat, Berlin

Eurotransplant International Foundation (2016) Annual Report 2015. Eurotransplant International Foundation, Leiden

Holznienkemper T (2005) Organspende und Transplantation und ihre Rezension in der Ethik der abrahamitischen Religionen. LIT, Münster

Iorio M (2015) Organallokation, öffentliche Vernunft und Demokratie. Ethik Med 27:287–300. ► https://doi.org/10.1007/s00481-014-0320-x

Johnson EJ, Goldstein D (2003) Do defaults save lives? Science 302:1338–1339. ► https://doi.org/10.1126/science.1091721

Lauerer M, Baier C, Alber K, Nagel E (2013) Berücksichtigung der Erfolgsaussicht bei der Allokation von Spenderlebern. In: Schmitz-Luhn B, Bohmeier A (Hrsg) Priorisierung in der Medizin: Kriterien im Dialog. Springer, Berlin, S 161–174

Nagel E, Mayer J (2003) Ethische Grundfragen zur Lebendspende. Chirurg 74:530–535. ► https://doi.org/10.1007/s00104-003-0684-9

Nationaler Ethikrat (2007) Die Zahl der Organspenden erhöhen – Zu einem drängenden Problem der Transplantationsmedizin in Deutschland. Nationaler Ethikrat, Berlin

Schmidt-Petri C (2016) Why not confiscate? In: Jox RJ, Assadi G, Marckmann G (Hrsg) Organ transplantation in times of donor shortage: challenges and solutions. Springer, Cham, S 71–81. ► https://doi.org/10.1007/978-3-319-16441-0_7

Schroth U, Bruckmüller K (2016) Power of legal concepts to increase organ quantity. In: Jox RJ, Assadi G, Marckmann G (Hrsg) Organ transplantation in times of donor shortage: challenges and solutions. Springer, Cham, S 167–177. ► https://doi.org/10.1007/978-3-319-16441-0_15

Schulz K-H, Gold S, v d Knesebeck M, Koch U (2002) Der Organspendeprozess und Ansatzmöglichkeiten zur Erhöhung der Spenderate. Bundesgesundheitsbl – Gesundheitsforsch – Gesundheitsschutz 45:774–781. ► https://doi.org/10.1007/s00103-002-0478-0

Truog RD, Miller FG (2008) The dead donor rule and organ transplantation. N Engl J Med 359:674–675. ► https://doi.org/10.1056/NEJMp0804474

Veatch RM (2008) Donating hearts after cardiac death – reversing the Irreversible. N Engl J Med 359:672–673. ► https://doi.org/10.1056/NEJMp0805451

Watzke D, Schmidt K, Stander V (2013) Einstellung, Wissen und Verhalten der Allgemeinbevölkerung zur Organ- und Gewebespende: Zusammenfassung der wichtigsten Ergebnisse. Bundeszentrale für gesundheitliche Aufklärung, Köln

8

Patientenwille und Patientenverfügung in der Organspende

Gertrud Greif-Higer

Inhaltsverzeichnis

© Springer-Verlag GmbH Deutschland, ein Teil von Springer Nature 2022
A. Rahmel et al. (Hrsg.), *Repetitorium Transplantationsbeauftragte*,
https://doi.org/10.1007/978-3-662-62614-6_9

Der Respekt vor der Autonomie von Patientinnen und Patienten ist zu einer festen Grundüberzeugung der modernen Medizin geworden. Insbesondere bei der Klärung der Organspendebereitschaft kann dies jedoch zu Unsicherheiten führen. Erfahrungen zeigen, dass in mehr als 50 % der Fälle eine Entscheidung für oder gegen eine Organspende nicht durch die verstorbenen Patientinnen und Patienten selber getroffen wurde, sondern auf Basis des vermuteten Willens oder durch die Angehörigen. Eine weitere Problematik ergibt sich dann, wenn zusätzlich zu einer geäußerten Organspendebereitschaft auch eine Patientenverfügung vorliegt, deren Inhalte nicht in Deckung zu bringen sind oder sich sogar widersprechen. Aus diesem Umstand erwächst die Notwendigkeit einer umfassenden Information durch qualifiziertes ärztliches Personal bei der Verfassung von Vorausverfügungen sowie eine – im Akutfall – fachübergreifende Beratung, engmaschige Verlaufsevaluation und kontinuierliche Einbindung der Angehörigen.

Der Respekt vor der Autonomie von Patientinnen und Patienten in der modernen Medizin hat in den letzten Jahrzehnten zunehmend an Bedeutung gewonnen. Dies war in Zeiten des gesellschaftlichen Wandels mit Betonung von Individualität und Selbstbestimmung zunächst eine Reaktion auf die noch stark paternalistisch ausgerichtete Medizin, hat sich inzwischen aber zu einer festen Grundüberzeugung mit nachfolgenden Regelungen entwickelt. Dabei ergibt sich der Eindruck, dass die Bewertung der Patientenautonomie zumindest teilweise idealisierend gehandhabt wird und den praktischen Alltag der Patientinnen und Patienten, der Patient-Arzt-Beziehung und die Komplexität der zu treffenden Entscheidungen nicht genügend widerspiegelt. Ähnliches trifft auch auf die normative Verabsolutierung von Vorsorgedokumenten wie z. B. die Patientenverfügung zu.

Bezogen auf die zahlreichen und immer komplizierter werdenden prozessualen Entscheidungen in der Intensivmedizin, bei Entscheidungen am Lebensende und damit auch der postmortalen Organspende, ergeben sich besondere Belastungen.

9.1 Patientenautonomie in der modernen Medizin

Bereits Kant verwies eindrücklich auf die Selbstgesetzlichkeit des Menschen und forderte die Anerkennung des Menschen als einem sittlichen Subjekt, grundsätzlich unverfügbar für Dritte (Kant 1797). Er formulierte den Respekt vor der Autonomie der einzelnen Person und damit das Verbot der Instrumentalisierung, forderte aber auch von Einzelnen eine auf Selbstreflexion basierte und andere mit einbeziehende Bewertung und Entscheidung mit entsprechendem Handeln.

Die Prinzipienethik (Beauchamps und Childress 2012) hat dieser Vorstellung der autonomen Patientenentscheidung in kritischen Fragen des Lebens und Sterbens im Bereich der Medizin ein hohes Gewicht verliehen und zudem die Werte der Fürsorge (Benefizienz), Schadensvermeidung (Non-Malefizienz) und Gerechtigkeit gleichwertig beigeordnet, die heute das Grundgerüst klinisch-ethischer Entscheidungen darstellen und gegeneinander abgewogen werden müssen. Dennoch wird in der klinischen Anwendung der Patientenwille zunehmend herausgehoben und nicht selten verabsolutiert als das einzig Maßgebliche in Entscheidungen zum Therapieziel oder Anwendung komplizierter Behandlungsverfahren. Dabei wird selten beachtet, dass die Entscheidungsautonomie der Patientinnen und Patienten an zahlreiche Faktoren gekoppelt ist und die fach- und sachgerechte Information und Beratung durch ärztliches Personal weder ersetzt noch überflüssig macht. Auch die ärztliche Verantwortung bleibt damit eindeutig bestehen.

Dies zeigt sich sehr deutlich in der Konzeption des partnerschaftlichen Modells der Patient-Arzt-Beziehung, die heute als führendes Prinzip der informierten Entscheidung als partizipativer Entscheidungsfindung (Faller 2012) zugrunde gelegt wird.

Bei bestimmten Konstellationen ergeben sich besondere Belastungen:

- Bei nicht-entscheidungsfähigen Patientinnen und Patienten durch Alter, Erkrankung, Behinderung etc.
- Bei Patientinnen und Patienten, die nicht/nicht mehr zu ihren Wünschen befragt werden können, die aber eine gültige Vorausverfügung bezüglich ihrer Wünsche haben
- Bei Patientinnen und Patienten, die nicht/nicht mehr zu ihren Wünschen befragt werden können, bei denen Informationen zu ihren Wünschen vorliegen, die schwer interpretierbar sind oder sich widersprechen
- Bei Patientinnen und Patienten, die nicht/nicht mehr zu ihren Wünschen befragt werden können, bei denen aber eine mutmaßliche Willensäußerung bezüglich ihrer Wünsche eruiert werden kann
- Bei Patientinnen und Patienten, die nicht/nicht mehr zu ihren Wünschen befragt werden können, bei denen keinerlei Informationen bezüglich ihrer Wünsche vorliegen

Diese Situationen führen auch bei der Klärung der Organspendebereitschaft zu ausgeprägten Unsicherheiten und Belastungen. Hinzu kommt einerseits, dass durch Fortschritte in der intensivmedizinischen Behandlung grundsätzliche Entscheidungen sehr viel früher getroffen werden müssen. Andererseits treten immer wieder Situationen auf, in denen Angehörige eine andere Entscheidung treffen wollen, als durch potentielle Organspenderinnen und -spender festgelegt wurde oder widersprüchliche bzw. unklare Willensinformationen potentieller Spenderinnen und Spender den Angehörigen eine kaum zu bewältigende Bürde an Verantwortung aufladen. Dabei kommt es erfahrungsgemäß eher zu der Entscheidung, die Organspende nicht durchzuführen.

9.2 Organspende in Deutschland und Spende-Entscheidungen

Seit Einführung des Transplantationsgesetzes (TPG) 1997 gilt in Deutschland die erweiterte Zustimmungslösung. Im Rahmen einer Gesetzesreform 2012 wurde die Entscheidungslösung eingeführt, die ergänzend die systematische Information der Bevölkerung über die Organspende einführt, mit dem Ziel die Bereitschaft zur Organspende zu fördern. Dieser Ansatz wurde mit dem im März 2020 verabschiedeten, am 01. März 2022 in Kraft getretenen *Gesetz zur Stärkung der Entscheidungsbereitschaft bei der Organspende* nach ausführlicher, kontroverser Diskussion im Deutschen Bundestag nochmals unterstrichen.

Die Grundlage bildet aber immer noch die erweiterte Zustimmungslösung. Das bedeutet, dass die Durchführung einer Organspende und der zur Organentnahme führenden diagnostischen und gegebenenfalls therapeutischen Schritte der Zustimmung der Organspenderin bzw. des -spenders bedürfen. Dies kann explizit durch ein schriftliches Dokument (Organspendeausweis oder eine Patientenverfügung) und, in Zukunft, durch einen Eintrag im Register für Erklärungen zur Organ- und Gewebespende erfolgen oder – falls weder ein schriftliches Dokument noch ein Eintrag im Spenderegister vorhanden ist – ersatzweise als mündliche Äußerung oder als mutmaßlicher Wille unter Vermittlung der Angehörigen. Wenn dies alles nicht gegeben ist, entscheiden die nächsten Angehörigen. Betrachtet man die politischen Darstellungen, wie z. B. bei der Debatte um die Widerspruchslösung 2020, könnte man zu dem Eindruck kommen,

dass die ganz überwiegende Zahl der Organspenden durch explizite Zustimmung
zustande kommt oder der Wille der Spenderin bzw. des Spenders anderweitig sicher
bekannt ist. Die Zahlen der Deutschen Stiftung Organtransplantation zeigen ein anderes Bild: So ist die schriftlich vorliegende
und damit explizite Zustimmung zur Organspende seit 2010 zwar signifikant gestiegen,
sie liegt aber nach wie vor nur knapp über
20 % (2018 = 17,6 %; 2019 = 18,8 %). Auch
bei Addition der Zahl der von den Angehörigen vorgetragenen, mündlichen Äußerungen zur Organspende liegt der Wert noch
immer unter 50 % (2019 = 43,6 %). Die Problematik sich dem Patientenwillen über den
mutmaßlichen Willen anzunähern, muss als

Hilfskonstrukt angesehen werden (Deutscher Ethikrat 2015), ersetzt aber den expliziten Willen nicht. Dieser Wert lag 2019 bei
den Entscheidungen zur Organspende bei
44,1 % (■ Abb. 9.1).

Das bedeutet, dass bei mehr als der
Hälfte der potentiellen Spenderinnen und
Spender der Spendewille nicht sicher bekannt ist. Es sei darauf hingewiesen, dass
diese Ausführungen keineswegs gegen das
geschilderte Vorgehen sprechen, das in
Deutschland offiziell legitimiert ist. Es erscheint aber sehr problematisch und auch
ethisch bedenklich, den Begriff der Zustimmungslösung dafür unreflektiert zu nutzen
und damit einen nicht korrekten Eindruck
zu schaffen.

9

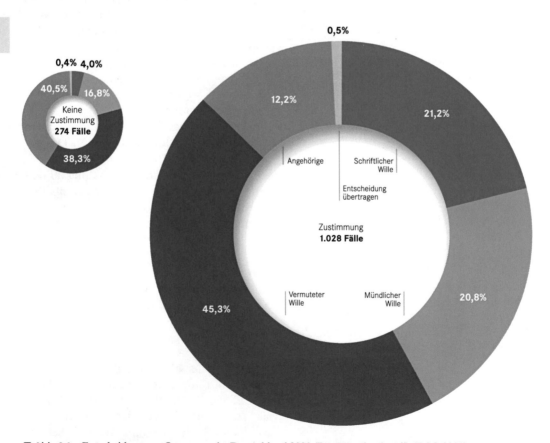

■ **Abb. 9.1**   Entscheidung zur Organspende, Deutschland 2020 (Prozentualer Anteil) (DSO 2021)

Damit nicht genug: In einer ganzen Reihe von Untersuchungen wurde die Sicherheit des geäußerten Patientenwillens aus unterschiedlichen Blickwinkeln untersucht. Es gibt gute Belege dafür, dass bei medizinischen Entscheidungen mit den in der Regel vorliegenden emotionalen Belastungen sowie kulturellen, religiösen und familiären Einflüssen eine wirklich freie Entscheidung einer Person selten möglich ist. Einige Autorinnen und Autoren schlagen deshalb den Begriff „minimal autonomy" vor (Wiesemann 2013). Andere verweisen auf den seit einigen Jahren intensiv diskutierten Begriff der relationalen Autonomie (Ach und Schöne-Seiffert 2013; Mackenzie und Stoljar 2000; Lewis 2019) als Verweis auf die kontextuellen Faktoren, die die Entscheidungen und die dahin führenden Überlegungen stark beeinflussen und auch beeinflussen dürfen (van Nistelrooij et al. 2017).

Allerdings erwächst daraus die Verpflichtung, Entscheidungen und v. a. Festlegungen in standardisierter und wenig personalisierter Form daraufhin zu hinterfragen, ob sie wirklich auf dem Boden umfassender Information und den Werten der betroffenen Person beruhen bzw. entsprechend zu beraten. Erst dadurch kann Autonomie ermöglicht werden (Neitzke 2013). Es sei an dieser Stelle bereits darauf hingewiesen, dass bei vielen Vorausverfügungen (Patientenverfügung; Organspendeausweis) diese Grundbedingungen nicht gegeben sind. Daran wird sich vermutlich nichts ändern, solange nicht bei der Formulierung dieser Verfügungen persönliche Informationsgespräche im Rahmen einer konsolidierten Patient-Arzt-Beziehung eingeführt (Entwhistle et al. 2010) und im System der Kassenärztlichen Vereinigung verankert werden. Insofern ist es ausdrücklich zu begrüßen, dass im Rahmen des *Gesetzes zur Stärkung der Entscheidungsbereitschaft bei der Organspende* dieser Aspekt aufgenommen wurde und mit der Einführung des Gesetzes im Jahr 2022 hier eine strukturierte Lösung umgesetzt werden soll. Bezogen auf die Organspende muss dies auch Informationen über die Behandlung vor Einleitung bzw. während der Diagnostik des irreversiblen Hirnfunktionsausfalls bzw. den Umgang nach der Organentnahme – z. B. Abschiednahme der Angehörigen – beinhalten. Hier gibt es die meisten Wissenslücken (Wagner et al. 2020). Das Informationsgespräch bedarf darüber hinaus einer guten Schulung und professioneller Haltung des aufklärenden ärztlichen Personals. Im Alltag lassen sich subjektive Haltungen und entsprechende Darstellungen der aufklärenden Ärztinnen und Ärzte beobachten, die Entscheidungen von Patientinnen und Patienten signifikant beeinflussen können. So belegen z. B. Bremberg und Nilstun, dass Ärztinnen und Ärzte bei ihrer Bewertung und im Handeln überwiegend die Fürsorgekriterien für die Patientinnen und Patienten und weniger den Patientenwillen in den Vordergrund stellen (Bremberg und Nilstun 2000).

Ein ganz besonders sensibles Thema ist die Ergründung und Festlegung des indirekten Patientenwillens (mündlich oder mutmaßlich) durch Vermittlung naher Angehörige.

Zahlreiche Autorinnen und Autoren sehen große Probleme darin, diese Form der Zustimmung als Willenserklärung einer Person für die Organentnahme als auch nur annähernd gleichwertig zu betrachten (Kluge 1997; May et al. 2000; Gill 2004; Pierscionek 2008; Hammami et al. 2012; Prabhu 2019). Das „Auslegungsrisiko" sowie die gesamte Problematik, die bei diesen Fällen bestehen, hat der Deutsche Ethikrat in einer Stellungnahme ausführlich bearbeitet und dargestellt (Deutscher Ethikrat 2015, S. 123 ff.).

Eine weitere Steigerung der Entscheidungsunsicherheit ergibt sich, wenn Informationen zum Patientenwillen nicht vorliegen und die Spende-Entscheidung allein durch die Angehörigen getroffen wird. Gerade in diesen Fällen steht das Angehörigengespräch ganz im Mittelpunkt. Eine professionelle Schulung der Ärztinnen und Ärzte, der Transplantationsbeauftragten und gegebenenfalls das Hinzuziehen von Koordinatorinnen und Koordinatoren der DSO sind von großer Bedeutung, auch, um den Einfluss persönlicher Haltungen der Gesprächsführenden so gering wie möglich zu halten. Alle Bemühungen müssen dabei ergebnisoffen bleiben, gelten also nicht dem Ziel, eine Zustimmung zur Organspende zu erreichen, sondern dem Willen der Patientinnen und Patienten, die für eine Organspende infrage kommen, zur Durchsetzung zu verhelfen.

Eine weitere besondere Belastung liegt schließlich vor, wenn die potentiellen Spenderinnen und Spender nicht entscheidungsfähig sind, weil sie entweder zu jung sind oder in ihren kognitiven Fähigkeiten dauerhaft beeinträchtigt waren. Die rechtlich festgelegten Stellvertretenden (Eltern bzw. Betreuer/in oder Bevollmächtigte/r) sind zwar legitimiert medizinische Entscheidungen zu treffen, bei den Entscheidungen zur Organspende allerdings wird es nur möglich sein den Einzelfall zu prüfen und gegebenenfalls weitere Institutionen (Ethikkomitee; Betreuungsgericht u. a.) hinzuzuziehen.

Sobald bei der Spende-Entscheidung gesetzlich bestimmte Stellvertretende mit einbezogen werden, ist zudem zu bedenken, dass es sich um eine Entscheidung handelt, die über das Eintreten des Todes hinausreicht. Damit kann es geschehen, dass in der Vorbereitung einer Organspende z. B. nicht mehr nur Betreuerinnen und Betreuer (für den Fall, dass diese nicht auch nahe Angehörige sind), sondern nahe Angehörige (laut TPG) mit einbezogen werden müssen und dabei unterschiedliche Haltungen und Entscheidungen zum Tragen kommen können, die nicht im Einklang miteinander stehen.

9.3 Entscheidungssituationen mit hoher ethischer und medizinischer Belastung im Kontext einer Organspende

Die Fortschritte der intensivmedizinischen Behandlungsmethoden und insbesondere auch der neurochirurgischen Therapiemöglichkeiten haben den Krankheitsverlauf von schwer und schwerst erkrankten, hirnverletzten Patientinnen und Patienten deutlich verändert (Neitzke et al. 2019). Das Eintreten des irreversiblen Hirnfunktionsausfalls findet in vielen Fällen deutlich verzögert statt und kann sich über mehrere Tage hinziehen, in denen wichtige und für den Verlauf relevante Entscheidungen getroffen werden müssen (Duttge und Neitzke 2015; Hahnenkamp et al. 2016). Auch der Übergang von rein patientenbezogener zu mehr und mehr Spende-fokussierter Behandlung muss in einer früheren Phase des Verlaufs vollzogen werden (Hahnenkamp et al. 2016), wenn nicht Gefahr bestehen soll, potentielle Transplantate zu verlieren. Das bedeutet, dass deutlich früher in der Behandlung der Patientenwille zu klären ist und die Angehörigen/Betreuenden/Bevollmächtigten diesbezüglich befragt werden müssen. Diese Entwicklung erscheint zunächst ethisch nicht ganz unproblematisch, da die Gespräche und die Maßnahmen deutlich vor dem Zeitpunkt des Todeseintritts liegen (Deutscher Ethikrat 2015, S. 41 ff.; Veatch und Lainie 2015). Laut TPG bleiben die endgültige Spende-Entscheidung und der Beginn der Organentnahme aber an den Abschluss der den irreversiblen Hirnfunktionsausfall belegenden Untersuchungen und der Feststellung des Todes geknüpft („Dead donor rule').

Es ergibt sich bei der frühzeitigen Klärung des Patientenwillens bezüglich der Organspende aber eine andere Perspektive und Bewertung, wenn rekapituliert wird, dass der Respekt vor der Autonomie der Patientinnen und Patienten als ethischem Prinzip es gebietet, diesen Willen in jeder Behandlung frühzeitig zu klären, um ihn erfüllen zu können. Dies findet in jedem Aufklärungsgespräch vor einem medizinischen Eingriff statt. Wenn die Patientinnen und Patienten nicht in der Lage zu diesem Gespräch sind, dann werden stellvertretend Angehörige, Bevollmächtigte/Betreuende dazu befragt.

Es ist also bei medizinischen Maßnahmen nicht ungewöhnlich, sondern die Regel, so früh wie möglich den Patientenwillen zu klären. Genau dazu dienen z. B. auch Patientenverfügungen. Weshalb sollte dies auf die Entscheidung einer Person zur Organspende oder dagegen nicht gelten? Und weshalb ist es nicht schön längst die Regel, alle Vorausverfügungen – und dazu gehört auch ein Organspendeausweis – gleichwertig zu erfassen und zu bewerten? Diesbezüglich gab es keine normativen Vorgaben, aber offensichtlich – zumindest in Deutschland – ein nicht geschriebenes Gesetz die Thematik Organspende erst dann anzusprechen, wenn der irreversible Hirnfunktionsausfall eingetreten ist.

❯ Die zu späte Klärung eines Wunsches zur Organspende kann diese verhindern, schließt damit die Erfüllung des Patientenwillens aus und bedeutet Schaden für die Menschen, die dringend auf ein Organ warten.

Zudem kann sich für die Angehörigen durch den dann entstehenden Zeitdruck eine hohe emotionale Belastung ergeben, die bei mehr Spielraum zur Auseinandersetzung deutlich geringer ausfallen würde. Schließlich steigt in diesen für alle stark angespannten Situationen die Gefahr „defensiver" Entscheidungen, in denen dann von der Organspende Abstand genommen wird, um für die Angehörigen eine Entlas-

tung herbeizuführen. Nach ausführlicher Diskussion wurde mit der *Richtlinie gemäß § 16 Abs. 1 S. 1. Nr. 3 TPG zur ärztlichen Beurteilung nach § 9a Abs. 2 Nr. 1 TPG – Spendererkennung –* (Bundesärztekammer 2020), die am 01. September 2020 in Kraft getreten ist, ein Paradigmenwechsel eingeleitet. Der Therapiezielfindung bei potentiellen Organspenderinnen und -spendern kommt nach dieser Richtlinie eine große Bedeutung zu. Deshalb fordert die Richtlinie, dass bereits vor der Entscheidung zu einer Therapiebegrenzung der Wille zur Organspende erkundet werden muss.

Nun kommt es darauf an, diese Vorgaben in den die Praxis umzusetzen.

9.4 Patientenverfügung: Grundlegendes und praktische Anwendung

Mit der Einführung des Patientenverfügungsgesetzes (Drittes Gesetz zur Änderung des Betreuungsrechts) wurden 2009 klare und normative Vorgaben zu Patientenverfügungen niedergelegt, zur Behebung der jahrelangen rechtlichen Unsicherheiten und ethischen Belastungen. Die Festlegungen von Gültigkeit, Reichweite, Widerspruchsrecht sowie der Notwendigkeit einer schriftlichen Niederlegung und Benennung von Bevollmächtigten waren sicher Meilensteine in der Stärkung der Patientenautonomie. In der bisherigen Anwendung zeigen sich inzwischen aber Schwächen in der sachgerechten Anwendung, die das medizinische Personal, Patientinnen und Patienten sowie Angehörige verunsichern und inzwischen in Gerichtsurteilen aufgezeigt wurden (Bundesgerichtshof 2016).

Problematik in der Anwendung der Patientenverfügung
Die Problematik umfasst v. a. unvollständige oder nicht sachgerechte For-

mulierungen und die Nutzung von nicht mehr zeitgemäßen vorformulierten Formularen. In der klinischen Praxis zeigt sich zudem in vielen Fällen, dass die Inhalte der Verfügungen den Patientinnen und Patienten in der Bedeutung, Anwendung und den Konsequenzen unklar sind und auch die benannten Bevollmächtigten die Inhalte der Dokumente und deren Bedeutung nicht kennen und/oder sich ihrer Pflichten nicht bewusst sind.

Die Tatsachen, dass sachgerechte Informationen durch ärztliches Personal gesetzlich nicht vorgesehen sind (aber notwendig wären), viele Ärztinnen und Ärzte sich nicht umfassend fortbilden und viele Menschen davon ausgehen, dass das Ausfüllen vorformulierter Formulare schon ausreicht, sie vor nicht gewünschten Maßnahmen zu bewahren ohne die erforderlichen Fakten zu verstehen, stellen sicher die größten Probleme dar. Hier ist der Gesetzgeber dringend aufgefordert für eine Nachbesserung zu sorgen.

Letztlich ist aber unbestritten, dass bei regelkonformer Ausfertigung Patientenverfügungen eine gute und in der Praxis hilfreiche Möglichkeit darstellen, den Patientenwillen bezogen auf medizinische Maßnahmen und auch den Willen bezüglich einer Organspende zu erfahren, wenn die Patientinnen und Patienten nicht mehr in der Lage sind, diesen zu äußern.

9.5 Konflikt in den Formulierungen von Organspendeausweis und Patientenverfügung

Eine zunächst wenig bedachte, in der Anwendung aber zunehmende Konfliktlage ergibt sich dann, wenn außer der Patientenverfügung noch andere Vorausverfügungen vorliegen, deren Inhalte nicht in Deckung zu bringen sind oder sich sogar widersprechen.

In der internationalen Literatur zeigen sich dazu nur wenige Publikationen (Veatch 2015), in Deutschland hingegen findet seit 2007 eine Auseinandersetzung in verschiedenen Gremien statt (Bundesärztekammer 2007; Bundesärztekammer 2013; Deutscher Ethikrat 2015). Dennoch hat das im Alltag der medizinischen Praxis nur zu wenigen Anpassungen geführt.

Patientenverfügungen enthalten in der Regel Passagen, die in bestimmten klinischen Situationen, z. B. bei schwerer direkter oder indirekter Gehirnschädigung, die Reduzierung oder Beendigung lebenserhaltender Maßnahmen verfügen. Dies sind allerdings auch Krankheitszustände, die zur Entwicklung eines irreversiblen Hirnfunktionsausfalls führen können. Wird in diesen Fällen entsprechend der Verfügung frühzeitig eine Behandlungsumstellung vorgenommen, werden in vielen Fällen ein Eintritt des irreversiblen Hirnfunktionsausfalls und damit auch die Organspende verhindert (Deutscher Ethikrat 2015, S. 41 ff.). Bei bestehendem Spendewunsch kann der Patientenwille damit nicht erfüllt werden. Aber auch bei Patientinnen und Patienten ohne explizit niedergelegten Spendewunsch bleibt dann nicht die Möglichkeit, einen mündlich geäußerten oder mutmaßlichen Willen zu ergründen, wie im TPG festgelegt ist. In jedem Fall ergibt sich großer Schaden für die Menschen, die dringend auf ein Spenderorgan warten.

Wie kann aber das Dilemma zweier inhaltlich scheinbar widersprüchlicher Willensäußerungen gelöst werden? Die Patientenverfügung ist ein Dokument mit gesetzlich festgelegter Normativität und großer Reichweite (Drittes Gesetz zur Änderung des Betreuungsrechts 2009). Damit soll einer Umgehung der Willensfestlegung durch Uminterpretation Einhalt geboten werden. Der

Organ- und Gewebespendeausweis ist ebenfalls ein rechtlich legitimiertes Dokument, dessen Inhalt Folge geleistet werden soll. Auf der aktuellen Homepage des Bundesgesundheitsministeriums ist zu lesen:

» „Der Arzt <u>muss</u> (Unterstreichung durch Autorin) den festgelegten Willen des Verstorbenen beachten. Hat der Verstorbene auf seinem Organspendeausweis entschieden, dass er nicht spenden möchte, muss der Arzt diesen Willen so akzeptieren. Hat sich der Verstorbene hingegen für eine Spende entschieden, wird geprüft, ob seine Organe für eine Spende in Frage kommen. Ist das der Fall und wurde der endgültige, nicht behebbare Ausfall des Gehirns diagnostiziert, werden Organe entnommen." (BMG 2020)

Im TPG wird der Organ- und Gewebespendeausweis als Dokument zur Einwilligung in eine Organspende genannt, v. a. § 1, Absatz 2. Eine explizite Bewertung der normativen Stärke wird nicht vorgenommen und eine Abwägung zu anderen Vorausverfügungen wie der Patientenverfügung findet sich auch in der neuesten Fassung nicht. Wir müssen aber heute davon ausgehen, dass beiden Dokumenten eine gleichwertige Stärke bezogen auf den Patientenwillen zukommt und der Inhalt im Konfliktfall gegeneinander abgewogen werden muss. Dazu gibt es unterschiedliche Haltungen beim Umgang mit beiden Dokumenten: Eine Argumentationsseite formuliert, dass der in der Patientenverfügung dargelegte Wunsch auf Intensivtherapie zu verzichten oder sie möglichst kurz zu halten, einer Organspende und der erforderlichen Weiterführung der Behandlung widerspreche; deshalb sei eine Organspende nicht möglich. Die andere Seite argumentiert, dass eine intensivmedizinische Behandlung über die von den Patientinnen und Patienten verfügten Grenzen hinaus zeitlich befristet sei und ausschließlich dem Organerhalt für eine Spende gelte. Daraus

wird abgeleitet, dass diese temporäre Weiterführung zu einem von den Patientinnen und Patienten gewünschten Zweck legitimiert werden kann.

> Festzuhalten ist, dass mit der Stärkung der Patientenautonomie die Pflicht verbunden ist, allen bekannten Willensäußerungen der Patientinnen und Patienten nach Möglichkeit Geltung zu verschaffen. Dies würde bei Vorliegen scheinbar widersprüchlicher Verfügungen bedeuten, in Abstimmung mit den Angehörigen die Bedingungen genau zu überprüfen, mit welchen Grenzen im jeweiligen Einzelfall sowohl eine Organspende ermöglicht werden kann und dennoch die Festlegungen der Patientenverfügung angemessen umgesetzt werden können.

Bei der Lösung des Konflikts sind sicher der Umfang und die zu erwartende Dauer der intensivmedizinischen Interventionen zum Organerhalt sowie die Prognose des Eintretens des irreversiblen Hirnausfalls von großer Bedeutung (Bundesärztekammer 2013; Duttge und Neitzke 2015; Hahnenkamp et al. 2016). Eine Unterstützung für die Bewertung gibt das DIVI-Positionspapier von 2019 (Neitzke et al. 2019). Sehr viel schwieriger wird die Auslegung dann, wenn keine oder nur teilweise explizite, schriftliche Verfügungen vorliegen und auf eine weniger sichere Ergründung des Patientenwillens ausgewichen werden muss und gleichzeitig aufwendige Interventionen zum Erhalt erforderlich sind (Neitzke et al. 2019). In diesen Fällen können fachübergreifende Beratungen, eine engmaschige Verlaufsevaluation und eine kontinuierliche Einbindung der Angehörigen von herausragender Bedeutung sein. Der gesamte geschilderte Problembereich ist den meisten Patientinnen und Patienten zum Zeitpunkt der Erstellung ihrer Vorausverfügungen nicht oder wenig bewusst und auch nicht ihren Angehörigen und gesetzlichen Stellvertreterinnen bzw. -stellvertretern. Es wird deutlich, dass hier dringend Klärungs- und Handlungsbedarf bestehen. Ohne große zeitliche Verzögerung wäre es möglich, die Informationen für Bürgerinnen und Bürger deutlich um die konfliktfähigen Inhalte zu ergänzen und zu verdeutlichen. Des Weiteren erscheint es dringend erforderlich, umfassende Fortbildungen von Ärztinnen und Ärzten und von Personen vorzunehmen, die mit Informationen zu und Verteilung von Patientenverfügungen und/oder Organ- und Gewebespendeausweisen zu tun haben.

> Die beste Lösung wäre die Integration der Entscheidung bezüglich Organspende systematisch in Formulare von Patientenverfügungen aufzunehmen und inhaltlich zu verknüpfen. Neben anderen Institutionen hat die BZGA Textpassagen ausformuliert, die sehr hilfreich erscheinen (BZGA 2018).

9.6 QR-Codes

■ QR-Code 9.1 BÄK Beschlussprotokoll 2007 zu Organspende und Patientenverfügung

■ QR-Code 9.2 BÄK Richtlinie zur ärztlichen Beurteilung (RL BÄK Spendererkennung)

■ QR-Code 9.3 Bundesgerichtshof: Anforderungen an Vorsorgevollmacht und Patientenverfügung im Zusammenhang mit dem Abbruch lebenserhaltender Maßnahmen

■ QR-Code 9.4 Bundesgesundheitsministerium: Fragen und Antworten zum Thema Organspende. Ist ein Organspendeausweis bindend für den Arzt?

■ QR-Code 9.5 Deutsche Stiftung Organtransplantation. Organspende und Transplantation in Deutschland 2020

Literatur

Ach JS, Schöne-Seifert B (2013) Relationale Autonomie. In: Wiesemann C, Simon A (Hrsg) Patientenautonomie. Theoretische Grundlagen – Praktische Anwendungen. Mentis, Münster, S 42–60

Beauchamps TL, Childresss JF (2012) Principles of biomedical ethics, 7. Aufl. Oxford University Press, New York

BMG – Bundesgesundheitsministerium (2020) Fragen und Antworten zum Thema Organspende. Ist ein Organspendeausweis bindend für den Arzt? ► https://www.bundesgesundheitsministerium.de/themen/praevention/organspende/faqs.html. Zugegriffen: 8. Juni 2021. (QR-Code 9.4)

Bremberg S, Nilstun T (2000) Patients' autonomy and medical benefit: ethical reasoning among GPs. Fam Pract 17(2):124–128

Bundesärztekammer (2007) 110. Ärztetag, Beschlussprotokoll. Zu Punkt II der Tagesordnung: Ethische Aspekte der Organ- und Gewebetransplantation:

9

Punkt II Patientenverfügung: 4. Organspende und Patientenverfügung. ► https://www.bundes-aerztekammer.de/aerztetag/beschlussprotokolle-ab-1996/110-daet-2007/punkt-ii/patientenverfuegung/. Zugegriffen: 8. Juni 2021. (QR-Code 9.1)

Bundesärztekammer (2013) Arbeitspapier zum Verhältnis von Patientenverfügung und Organspendeerklärung. Deutsches Ärzteblatt 110(12):A 572–A574

Bundesärztekammer (2020) Richtlinie gemäß § 16 Abs. 1 S. 1 Nr. 3 TPG zur ärztlichen Beurteilung nach § 9a Abs. 2 Nr. 1 TPG (RL BÄK Spendererkennung). ► https://www.bundesaerztekammer.de/fileadmin/user_upload/downloads/pdf-Ordner/RL/RiliSpendererkennung_2020-09-01.pdf. Zugegriffen: 8. Juni 2021. (QR-Code 9.2)

Bundesgerichtshof (2016) Anforderungen an Vorsorgevollmacht und Patientenverfügung im Zusammenhang mit dem Abbruch lebenserhaltender Maßnahmen. Beschluss vom 6. Juli 2016 – XII ZB 61/16. ► http://juris.bundesgerichtshof.de/cgi-bin/rechtsprechung/document.py?Gericht=bgh&Art=pm&pm_nummer=0136/16. Zugegriffen: 8. Juni 2021. (QR-Code 9.3)

BZgA – Bundeszentrale für gesundheitliche Aufklärung (2018) Meine Erklärung zur Organ- und Gewebespende. Bearbeitungsstand: 01/2018

Deutscher Ethikrat (2015) Hirntod und Entscheidung zur Organspende – Stellungnahme, Berlin

DSO (Deutsche Stiftung Organtransplantation) (2021) Jahresbericht. Organspende und Transplantation in Deutschland. ► https://www.dso.de/SiteCollectionDocuments/DSO-Jahresbericht%202020.pdf. Zugegriffen: 8. Juni 2021. (QR-Code 9.5)

Duttge G, Neitzke G (2015) Zum Spannungsfeld zwischen Intensivtherapie und Organtransplantation. DIVI 6:144–149

Entwistle VA, Carter SM, Cribb A, McCaffery K (2010) Supporting patient autonomy: the importance of clinician-patient relationships. J Gen Intern Med 25(7):741–745

Faller H (2012) Patientenorientierte Kommunikation in der Arzt-Patienten-Beziehung. Bundesgesundheitsblatt – Gesundheitsforschung – Gesundheitsschutz 55(9):1106–1112

Gill MB (2004) Presumed consent, autonomy, and organ donation. J Med Philos 29(1):37–59

Hahnenkamp K, Böhler K, Wolters H, Wiebe K, Schneider D, Schmidt HH (2016) Organ-Protective Intensive Care in Organ Donors. Dtsch Arztebl Int 113(33–34):552–558

Hammami MA, Abdulhameed HM, Concepcion KA, Eissa A, Hammami S, Amer H, Ahmed A, Al-Gaai E (2012) Consenting options for posthumous organ donation: presumed consent and incentives are not favored. BMC Med Ethics 13:32–45

Kant I (1797) Grundlegung zur Metaphysik der Sitten. BA 67, 61

Kluge EH (1997) Decisions about organ donation should rest with potential donors, not next of kin. Can Med Assoc J 157:160–161

Lewis J (2019) Does shared decision making respect a patient's relational autonomy. J Eval Clin Pract 25:1063–1069

Mackenzie C, Stoljar N (2000) Relational autonomy: feminist perspectives on autonomy, agency and the social self. Oxford University Press, New York

May T, Aulisio MP, DeVita MA (2000) Patients, families, and organ donation: who should decide? Milbank Q 78(2):323–336

Neitzke G (2013) Autonomie ermöglichen. In Wiesemann C, Simon A (Hrsg) Patientenautonomie. Theoretische Grundlagen – Praktische Anwendungen. Mentis, Münster, S 445–455

Neitzke G, Rogge A, Lücking KM, Böll B, Burchardi H, Dannenberg K, Duttge G, Dutzmann J, Erchinger R, Gretenkort P, Hartog C, Jöbges S, Knochel K, Liebig M, Meier S, Michalsen A, Michels G, Mohr M, Nauck F, Salomon F, Seidlein A, Söffker G, Stopfkuchen H, Janssens U (2019) Entscheidungshilfe bei erweitertem intensivmedizinischem Behandlungsbedarf auf dem Weg zur Organspende. Positionspapier der Sektion Ethik und der Sektion Organspende und -transplantation der Deutschen Interdisziplinären Vereinigung für Intensiv- und Notfallmedizin (DIVI) unter Mitarbeit der Sektion Ethik der Deutschen Gesellschaft für Internistische Intensivmedizin und Notfallmedizin (DGIIN)

Pierscionek BK (2008) What is presumed when we presume consent? BMC Med. Ethics 9:8–12

Prabhu PK (2019) Is presumed consent an ethically acceptable way of obtaining organs for transplant? J Intensive Care Soc 20(2):92–97

van Nistelrooij I, Visse M, Spekkink A, de Lange J (2017) How shared is shared decision-making? A care-ethical view on the role of partner and family. J Med Ethics 43(9):637–644

Veatch RM (2015) The conflict between advance directives and organ donation: a new problem in end-of-life planning. JAHR 6(2):267–275

Veatch RM, Lainie FR (2015) Transplantation Ethics, 2. Aufl. Georgetown University Press, Washington

Wagner E, Marckmann G, Jox RJ (2020) Koinzidenz von Patientenverfügung und Zustimmung zur Organspende: Was wünschen die Betroffenen? Eine Befragung deutscher Senioren. Gesundheitswesen 82(12):977–983

Wiesemann C (2013) Die Autonomie des Patienten in der modernen Medizin. In: Wiesemann C, Simon A (Hrsg) Patientenautonomie. Theoretische Grundlagen, praktische Anwendungen. Mentis, Münster, S 13–26

Organspende nach Kreislaufstillstand – Erfahrungen aus der Schweiz

Renato Lenherr

Inhaltsverzeichnis

© Springer-Verlag GmbH Deutschland, ein Teil von Springer Nature 2022
A. Rahmel et al. (Hrsg.), *Repetitorium Transplantationsbeauftragte*,
https://doi.org/10.1007/978-3-662-62614-6_10

Die Organspende nach Kreislaufstillstand, auch Donation after Circulatory Determination of Death (DCD) oder Non Heart Beating Donation (NHBD) genannt, war in der Pionierzeit neben der Lebendspende die Urform der Organspende. Mit der Einführung des Hirntodkonzeptes ist sie aber zunehmend in den Hintergrund gerückt und in gewissen Ländern ganz verschwunden. Seit den 90er Jahren hat die DCD-Spende mit der verbesserten Organkonditionierung weltweit ein Comeback erlebt. In Deutschland werden keine DCD-Spenden durchgeführt, weil die für eine gesetzlich vorgeschriebene Todesfeststellung erforderlichen Kriterien nicht erfüllt sind. In einem Erfahrungsbericht beschreibt ein in der Organspendemedizin engagierter Intensivmediziner das Schweizer Modell und erklärt anhand von vier Schlüsselelementen, warum die DCD-Spende im Nachbarland möglich ist.

10.1 Grundprinzip und Geschichte

Das Prinzip der Organspende nach Kreislaufstillstand ist von der Grundidee sehr einfach und intuitiv verständlich: Das Herz steht still, der Mensch stirbt. Im Einklang mit dem Patientenwillen können die noch funktionsfähigen Organe nach dem Tod entnommen und anderen, schwerkranken Patientinnen und Patienten übertragen werden, die dadurch gerettet werden. So kann man ein starkes Zeichen setzen und der Gesellschaft, deren Hilfe man auf der Intensivstation selber beansprucht hat, etwas sehr Wertvolles zurückgeben. Die Spende nach Kreislaufstillstand steht am Anfang der Transplantationsgeschichte: Die Organe der ersten Transplantationen stammten – abgesehen von den frühen Versuchen mit der Lebendspende – von Spenderinnen und Spendern nach Kreislaufstillstand. Das berühmteste Beispiel dürfte die Herztransplantation von Christiaan Barnard sein (Banard 1967).

Mit den Fortschritten der Intensivmedizin und der Einführung des Hirntodkonzepts ab dem Ende der 1960er Jahren ist diese ursprüngliche Form der Organspende rasch von der DBD-Spende in den Hintergrund gedrängt worden, vor allem wegen der besseren Qualität der Spenderorgane, die beim „primären" Hirntod mit noch intakter Herzkreislauffunktion keine warme Ischämiephase durchlaufen und bis zur Entnahme perfundiert sind (◻ Tab. 10.1). In unserem Transplantationszentrum im Universitätsspital Zürich wurde aber angesichts der guten Transplantationsresultate über all die Jahre am Konzept der Nierenentnahme nach Kreislaufstillstand, auch nach Einführung der Hirntodfeststellung bei erhaltenem Kreislauf in den 70er bis in den 90er Jahren, festgehalten (Candinas et al. 1992).

Schweizer Definition des „primären" Hirntod

„Ausfall sämtlicher Hirnfunktionen bei noch schlagendem Herzen; ‚primär' bedeutet in diesem Zusammenhang, dass die Hirnfunktion **vor** (=primär) dem Herzstillstand erlöscht".

◻ Tab. 10.1 Nomenklatur		
Primärer Hirntod	= irreversibler Ausfall sämtlicher Hirnfunktionen bei intakter Kreislauffunktion	⇒ Organspende bei noch schlagendem Herzen = Donation after Brain determination of Death (DBD)
Sekundärer Hirntod	= Ausfall sämtlicher Hirnfunktionen wegen permanenten Kreislaufstillstand	⇒ Organspende nach Kreislaufstillstand = Donation after Circulatory determination of Death (DCD)

10

Mit steigender Mortalität auf den Warte-listen der Empfängerinnen und Empfänger bei rückläufigen Spenderzahlen – nicht zu-letzt wegen der Erfolge in der Verkehrssicherheit mit weniger Unfalltoten einerseits und erweiterten Indikationen für Organ-transplantationen andererseits – aber auch wegen deutlicher Fortschritte in der Trans-plantationsmedizin mit besserer Konditionierung der Spenderorgane, wurde in der Schweiz im Abgleich mit dem neu erlasse-nen schweizerischen Transplantationsgesetz das Konzept der Organspende nach Kreis-laufstillstand zur Erweiterung des Spen-derpools komplett überarbeitet (Lenherr und Krones 2016; Schweizer Transplanta-tionsgesetz 2004). Mit der Einführung der DCD-Spende der Maastricht-Kategorie 3 ‚Organspende nach Therapiezieländerung auf der Intensivstation' (Kootstra et al. 1995) – konnten am 27.10.2011 die ersten Nieren, am 12.11.2011 die erste Leber und am 12.02.2012 die erste Lunge erfolgreich transplantiert werden. Mittlerweile wird die Organspende nach Kreislaufstillstand bei uns, wie in vielen anderen Ländern, rou-tinemäßig durchgeführt und hat zur Er-höhung der für eine Transplantation zur Verfügung stehenden Organe beigetragen (Ceulemans et al. 2019; Schlegel et al. 2019).

10.2 Kasuistik

Der Ablauf lässt sich am besten an einem konkreten Fall darstellen.

Ein 38-jähriger Mann kollabiert auf der Straße. In der Computertomographie findet sich eine Thrombose der A. basila-ris. Die durchgeführte interventionelle Er-öffnung des Gefäßes gelingt zwar, der Pati-ent wird jedoch nicht wach. Im MRI kann eine ausgeprägte ischämische Schädigung des Hirnstammes gezeigt werden. In den nächsten 48 h verschlechtert sich der klini-sche Zustand. Pupillenreaktion und Cor-

nealreflex können nicht mehr ausgelöst wer-den, die unterstützte Spontanatmung setzt aus. Angesichts der Befunde wird interdiszi-plinär durch Fachleute der Neurochirurgie, Neurologie und Intensivmedizin im Ein-klang mit dem durch die Ehefrau geäußer-ten Patientenwillen der Entscheid für eine Therapiezieländerung Richtung Palliation getroffen. Die Ehefrau äußert klar, dass ein Fortsetzen der lebenserhaltenden Thera-pie angesichts dieser schlechten Prognose mit Sicherheit nicht dem Willen des Patien-ten entspricht. Nachdem dies deutlich ge-worden ist und eine Therapieumstellung be-schlossen wurde, fragt sie, inwieweit eine Organspende möglich sei. Ihr Mann habe das nie aufgeschrieben, aber des Öfteren mündlich geäußert, und sie sei sicher, dass dies dem Willen ihres Mannes entsprechen würde. Von intensivmedizinischer Seite wird bejaht, dass eine solche Spende gege-benenfalls möglich sei, die Abklärungen je-doch in diesem Fall noch ein wenig Zeit be-nötigen würden. Die Ehefrau hält am Ent-scheid für eine Organspende fest, auch wenn ihr das weitere Warten bis zum end-gültigen Loslassen nicht leichtfällt. Sie will ihrem Mann diesen letzten Wunsch ermög-lichen.

Der Organspendekoordinator wird hin-zugezogen. Trotz fehlender Hirnstammre-flexe ist bei gut erhaltener cerebraler Perfu-sion mit nahezu normalem transkraniellen Dopplerbefund die Erfüllung der Kriterien des Hirntodes auch im weiteren Verlauf nicht zu erwarten. Dahingegen ist bei fast komplettem Ausfall der Hirnstammfunk-tion inklusive des Atemzentrums ein ra-sches Versterben nach bestmöglich palliativ begleitetem Absetzen der lebenserhaltenden Therapie wahrscheinlich und somit die Vor-aussetzungen für eine DCD-Spende erfüllt.

Alle für eine mögliche Spende notwendi-gen vorbereitenden Maßnahmen, insbeson-dere Blutentnahmen zur Typisierung und weitere bildgebende Untersuchungen der

Verlaufseintrag Transplantationskoordination

████████ **11:03**   Telefonat nach der Organspende mit der Tochter (████████████. Teile ihr mit, dass
HELSA   neben den beiden Nieren auch noch die Leber transplantiert werden konnte. Sie war sehr
glücklich über diese Information, da es der ausdrückliche Wunsch der Mutter war soviele
Organe wie möglich zu spenden. Vor allem die nun auch noch mögliche
Lebertransplantation wäre sehr nach dem Willen ihrer Mutter gewesen. Sie bedankte sich
für die gute Unterstützung der Intensivstation. Für Sie war das Beisein während der
Therapieeinstellung ein sehr wichtiger Prozess gewesen.

◘ **Abb. 10.1**   Originaldokument von der ersten Leber-DCD-Spende in Zürich. (Mit freundlicher Genehmigung)

infrage kommenden Organe, werden mit der Ehefrau bezüglich Zumutbarkeit abgesprochen, sie willigt im Namen des Patienten ein. Die mögliche Spende wird Swisstransplant gemeldet und die Organe werden nach der nationalen Warteliste alloziert.

Nach Beendigung aller Abklärungen wird der Therapierückzug geplant. Die Beendigung der lebenserhaltenden, intensivmedizinischen Maßnahmen wird im speziell vorbereiteten und abgedunkelten Operationssaal umgesetzt. Der verantwortliche Intensivmediziner erklärt fortwährend, was er tut. Die Ehefrau begleitet mit der Tochter den Sterbeprozess ihres Mannes. Sie sind durch ein Mitglied des Care-Teams durchgehend betreut. Der Patient stirbt ruhig, ohne agonale Symptome, unter palliativer Medikation unter Aufsicht des den Patienten begleitenden Intensivmediziners. Aufgrund der fortgeschrittenen Hirnstammläsionen mit fehlender Spontanatmung kommt es nach wenigen Minuten zum Herzstillstand. Die Angehörigen verabschieden sich von ihrem Liebsten mit einer letzten Umarmung und werden hinausbegleitet. Nach einer Wartezeit von fünf Minuten werden die gesetzlich vorgegebenen neurologischen Untersuchungen von zwei Fachärzten durchgeführt und der Ausfall der Hirnfunktionen entsprechend protokolliert. Der Patient ist nun tot.

Jetzt erscheint das Operationsteam, bestehend aus erfahrenen Chirurgen. Über eine mediane Laparotomie und Sternotomie können die Organe gemäß klar geregelter Reihenfolge entnommen und die ge-

planten Transplantationen durchgeführt werden, die vorgesehenen Empfänger sind bereits entsprechend vorbereitet.

Nach Abschluss der Organentnahme mit sorgfältigem Verschluss der Operationswunde werden die Angehörigen vom Organspendekoordinator wieder aufgesucht und zum Leichnam im Aufbahrungsraum geführt. Sie sind traurig, bedanken sich aber für die Betreuung und vor allem dafür, dass diese Organspende, die absolut im Sinne des Verstorbenen war, ermöglicht werden konnte. Später werden sie vom Organspendekoordinator in anonymisierter Form über das Transplantationsergebnis informiert: Die Lunge, die Leber, beide Nieren und die Inselzellen konnten erfolgreich transplantiert werden.

Diese Informationen spenden häufig Trost im Trauerprozess, wie wir aus direkten Rückmeldungen von Angehörigen wissen (◘ Abb. 10.1).

10.3 Schlüsselpunkte bei der Umsetzung im Universitätsspital Zürich

Im oben beschriebenen Beispiel finden sich alle wichtigen Elemente, die bei einer Organspende nach Kreislaufstillstand zum Tragen kommen. Eine schematische Darstellung der Prozessabläufe zeigt, dass die DCD-Organspende nichts Neues ist, sondern eine Mischung aus zwei wohlbekannten Prozessen: der palliativen Therapieumstellung auf der Intensivstation und der

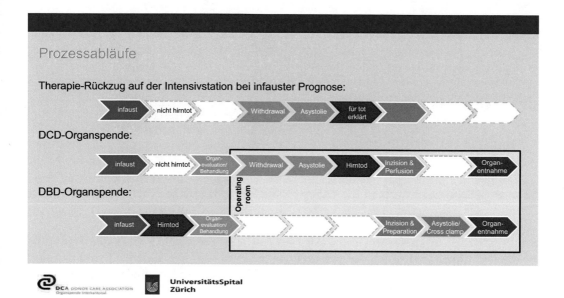

Prozessabläufe

Therapie-Rückzug auf der Intensivstation bei infauster Prognose:

DCD-Organspende:

DBD-Organspende:

DCA DONOR CARE ASSOCIATION
Organspende International

UniversitätsSpital
Zürich

Abb. 10.2   Prozessabläufe schematisch. (Copyright: Renato Lenherr; mit freundlicher Genehmigung)

DBD-Organspende. Lediglich die zeitliche Anordnung und Lokalitäten der einzelnen Schritte sind anders (Abb. 10.2).

Vier Elemente sind aus medizinischer, ethischer und juristischer Sicht von besonderer Bedeutung und werden im Folgenden näher erläutert.

10.3.1 Therapiezieländerung bei infauster Prognose als Grundvoraussetzung

Bevor die Möglichkeit einer Organspende erwogen wird, muss gemäß den universell geltenden klinisch-ethischen Entscheidungsprozessen am Universitätsspital bestimmt und entsprechend dokumentiert sein, dass eine Fortführung der Therapie nicht im Sinne der Patientin bzw. des Patienten ist.

Der Entscheid einer Therapiezieländerung Richtung Palliation gründet sich bei allen Patientinnen und Patienten auf der medizinischen Beurteilung des ärztlichen Personals mit der entsprechenden Prognose: Das Behandlungsteam schätzt mit den benötigten Fachleuten das bestmögliche Outcome und die entsprechende Eintrittswahrscheinlichkeit ab und teilt dies den Angehörigen mit.

In der Folge muss diese Prognose mit dem Patientenwillen abgeglichen werden: Welche Erwartungen an die minimale Lebensqualität stellt die Patientin bzw. der Patient, und was ist sie bzw. er bereit, auf sich zu nehmen, um dieses Ziel zu erreichen? Liegt diese Erwartung innerhalb der Prognose, wird die Therapie fortgesetzt. Liegt sie außerhalb des Erreichbaren oder will die Patientin bzw. der Patient aus anderen Gründen nicht, dass eine Therapie fortgesetzt wird, wird das Therapieziel geändert: Nicht mehr das Überleben, sondern der Übergang in ein würdevolles Sterben ohne Schmerzen und Angst rücken nun in den Vordergrund.

Erst wenn eine Therapiezieländerung im Konsens mit den Angehörigen und den involvierten Fachleuten beschlossen und dokumentiert wurde, kann eine Organspende nach Kreislaufstillstand erwogen werden. Wie das Beispiel oben zeigt, kommt es jedoch auch von Seiten der Angehörigen selbst nach dem Entscheid zur Frage, ob eine Organspende möglich wäre.

10.3.2 Todeskriterium und Todesverständnis

Ein zweites Schlüsselelement ist die Akzeptanz, dass das Todeskriterium beim Sterben nach Kreislaufstillstand erfüllt ist, ein international breit diskutiertes Thema (Shemie und Gardiner 2018). In der Schweiz ist das Todeskriterium im Hinblick auf eine Organspende im Transplantationsgesetz als irreversibler Ausfall sämtlicher Hirnfunktionen definiert. Die Todesfeststellung wird gesetzlich bindend in einer Richtlinie der Schweizerischen Akademie der Medizinischen Wissenschaften geregelt (SAMW 2017). Für die Organspende nach Kreislaufstillstand ist vorgeschrieben, dass der Herzkreislaufstillstand mit einer Herzechokardiographie bewiesen wird und, dass im Anschluss nach einer Wartezeit von fünf Minuten der Todeseintritt durch den Ausfall der Pupillenreflexe, der vestibulookulären Reflexe, der Cornealreflexe, der Schmerzreaktion auf zentrale Reize und des Schluck- und Hustenreflexes bestätigt wird. Diese Untersuchung muss von zwei befähigten Fachärztinnen bzw. -ärzten der Neurologie oder Intensivmedizin ausgeführt werden. Ein Apnoetest wie beim primären Hirntod wird bei anhaltendem Atemstillstand nach fünf Minuten Kreislaufstillstand als nicht nötig erachtet. Ebenso ist keine weitere Zusatzuntersuchung nötig, da der echokardiographisch bewiesene Herzstillstand den cerebralen Perfusionsstillstand mit höchster Sicherheit beweist.

In Deutschland ist zum aktuellen Zeitpunkt eine solche Todesfeststellung nicht möglich, da die aktuellen Richtlinien zur Feststellung des irreversiblen Ausfalls der Hirnfunktionen dies nicht erlauben.

Die Organspende nach Kreislaufstillstand kommt dem Todesverständnis in der Bevölkerung viel näher, der Vorgang mit Herzstillstand entspricht der gängigen Vorstellung vom Sterben. Im Gegensatz dazu ist der Hirntod bei noch intaktem Kreislauf ein sehr seltenes Ereignis und tritt nur in etwa einem halben Prozent der gesamten Todesfälle ein (Weiss et al. 2014). In über 99 % aller Sterbenden führt der Herzstillstand zum Tod. Die fehlende Durchblutung des Hirnes infolge des finalen Kreislaufstillstandes führt rasch zum Koma und Tod. Ursache und Wirkung bilden eine sichtbare und einfach überprüfbare Einheit mit fehlenden Puls und den lichtstarren Pupillen. Der Todeseintritt kann miterlebt werden und zeigt im Normalfall ein intuitiv nachvollziehbares Bild eines Sterbeprozesses.

Historisch betrachtet bedeutete die routinemäßige Einführung der Beatmungsgeräte in den 1950er Jahren einen wichtigen Wendepunkt. Neu gab es nun die Situation des Hirntodes. Die Hirnfunktion erlischt aufgrund von lokaler, nur im Hirn auftretender, fehlender Blutversorgung aufgrund von Ödem und Verdrängung, obwohl das Herz noch schlägt. Das Herz kann weiter schlagen, weil die Sauerstoffversorgung in der modernen Intensivmedizin nicht mehr vom Atemzentrum im Hirn abhängig ist, sondern von einer Maschine übernommen werden kann.

Damals hat der Hirntod als neu anzutreffendes neurologisches Zustandsbild zu Unsicherheiten und zu einer heftigen gesellschaftspolitischen Debatte geführt. Beim primären Hirntod – also beim irreversiblen Ausfall sämtlicher Hirnfunktionen bei noch schlagendem Herzen –

Unterschied DBD versus DCD:

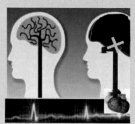

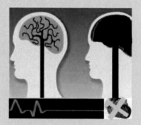

DBD
- tot, weil keine Hirnperfusion
- **trotz** erhaltener Kreislauffunktion
- **lokaler** Perfusionsstillstand

DCD
- tot, weil keine Hirnperfusion
- **wegen** fehlender Kreislauffunktion
- **generalisierter** Perfusionsstillstand

▫ Abb. 10.3 Auszug aus den ersten Richtlinien zur Todesfeststellung der SAMW 1968. (Copyright: Schweizerische Akademie der Medizinischen Wissenschaften; mit freundlicher Genehmigung)

war die Einheit von fehlender Durchblutung als Ursache und Todeseintritt als Wirkung nicht mehr einfach ersichtlich. In der Schweiz hatte sich die Schweizerische Akademie der Medizinischen Wissenschaften (SAMW) 1968 dieses Themas angenommen. Sie haben den Ausfall sämtlicher Hirnfunktionen als Todeskriterium definiert und weiter auch bestimmt, wie in diesem Fall der Tod festgestellt werden muss (▫ Abb. 10.3).

In der Folge war wichtig, zu beweisen, dass beim primären Hirntod der Ausfall sämtlicher Hirnfunktionen dauerhaft ist. Beim noch schlagendem Herzen musste nachgewiesen werden, dass der Funktionsausfall definitiv ist und nicht durch reversible Ursachen nur temporär auftritt und die Patientin bzw. der Patient noch nicht tot ist. Die Kriterien an die klinische Todesfeststellung wurden entsprechend abgefasst und um situativ notwendige Zusatzuntersuchungen ergänzt, welche den cerebralen Perfusionsstillstand bei zweifelhaften Fällen beweisen müssen. Beim Todeseintritt nach Kreislaufstillstand ist dies nicht nötig, weil nach Herzstillstand das

Fehlen der cerebralen Blutversorgung und damit auch die Ursache des Ausfalls sämtlicher Hirnfunktionen offensichtlich ist (▫ Abb. 10.4). Dies war vor der Einführung des Hirntodkonzeptes allgemein akzeptiert. In der Schweiz und vielen anderen Ländern ist diese Möglichkeit der Todesfeststellung erhalten geblieben, in Deutschland ist sie im Hinblick auf die Organspende verschwunden.

10.3.3 Sterbezeitwahrscheinlichkeit

Ein weiteres wichtiges Element ist die Sterbezeitwahrscheinlichkeit. Nur ein kleiner Teil der Patientinnen und Patienten, die auf der Intensivstation versterben, kommen für eine Organspende infrage (ca. 2 % der gesamten Todesfälle in der Schweiz). Dauert die Sterbephase nach Absetzen der lebenserhaltenden Therapie zu lange (aktuell länger als zwei Stunden), ist eine Organspende nicht möglich. Die Organe verlieren in einer langen Sterbephase ihre Funktionsfähigkeit, was die Empfängerinnen

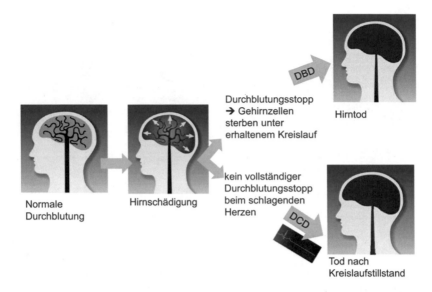

Durchblutungsstopp
→ Gehirnzellen
sterben unter
erhaltenem Kreislauf

Hirntod

Normale
Durchblutung

Hirnschädigung

kein vollständiger
Durchblutungsstopp
beim schlagenden
Herzen

Tod nach
Kreislaufstillstand

◙ **Abb. 10.4**   Unterschied DBD und DCD

und Empfänger stark gefährden würde. Die Dauer der Sterbephase ist abhängig vom Grad der maschinellen Unterstützung, welche die Patientin bzw. den Patienten noch am Leben hält. Ist die Wahrscheinlichkeit sehr hoch, dass die Patientin bzw. der Patient nach Absetzen der Maßnahmen rasch versterben wird, ist eine DCD-Spende möglich. Für die Abschätzung dieser Zeit gibt es unterstützende Scores, aber es braucht vor allem intensivmedizinische Erfahrung (Lewis et al. 2003). Es ist wichtig, diesen Umstand den Angehörigen mitzuteilen, um einer weiteren Enttäuschung vorzubeugen, die im Falle einer Nichtspende bei längerdauernder Sterbephase aufkommen kann. Die Patientin bzw. der Patient würde in diesem Falle für die weitere Sterbephase auf die Intensivstation zurückverlegt.

10.3.4 **Vorbereitende Maßnahmen**

Die Allokation findet im Gegensatz zur DBD-Spende bei DCD vor der Todesfeststellung statt. Dies bedeutet, dass neben der organerhaltenden Therapie auch alle für die Transplantation benötigten Untersuchungen als prämortale, vorbereitende Maßnahmen zu kategorisieren sind, was von ethischer und juristischer Bedeutung ist (Olivier und Mélanie 2010). Per Gesetz verboten sind in der Schweiz die mechanische Reanimation und das Setzen einer dicken arteriellen Perfusionskanüle, sofern die Spenderin bzw. der Spender diesen Maßnahmen nicht ausdrücklich selbst zugestimmt hat, was in bisher keiner DCD-Spende der Fall war. Weiter ist als vorbereitende Maßnahme nur erlaubt, was für eine sichere Transplantation unabdingbar ist, was der Patientin bzw. dem Patienten zumutbar ist und was den Tod nicht beschleunigt. Die Einhaltung dieser Vorgaben obliegt der Verantwortung des behandelnden intensivmedizinischen Fachpersonals. Eine prämortale Leberbiopsie zum Beispiel wird bei einer DCD-Spende nicht durchgeführt, bildgebende Untersuchungen hingegen schon. Alle Maßnahmen unterliegen der Einwilligungspflicht der Patientin bzw. des Patienten oder – bei Urteilsunfähigkeit – der gesetzlichen Vertretung.

10.4 Fazit DCD-Spende in der Schweiz – und in Deutschland?

Die Einführung des Maastricht-Kategorie 3 DCD-Programmes hat sehr viel ausgelöst und auch einige Prozesse angestoßen. Nach anfänglich intensiven, kritischen Diskussionen in Fachkreisen, Medien und der Öffentlichkeit ist die Organspende nach Kreislaufstillstand mit zunehmender Erfahrung und Bekanntheit mittlerweile auf breiter Basis akzeptiert. Als primärer Erfolg stehen mehr Organe als Therapie von schwerkranken Menschen für Transplantationen zur Verfügung.

Für Intensivmedizinerinnen und -mediziner ist aber ein ganz anderer Aspekt mindestens ebenso wichtig: Als verantwortliches, ärztliches Personal können sie im End-of-Life-Care Prozess dem Patientenwillen gerade im Rahmen einer DCD-Spende bei bestehendem Spendewunsch besser gerecht werden. Das Anbieten der Möglichkeit einer Organspende mit Eruierung des Spendewillens gehört ebenso zu einer individuellen Begleitung der Patientin bzw. des Patienten im Sterbeprozess, wie die Planung der Schmerzlinderung oder die Begleitung der Angehörigen. Der Spendewille von Menschen, die keinen primären Hirntod erlitten haben, sondern aufgrund einer anderen schweren Erkrankung gestorben sind, kann mit der Möglichkeit der DCD-Spende auch umgesetzt werden.

Interessanterweise führte die Einführung der DCD-Spende als Nebenfolge zu einer eingehenden Analyse der palliativen Prozesse auf der Intensivstation und förderte die weitere Evaluation der Standards, welche den hohen ethischen Erwartungen gerecht werden. Dieser zuvor nicht erwartete Effekt wurde auch von Kolleginnen und Kollegen aus Österreich gleichermaßen berichtet. Ein DCD-Programm funktioniert nur, wenn die vorgeschalteten Prozesse einwandfrei ablaufen. Zeitgemäße ethische Modelle wie 'Shared Decision Making' und 'Advanced Care Planning' finden bei uns aktuell zunehmend Verbreitung im intensivmedizinischen Alltag. Länder wie Australien, Neuseeland, Kanada oder die USA mit gut funktionierendem DCD-Programm haben ebenfalls vorbildlich ausgebaute Palliativkonzepte.

Zusammenfassend kann aus sieben Jahren Erfahrung gesagt werden, dass meiner Meinung nach die Vorteile, die durch die Möglichkeit der Organspende nach Kreislaufstillstand entstanden sind, absolut überwiegen, auch wenn nicht selten hochkomplexe Fälle zu Sonderschichten und mehr Aufwand und Arbeit führen. Die positiven Rückmeldungen der Angehörigen und auch der betreuenden Pflegefachkräfte bestärken diese Erfahrung. Das Prinzip ist einfach und für alle gut verständlich. Die Umsetzung in die Praxis erfordert jedoch eine aufwendige Planung, akribische Kontrolle und offene, transparente und wiederkehrende gemeinsame Evaluationen und Diskussion der Prozesse, um allen ethischen, rechtlichen und medizinischen Ansprüchen gerecht zu werden.

10.5 QR-Codes

◘ QR-Code 10.1 Olivier/Mélanie: Vorbereitende medizinische Maßnahmen im Hinblick auf eine Organentnahme; Rechtsgutachten

● QR-Code 10.2   SAMW Medizin-ethische Richtlinien

● QR-Code 10.3   Weiss et al.: Swiss Monitoring of Potential Organ Donors (SwissPOD)

● QR-Code 10.4   Schweizerisches Bundesgesetz über die Transplantation von Organen, Geweben und Zellen (Transplantationsgesetz)

Literatur

Barnard CN (1967) The operation. A human cardiac transplant: an interim report of a successful operation performed at Groote Schuur Hospital. Cape Town S Afr Med J 41:1271–1274

Candinas D, Schlumpf R, Decurtins M, Largiadèr F (1992) Die Nierenentnahme bei Spendern mit Kreislaufstillstand. Ein einfaches Verfahren, um den Mangel an gespendeten Nieren zu verringern. Schweizerische Rundschau für Medizin 81(15):480–484

Ceulemans LC, Inci I, Van Raemdonck D (2019) Lung donation after circulatory death. Curr Opin Organ Transplant 24(3):288–296

Kootstra G, Daemen JH, Oomen AP (1995) Categories of non-heart-beating donors. Transplant Proc 27(5):2893–2894

Lenherr R, Krones T (2016) Das Zürcher DCD-Programm: Geschichte, ethische Aspekte und praktische Erfahrungen. Bioethica Forum 9(1):9–17

Lewis J, Peltier J, Nelson H, Snyder W, Schneider K, Steinberger D, Anderson M, Krichevsky A, Anderson J, Ellefson J, D'Alessandro A (2003) Development of the University of Wisconsin donation after cardiac death evaluation tool. Prog Transplant 13:265. ▶ https://doi.org/10.7182/prtr.13.4.w48g8051530058q3

Olivier G, Mélanie M, (2010) Vorbereitende medizinische Maßnahmen im Hinblick auf eine Organentnahme; Rechtsgutachten zu verschiedenen Fragen im Zusammenhang mit dem Transplantationsgesetz. ▶ https://www.bag.admin.ch/dam/bag/de/dokumente/biomed/transplantationsmedizin/gutachten-vorbereitende-med-massnahmen-guillod.pdf.download.pdf/gutachten-vorbereitende-medizinische-massnahmen.pdf. Zugegriffen: 28. Juli 2018. (QR-Code 10.1)

SAMW – Schweizerische Akademie für Medizinische Wissenschaften (2017) Feststellung des Todes mit Bezug auf Organtransplantationen; Medizin-ethische Richtlinien (November 2017). ▶ http://www.samw.ch/de/Ethik/Richtlinien/Aktuell-gueltige-Richtlinien.html Zugegriffen: 28. Juli 2019. (QR-Code 10.2)

Schlegel A, Muller X, Kalisvaart M, Muellhaupt B, Perera MTPR, Isaac JR, Clavien PA, Muiesan P, Dutkowski P (2019) Outcomes of DCD liver transplantation using organs treated by hypothermic oxygenated perfusion before implantation. Journal of Hepatology 70:50–57

Shemie SD, Gardiner D (2018) Circulatory arrest, brain arrest and death determination. Front Cardiovasc Med 5:15. ▶ https://doi.org/10.3389/fcvm.2018.00015

Weiss JH, Keel I, Immer FF, Wiegand J, Haberthür and the Comité National du Don d'Organes (2014) Swiss Monitoring of Potential Organ Donors (SwissPOD): a prospective 12-month cohort study of all adult ICU deaths in Switzerland. Swiss Med Wkly 144:w14045. ▶ https://doi.org/10.4414/smw.2014.14045. (QR-Code 10.3)

Schweizer Transplantationsgesetz (2004) 810.21 Bundesgesetz über die Transplantation von Organen, Geweben und Zellen (Transplantationsgesetz) vom 8. Oktober 2004. ▶ http://www.admin.ch/opc/de/classified-compilation/20010918/index.html. Zugegriffen: 1. Jan. 2019. (QR-Code 10.4)

10

Organspende

Rechtliche Voraussetzungen der Organspende

Pelin Herbst-Cokbudak

Inhaltsverzeichnis

© Springer-Verlag GmbH Deutschland, ein Teil von Springer Nature 2022
A. Rahmel et al. (Hrsg.), *Repetitorium Transplantationsbeauftragte*,
https://doi.org/10.1007/978-3-662-62614-6_11

Das Transplantationsgesetz (TPG) enthält zwei zentrale Voraussetzungen, unter denen eine Organentnahme erlaubt ist. Zum einen muss der Tod durch Feststellung des irreversiblen Hirnfunktionsausfalls (IHA) nachgewiesen werden. Zum anderen muss eine Einwilligung in die Organentnahme vorliegen. Die Prüfung, ob eine Einwilligung vorliegt, folgt einem mehrstufigen Prozess, bei dem die persönliche Entscheidung, welche die verstorbene Person zu Lebzeiten getroffen hat, immer Vorrang vor der Entscheidung durch Angehörige oder einer dritten Person hat. Bei Minderjährigen wird die Entscheidungsbefugnis den sorgeberechtigten Eltern bzw. dem Vormund übertragen; im Betreuungsfall den Angehörigen oder einer ihnen gleichgestellten Person. Ist die mögliche Organspenderin bzw. der -spender an einer nicht natürlichen Todesursache gestorben, ist zusätzlich zur Einwilligung oder Zustimmung die Freigabe der zuständigen Staatsanwaltschaft einzuholen.

Das Transplantationsgesetz (TPG) enthält zwei zentrale Voraussetzungen, unter denen die Organentnahme in Deutschland erlaubt ist:

— der Tod der verstorbenen Person muss durch die Feststellung des irreversiblen Hirnfunktionsausfalls (IHA) nachgewiesen werden **und**
— es muss eine Einwilligung der Organspenderin bzw. des -spenders zur Organentnahme oder die Zustimmung anderer Personen vorliegen

11.1 Feststellung des irreversiblen Hirnfunktionsausfalls (IHA)

Gemäß § 3 Abs. 1 in Verbindung mit § 3 Abs. 2 TPG ist eine Organspende nur zulässig, wenn der Tod der möglichen Organspenderin bzw. des -spenders durch Nachweis des irreversiblen Ausfalls der Gesamtfunktion des Großhirns, des Kleinhirns und des Hirnstamms nach Verfahrensregeln, die dem Stand der medizinischen Wissenschaft entsprechen, festgestellt wurde. Dies ist Aufgabe der Entnahmekrankenhäuser gemäß § 9a Abs. 2 TPG.

§ 5 Abs. 1 und Abs. 2 TPG schreiben die rechtlichen Grundlagen für die Todesfeststellung vor:

— die Todesfeststellung muss durch zwei dafür qualifizierte Ärztinnen bzw. Ärzte erfolgen, welche die mögliche Organspenderin bzw. den -spender unabhängig voneinander untersucht haben
— die untersuchenden Ärztinnen und Ärzte dürfen weder an der Entnahme noch an der Übertragung der Organe beteiligt sein und auch nicht den Weisungen des an der Übertragung oder Entnahme des Spenderorgans beteiligten, medizinischen Fachpersonals unterstehen (insbesondere von praktischer Relevanz, wenn eine der untersuchenden Personen Anästhesistin bzw. Anästhesist des Entnahmekrankenhauses ist)
— Die Feststellung der Untersuchungsergebnisse und ihr Zeitpunkt sind unverzüglich, d. h. ohne schuldhaftes Verzögern, vom ärztlichen Personal unter Angabe der zugrunde liegenden Untersuchungsbefunde jeweils in einer Niederschrift aufzuzeichnen und zu unterschreiben

Mit den vorgenannten Regelungen sollen zum einen Fehlbeurteilungen beim IHA-Nachweis ausgeschlossen und zum anderen die Unabhängigkeit der für die Todesfeststellung verantwortlichen Ärztinnen und Ärzte vom transplantierenden ärztlichen Personal gewährleistet und mögliche Interessenkonflikte zwischen beiden Seiten vermieden werden.

Der Stand der medizinischen Wissenschaft und damit auch die Vorgaben für die Feststellung des irreversiblen Hirnfunktionsausfalls sind in der Richtlinie gemäß § 16 Abs. 1 S. 1 Nr. 1 TPG der Bundesärztekammer festgelegt. Einzelheiten hierzu sind dem ▶ Kap. 13 zu entnehmen.

11.2 Einwilligung/Zustimmung in die Organentnahme – Zustimmungsberechtigte Personen

Eine Einwilligung der verstorbenen Person zu Lebzeiten in die Organentnahme bzw. die Zustimmung anderer Personen zur Organentnahme ist zentrale Voraussetzung für eine Organtransplantation. Die Prüfung, ob eine Einwilligung für oder ein Widerspruch gegen eine Organentnahme vorliegt, erfolgt in einem mehrstufigen Prozess. Dabei ist folgendes zu hinterfragen:

- Liegt eine zu Lebzeiten getroffene (schriftliche oder mündliche) Erklärung der verstorbenen Person für oder gegen eine Organentnahme vor?
- Wenn nicht, wurde die Entscheidung für oder gegen eine Organentnahme durch die verstorbene Person zu Lebzeiten auf eine namentlich benannte dritte Person übertragen?
- Wenn nicht, hat der oder die nächste Angehörige bzw. eine den nächsten Angehörigen gleichgestellte Person einer Organentnahme zugestimmt?

11.2.1 Erklärung zu Lebzeiten des Verstorbenen

❯ Die persönliche Entscheidung, welche die verstorbene Person zu Lebzeiten getroffen hat, hat Vorrang vor der Entscheidung durch Angehörige oder einer dritten Person. Vor diesem Hintergrund ist zunächst zu prüfen, ob eine Erklärung der verstorbenen Person zur Organspende vorliegt.

Das TPG sieht keine Formerfordernisse für die zu Lebzeiten getroffene Entscheidung für oder gegen eine Organentnahme vor. Die Einwilligung und auch der Widerspruch können somit entweder **schriftlich** (z. B. in Form eines ausgefüllten Organspendeausweises, einer Dokumentation in einer Patientenverfügung) oder **mündlich** (z. B. gegenüber Angehörigen oder Freunden) geäußert werden. Die Erklärung zur Organ- und Gewebespende kann auch im durch das *Gesetz zur Stärkung der Entscheidungsbereitschaft zur Organspende (GZSO)* ab 2022 neu geschaffenen, zentralen Register hinterlegt werden.

Liegt keine schriftliche Erklärung der verstorbenen Person vor, ist die oder der nächste Angehörige zu befragen, ob dieser bzw. diesem eine (mündlich mitgeteilte) Erklärung zur Organspende bekannt ist (§ 4 Abs. 1 S. 1 TPG). Als Sachwalter des postmortalen Persönlichkeitsrechts der verstorbenen Person ist die bzw. der nächste Angehörige dazu verpflichtet, eine ihr bzw. ihm bekannte Erklärung zur Organspende als Bote zu übermitteln oder zu bezeugen, damit dem Willen der möglichen Organspenderin bzw. des -spenders entsprochen wird. Auch andere Personen als die bzw. der nächste Angehörige können den zu Lebzeiten mündlich übermittelten Willen als Zeuge bekunden.

Von einer rechtswirksamen Einwilligung zu Lebzeiten der verstorbenen Person ist dann auszugehen, wenn diese zu Lebzeiten in verständlicher Weise zum Ausdruck gebracht hat, dass sie bzw. er die Entnahme von Organen zum Zwecke der Transplantation gestattet.

Die Einwilligung in die Organspende kann ab dem vollendeten 16. Lebensjahr, der Widerruf ab dem vollendeten 14. Lebensjahr erteilt werden. Der Umfang einer möglichen Einschränkung auf bestimmte Organe ist zwingend zu berücksichtigen.

❯ Der erklärte Wille der verstorbenen Person ist bindend.

11.2.2 Entscheidung des nächsten Angehörigen

Liegt keine schriftliche Erklärung der verstorbenen Person zur Organspende vor und ist eine solche Erklärung auch der bzw. dem nächsten Angehörigen nicht bekannt, ist eine Organspende nur zulässig, wenn die bzw. der nächste Angehörige einer Organentnahme zugestimmt hat (§ 4 Abs. 1 S. 2 TPG). Kommt die Entnahme eines oder mehrerer Organe in Betracht, soll die Einholung der Zustimmung zusammen erfolgen (§ 4 Abs. 1 S. 3 TPG).

Bei der Entscheidung hat die bzw. der nächste Angehörige zunächst den mutmaßlichen Willen der verstorbenen Person zu berücksichtigen. Kann dieser nicht ermittelt werden, ist die bzw. der nächste Angehörige im Rahmen ihres bzw. seines Totenfürsorgerechts dazu berufen, eine Entscheidung nach eigenem ethischen Ermessen zu treffen.

Die Rangfolge der nächsten Angehörigen ist in § 1 a Nr. 5 TPG festgelegt. Diese sind der Aufzählung nach:

- Ehegattin bzw. -gatte oder eingetragene Lebenspartnerin bzw. -partner
- volljährige Kinder
- die Eltern, Vormund, Pfleger bzw. Pflegerin
- volljährige Geschwister
- Großeltern

Bei mehreren gleichrangigen Angehörigen ist es ausreichend, wenn eine bzw. einer von ihnen beteiligt wird und eine Entscheidung trifft. Der Widerspruch eines gleichrangigen Angehörigen ist zu berücksichtigen und verhindert die Organentnahme. Ist eine vorrangig Angehörige bzw. ein vorrangig Angehöriger innerhalb einer angemessenen Zeit nicht erreichbar, genügt die Entscheidung der bzw. des zuerst erreichbaren Angehörigen.

Gemäß § 4 Abs. 2 S. 1 TPG ist die bzw. der nächste Angehörige nur dann entscheidungsbefugt, wenn sie bzw. er in den letzten zwei Jahren persönlichen Kontakt zu der möglichen Organspenderin bzw. dem -spender hatte. Damit soll sichergestellt werden, dass sie bzw. er aufgrund des Kontakts zu der verstorbenen Person tatsächlich in der Lage ist, eine Entscheidung in ihrem bzw. seinem Sinne zu treffen. Ob die bzw. der nächste Angehörige und die mög-

liche Organspenderin bzw. der -spender in den letzten zwei Jahren vor dem Tod Kontakt hatten, ist durch Befragung zu ermitteln. Eine weitere Nachforschungspflicht besteht nicht. Was die Qualität des „persönlichen Kontakts" anbelangt, ist es keine Voraussetzung, dass eine Wohn- oder Hausgemeinschaft oder eine sonstige enge Nähebeziehung bestand. Es ist bereits ausreichend, wenn eine lockere persönliche Verbundenheit bestand, die sich in gelegentlichen Treffen oder Gesprächen widergespiegelt hat.

11.2.3 Entscheidung einer dem nächsten Angehörigen gleichgestellten Person

Der bzw. dem jeweilig nächsten Angehörigen ist gemäß § 4 Abs. 2 S. 5 TPG eine volljährige Person **gleichgestellt,** die der verstorbenen Person bis zum Tod in besonderer persönlicher Verbundenheit offenkundig nahegestanden hat. Diese Person tritt **neben** die bzw. den nächsten Angehörigen. Als Indiz für das Bestehen eines solchen Näheverhältnisses kann z. B. die Begleitung der verstorbenen Person im Verlauf der vorangegangenen ärztlichen Behandlung und beim Sterben angesehen werden oder auch das Bestehen eines engen Freundschaftsverhältnisses mit häufigen und persönlichen Kontakten über einen längeren Zeitraum hinweg. Regelmäßig, aber nicht zwingend notwendig, wird diese Verbundenheit auf eine gemeinsame Lebensplanung ausgerichtet sein.

Als eine der bzw. dem nächsten Angehörigen gleichgestellte Person kann die bzw. der Verlobte angesehen werden oder eine Person:

- in auf Dauer angelegter häuslicher Gemeinschaft auf Grundlage einer gemeinsamen Lebensplanung

— in getrennter Wohnung, aber mit einer über einen längeren Zeitraum gewachsenen gemeinsamen Lebensplanung und innerer Bindung

— in engem Freundschaftsverhältnis mit persönlichen und häufigen Kontakten über einen längeren Zeitraum

Zufällig entstandene häusliche Lebensgemeinschaften oder nur ökonomisch motivierte Zweckwohngemeinschaften, aus denen keine persönliche Bindung zur verstorbenen Person abgeleitet werden kann, fallen nicht hierunter.

11.2.4 Entscheidung eines Dritten

Hat die verstorbene Person zu Lebzeiten die Entscheidung über eine Organspende gemäß § 2 Abs. 2 TPG auf eine namentlich benannte Vertrauensperson übertragen, so tritt diese Person an die Stelle der bzw. des nächsten Angehörigen (§ 4 Abs. 3 TPG). Die Benennung dieser Vertrauensperson ist formlos möglich. Zum Zeitpunkt der Entscheidung für oder gegen eine Organentnahme muss diese Person das 16. Lebensjahr vollendet haben. Bei mehreren, namentlich benannten Vertrauenspersonen, denen das Entscheidungsrecht über die postmortale Organspende übertragen wurde, ist es ausreichend, wenn nur eine von ihnen beteiligt wird. Die Zustimmung von einer der benannten Personen legitimiert die Organentnahme. Allerdings ist der Widerspruch von anderen Benannten beachtlich und führt zur Unzulässigkeit der Organentnahme (siehe hierzu auch 11.2.2 und 11.2.3).

> Eine Organentnahme ist nicht zulässig, wenn keine Erklärung der verstorbenen Person zu Lebzeiten vorliegt bzw. ermittelt werden kann und wenn keine Personen auffindbar sind, die die o. g. Kriterien erfüllen.

11.3 Entscheidungsbefugnis bei Organentnahme bei minderjährigen Kindern

Bei minderjährigen Kindern, deren Organe zum Zwecke der Organspende entnommen werden sollen, sind regulär die sorgeberechtigten Eltern zur Entscheidung über eine mögliche Organentnahme berufen. Beide Elternteile sind gemeinschaftlich entscheidungsbefugt, die Zustimmung eines einzelnen Elternteils ist nicht ausreichend, um eine Organentnahme zu legitimieren. Gleiches gilt auch für getrenntlebende oder geschiedene Eltern, sofern sie das gemeinsame Sorgerecht haben.

Wurde einem Elternteil die Personensorge, d. h. das Sorgerecht für das Kind entzogen, scheidet dieses als zustimmungsberechtigte Person und somit als nächster Angehöriger aus. Entscheidungsbefugt ist dann gemäß § 1629 Abs. 1 S. 3 BGB nur noch das Elternteil, welches zum Zeitpunkt des Todes des minderjährigen Kindes die Personensorge über das Kind innehatte.

Wurde beiden Eltern das Recht zur Personensorge entzogen, ist der Vormund, dem die Personensorge über das minderjährige Kind und damit auch die Entscheidungsbefugnis übertragen worden ist, zu unterrichten. Dieser entscheidet dann über eine mögliche Organspende. Den Eltern steht dabei kein nachrangiges Entscheidungsrecht über eine mögliche Organentnahme zu. Mit rechtskräftigem Entzug des Sorgerechts werden für sie jegliche postmortale Entscheidungsoptionen hinfällig.

11.4 Entscheidungsbefugnis im Betreuungsfall

War für die verstorbene Person eine Betreuerin bzw. ein Betreuer nach § 1896 BGB bestellt, ist diese bzw. dieser grundsätzlich nicht entscheidungsbefugt. Das

Betreuungsverhältnis erlischt mit dem Tod der betreuten Person, sodass ab diesem Moment die Stellung als gesetzliche Vertretung endet. Etwas anderes gilt, wenn die gesetzliche Betreuerin bzw. der gesetzliche Betreuer gleichzeitig Angehörige bzw. Angehöriger oder eine der bzw. dem nächsten Angehörigen gleichgestellte Person ist, z. B. durch ein enges Freundschaftsverhältnis mit persönlichen und häufigen Kontakten über einen längeren Zeitraum. Dann gilt das unter Punkt 11.2.2. und 11.2.3. dargestellte. Die gesetzliche Betreuerin bzw. der Betreuer kann ebenso als bezeugende Person eines mündlich mitgeteilten Willens fungieren und diesen übermitteln.

> Eine gesetzliche Betreuung gemäß § 1896 BGB wird nur für Personen bestellt, die das 18. Lebensjahr vollendet haben. Für Minderjährige wird ein Vormund oder eine Pflegerin bzw. ein Pfleger bestellt.

11.5 Organentnahme bei nicht natürlicher Todesursache/Freigabe der Staatsanwaltschaft

Ist die mögliche Organspenderin bzw. der -spender an einer nicht natürlichen Todesursache gestorben, ist eine Einwilligung zu Lebzeiten oder die Zustimmung einer zustimmungsberechtigten Person nicht ausreichend, um eine Organentnahme zu legitimieren. Vielmehr ist darüber hinaus die Freigabe der zuständigen Staatsanwaltschaft einzuholen.

Eine nicht natürliche Todesursache liegt vor, wenn der Tod durch äußere Einwirkung eingetreten ist, bei der nicht auszuschließen ist, dass das Verhalten eines oder mehrerer Dritter ursächlich dafür gewesen ist. Hierunter fallen beispielhaft:

− Unfälle
− Vergiftungen

− Gewalteinwirkungen auf den Körper
− Suizid

11.5.1 Zuständige Ermittlungsbehörden

Bei einer nicht natürlichen Todesursache ist die örtlich zuständige Polizei zu informieren. Diese wird dann die zuständige Staatsanwaltschaft einbeziehen. Örtlich zuständig ist die Ermittlungsbehörde des Ortes, an dem der Tod der verstorbenen Person eingetreten bzw. an dem die Todesursache gesetzt worden ist.

11.5.2 Prüfung durch die Ermittlungsbehörden

Der Leichnam einer Person, die aufgrund eines nicht natürlichen Todes gestorben ist, dient den Ermittlungsbehörden als Beweissicherung zur Feststellung, ob mögliches Fremdverschulden und Anhaltspunkte für eine Straftat vorliegen. Der Leichnam wird zunächst beschlagnahmt und die Ermittlungen werden aufgenommen. Sämtliche Maßnahmen, die mögliche Beweiszwecke vereiteln könnten – dazu gehört auch die Organentnahme – sind zu unterlassen.

Um zu klären, ob dennoch eine Organentnahme trotz laufender Ermittlungen möglich ist, ist die zuständige Staatsanwaltschaft zwingend vor einer beabsichtigten Organentnahme zu informieren. Die Staatsanwaltschaft ist so früh wie möglich einzubeziehen, d. h. spätestens nach IHA-Feststellung. Sie ist über den Stand der Hirntoddiagnostik und den geplanten Umfang der Organentnahme zu informieren. Erst wenn der Leichnam durch die Staatsanwaltschaft zum Zwecke der Organentnahme freigegeben wurde, ist eine Explantation möglich. Dabei sind evtl. Einschränkungen hinsichtlich bestimmter

Organe durch die Staatsanwaltschaft zu beachten.

11.5.3 Einbeziehung eines Rechtsmediziners

Die örtlich zuständige Staatsanwaltschaft wird immer dann, wenn eine Leichenöffnung vorgesehen ist, eine Rechtsmedizinerin bzw. einen Rechtsmediziner hinzuziehen.

Sofern der Leichnam durch die Staatsanwaltschaft für eine Organentnahme freigegeben worden ist, wird eine Vertretung der Rechtsmedizin entweder während der Entnahme anwesend sein oder einen ausführlichen OP-Bericht des chirurgischen Entnahmepersonals einfordern und die Sektion nach dem Eingriff durchführen.

Krankenhausspezifische Regelungen mit der Staatsanwaltschaft bzw. mit der Rechtsmedizin sind zu berücksichtigen.

Identifikation potenzieller Spender

Klaus Hahnenkamp und Sven-Olaf Kuhn

Inhaltsverzeichnis

© Springer-Verlag GmbH Deutschland, ein Teil von Springer Nature 2022
A. Rahmel et al. (Hrsg.), *Repetitorium Transplantationsbeauftragte*,
https://doi.org/10.1007/978-3-662-62614-6_12

Die frühzeitige Identifizierung potentieller Organspenderinnen und -spender und deren konsequente und hochqualifizierte intensivmedizinische Versorgung bis hin zur Organentnahme ist sowohl logistisch, als auch medizinisch komplex und setzt ein hohes Engagement des Behandlungsteams voraus. Nicht immer ist der Gedanke an eine mögliche Organspende im klinischen Alltag präsent. Es ist Aufgabe der Transplantationsbeauftragten (TxB), Strategien zur frühzeitigen Identifizierung potentieller Organspenderinnen und -spender zu implementieren und eine anschließende optimierte Intensivtherapie zu unterstützen. Zur Unterstützung dieser Aufgabe stehen den TxB medizinische Bewertungssysteme und Entscheidungshilfen zur Verfügung (z. B. der FOUR-Score, DIVI-Positionspapier), aber auch organisatorische Maßnahmen (SOP-Entwicklung, Klinik-interne Fortbildungen, Einsatz des DSO-Tools Transplant-Check). Des Weiteren kann die Deutsche Stiftung Organtransplantation (DSO) jederzeit hinzugezogen werden.

12.1 Einführung

Der seit Jahren in Deutschland herrschende Mangel an Spenderorganen erfordert dringend Alternativen zur bisherigen Spenderrekrutierung. Das am 01.04.2019 in Kraft getretene *Zweite Gesetz zur Änderung des Transplantationsgesetzes – Verbesserung der Zusammenarbeit und der Strukturen bei der Organspende* unterstreicht, dass Organtransplantationen zum Standard in der medizinischen Versorgung gehören. Es benennt gleichzeitig aber auch Gründe für die anhaltend niedrige Spendenanzahl, nämlich strukturelle Defizite in den Entnahmekrankenhäusern, zunehmende Arbeitsverdichtung und fehlende Routine. Aktuelle Daten deuten darauf hin, dass dadurch ein relevantes Potential an Organspenden unerkannt bleibt (Girlanda 2016; Klassen et al. 2016; Günther et al. 2019).

Das primäre Ziel der Intensivmedizin ist die Behandlung potenziell reversibler Erkrankungen bzw. Verletzungen. Ist jedoch davon auszugehen, dass trotz aller therapeutischer Bemühungen ein so gravierender Hirnschaden eingetreten und der endgültige Ausfall aller Hirnfunktionen nicht zu verhindern ist, sollte frühzeitig an eine Organspende gedacht werden. Die Definition der Sinnlosigkeit der kausalen Therapie muss strikt von einer Organspende getrennt werden.

Die frühzeitige Identifizierung potentieller Organspenderinnen und -spender und deren konsequente und hochqualifizierte intensivmedizinische Versorgung bis zur Organentnahme ist sowohl logistisch als auch medizinisch komplex und setzt ein hohes Engagement des Behandlungsteams voraus. Das intensivmedizinische Fachpersonal steht hier in der besonderen Verantwortung, die Zeichen eines drohenden irreversiblen Hirnfunktionsverlustes im Behandlungsverlauf frühzeitig zu erkennen, an die Möglichkeit einer Organspende zu denken und die Therapie ohne Einschränkungen fortzuführen. Das bedeutet zugleich, den Patientenwillen zu eruieren und von Beginn an eine offene und ehrliche Kommunikation mit den Angehörigen zu führen. Durch das Vorliegen von unzureichend konkret verfassten Patientenverfügungen bzw. Vorsorgevollmachten ist allerdings die Fortführung bzw. die Eskalation der Intensivtherapie immer noch nicht selbstverständlich. Eine Abstimmung im Behandlungsteam und mit den Angehörigen muss deshalb rechtzeitig und proaktiv erfolgen. Mit der Aktualisierung der Richtlinie Spendererkennung der Bundesärztekammer wird das frühzeitige Gespräch mit den Patientenvertretern und Angehörigen verpflichtend (Deutsches Ärzteblatt 2020). Damit wird erreicht, dass jeder Wunsch nach Organspende erfüllt werden kann.

Nicht immer ist der Gedanke an eine mögliche Organspende im klinischen Alltag präsent. Außerdem sind knappe Ressourcen an Personal und Intensivkapazität, finanzielle Zwänge und ein unzureichender Ausbildungsstand vor allem von jungen Teammitgliedern vermutlich häufiger als allgemein bekannt. Eine kürzlich veröffentlichte bundesweite Sekundäranalyse vollstationärer Behandlungsfälle stellte fest, dass die Anzahl der möglichen Organspenderinnen und -spender in deutschen Krankenhäusern von 2010 bis 2015 um 13,9 % zugenommen, der Anteil der tatsächlich gemeldeten, potentiellen Fälle jedoch deutlich abgenommen hat. Die Autorinnen und Autoren machen dafür ein mangelhaftes Meldeverhalten der Entnahmekrankenhäuser verantwortlich (Schulte et al. 2018).

Mit der zweiten Änderung des Transplantationsgesetzes sollen vor allem auch die Transplantationsbeauftragten (TxB) mehr Befugnisse erhalten, um das Denken an die Organspende und den Organspendeprozess in der täglichen Routine besser zu unterstützen. Sie sind hinzuziehen, wenn Patientinnen und Patienten nach ärztlicher Beurteilung für eine Organspende in Betracht kommen, erhalten uneingeschränktes Zugangsrecht zu den Intensivstationen und alle erforderlichen Informationen zum Behandlungsfall. Die Freistellung für diese Aufgaben wird durch eine Refinanzierung ausgeglichen.

Die TxB sind für die Implementierung und die Umsetzung von Strategien zur frühzeitigen Identifizierung potentieller Organspenderinnen und -spender und der optimierten Intensivtherapie verantwortlich. Um diese Aufgaben erfüllen zu können, hat die Bundesärztekammer 2015 ein Fortbildungscurriculum „Transplantationsbeauftragter Arzt" als eine Voraussetzung zur Erlangung der Fachkompetenz für transplantationsbeauftragte Ärztinnen und Ärzte beschlossen. Diese curriculare Fortbildung soll „den TxB insbesondere zur Spenderdetektion, -evaluation, -selektion, -management, Organisation der Diagnostik des irreversiblen Hirnfunktionsausfalls (IHA),

Angehörigenbetreuung, Mitarbeiterinformation oder zur Zusammenarbeit mit der Koordinierungsstelle mit hoher fachlicher und sozialer Kompetenz qualifizieren und somit hohe Behandlungsqualität und Versorgungssicherheit auch im Bereich der Organspende sowie letztendlich Vertrauen sichern" (Fortbildungscurriculum „Transplantationsbeauftragter Arzt" 2015).

12.2 Zeichen für einen bevorstehenden oder eingetretenen irreversiblen Hirnfunktionsausfall – Awareness

Zur Identifizierung von Patientinnen und Patienten mit einem Risiko für einen IHA ist ein engmaschiges klinisch-neurologisches Monitoring erforderlich. In der Regel werden bei den Patientinnen und Patienten mit einer schweren Hirnschädigung eine oder mehrere zerebrale Bildbefunde vorliegen (Computertomografie bzw. Magnetresonanztomografie). Aus der Anamnese, dem Verlauf in der Bildmorphologie und der klinisch-neurologischen Beurteilung ist es möglich, neben therapeutischen Entscheidungen auch prognostische Rückschlüsse zu ziehen. Liegen zusätzliche Messwerte wie z. B. der intrakranielle Druck vor, können das Therapieansprechen bzw. die zu erwartende Entwicklung der Hirnschädigung abgeleitet werden. Eine fachliche Expertise ist dazu unbedingt erforderlich. Gegebenenfalls muss eine Verlegung in ein anderes, geeigneteres Krankenhaus erwogen werden.

Die Definition eines bevorstehenden IHA erfüllend, sind mechanisch beatmete, tiefkomatöse Patientinnen und Patienten mit irreversiblen, katastrophalen Hirnschäden bekannter Ursache durch akute Erkrankungen bzw. Verletzungen oder zerebrale Komplikationen extrazerebraler Erkrankungen mit intrakraniellem Druckanstieg, welche auf einer Intensivstation behandelt werden. In diesem Fall ist von den behandelnden Ärztinnen und Ärzten an die Möglichkeit des IHA zu denken. Folgende Hirnpathologien können zu einem IHA führen (s. Anlage 1 der Richtlinie der BÄK gemäß § 16 Abs. 1 S. 1 Nr. 3 TPG, mod. nach: Verfahrensanweisungen der Deutschen Stiftung Organtransplantation (DSO) gemäß § 11 des Transplantationsgesetzes):

- primäre intrakranielle Tumoren (ICD-Nrn. C70.0, C70.9, C71, D32.0, D32.9, D33.0-D33.3)
- Verschluss der Liquor-ableiten-den-Wege, Hydrocephali (ICD-Nrn. G91.1, G91.8, G91.9, G94.0, G94.1, Q03.0, Q03.1, Q03.9)
- jegliche ischämisch-hypoxische Hirnschäden (ICD-Nr. G93.1), inklusive solcher infolge von Intoxikationen, Status asthmaticus (ICD-Nr. J46), von Komplikationen bei Schwangerschaften (ICD-Nrn. O29.2, O74.3, O87.3, O89.2) oder infolge von chirurgischen Eingriffen und medizinischer Behandlung sowie infolge Strangulation (ICD-Nr. T71), Ertrinkens (ICD-Nr. T75.1), Aspiration (ICD-Nr. W78)
- intrakranielle Blutungen, spontan oder als Komplikationen anderer Erkrankungen oder von Therapiemaßnahmen (ICD-Nrn. G93.5, G93.6, I60.0-I60.9, I61.0-I61.9, I62.0, I62.9)
- Hirninfarkte (ICD-Nrn. I63-I67)
- Sinus- und Hirnvenenthrombosen (ICD-Nr. O22.5)
- perinatale Hirnschäden (ICD-Nrn. P10, P11, P52)
- Hirnfehlbildungen (ICD-Nrn. Q00-Q04)
- Schädel-Hirn-Traumen (ICD-Nrn. S06.1-S06.9, S07.1-S07.9, S09.7, S15.0-S15.3, S15.7, S18)

Außerdem können antibiotisch beherrschte, bakterielle Erkrankungen (ICD-Nrn. G00, G01) und virale Erkrankungen zum IHA führen. In diesen Fällen ist jedoch eine Einzelfallentscheidung durch erfahrene Fachleute erforderlich, da das Risiko einer Übertragung der Infektionen auf die Empfänger besteht.

Gemäß der Anlage 2 der Richtlinie der BÄK nach § 16 Abs. 1 S. 1 Nr. 3 TPG ist bei Vorliegen folgender Symptome von einem bevorstehenden IHA auszugehen (mod. nach: Verfahrensanweisungen der DSO gemäß § 11 des Transplantationsgesetzes):

- Mydriasis und fehlende Reaktion der Pupillen auf Licht (nicht medikamentös bedingt)
- Hirnstammareflexie, fehlende Reaktion auf endotracheales Absaugen (nicht medikamentös bedingt)
- (nicht durch Relaxierung verursachtes) Erlöschen einer Spastik und Auftreten einer Muskelhypotonie
- sekundäre, progrediente Hypothermie sowie transiente Poikilothermie
- Diabetes insipidus zeitgleich mit anderen Hirnstamm-Symptomen
- „Cushing-Reflex" (kontinuierlicher Blutdruckanstieg mit dann plötzlichem Blutdruckabfall und nachfolgendem Bedarf der Kreislaufstützung
- therapieresistenter Hirndruck-Anstieg

Eine serielle klinisch-neurologische Untersuchung ist sowohl zur Verlaufsbeobachtung als auch zum frühzeitigen Erkennen der Anzeichen eines Hirnfunktionsausfalls unbedingt erforderlich. Die Verwendung von Score Systemen bei der orientierenden Untersuchung ist sinnvoll. In einer 2010 veröffentlichten Studie empfahlen de Groot et al. die Verwendung des FOUR-Scores (Full Outline of UnResponsiveness-Score). Dieser besteht aus vier prüfbaren Kategorien. Die maximale Punktezahl in jeder der Kategorien beträgt vier Punkte. Bewertet wurden die Augenreaktion, die motorische Reaktion, drei Hirnstammreflexe (Pupillen-, Corneal- und Hustenreflex) sowie die Atmung (◘ Tab. 12.1) (de Groot et al. 2010).

In einer ein Jahr später veröffentlichten retrospektiven Studie wurde dieser Score mit 2 weiteren auf seine Vorhersagewahr-

□ Tab. 12.1 Full Outline of UnResponsiveness Score (FOUR-Score) (mod. nach de Groot et al. 2010)

	Augen-Reaktion	Motorik	Hirnstammreflexe	Atmung
4	Augenlider offen, folgt mit dem Blick, Augenöffnen auf Anrufen (E4)	Umsetzen von Körperaufträgen (Daumen hoch, Faust, Friedenszeichen) (M4)	Pupillen- und Cornealreflex positiv (B4)	Nicht intubiert, kein pathologisches Atemmuster (R4)
3	Augenlider offen, keine Augenbewegung (E3)	Gezielte Reaktion auf Schmerz (M3)	Unilaterale Mydriasis ohne Reaktion auf Licht (B3)	Nicht intubiert, Cheyne-Stokes-Atmung (R3)
2	Augenlider geschlossen, geöffnet auf laute Ansprache (E2)	Flexionsantwort auf Schmerz (M2)	Pupillen- **oder** Cornealreflex negativ (B2)	Nicht intubiert, unregelmäßiges Atemmuster (R2)
1	Augenlider geschlossen, Augenöffnen auf Schmerzreize (E1)	Extensionsreaktion auf Schmerz (M1)	Pupillen- **und** Cornealreflex negativ (B1)	Spontanatembewegungen unter Beatmung (R1)
0	Kein Augenöffnen auf Schmerzreiz (E0)	Keine Reaktion auf Schmerzreiz (M0)	Pupillen-, Corneal- und Hustenreflex, negativ (B0)	Keine Spontanatmung unter Beatmung, Apnoe (R0)

scheinlichkeit überprüft. Die Autorinnen und Autoren fanden für den FOUR-Score die beste Vorhersagewahrscheinlichkeit und bewerteten den Score als am besten für die bettseitige Identifizierung potentieller Organspenderinnen und -spender geeignet. Von einem bevorstehendem Hirnfunktionsausfall muss demnach ausgegangen werden, wenn bei reduzierter bzw. pausierter Analgosedierung ein Glasgow Coma Score (GCS) von 3 vorliegt und zusätzlich das progressive Fehlen von mindestens drei von sechs Hirnstammreflexen nachgewiesen oder ein FOUR-Score von E0M0B0R0 ermittelt wird (de Groot et al. 2011). Sind diese Kriterien erfüllt sollte eine formale Untersuchung zum Nachweis des IHA erfolgen (aktuelle Richtlinien der BÄK).

Die behandelnden Ärztinnen und Ärzte sind bei Verdacht auf einen bereits eingetretenen IHA nach § 9a Abs. 2 Nr. 1 TPG verpflichtet, den irreversiblen, nicht behebbaren Ausfall der Gesamtfunktion des Großhirns, des Kleinhirns und des Hirnstamms nach § 5 TPG festzustellen, sofern nach ärztlicher Beurteilung eine Organspende in Betracht kommt. Der Nachweis des Todes erfolgt dann nach der Richtlinie der BÄK § 16 Abs. 1 S. 1 Nr. 1 TPG.

12.3 Organisatorische Aspekte auf der Intensivstation

Der fortschreitende Hirnfunktionsverlust ist mit z. T. ausgeprägten pathophysiologischen Veränderungen assoziiert (Smith 2004). Diese stellen eine erhebliche Herausforderung an das Behandlungsteam und die Angehörigen bzw. die rechtliche Vertretung dar. Leider führt dies noch zu häufig zum vorschnellen Therapieabbruch, da der medizinische Aufwand den Nutzen nicht zu rechtfertigen scheint. Mit IHA-Feststellung entfallen zwar die Pflicht und auch das Recht der Ärztin bzw. des Arztes zur Fortführung einer kausalen Therapie, allerdings ist ab diesem Zeitpunkt auch der geäußerte bzw. mutmaßliche Wille der Patientin bzw. des Patienten zu beachten, Organersatzverfahren bis zur Organentnahme fortzuführen. Nach Prüfung der medizinischen Indikationen und Kontraindikationen sollte dieser Entscheidung unbedingt entsprochen werden. Deshalb ist zur weiteren Therapieplanung bei zu erwartendem IHA die Ermittlung des Patientenwillens in einem frühzeitigen und vertrauensvollen Gespräch mit der Patientenvertreterin bzw. dem -vertreter erforderlich.

> Jede potentielle Organspenderin bzw. jeden -spender identifizieren zu können, bedeutet zunächst einmal, daran zu denken. Die auf einer Intensivstation tätigen Ärztinnen und Ärzte haben die Verpflichtung, bei entsprechenden Krankheitsverläufen die Möglichkeit eines IHA in Betracht zu ziehen und weitere Schritte zur Diagnostik einzuleiten.

Durch Standardarbeitsanweisungen (SOP) müssen dazu verbindliche und transparente Regelungen, angepasst an die jeweiligen Organisationsstrukturen der Entnahmekrankenhäuser, entwickelt werden. Solche SOP müssen bereits in der Notaufnahme bzw. im Schockraum ansetzen. Die Aufgabe, entsprechende SOPs zu erstellen, übernehmen TxB.

Patientinnen und Patienten mit drohendem Hirnfunktionsausfall müssen vom Behandlungsteam regelmäßig auf Zeichen des IHA untersucht und routinemäßig an die oder den TxB gemeldet werden. Durch eine regelmäßige Fort- und Weiterbildung zum IHA und zur Organspende sind dabei auch die klinischen Trigger wiederholt zu schulen und so eine ständige Awareness für die Thematik aufrecht zu erhalten. Die Schulungsveranstaltungen müssen an die individuellen Zielgruppen angepasst werden. Dabei sollten Pflegekräfte nicht nur über organisatorische Details und die Bedeutung der Organspende informiert werden, sondern ebenfalls Kenntnisse zu den frühen Zeichen und zum Untersuchungsablauf zur IHA-Feststellung erhalten. Damit kann die rechtzeitige Identifikation der potentiellen Spenderinnen und Spender durch eine interprofessionelle Zusammenarbeit verbessert werden.

Die fachliche Qualifikation des an der Diagnostik beteiligten ärztlichen Personals ist zum einen durch die TxB zu legitimieren. Außerdem müssen diese durch individuelle Fortbildungen (z. B. Inhouse-Seminare) die verschiedenen Professionen regelmäßig darin schulen, auch die fachfremden Punkte im Untersuchungsablauf beurteilen zu können (z. B. Pharmakodynamik und -kinetik, Beurteilung von spinalen Reflexen). Die Entscheidung, ob eine potentielle Spenderin bzw. Spender für eine Organentnahme geeignet ist, ist immer mit der oder dem TxB abzustimmen. Unter Einbeziehung der Koordinierungsstelle (DSO) können darüber hinaus Beratungen zur Diagnostik, zu Kontraindikationen oder organisatorischen Fragen erfolgen. Die Koordinierungsstelle ist hierfür Tag und Nacht erreichbar.

Der Nachweis des Todes nach der Richtlinie der BÄK § 16 Abs. 1 S. 1 Nr. 1 TPG ist Aufgabe des Entnahmekrankenhauses. TxB sind über Patientinnen und Patienten mit drohendem Hirnfunktionsausfall bzw. über eine geplante IHA-Feststellung zu informieren. Sie sorgen dafür, dass das Entnahmekrankenhaus die IHA-Feststellung entweder durch eigenes ärztliches Personal durchführt oder müssen diese durch die konsiliarische Hinzuziehung geeigneter Ärztinnen und Ärzte sicherstellen. Im Bedarfsfall kann die Koordinierungsstelle das Entnahmekrankenhaus durch die Vermittlung einer unabhängigen Konsilliarärztin bzw. eines -arztes unterstützen.

TxB sind nach § 9b Abs. 2 Nr. 1 TPG dafür verantwortlich, dass Entnahmekrankenhäuser ihrer Verpflichtung zur Meldung möglicher Organspenderinnen und -spender nachkommen. Die Handlungsabläufe zur Meldung werden in Zusammenarbeit mit der für das jeweilige Entnahmekrankenhaus zuständigen DSO-Koordinatorin bzw. dem Koordinator festgelegt.

12.4 DSO TransplantCheck

Die retrospektive Evaluation von Verstorbenen mit einer schweren Hirnschädigung dient neben der Qualitätssicherung auch der Verbesserung der Compliance. Die DSO stellt den Entnahmekrankenhäusern ein Computerprogramm („TransplantCheck") zur Verfügung. Die Excel-basierte Anwendung erlaubt den Entnahmekrankenhäusern die retrospektive Ermittlung verstorbener Patientinnen und Patienten mit primärer oder sekundärer Hirnschädigung auf Grundlage eines gemäß § 21 Krankenhausentgeltgesetz (KHEntgG) erstellten Datensatzes. Es werden gemäß § 16 Abs. 1 S. 1 Nr. 3 TPG anhand der von der BÄK festgelegten ICD-Codes Rohdaten von Patientinnen und Patienten generiert, bei denen zum Todeszeitpunkt eine primäre oder sekundäre Hirnschädigung dokumentiert wurde. Darüber hinaus werden zusätzlich alle Verstorbenen mit entsprechender Hirnschädigung jedoch ohne maschinelle Beatmung und damit IHA-Diagnostik aufgeführt. Möglicherweise stellen letztere eine Gruppe weiterer potenzieller Organspenderinnen und -spender dar (▶ Kap. 20).

12.5 Angehörigengespräch, Feststellung des Therapieziels

Das Angehörigengespräch (▶ Kap. 14) ist zur Identifizierung potenzieller Organspenderinnen und -spender von zentraler Bedeutung. Viele Menschen besitzen heute bereits eine Patientenverfügung und/oder eine Vorsorgevollmacht. Noch zu selten sind aber die Entscheidungen am Lebensende in Bezug auf eine Organspende und in diesem Zusammenhang auf eine dazu notwendige Intensivtherapie konkretisiert. Der zunehmende Trend der letzten Jahre zur Behandlungsbegrenzung verhindert in einer unbekannten Fallzahl die Möglichkeit, die Organspende zu besprechen. Deshalb müssen Angehörige von Patientinnen und Patienten mit fataler Hirnschädigung frühzeitig und einfühlsam über den Krankheitsverlauf und die Prognose informiert werden. Organspende sollte in diesen Gesprächen als Teil der Therapie am Lebensende und gesamtgesellschaftliche Aufgabe interpretiert werden. In den meisten Fällen sind diese Gespräche für die Angehörigen emotional äußerst belastend, müssen doch oft das Überbringen der schlechten Nachricht vom zu erwartenden Tod mit der Frage nach der Organspendebereitschaft verknüpft werden. Da die Angehörigen sich dabei in einer Situation der Unentrinnbarkeit befinden, ist es wichtig, solche Angehörigengespräche geplant (ggf. wiederholt) und in einer ruhigen und offenen Atmosphäre sowie mit einem ausreichenden zeitlichen Rahmen durchzuführen. Die Autonomie der einzelnen Person hat Priorität. Die Frage danach, was die Patientin bzw. der Patient gewollt hätte, muss mit allen erreichbaren Angehörigen und ggf. auch befreundeten Personen oder Bekannten erörtert werden. Im Ergebnis dieser Gespräche sollen alle Beteiligten darauf vertrauen können, dem geäußerten oder mutmaßlichen Patientenwillen entsprochen zu haben und alle relevanten Fragen beantwortet sein (Parvu 2018).

Die Standards der Kommunikationsgestaltung beinhalten u. a. eine empathische und verständliche Erläuterung der Thematik. Die Gesprächsführung der behandelnden Ärztinnen und Ärzte im Kontext der Organspende ist kaum untersucht.

Es bestehen abhängig von der persönlichen Erfahrung erhebliche Unterschiede in den Entnahmekrankenhäusern. Die curriculare Fortbildung „Transplantationsbeauftragter Arzt" sieht dafür erstmals die Angehörigenbegleitung sowohl im theoretischen Teil, als auch als eigenes Modul zur praktischen Ausbildung vor (s. Curriculum TxB).

Entsprechend dem Positionspapier der DIVI „Entscheidungen bei potentiellen Organspendern" (Parvu 2018) ist neben dem Ziel, möglichst jedem Organspendewunsch zu entsprechen, eine ungewollte Verlängerung des Sterbens zu vermeiden. Unter Beachtung der vier medizinethischen Grundsätze dienen zunächst alle Therapiemaßnahmen dem Patientenwohl. Sind diese Ziele nicht mehr zu erreichen und ist der IHA unabwendbar bzw. bereits eingetreten, ist eine Re-Evaluation der Therapie notwendig. Folgende Therapieziele sind möglich (Parvu 2018):

- palliativmedizinisches Therapiekonzept (Zulassen des Sterbens, Symptomlinderung und Sterbebegleitung)
- Fortführung der Intensivtherapie, ggf. Therapieeskalation zur Klärung einer möglichen Organspende
- Fortführung der Intensivtherapie bis zur Feststellung des irreversiblen vollständigen Hirnfunktionsausfalls

> Die Festlegung des Therapieziels muss ärztlich indiziert sein und dem Patientenwillen entsprechen. Dazu hat die Klärung des Patientenwillens zeitnah, also bereits vor der Diagnostik des IHA, und obligat zu erfolgen.

Im Falle der Zustimmung zur Organspende wird die Intensivtherapie in erforderlichem Umfang fortgeführt. Kommt keine Organspende in Betracht, ist das Sterben mit Symptomlinderung und Sterbebegleitung zuzulassen.

Maßnahmen zur verbesserten Identifikation potentieller Organspenderinnen und -spender – Rolle der Transplantationsbeauftragten

- Erstellen und Pflegen von SOP für Notaufnahmen und Intensivstationen
- Förderung der Aufmerksamkeit für das Thema Organspende:
  - Regelmäßige Schulungen des ärztlichen und pflegerischen Personals der Klinik, insbesondere der Notaufnahme und der Intensivstationen
  - Identifikation potentieller Spenderinnen und Spender
  - Intensivmedizinische Maßnahmen bei IHA
  - Gesprächsführung mit Angehörigen
  - Regelmäßige (Beteiligung an der) Visite auf den Intensivstationen
  - Standardisierte Information des TxB bei festgelegten klinischen Konstellationen (z. B. GCS < 5, FOUR-Score < 5)
- Qualitätsmanagement (z. B. DSO TransplantCheck für Excel)
  - Regelmäßiges Feedback für alle beteiligten Professionen
- SOP zur Organisation der IHA-Diagnostik im Entnahmekrankenhaus
  - Fort- und Weiterbildung der an der Diagnostik des IHA beteiligten Ärztinnen und Ärzte

12

12.6 QR-Code

◘ **QR-Code 12.1** BÄK **Fortbildungscurriculum „Transplantationsbeauftragter Arzt"**

Literatur

Brauer M, Günther A, Pleul K et al (2019) [How many potential organ donors are there really? : Retrospective analysis of why determination of irreversible loss of brain function was not performed in deceased patients with relevant brain damage]. Der Anaesthesist 68:22–29. doi: 10.1007/s00101-018-0510-x

de Groot YJ, Jansen NE, Bakker J, Kuiper MA, Aerdts S, Maas AIR, Wijdicks EFM, van Leiden HA, Hoitsma AJ, Kremer B, Kompanje EJO (2010) Imminent brain death: point of departure for potential heart-beating organ donor recognition. Intensive Care Med 36:1488–1494

de Groot YJ, Wijdicks EFM, van der Jagt M, Bakker J, Lingsma HF, IJzermans JNM, Kompanje EJO (2011) Donor conversion rates depend on the assessment tools used in the evaluation of potential organ donors. Intensive Care Med 37:665–670

Fortbildungscurriculum „Transplantationsbeauftragter Arzt" 1. Auflage, Mai 2015. ► https://www.bundesaerztekammer.de/fileadmin/user_upload/downloads/pdf-Ordner/Fortbildung/Curr-Transplantationsbeauftragter-Arzt.pdf. Zugegriffen: 4. Aug. 2020. (QR-Code 12.1)

Girlanda R (2016) Deceased organ donation for transplantation: challenges and opportunities. World J Transplant 6:451–510

Klassen DK, Edwards LB, Stewart DE, Glazier AK, Orlowski JP, Berg CL (2016) The OPTN deceased donor potential study: implications for policy and practice. Am J Transplant 16:1707–1714

Krankenhausentgeltgesetz vom 23. April 2002 (BGBl. I S. 1412, 1422)

Parvu V (2018) Entscheidungen bei potentiellen Organspendern. Gemeinsames Positionspapier der Sektionen Ethik und Organspende und -transplantation der DIVI 13.11.2015

Richtlinie gemäß § 16 Abs. 1S. 1 Nr. 3 TPG zur ärztlichen Beurteilung nach § 9a Abs. 2 Nr. 1TPG (RL BÄK Spendererkennung). Deutsches Ärzteblatt 2020: 1–12 ► https://doi.org/10.3238/arztebl.2020.rili_baek_spendererkennung_2020. Zugegriffen: 4. Aug. 2020

Schulte K, Borzikowsky C, Rahmel A, Kolibay F, Polze N, Fränkel P, Mikle S, Alders B, Kunzendorf U, Feldkamp T (2018) Decline in organ donation in Germany. Dtsch Arztebl Int 2018; 115: 463-8. DOI: 10.3238/arztebl.2018.0463

Smith M (2004) Physiologic changes during brain stem death—lessons for management of the organ donor. J Heart Lung Transplant 23:217-S222

Die Feststellung des Todes

Stefanie Förderreuther

Inhaltsverzeichnis

© Springer-Verlag GmbH Deutschland, ein Teil von Springer Nature 2022
A. Rahmel et al. (Hrsg.), *Repetitorium Transplantationsbeauftragte*,
https://doi.org/10.1007/978-3-662-62614-6_13

Der eingetretene irreversible Hirnfunktionsausfall (IHA, „Hirntod") ist eine rechtliche Voraussetzung für die postmortale Organspende, seine Feststellung erfolgt jedoch grundsätzlich unabhängig von einer möglichen Organspende. Da nicht bei allen Patientinnen und Patienten mit Gehirnschädigungen, die aufgrund ihrer Schwere einen IHA bedingen könnten, eine formale Diagnostik erfolgt, ist die genaue Epidemiologie des IHA nicht bekannt. Für die formale IHA-Diagnostik ist die jeweils aktuelle Version der zugehörigen Richtlinie der Bundesärztekammer verbindlich. Unabhängig voneinander prüfen mindestens zwei Ärztinnen oder Ärzte im 1. Schritt die Voraussetzungen, erheben danach, im 2. Schritt, den klinischen Befund und belegen im 3. und letzten Schritt die Irreversibilität der klinischen Ausfallsymptome. Die Befunddokumentation muss anhand der in der Richtlinie vorgegebenen Protokollbögen erfolgen.

Der Nachweis des irreversiblen Ausfalls von Großhirn, Kleinhirn und Hirnstamm ist das Verfahren zur Feststellung des Todes nach neurologischen Kriterien. Die Feststellung des irreversiblen Hirnfunktionsausfalls (IHA, „Hirntod") ist grundsätzlich unabhängig von einer Organspende. Das Verfahren zur IHA-Feststellung ist in der *Richtlinie gemäß § 16 Abs. 1 S. 1 Nr. 1 Transplantationsgesetz (TPG) für die Regeln zur Feststellung des Todes nach § 3 Abs. 1 S. 1 Nr. 2 TPG und die Verfahrensregeln zur Feststellung des endgültigen, nicht behebbaren Ausfalls der Gesamtfunktion des Großhirns, des Kleinhirns und des Hirnstamms nach § 3 Abs. 2 Nr. 2 TPG* geregelt. Aktuell gültig ist die 4. Fortschreibung aus dem Jahr 2015. Dieser Beitrag berücksichtigt die Regelungen dieser Richtlinie (Bundesärztekammer 2015). Ist der IHA eingetreten, ist nach § 3 TPG eine rechtliche Voraussetzung für eine dann mögliche postmortale Organspende erfüllt.

Der IHA ist eine klinische Diagnose. Er entwickelt sich als Folge einer primären, d. h. das Gehirn unmittelbar betreffenden oder einer sekundären, mittelbaren Schädigung unter laufender intensivmedizinischer Therapie mit künstlicher Beatmung. Typischerweise erfordern bereits die neurologischen Ausfallsymptome der Hirnschädigung intensivmedizinische Maßnahmen. Die zeitliche Dynamik, mit der es im Krankheitsverlauf zum Ausfall weiterer Hirnfunktionen kommt, ist in aller Regel davon abhängig, wie schnell sich eine intrakranielle Druckerhöhung entwickelt. Der neurologische Befund kann dabei im Verlauf durch die analgo-sedierende Behandlung, metabolische Faktoren oder eine Hypothermie verschleiert sein.

13.1 Epidemiologie und Ätiologie

Die genaue Epidemiologie des IHA (Häufigkeitsverteilung der möglichen Ursachen des IHA) ist nicht bekannt, da nicht bei allen Patientinnen und Patienten mit Gehirnschädigungen, die auf Grund ihrer Schwere einen IHA bedingen könnten, eine formale IHA-Diagnostik erfolgt beziehungsweise, weil vor Eintreten der Ausfallsymptome des Gehirns ein palliatives Therapiekonzept eingeleitet wird. Unter den postmortalen Organspenderinnen und -spendern sind spontane intrazerebrale Blutungen und zerebrale Hypoxien die häufigsten Ursachen eines IHA. Weitere typische Ursachen für einen IHA sind raumfordernde Infarkte, ausgedehnte Thrombosen der Venen und Sinus, eitrige Meningitiden, Störungen der Liquorzirkulation und Schädel-Hirn-Traumata.

Pathophysiologisch führt jede Art einer Hirnparenchymschädigung zu einer Gewebeschwellung. Diese geht bei geschlossener Kalotte mit einer Erhöhung des intrakraniellen Drucks einher. Kann der Druck nicht suffizient gesenkt werden, bedingt die Druckerhöhung eine weitere ischämische Gewebeschädigung und resultiert so in einem Circulus vitiosus. Im Endstadium überschreitet der intrakranielle Druck (ICP) den

13

mittleren arteriellen Druck und es kommt zum Perfusionsstillstand. Ausnahmen stellen offene Schädelverletzungen, Entlastungstrepanationen und vorbestehende ausgeprägte Atrophien des Gehirnparenchyms dar. In diesen Fällen sowie bei noch offenen Schädelnähten und Fontanellen kommt es vor, dass selbst bei Nachweis der klinischen Ausfallsymptome kein vollständiger Perfusionsstillstand eintritt.

13.2 Klinische Befundentwicklung

Die klinisch neurologische Symptomatik und deren Verlauf sind von der Art und Lokalisation der Hirnschädigung sowie der Dynamik der Hirndruckentwicklung abhängig.

Primäre supratentorielle Schäden einer Hemisphäre gehen zunächst mit kontralateralen Halbseitensymptomen einher. Die Patientinnen und Patienten zeigen anfangs typischerweise nur bei sehr großer Ausdehnung der Läsion bereits eine deutliche Vigilanzminderung. Im Verlauf nimmt die Vigilanzstörung zu und die von cranial nach caudal fortschreitende Hirndrucksteigerung führt schließlich zu den klassischen Zeichen der transtentoriellen Einklemmung mit zunächst einseitiger, dann bilateraler Mydriase, Ausfall der Lichtreaktion, Erlöschen auch der anderen Hirnnervenreflexe von cranial nach caudal, Übergang einer Streckspastik zur Muskelhypotonie und final medullärer Einklemmung mit plötzlichem reflektorischen krisenhaften Blutdruckanstieg (Cushing Reflex), nachfolgender meist Katecholamin-pflichtiger Hypotonie und Sistieren des Atemantriebs. In der Folge ist häufig eine Herzfrequenzstarre, Hypothermie und eine arterielle Hypotonie oder eine Kreislaufinstabilität mit erheblichen Blutdruckschwankungen zu beobachten.

Infratentorielle Schädigungen zeigen meist primär eine schwere Vigilanzstörung, Hirnnervenausfälle und häufig bilaterale Paresen sowie bilateral pathologische Reflexe. Hier entwickelt sich der IHA, wenn es durch Druck auf den Aquädukt zu einer Liquorzirkulationsstörung mit Ausbildung eines Hydrozephalus kommt, sodass auch im supratentoriellen Kompartiment der intrakranielle Druck steigt.

Schwere sekundäre Hirnschädigungen präsentieren sich meist zunächst mit einem tiefen Koma und weitgehend erhaltenen Hirnnervenreflexen. Klassische Halbseitensymptome fehlen in der Regel. Viele dieser Patientinnen und Patienten entwickeln im Verlauf dann Myoklonien und epileptische Anfälle. Bei kritischer Zunahme des Hirndrucks durch ein diffuses Hirnödem sistieren die Myoklonien und Anfälle und es kommt ähnlich wie bei den supratentoriellen Läsionen sukzessive zum Ausfall der Hirnnervenreflexe und Zeichen der transtentoriellen und medullären Einklemmung.

Die Entwicklung eines Diabetes insipidus ist unabhängig von der Art und Lokalisation der Hirnschädigung nicht regelhaft zu beobachten (Nair-Collins et al. 2016). Kommt es zum Diabetes insipidus, so empfiehlt es sich mit Desmopressin zu behandeln, um eine Elektrolytentgleisung mit Entwicklung einer schweren Hypernatriämie zu vermeiden. Auch eine Hypothermie tritt beim IHA nicht regelhaft ein (Essien et al. 2017). Fieber entsteht als immunologisches Phänomen unabhängig von der Hirnfunktion und schließt den IHA daher nicht aus.

Der Verdacht auf den drohenden IHA ist gegeben, wenn
- eine schwere strukturelle Hirnschädigung vorliegt,
- der ICP nicht beherrscht werden kann und schließlich den mittleren arteriellen Druck überschreitet,
- eine ein- oder beidseitige Mydriase auftritt
- der Hustenreflex und Atemantrieb sistieren und dies nicht durch die laufende Medikation erklärt werden kann.

13.3 Formalia

Für die formale IHA-Diagnostik ist die jeweils aktuelle Richtlinie der Bundesärztekammer gemäß § 16 Abs. 1 S. 1 Nr. 1 TPG verbindlich. Die Richtlinie regelt die Qualifikation aller beteiligten Untersucherinnen und Untersucher, den Ablauf der klinischen Untersuchung, die Anforderungen an apparative Untersuchungen und die Befunddokumentation.

Die IHA-Feststellung erfolgt immer durch mindestens 2 Fachärztinnen bzw. -ärzte mit mehrjähriger intensivmedizinischer Erfahrung. Eine darüberhinausgehende formale Qualifikation ist nicht gefordert. Die Untersuchung darf auch von Transplantationsbeauftragten durchgeführt werden. Es ist allerdings zu beachten, dass keine der Untersucherinnen und Untersucher im Falle einer Organ- oder Gewebespende an der Entnahme oder Übertragung der Organe beteiligt sein darf (§ 5 Abs. 2 TPG). In jedem Untersuchungsgang muss mindestens eine der beiden untersuchenden Personen Neurologe/in oder Neurochirurg/in sein. Bei Kindern bis zum vollendeten 14. Lebensjahr muss zusätzlich pädiatrische Expertise gewährleistet sein (Fachärztin bzw. -arzt für Neuropädiatrie plus weiteres fachärztliches Personal oder Fachärztin bzw. -arzt für Neurologie bzw. Neurochirurgie plus Fachärztin bzw. -arzt für Pädiatrie). Die Anforderungen an die Qualifikation sind so hoch, weil von den Untersuchenden folgende Fähigkeiten erwartet werden:
- Beurteilung der Pharmakokinetik zentral dämpfender Medikamente unter Berücksichtigung möglicher Interaktionen sowie der Körpertemperatur der Patientin bzw. des Patienten
- Bewertung von Medikamenteneffekten auf den klinischen und auf den neurophysiologischen Befund
- Beurteilung der Auswirkungen von Vorerkrankungen, aktuellen Organschä-

den oder metabolischen Störungen auf die klinischen Symptome
- Unterscheidung zwischen zerebralen, spinalen und peripher neurogenen Reaktionen
- Kenntnisse über Indikationen und Limitationen der ergänzenden Untersuchungen

Für die Erbringer von ergänzenden Untersuchungen sind ebenfalls Qualifikationsanforderungen zu beachten: Die Anforderungen für die Durchführung und die Ergebnisbeurteilung elektrophysiologischer und dopplersonographischer Untersuchungen entsprechen den jeweiligen Weiterbildungsordnungen der zuständigen Landesärztekammer. Für die Beurteilung einer CT-Angiographie ist eine Fachärztin bzw. -arzt für Radiologie mit mehrjähriger neuroradiologischer Erfahrung gefordert und für die Beurteilung einer Perfusionsszintigraphie eine Fachärztin bzw. -arzt für Nuklearmedizin.

Mit Feststellung des IHA wird ein sicheres Todeszeichen diagnostiziert. Die Befunddokumentation muss anhand der in der Richtlinie vorgegebenen Protokollbögen erfolgen. Jede Untersucherin bzw. jeder Untersucher muss bei jedem Untersuchungsgang einen Protokollbogen sorgfältig ausfüllen. Bei einer fehlerhaften oder lückenhaften Dokumentation ist die Todesfeststellung formal nicht korrekt (◘ Tab. 13.1).

13.4 Ablauf der Diagnostik

Die untersuchenden Ärztinnen und Ärzte prüfen jeweils unabhängig voneinander im ersten Schritt die Voraussetzungen, erheben danach den klinischen Befund und belegen im 3. und letzten Schritt die Irreversibilität der klinischen Ausfallsymptome. Eine Übersicht liefert ◘ Abb. 13.1.

◘ Tab. 13.1 Checkliste der Formalia

Kriterium	Konsequenz
Verbindlichkeit der Richtlinie der Bundesärztekammer	Keine Änderungen der Qualitätsanforderungen, der Dokumentation und der Untersuchungsabläufe möglich
Dokumentation	Protokollbögen entsprechend der Richtlinie sind zu verwenden Spezieller Protokollbogen für Neugeborene und Kleinkinder bis zur Vollendung des 2. Lebensjahrs Jeder Untersucher füllt für jeden Untersuchungsgang einen eigenen Protokollbogen aus
Qualifikationsanforderungen an die klinischen Untersucher	Jeder Untersucher muss Fachärztin /-arzt mit mehrjähriger Intensiverfahrung sein. Bei jedem Untersuchungsgang muss einer der beiden Untersucher Neurologe/-in oder Neurochirurg/in sein Bei Kindern bis zur Vollendung des 14. Lebensjahrs muss zudem einer der Untersucher (Neuro-)Pädiater/in sein
Qualifikationsanforderungen an die Erbringer apparativer Untersuchungen	CT-Angiographie: Fachärztin /-arzt für Radiologie mit mehrjähriger neuroradiologischer Erfahrung SPECT: Fachärztin /-arzt für Nuklearmedizin Doppler-/Duplexsonographie: die Untersuchung muss von einer Fachärztin /-arzt durchgeführt und befundet werden Elektrophysiologische Untersuchungen: Die Ableitungen müssen von einer Fachärztin /-arzt überwacht werden. Der Befund ist von einer Fachärztin /-arzt aus einem der Neurofächer zu erstellen
Unvereinbarkeit von IHA-Feststellung und Beteiligung bei der Organ- und Gewebe-Entnahme/-Übertragung	Die Vorschrift muss bei der Planung von IHA-Diagnostik und Realisierung einer Organspende berücksichtigt werden

13.4.1 Prüfen der Voraussetzungen

Anhand der Anamnese und der Zusatzbefunde muss die Genese der Hirnschädigung eindeutig und eine Differenzierung zwischen supratentoriellen, infratentoriellen sowie kombinierten Hirnschädigungen möglich sein. Es muss zudem ausgeschlossen sein, dass der klinische Befund zum Zeitpunkt der Untersuchung verschleiert ist. Daher müssen relevante Medikamenteneffekte, eine Intoxikation, Relaxierung, primäre oder therapeutische Hypothermie, ein metabolisches Koma oder ein Kreislaufschock ausgeschlossen sein.

Besondere Erfahrung ist für die Beurteilung von Medikamenteneffekten erforderlich. Die Richtlinie führt aus, wie die Effekte zentral dämpfender Medikamente auf den klinischen Untersuchungsbefund beurteilt werden können und unterscheidet dabei, ob die Körpertemperatur der Patientin bzw. des Patienten über oder unter 35 °C liegt. Unabhängig von der Körpertemperatur ist die Bestimmung von Medikamentenspiegeln nicht grundsätzlich gefordert. Liegt jedoch eine entsprechende Untersuchung vor, so muss die untersuchende Ärztin bzw. der Arzt gegebenenfalls nach Rücksprache mit einer Toxikologin bzw. einem Toxikologen beurteilen, ob der gemessene Medikamentenspiegel die klinischen Ausfallsymptome erklären könnte. Nur bei Kindern vor Vollendung des 2. Lebensjahrs ist gefordert, dass Medikamentenspiegel unterhalb des therapeutischen Bereichs liegen.

13.4.1.1 Beurteilung von Medikamenteneffekten unabhängig von der Körpertemperatur und der Art der Hirnschädigung der Patientin bzw. des Patienten

Es können Antidota, Verfahren zur Untersuchung der Hirndurchblutung oder evozierte Potentiale eingesetzt werden:

- **Antagonisierung:** Die Rezeptorbindung von Naloxon und Flumazenil ist hochspezifisch und höher als die von Opiaten und Benzodiazepinen, so dass unter Antagonisierung eine sichere Befunderhebung und -beurteilung möglich ist. Flumazenil führt bei einer Dosis von 1 mg zu einer vollständigen Antagonisierung verabreichter Benzodiazepine (Whitwam und Amrein 1995). Die Halbwertszeit ist bei Kindern älter als ein Jahr mit durchschnittlich etwa 40 min und Schwankungen der Wirkdauer zwischen 20 und 75 min kürzer als bei Erwachsenen, in der Regel aber ausreichend, um die Patientin bzw. den Patienten nach einmaliger Bolusgabe zu untersuchen. Naloxon sollte bei hohen Opiatspiegeln gemäß der Fachinformation bis zu einer Dosis von 10 mg gegeben werden, was 25 Ampullen à 0,4 mg entspricht (Jeffreys und Volans 1983; Handal et al. 1983). CAVE: Naloxon kann Opiate mit agonistischer und zugleich antagonistischer Wirkung nicht suffizient antagonisieren.
- Liegt ein **Perfusionsstillstand** vor, so kann sicher davon ausgegangen werden, dass die klinischen Ausfallsymptome auf der fehlenden Hirndurchblutung und der damit verbundenen ischämischen Parenchymschädigung beruhen, nicht jedoch auf Medikamenteneffekten.

CAVE: vor der Durchführung einer CTA-Untersuchung muss nachgewiesen sein, dass die Hirnnervenreflexe und der Atemantrieb erloschen sind.

- Auch die **somatosensibel (SEP) und akustisch evozierten Potentiale (AEP)** können zur Beurteilung von Medikamenteneffekten eingesetzt werden, weil sie selbst bei hohen Thiopentalspiegeln nicht erlöschen (Drummond et al. 1987, 1985; Ganes und Lundar 1983). Da diese Potentiale im Hirnstamm generiert bzw. fortgeleitet werden, können sie nur bei primären supratentoriellen und sekundären Hirnschädigungen herangezogen werden. Kommt es klinisch zum Ausfall der Hirnfunktionen und zugleich bei entsprechendem Neuromonitoring zum fortschreitenden und schließlich vollständigen Ausfall der Potentiale, beruhen die erloschenen Hirnfunktionen auf der Gehirnschädigung und nicht auf Substanzeffekten. CAVE:
  - Fehlbefunde sind bei Patientinnen und Patienten möglich, bei denen unter Behandlung mit ototoxischen Substanzen eine Schädigung des N. vestibulocochlearis aufgetreten ist
  - Zieht man die SEP zur Beurteilung heran, muss auch eine hohe Querschnittslähmung (Polytrauma-Patientinnen und -Patienten) ausgeschlossen sein
  - Bei Säuglingen und Kleinkindern bis zur Vollendung des 2. Lebensjahres liegen keine ausreichenden Daten zu SEP-Ableitungen vor

13.4.1.2 Beurteilung von Medikamenteneffekten bei normaler Körpertemperatur

Liegt die Körpertemperatur zum Untersuchungszeitpunkt bei $\geq 35\,°C$ kann der Einfluss von analgo-sedierenden Substanzen auch anhand der Synopse von der Anam-

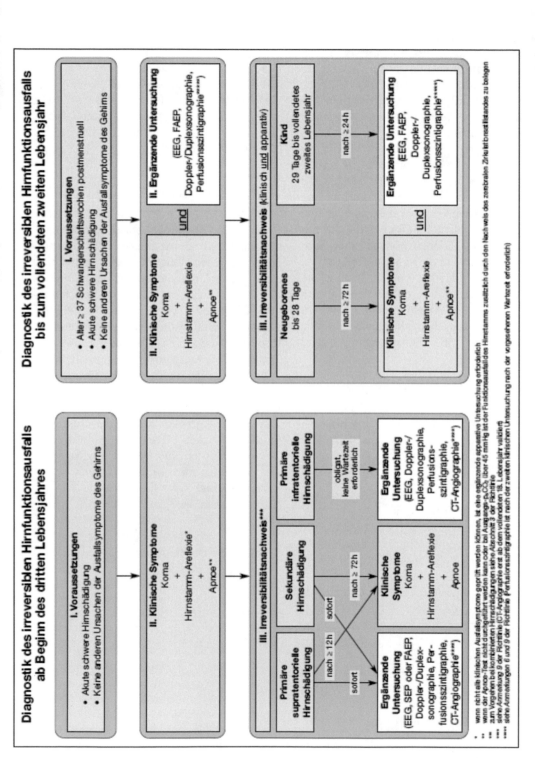

☐ **Abb. 13.1** Ablauf der IHA-Diagnostik bei Patientinnen und Patienten bis zum vollendeten 2. Lebensjahr und bei Patientinnen und Patienten ab dem 3. Lebensjahr (Copyright: Bundesärztekammer; mit freundlicher Genehmigung)

nese, ggf. des Protokolls notärztlicher Maßnahmen sowie der bei der Aufnahme auf die Intensivstation dokumentierten neurologischen Untersuchungsbefunde und deren Entwicklung im Verlauf beurteilt werden. Hierzu müssen die verabreichten Medikamente in Bezug zur dokumentierten Befundentwicklung gesetzt werden. Dabei sind die Körpertemperatur im Verlauf sowie Leber- und Nierenfunktion zu berücksichtigen. Klinische Befundverschlechterungen, die sich nach dem Absetzen einer Substanz entwickeln, beruhen auf der fortschreitenden Hirnschädigung, da die Serumspiegel nach dem Absetzen einer Substanz sinken. Wichtig ist zu bedenken, welche Befunde pharmakologisch bedingt sein könnten: Alle analgo-sedierenden Substanzen können eine Atemdepression hervorrufen, Opiate oder Benzodiazepine führen jedoch auch in hohen Dosierungen nie zu einer Mydriase.

13.4.1.3 Beurteilung anderer Faktoren, die Einfluss auf den neurologischen Untersuchungsbefund nehmen könnten

- **Metabolische Einflüsse** sind zu berücksichtigen. Damit ist nicht gemeint, dass sämtliche Laborparameter im Normbereich liegen müssen. Metabolische Parameter dürfen allerdings die klinisch-neurologische Befundentwicklung nicht erklären
- **Körpertemperatur:** Die Richtlinie der Bundesärztekammer fordert den Ausschluss einer primären oder therapeutischen Hypothermie. Liegt als Folge des Ausfalls der Hirnfunktionen eine sekundäre Hypothermie vor, so ist vor allem zu berücksichtigen, dass sich dies erheblich auf die Elimination von Substanzen auswirkt (siehe auch oben). Grundsätzlich fordert die Richtlinie nur bei Kindern vor Vollendung des 2. Lebensjahres

eine Körpertemperatur von mindestens 35 °C

Die Anforderungen an die Voraussetzungen für die IHA-Diagnostik, die Planung des Untersuchungsablaufs sowie das Verfahren zum Nachweis der Irreversibilität können anhand der Checkliste zur IHA-Diagnostik (◘ Tab. 13.2) überprüft werden.

13.4.2 Klinische Untersuchung

Es sind alle Hirnnervenreflexe, die Bewusstseinslage und der Atemantrieb zu untersuchen. Bei jedem Untersuchungsgang sind 2 qualifizierte Untersucher gefordert. Die beiden Untersucher müssen ihre Feststellungen unabhängig voneinander vornehmen. Dabei ist es allerdings nicht zwingend erforderlich, die forcierte Hypoventilation zur Testung des Atemantriebs zweimal durchzuführen, da jeder Untersucher für sich den Atemantrieb beurteilen kann. Können ein oder mehrere Reflexe beziehungsweise die Apnoe nicht geprüft werden, so muss obligat der zerebrale Perfusionsstillstand nachgewiesen werden. Bei jedwedem Zweifel an den Befunden muss die Behandlung weitergeführt werden oder der zerebrale Zirkulationsstillstand nachgewiesen werden.

> **Klinische Untersuchung**
> 1. Tiefes Koma
> 2. Beiderseits mittelweite bis weite lichtstarre Pupillen
> 3. Fehlen spontaner oder reflektorischer Augenbewegungen (Puppenkopfphänomen oder kalorische Testung)
> 4. Fehlen der Cornealreflexe
> 5. Fehlen einer motorischen oder vegetativen Reaktion auf starke bilaterale trigeminale Schmerzreize
> 6. Ausfall des Würge- und Hustenreflex
> 7. Apnoe

□ Tab. 13.2   Checkliste klinische IHA-Diagnostik

Kriterium	Klinische Konsequenz
Diagnose gesichert?	Ausschluss von Erkrankungen, die den IHA imitieren könnten (z. B. schweres Guillain-Barré Syndrom, Hirnstammenzephalitis, primäre Intoxikation)
Primäre oder sekundäre Hirnschädigung?	Für den Nachweis der Irreversibilität gelten bei primären supratentoriellen und sekundären Hirnschädigungen unterschiedliche Beobachtungszeiten
Ort der Hirnschädigung zuordenbar?	Primäre infratentorielle Hirnschäden erfordern immer apparative Zusatzdiagnostik (EEG oder Perfusionsverfahren)
Liegt eine kombinierte Hirnschädigung vor (z. B. Subarachnoidalblutung und stattgehabte Reanimation)?	Bei kombinierten Hirnschädigungen gilt für den Nachweis der Irreversibilität die jeweils höhere Anforderung
Können alle Hirnnervenreflexe geprüft werden?	Falls nein, Nachweis des Perfusionsstillstandes erforderlich
Ausschlusskriterien für den Apnoetest: – nicht tolerierbare Hypoxie bei Hypoventilation? – Adaptation an p_aCO_2 Werte > 45 mm? – hoher Querschnitt?	Falls ein Ausschlusskriterium vorliegt, Nachweis des Perfusionsstillstands obligat erforderlich
Welche dämpfenden Substanzen wurden gegeben?	Halbwertszeiten, Körpertemperatur, Leber- und Nierenfunktion berücksichtigen Nur bei Benzodiazepinen und Opiaten ist eine Antagonisierung möglich
Wie war der Verlauf der Körpertemperatur?	Verzögerten Abbau von Medikamenten bei Temperaturen < 35 °C berücksichtigen
Wann wurde die analgo-sedierende Behandlung beendet?	Bei normaler Körpertemperatur, normaler Leber- und Nierenfunktion sollte ein Sicherheitsabstand von 5 Eliminationshalbwertszeiten eingehalten werden
Liegt eine offene Hirnverletzung oder Z. n. Entlastungstrepanation vor?	Durch die veränderte Hirndruckentwicklung ist häufig kein Perfusionsstillstand nachweisbar, daher Irreversibilitätsnachweis bevorzugt klinisch oder elektrophysiologisch durchführen
Zusätzliche Kriterien bei Neugeborenen, Säuglingen, Kindern und Jugendlichen	
Bei Neugeborenen	Mindestalter 37 Schwangerschaftswochen post-menstruell gefordert
Bei Kindern bis zur Vollendung des 2. Lebensjahrs	Körpertemperatur > 35 °C für den Apnoetest gefordert Medikamentenspiegel sedierender Substanzen müssen unterhalb des therapeutischen Bereichs sein SEP für den Nachweis der Irreversibilität nicht validiert
Bei Kindern bis zur Vollendung des 14. Lebensjahrs	Einer der Untersucher bei jedem Untersuchungsgang muss (Neuro-)Pädiater/in sein
Alter < 18 Jahre	CTA nicht zum Nachweis des Perfusionsstillstandes validiert

- **Für die Durchführung des Apnoetestes hat sich folgendes Vorgehen bewährt:**
- Präoxygenierung mit 100 % Sauerstoff
- Messung der Körpertemperatur. Die Temperatur muss für die Temperaturkorrektur bei der Blutgasanalyse bekannt sein. Bei Kindern unter 2 Jahren ist eine Temperatur > 35 °C obligat gefordert
- Dokumentation eines normalen $PaCO_2$ (35–45 mmHg) durch temperaturkorrigierte Blutgasanalyse vor Beginn der Hypoventilation
- Gezielte Hypoventilation unter kontinuierlicher Sauerstoffinsufflation z. B. über Kuhn-System und manueller Beatmung mit 1–2 Atemzügen/Minute.
  Alternativ kann die Sauerstoffgabe auch über eine lose im Tubus plazierte Sauerstoffsonde erfolgen.
  CAVE: Bei zu hohem Sauerstoff-Fluss besteht die Gefahr eines Pneumothorax (Monterrubio-Villar und Cordoba-Lopez 2008; Burns und Russell 2008).
  Die Diskonnektion vom Respirator dient der eindeutigen Beurteilung von Atemanstrengungen, da auch cardial bedingte Luftbewegungen im Tubus den Respirator triggern können oder Apnoeprogramme des Respirators Eigenatmung vortäuschen können (Dodd-Sullivan et al. 2011; Wijdicks et al. 2005)
- Kontinuierliche Beobachtung, ob Atemanstrengungen einsetzen, unter Monitoring von Sauerstoffsättigung und Blutdruck
- Dokumentation der Apnoe bei einem $PaCO_2 \geq 60$ mm Hg (Temperaturkorrigierte Bestimmung)

- **Besondere klinische Situationen:**
- Bei Kindern unter 2 Jahren ist eine Temperatur > 35 °C für die Apnoetestung obligat gefordert
- Der Apnoetest im Neugeborenenalter ist dadurch kompliziert, dass eine Hemmung des Atemantriebs bei einer FiO_2 von 1.0 bestehen kann. Falls möglich

sollte dies durch eine Präoxygenierung mit einem niedrigeren FiO_2 umgangen werden
- Bei Neugeborenen können Bradykardien unter Hyperkapnie rasch auftreten. Sie sprechen bei eingetretenem IHA nicht auf Atropingabe an
- Der Apnoetest ist bei Patientinnen und Patienten, die an $PaCO_2$ Werte > 45 mmHg adaptiert sind, nicht validiert
- Der Apnoetest ist bei Vorliegen eines hohen Querschnitts nicht aussagekräftig
- Der Test muss abgebrochen werden, wenn während der Hypoventilation keine ausreichende Sauerstoffsättigung aufrechterhalten werden kann
- Blutdruckanstiege nach Diskonnektion vom Respirator beruhen in aller Regel auf der besseren Pumpfunktion des Herzen durch die geringere Nachlast
- Die niederfrequente Beatmung dient der Vorbeugung von Atelektasen und erlaubt meist bei niedrigen Ausgangs pO_2 auch eine ausreichende Oxygenierung
- Extracorporale Membranoxygenierung (ECMO)
  Eine Apnoetestung kann grundsätzlich auch bei laufender ECMO durchgeführt werden (Giani et al. 2016; Saucha et al. 2015). Hierzu wird für die Präoxygenierung der FiO_2 am Respirator und an der ECMO auf 1.0 gestellt und bei konstantem Blutfluss der Gasfluß (sweepflow) auf 1 l/min gestellt. Bei arterio-venösen Kanülierungen muss die Blutentnahme für die Blutgasanalysen bedacht werden (bei Kanülierung von V. u. A. femoralis → re. Arm, bei Kanülierung von V. femoralis u. A. subclavia → li. Arm oder Aa. femorales). Bei zentralen Kanülierungen sind keine Besonderheiten bei der Blutentnahme zu beachten. Für den Nachweis der Irreversibilität der klinischen Ausfallsymptoe ist zu berücksichtigen, dass bei einer vaECMO CTA/Perfusionsszintigraphie/Doppler-/Duplexsonographie nicht als apparatives Zusatzverfahren geeignet sind.

13

- **Befunde, die klinisch verunsichern können**
- *Spinale Phänomene* können spontan oder reizgetriggert auftreten. In der Literatur wird die Häufigkeit spinaler Reflexe bei nachgewiesenem IHA zwischen 20 und 40 % angegeben (Beckmann et al. 2014; Saposnik et al. 2009). Es können neben einfachen Reflexen, komplexere spinale Bewegungsmuster (Fluchtreflexe, Lazarus-Zeichen) und autonome Reaktionen (z. B. Piloarrektion, Blutdruckschwankungen) auftreten. Typisch ist, dass diese Phänomene ausschließlich durch Stimulation in spinalen Dermatomen getriggert werden können und oft bei wiederholter Stimulation sistieren. Auch können sie meist bereits durch relativ schwache Reize ausgelöst werden. Stärkste trigeminale Reize rufen hingegen keine Reaktionen hervor. Für die untersuchenden Ärztinnen und Ärzte ist es obligat, diese Phänomene bei der Untersuchung eindeutig neurologisch-topisch zuzuordnen. Bestehen Zweifel an der spinalen Genese ist die Behandlung der Patientin bzw. des Patienten weiterzuführen. In Zweifelsfällen muss für die Diagnose IHA der Nachweis des zerebralen Perfusionsstillstandes erfolgen
- *IHA und Schwangerschaft* (Esmaeilzadeh et al. 2010). Selten wird der IHA bei einer schwangeren Patientin festgestellt. Eine bestehende Schwangerschaft wird nicht durch Gehirnfunktionen aufrechterhalten, sondern davon unabhängig hormonell durch die Plazenta gesteuert. Eine intakte Schwangerschaft steht damit nicht im Widerspruch zur Feststellung eines IHA bei der Mutter. Unter sorgfältiger Intensivtherapie kann die Frucht bis zur Einleitung der Entbindung weiter reifen. Die damit verbundenen besonderen ethischen Fragen sind nicht Inhalt dieses Kapitels.

13.4.3 Nachweis der Irreversibilität

Der Nachweis der Irreversibilität der klinischen Ausfallsymptome kann durch klinische Verlaufsbeobachtung oder zusätzliche apparative Verfahren (EEG, AEP, SEP, Doppler-/Duplexsonographie, SPECT oder CT-Angiographie) erfolgen. Alle Verfahren zum Nachweis der Irreversibilität sind gleichwertig und sicher. Apparative Verfahren können die für den klinischen Nachweis der Irreversibilität erforderliche Beobachtungszeit bei Patientinnen und Patienten ab dem 3. Lebensjahr verkürzen. Apparative Verfahren dienen in aller Regel dem Nachweis der Irreversibilität. Sie sind jedoch obligat erforderlich, wenn eine Patientin bzw. ein Patient nicht vollständig untersucht werden kann. In bestimmten Konstellationen werden apparative Verfahren auch zum Überprüfen der Voraussetzungen eingesetzt.

Kein apparatives Verfahren kann für sich allein, d. h. ohne den klinischen Nachweis der Ausfallsymptome durch mindestens zwei Ärztinnen bzw. Ärzte, den IHA nachweisen, da kein elektrophysiologisches Verfahren die Gesamtfunktion des Gehirns untersucht und auch Untersuchungen der Hirndurchblutung nur indirekt auf Hirnfunktionen schließen lassen können. Da die einzelnen Verfahren unterschiedliche Zielparameter (elektrische Signale bzw. Durchblutung) untersuchen, können scheinbar diskrepante Befunde auftreten. Mit zunehmender zerebraler Ischämie treten zunächst die klinischen Ausfallsymptome auf, bei fortschreitender Schwere der Ischämie sistieren dann zunächst die elektrischen Signale, die im EEG und bei den evozierten Potenzialen erfasst werden und erst zuletzt schließlich auch die Hirndurchblutung.

Welche Instrumente zum Nachweis der Irreversibilität eingesetzt werden können, hängt vom Alter der Patientin bzw. des Patienten sowie von der Art und der Lokalisation der Hirnschädigung ab (◯ Abb. 13.1):

- Bei Patientinnen und Patienten ab dem 3. Lebensjahr mit primären supratentoriellen und/oder sekundären Hirnschädigungen kann der Nachweis der Irreversibilität der klinischen Ausfallsymptome mit derselben Sicherheit durch klinische Verlaufsuntersuchungen nach 12 bzw. 72 h oder alternativ sofort durch zusätzliche apparative Verfahren durchgeführt werden
- Bei Patientinnen und Patienten ab dem 3. Lebensjahr erfordern alle primären Hirnschädigungen mit Beteiligung infratentorieller Strukturen apparative Zusatzdiagnostik, um den Ausfall der Großhirntätigkeit zu belegen
- Bei Neugeborenen, Säuglingen und Kleinkindern bis zur Vollendung des 2. Lebensjahres sind obligat zu den Ausgangsuntersuchungen zwei weitere klinische Untersuchungen im Abstand von mindestens 72 bzw. 24 h gefordert. In dieser Altersgruppe muss zudem bei beiden Untersuchungsgängen zusätzlich ein geeignetes apparatives Verfahren eingesetzt werden. Nur die SPECT Untersuchung stellt eine Ausnahme dar. Sie muss nur einmal, dann aber beim 2. klinischen Untersuchungsgang durchgeführt werden.

Der Ablauf der IHA-Diagnostik unterscheidet sich in dieser Altersgruppe vom Vorgehen bei Patientinnen und Patienten ab dem 3. Lebensjahr, weil sich die Hirnreifung eines Neugeborenen/Säuglings wesentlich von der eines Erwachsenen unterscheidet und die Hirndruckentwicklung in Anbetracht der offenen Fontanellen und elastischen Schädelnähten eine andere Dynamik aufweist. Ab dem 3. Lebensjahr sind die Schädelnähte und Fontanellen verschlossen.

Es ist bei der Planung des Vorgehens zum Nachweis der Irreversibilität zu empfehlen, die beteiligten Kolleginnen und Kollegen frühzeitig zu informieren. Soll ein Verfahren zum Nachweis des Perfusionsstillstandes eingesetzt werden, ist zu bedenken, dass der Perfusionsstillstand bei großen offenen Hirnverletzungen, bei großen Entlastungstrepanationen, Säuglingen und vorbestehender ausgeprägter Hirnatrophie nicht regelhaft eintritt. Wenn möglich sollte bei diesen klinischen Konstellationen bevorzugt die klinische Verlaufsbeobachtung oder ein elektrophysiologisches Verfahren für den Irreversibilitätsnachweis eingesetzt werden. Zudem ist bei der Wahl des Verfahrens auch zu bedenken, dass es zu Gefäßrekanalisationen kommen kann, wenn die intrakranielle Druckerhöhung bereits wieder deutlich rückläufig ist.

Beim Einsatz einer apparativen Zusatzuntersuchung muss bei der Anmeldung der Untersuchung die Indikation IHA-Diagnostik benannt werden, damit die Vorschriften zur Untersuchungstechnik, die detailliert in der Richtlinie aufgeführt sind, berücksichtigt werden können. Andernfalls kann die Untersuchung nicht für die IHA-Feststellung herangezogen werden. Auch muss das ärztliche Personal, welches die ergänzende Untersuchung beurteilt, die in der Richtlinie geforderte Qualifikation (s. o. Formalia) aufweisen.

Die Richtlinie führt alle Details aus, die bei der Durchführung eines apparativen Verfahrens zu beachten sind. Diese Details werden hier nicht nochmals aufgeführt, sondern es wird auf den Richtlinientext verwiesen.

Da alle für die jeweilige klinische Situation möglichen Methoden zum Nachweis der Irreversibilität gleich sicher sind, kann gemäß Anmerkung 5 der Richtlinie auch das Nachweisverfahren gewechselt werden: Weisen beispielsweise zwei Untersuchende unabhängig voneinander die Erfüllung der

Voraussetzungen und die geforderten klinischen Ausfallsymptome nach, so kann die Irreversibilität bei einer isolierten primären supratentoriellen Hirnschädigung nach einer mindestens 12-stündigen Beobachtungszeit durch zwei erneute klinische Untersuchungen bestätigt werden, selbst wenn eine EEG-Ableitung nach der ersten klinischen Untersuchung noch Reste von biologischer Hirntätigkeit gezeigt hatte. Gegebenenfalls muss bei Angehörigen und Pflegepersonal eigens erläutert werden, dass sich der Wechsel der Methode zum Nachweis der Irreversibilität nicht auf die Sicherheit der IHA-Diagnostik auswirkt.

Erst wenn alle Untersuchungen abgeschlossen und entsprechend in den Protokollbögen dokumentiert sind, ist die Todesfeststellung abgeschlossen. Als Todeszeitpunkt wird die Uhrzeit festgehalten, zu der die beiden (letzten) Untersuchenden die Dokumentation abgeschlossen haben und die Vollständigkeit aller Protokollbögen überprüft haben. Der so ermittelte Todeszeitpunkt ist dann auch in die Todesbescheinigung einzutragen.

13.5 Betreuung der Angehörigen

Die Schwere der Hirnschädigung und die damit verbundene, oft mindestens im Hinblick auf den neurologischen Ausgang infauste Prognose beziehungsweise das hohe medizinische Risiko, dass die betroffene Patientin bzw. der Patient verstirbt, bringt Angehörige meist in eine emotionale Ausnahmesituation und erfordert besondere ärztliche Erfahrung und Empathie beim Umgang mit den Angehörigen. Ärztlich zu handeln heißt hier einfühlsam und dabei sachlich richtig zu informieren, Platz für Hoffnung zu lassen, aber auch keine falschen Hoffnungen zu wecken. Neurologische Befundverschlechterungen sind für die Angehörigen, die ihre Aufmerksamkeit oft sehr auf die Zahlen auf dem Monitor

richten, nicht erkennbar und müssen deshalb eigens erklärt werden. Wird die Möglichkeit ausgesprochen, dass die Patientin bzw. der Patient im Hirntod versterben könnte, so wissen heutzutage viele Angehörige, dass sich damit auch die Frage nach einer Organspende stellen wird. Die Angst vor dieser Frage kann für die Angehörigen eine zusätzliche Belastung darstellen. Diese Frage kann und soll – gerade auch zur Festlegung welche Therapiemaßnahmen dem Willen der Patientin bzw. des Patienten entsprechen – durchaus auch vor dem Nachweis des IHA gestellt werden. Es ist deshalb wünschenswert, dass die Angehörigen eine feste ärztliche Kontaktperson haben, damit eine Vertrauensbasis geschaffen wird und von ärztlicher Seite aus besser ermessen werden kann, zu welchem Zeitpunkt man die Frage einer Therapiezieländerung und/oder einer Organspende erstmals anspricht. Selbst wenn der Krankheitsverlauf befürchten lässt, dass der IHA eintreten wird oder mutmaßlich bereits eingetreten ist, müssen alle ärztlichen Bemühungen darauf abzielen, dem mutmaßlichen Patientenwillen zu entsprechen und demgemäß die beste und angemessene Therapie durchzuführen – auch wenn sie nur noch eine rein organerhaltende oder palliative Behandlung sein kann. Wenn die Angehörigen erkennen, dass sich das gesamte Team um die bestmögliche und medizinisch sinnvolle Therapie bemüht, dann wird selbst Frage nach dem letzten Willen hinsichtlich einer Organspende besser verstanden und akzeptiert.

Literatur

Beckmann Y, Çiftçi Y, Incesu TK, Seçil Y, Akhan G (2014) Spinal reflexes in brain death. Acta Neurol Belg 114(4):303–306
Bundesärztekammer (2015) Richtlinie gemäß § 16 Abs. 1 S. 1 Nr. 1 TPG für die Regeln zur Feststellung des Todes nach § 3 Abs. 1 S. 1 Nr. 2 TPG und die Verfahrensregeln zur Feststellung des endgültigen, nicht behebbaren Ausfalls der Gesamtfunktion des Großhirns, des Kleinhirns und des

Hirnstamms nach § 3 Abs. 2 Nr. 2 TPG, Vierte Fortschreibung. Dtsch Ärztebl 3/2015. 112

Burns JD, Russell JA (2008) Tension pneumothorax complicating apnea testing during brain death evaluation. J Clin Neurosci 15(5):580–582

Dodd-Sullivan R, Quirin J, Newhart J (2011) Ventilator autotriggering: a caution in brain death diagnosis. Prog Transplant 21(2):152–155

Drummond JC, Todd MM, Schubert A, Sang H (1987) Effect of the acute administration of high dose pentobarbital on human brain stem auditory and median nerve somatosensory evoked responses. Neurosurgery 20(6):830–835

Drummond JC, Todd MM, HSU (1985) The effect of high dose sodium thiopental on brain stem auditory and median nerve somatosensory evoked responses in humans. Anesthesiology 63(3): 249–254

Esmaeilzadeh M, Dictus C, Kayvanpour E, Sedaghat-Hamedani F, Eichbaum M, Hofer S, Engelmann G, Fonouni H, Golriz M, Schmidt J, Unterberg A, Mehrabi A, Ahmadi R (2010) One life ends, another begins: management of a brain-dead pregnant mother-a systematic review. BMC Med 8:74

Essien EO, Fioretti K, Scalea TM, Stein DM (2017) Physiologic features of brain death. Am Surg 83(8):850–854

Ganes T, Lundar T (1983) The effect of thiopentone on somatosensory evoked responses and EEGs in comatose patients. J Neurol Neurosurg Psychiatry 46(6):509–514

Giani M, Scaravilli V, Colombo SM, Confalonieri A, Leo R, Maggioni E, Avalli L, Vargiolu A, Citerio G (2016) Apnea test during brain death assessment in mechanically ventilated and ECMO patients. Intensive Care Med 42(1):72–81

Handal KA, Schauben JL, Salamone FR (1983) Naloxone. Ann Emerg Med 12(7):438–445

Jefferys DB, Volans GN (1983) An investigation of the role of the specific opioid antagonist naloxone in clinical toxicology. Hum Toxicol 2(2):227–231

Monterrubio-Villar Jand Cordoba-Lopez A (2008) Barotrauma during apnoea testing for brain death determination in a five-year-old boy. Anaesth Intensive Care. 36(3):462–463

Nair-Collins M, Northrup J, Olcese J (2016) Hypothalamic-pituitary function in brain death: a review. J Intensive Care Med. 31(1):41–50

Saposnik G, Basile VS, Young GB (2009) Movements in brain death: a systematic review. Can J Neurol Sci 36(2):154–160

Saucha W, Sołek-Pastuszka J, Bohatyrewicz R, Knapik P (2015) Apnea test in the determination of brain death in patients treated with extracorporeal membrane oxygenation (ECMO). Anaesthesiol Intensive Ther. 47(4):368–371

Whitwam JG, Amrein R (1995) Pharmacology of flumazenil. Acta Anaesthesiol Scand Suppl 108:3–14

Wijdicks EFM, Manno EM, Holets SR (2005) Ventilator self-cycling may falsely suggest patient effort during brain death determination. Neurology 65(5):774

13

Kommunikation mit Angehörigen: Entscheidungsbegleitung

Chris Wolf

Inhaltsverzeichnis

© Springer-Verlag GmbH Deutschland, ein Teil von Springer Nature 2022
A. Rahmel et al. (Hrsg.), *Repetitorium Transplantationsbeauftragte*,
https://doi.org/10.1007/978-3-662-62614-6_14

Die Angehörigen nehmen bei der Umsetzung des Patientenwillens häufig eine zentrale Rolle ein. Wenn kein schriftlicher Wille der (potenziellen) Organspenderin bzw. des -spenders vorliegt, können sie den mündlich geäußerten Willen übermitteln oder, wenn auch dieser nicht vorliegt, den mutmaßlichen Willen mitteilen. Die Kommunikation mit den Angehörigen findet in der Regel in mehreren Teilgesprächen statt. Diese Gespräche werden von einer Ärztin bzw. einem Arzt des Klinikums (idealerweise der bzw. dem Transplantationsbeauftragten) geführt und können durch die Deutsche Stiftung Organtransplantation (DSO) unterstützt werden. Die Angehörigengespräche sollten nach Möglichkeit sorgfältig vorbereitet werden. Dazu gehört die Wahl geeigneter Räumlichkeiten und hinreichend Zeit. Es wird zudem empfohlen, eine persönliche Checkliste für das Gespräch zu erstellen. Ziel der Bemühungen ist, dass die Angehörigen zu einer stabilen Entscheidung im Sinne der verstorbenen Person finden.

14.1 Einleitung

Die Situation einer möglichen Organspende stellt für die Angehörigen häufig eine besondere Herausforderung dar, denn sie haben dabei eine zentrale und mitunter gleichermaßen schwierige Rolle: Sie haben in der Regel „viel zu plötzlich Geschehenes" zu verstehen, zu begreifen und allmählich zu verarbeiten. In dieser Phase der besonderen Belastung so gut wie möglich mit der Familie der möglichen Spenderin bzw. des Spenders zu kommunizieren ist eine menschlich wichtige Aufgabe und zugleich ein entscheidender Faktor für die Umsetzung des Patientenwillens in Bezug auf eine Organspende. Das zentrale Ziel der Kommunikation ist die Eruierung des (mutmaßlichen) Willens der potenziellen Spenderin bzw. des Spenders und – sofern der Wille in Bezug auf eine Organspende nicht bekannt ist – den Angehörigen eine langfristig stabile Entscheidung zu ermöglichen. Die Gesprächssequenz dorthin ist Gegenstand dieses Kapitels (◘ Abb. 14.1).

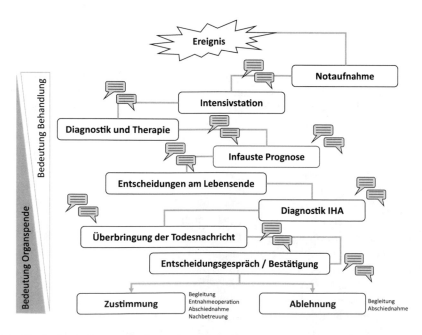

◘ **Abb. 14.1**   Fortlaufende Kommunikation – Gesprächssequenzen

In diesem Kapitel wird die Kommunikationssituation rund um die Organspende an sich, die emotionale Situation der Angehörigen und die Gesprächsführung in den Gesprächen bis hin zur Entscheidungsbegleitung zur potenziellen Organspende betrachtet. Abschließend findet sich eine Checkliste sowie Informationen zu Fortbildungen zum Thema und eine Zusammenfassung.

14.2 Die Situation der Angehörigengespräche: Viele Variablen

Die Möglichkeit der Organspende bei einer Patientin bzw. einem Patienten mit einer schwersten Hirnschädigung wird mit den Angehörigen in der Regel in einer Sequenz von Gesprächen besprochen.

Wenn der irreversible Hirnfunktionsausfall (IHA) unmittelbar bevorsteht oder als bereits eingetreten vermutet wird, hat der Wille zur Organspende einen wesentlichen Einfluss auf die weiteren Therapieoptionen. Spätestens vor der Entscheidung zur Therapiebegrenzung muss dieser Wille erkundet werden. Liegt keine schriftliche Willensbekundung vor, ist im Rahmen eines Therapiezielgespräches die Einwilligung der Patientenvertreterin bzw. des -vertreters zu weiteren intensivmedizinischen Maßnahmen erforderlich – dabei kann der Wille zu einer Organspende eine entscheidende Rolle spielen.

Ist der Tod durch den Nachweis des IHA bereits festgestellt, erfolgt die Zustimmung zur postmortalen Organspende entweder mit Einwilligung der verstorbenen Person, oder – wenn diese nicht vorliegt – durch die Zustimmung der Angehörigen oder einer ihnen gleichgestellten Person. Zu diesem Zeitpunkt wird eine Äußerung in Bezug auf eine Organspende im Rahmen eines vorausgegangenen Therapiezielgespräches nochmals angesprochen und ggf. bestätigt. Das ist besonders wichtig,

da die Vertretung einer Patientin bzw. eines Patienten und die nächsten Angehörigen nicht notwendigerweise identische Personen sind. Aus diesem Grund ist es zudem empfehlenswert, bereits in der Phase des Übergangs vom Leben zum Tod Gespräche mit beiden Vertretern zu führen, um eine harmonisierende Meinungsbildung zu erzielen.

Die Angehörigengespräche sollten durch geeignete Personen – Ärztinnen oder Ärzte des Klinikums, idealerweise die bzw. der Transplantationsbeauftragte (und ab einem passenden Zeitpunkt eine Koordinatorin bzw. ein Koordinator der Deutschen Stiftung Organtransplantation (DSO)) – geführt werden.

Sofern kein erklärter Wille der verstorbenen Person dokumentiert oder bekannt ist, liegt die Entscheidung im Sinne der verstorbenen Person bei den Angehörigen (siehe ▶ Kap. 11). Ziel der Gespräche ist es dann, eine stabile Entscheidung nach dem mutmaßlichen Willen des Spendenden zu finden.

14.2.1 Rollen der Beteiligten

Die Kommunikation zur Entscheidungsbegleitung wird in mehreren Teilgesprächen mit den Angehörigen stattfinden. Dabei müssen die Angehörigen vieles verstehen, begreifen und verarbeiten. Die Gespräche sollten diesem Umstand Rechnung tragen. Allmählich nimmt die Bedeutung der Behandlung ab und die Bedeutung des Themas „Organspende" nimmt zu. Nachfolgend wird die Situation der Angehörigen und der Gesprächsführenden genauer betrachtet und analysiert.

Die **Angehörigen** sind in dieser Situation einerseits in einer emotionalen Ausnahmesituation und andererseits zuständig für eine Reihe von Entscheidungen, zu denen auch die Frage nach der möglichen Organspende gehört. Sie muss zum passenden Zeitpunkt angesprochen und schließlich ge-

14

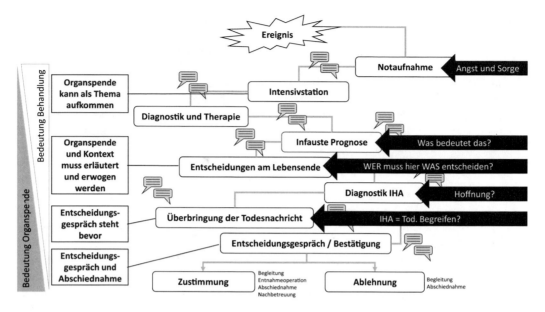

◘ **Abb. 14.2**   Fortlaufende Kommunikation – Gesprächssequenzen: Sicht der Angehörigen

klärt werden (siehe ▶ Kap. 12). Es gilt, die Familie zu unterstützen, sodass sie so gut wie möglich mit der Situation der einsetzenden Trauer, des Begreifens des Todes und im Speziellen mit der unbekannten Situation des Hirntodes zurechtkommen können. ◘ Abb. 14.2 kann diese Situation in ihrer Komplexität und Unterschiedlichkeit nur andeuten.

Die **Gesprächsführenden** (z. B. Ärztinnen bzw. Ärzte der Station, die oder der Transplantationsbeauftragte der Klinik und/oder eine Koordinatorin bzw. ein Koordinator der DSO) unterstützen die Angehörigen bei dieser Aufgabe, indem sie die Gespräche angemessen mitfühlend moderieren und strukturieren. Selbstverständlich ist die Gesprächsführung vollständig frei von Überzeugungsversuchen oder gar dem Ausüben von emotionalem Druck auf die trauernde Familie. Die Aufgabe besteht im Unterstützen und Begleiten. Im Idealfall kann man hier einen Moment der „nicht-negativen" Erinnerung schaffen, also etwas leisten, was den Angehörigen lange als ein bedeutender Moment der emotionalen Verarbeitung im

Gedächtnis bleibt. Modellhaft folgt die Gesprächsführung der Logik in ◘ Abb. 14.3. Details sprengen den Rahmen dieses Textes und werden in Seminaren der DSO näher beleuchtet und auf Wunsch auch geübt.

Während der Gespräche können **weitere Personen** den Angehörigen zur Seite stehen (z. B. Pflegende, Seelsorgende bzw. Geistliche, psychologische Fachkräfte oder Bekannte der Angehörigen), falls dies von den Angehörigen gewünscht wird. Bisweilen können Dolmetscher bei Sprachbarrieren hilfreich sein.

WAHRNEHMUNG
   EMPATHIE
      INFORMATION
   EN**T**SCHEIDUNGSBEGLEITUNG
         ER**GEBNIS**

◘ **Abb. 14.3**   Das WEITER-Modell

14.2.2 Räumlichkeiten

Ideal ist ein störungsarmer, nicht zu kleiner Raum abseits der Stationshektik mit genügend Sitzmöglichkeiten, einem Tisch und Getränken. Störungen durch Telefonate oder ähnliches sollten möglichst vermieden werden – sie vermitteln leicht eine Abwertung des Gesprächs und der daran Beteiligten.

14.2.3 Gesprächsvorbereitung

Häufig kennen sich die Angehörigen und die gesprächsführenden Personen bereits aus anderen Gesprächen und es ist vieles über die Patientin bzw. den Patienten oder die verstorbene Person, deren Erkrankung oder Verletzung und deren Verlauf bekannt. Ist dies nicht der Fall, so gilt es, sich entsprechend vorzubereiten! Darüber hinaus sollten Höflichkeit und Respekt eine Selbstverständlichkeit sein. Dazu gehört auch, Getränke anzubieten und Papiertaschentücher zur Hand zu haben. Auch passendes Informationsmaterial zum Thema „IHA, Organspende und Transplantation", welches man dezent bereithalten und bei Bedarf und Wunsch anbieten kann, ist wichtig und häufig hilfreich. Informationen zu Dolmetschern, Geistlichen oder psychologischen Fachkräften sind je nach Situation ebenfalls angebracht.

Wer diese Gespräche seltener führt, dem mag zur Vorbereitung und im Gespräch eine Checkliste helfen, mit deren Hilfe sichergestellt werden kann, dass nichts Wichtiges vergessen wird. Das eigenhändige Erstellen einer Checkliste hat ebenfalls vorbereitenden Charakter und entspricht der eigenen Struktur mehr als Standardchecklisten. Im Gespräch sollte der Blick auf die Checkliste kurz sein und den Gesprächsverlauf so wenig wie möglich stören. Am Ende dieses Kapitels ist eine Beispielcheckliste aufgeführt.

14.2.4 Ziele der Gespräche

Das Ziel der Angehörigengespräche, die in den klinischen Verlauf eingebettet sind, ist, einen guten und ertragbaren Prozess für die Angehörigen zu gestalten. Diese müssen verstehen, begreifen und verarbeiten und auch Entscheidungen mittreffen und mittragen. Nur in letzter Konsequenz besteht das Ziel im Finden einer **stabilen Entscheidung** zur Organspende, die dem mutmaßlichen Willen der bzw. des Verstorbenen entspricht und mit der die Angehörigen „weiterleben können", die also nachhaltig tragfähig ist.

Ein bekannter Wille der verstorbenen Person ist sowohl Hilfe als auch Entlastung für die Angehörigen. In diesem Fall gilt es zu besprechen, wie es nun weitergeht, damit die Angehörigen transparent über den Verlauf der Organspende informiert sind. Im Fall der klaren Ablehnung sollten sie ebenfalls erfahren, wie es nun weitergeht. Trotz einer klaren Willensbekundung gegen die Spende, sollte es eine Selbstverständlichkeit sein, den Angehörigen einen Gesprächsraum anzubieten und sie emotional gut zu begleiten.

Ist der Wille der verstorbenen Person nicht bekannt, ist das Ziel dieser Gespräche in erster Linie das Finden einer stabilen Entscheidung. Dies kann ein gut begleiteter Prozess des Nachdenkens und Erinnerns an die verstorbene Person sein. So kann es gelingen, zu einer tragfähigen Entscheidung zu gelangen. Das bedeutet, dass diese Entscheidung möglichst wenig Nachentscheidungsdissonanz (späteres Bereuen der Entscheidung) verursachen soll.

> Eine Entscheidung pro Organspende ist ausdrücklich nicht das erklärte Ziel des Gesprächs, sondern das Treffen einer stabilen Entscheidung im Sinne des mutmaßlichen Willens der verstorbenen Person.

Ein Nebenziel kann darin bestehen, den Angehörigen in dieser schwierigen Situation derart beizustehen, dass sie rückblickend eine „nicht-negative" Erinnerung an die Gespräche haben: In der Zeit unmittelbar vor und nach der IHA-Diagnostik befindet sich die beteiligte Familie in der Frühphase der Trauer. Zu diesem Zeitpunkt kann ein zugewandter, gelassener, kompetenter Gesprächspartner, der sich im medizinischen Umfeld gut auskennt, eine wichtige Hilfe sein, Fragen beantworten, Sachverhalte erklären und emotional stützen. Dieses Gespräch ist dabei empathisch und an den Bedürfnissen der Angehörigen ausgerichtet zu führen.

14.2.5 Zeitbedarf – so lange wie notwendig

Für ein Gespräch oder eine Gesprächssequenz sollte so viel Zeit zur Verfügung stehen, wie die Angehörigen benötigen. Die Gesprächsführenden sollten daher nicht unter Zeitdruck stehen. Dennoch gibt es konfligierende Anforderungen an die beteiligten Personen aus dem Klinikumfeld.

Erfahrungsgemäß ist für ein (Teil-)Gespräch ein Zeitraum von 10–30 min anzusetzen. Dies ist aber nur eine grob orientierende Angabe, weil weder der Verlauf des Gesprächs noch die Situation der Angehörigen vorhersehbar sind. Es gilt als selbstverständlich, den Anliegen der Angehörigen im Einzelfall gerecht zu werden. Eine hinzugezogene, nicht in den Klinikalltag eingebundene DSO-Koordinatorin bzw. ein Koordinator kann auch zeitintensive Gesprächsbedarfe abdecken.

Bisweilen wünschen oder benötigen Angehörige Bedenkzeit nach einem Gesprächsteil. Diesem Wunsch sollte, wenn möglich, nachgekommen werden, solange die Bedenkzeit in den medizinisch begrenzten Rahmen integrierbar ist.

14.2.6 Zeitpunkt der Entscheidung zur Organspende

Grundsätzlich findet die Gesprächssequenz zur Entscheidungsbegleitung in zeitlicher Nähe zur IHA-Feststellung statt. Leider lässt sich keine simple Empfehlung formulieren, welcher Zeitpunkt optimal ist, um das Thema „Organspende" einzubringen: vor oder nach der diesbezüglichen Diagnostik, möglicherweise sogar währenddessen?

Steht bei einem potentiellen Organspender eine Therapielimitierung im Raum, ist spätestens zu diesem Zeitpunkt das Thema „Organspende" anzusprechen. Natürlich kann auch hier die eigentliche Entscheidung erst diskutiert und final getroffen werden, wenn der IHA feststeht, jedoch kann man über die grundsätzliche Möglichkeit bereits früher sprechen. Dies lässt sich nur im konkreten Fall – nach situativen Kriterien – und selbstverständlich im Sinne der Angehörigen entscheiden.

14.3 Emotionen der Angehörigen

Das Entscheidungsgespräch zur Organspende findet in der Regel in zeitlicher Nähe zur IHA-Diagnostik statt: Entweder wurde die entsprechende Diagnostik bereits eingeleitet oder sogar abgeschlossen, sie steht bevor oder als Möglichkeit in unmittelbarer Zukunft im Raum.

Die Angehörigen sind konfrontiert mit dem Unglaublichen: ein geliebter Mensch kommt in ein Krankenhaus, und dort auf eine Intensivstation. Den Angehörigen wird (hoffentlich in gut zu verstehenden Worten) mitgeteilt, dass die Prognose infaust sei. Später wird mitgeteilt, dass der Hirntod vermutet werde oder bereits eingetreten sei. Man möchte eine IHA-Diagnostik vornehmen oder hat die Diagnostik bereits abgeschlossen. Und der Anblick des geliebten Menschen hat sich in dieser Zeit eigentlich nicht geändert.

Das muss begriffen werden (verstanden wird es oft schon) – aber begreifen, d. h. auch emotional zu fassen, ist häufig unglaublich schwierig. Die Angehörigen sind in der Regel in einer Vorstufe der Trauer oder in beginnender Trauer, nicht selten sind sie einfach auch überfordert. Dies kann sich völlig unterschiedlich äußern und nahezu jeder Ausdruck ist erwartbar: Traurigkeit, hektische Überaktivität, Verleugnung, Aggression – um nur einige wenige zu nennen. Alles ist hier möglich und Verständnis ist angemessen.

Sehr viele Angehörige berichten aus der Zeit rund um den IHA von einer gesteigerten Sensitivität: „Man nimmt alles um den Faktor 100 stärker wahr", sagte eine Dame, die ein Kind verloren hatte, in einem persönlichen Gespräch. Die Quantifizierung mag unterschiedlich ausfallen, unstrittig ist jedoch diese Wahrnehmung an sich. Dies bedingt höchste Sorgfalt bei den Gesprächsführenden.

Erfahrungsgemäß erleichtert es die Gesprächsführung sehr, wenn man es schafft, authentisch zu sein. Dies könnte man umgangssprachlich definieren als „Alles meinen, was man sagt!", nicht jedoch „Alles sagen, was man meint!". Die Art nahezu therapeutischer Kongruenz ist in einer solchen Situation ein Balanceakt, aber auch ein Geschenk. Authentizität schafft einen „echten" Gesprächspartner, jemanden, der bei sich ist und dem man vertrauen kann, auch in einer so schwierigen Zeit. Authentisch sein bei einem Gespräch, was auch den Gesprächsführenden fordert, ist jedoch gar nicht so einfach und kostet Energie. Wie dies im Einzelfall gelingen kann, wird z. B. in den Workshops zu Angehörigengesprächen vermittelt, die die DSO auf Wunsch zusammen mit den Transplantationsbeauftragten organisiert.

14.4 Der Ablauf der einzelnen Gespräche – Gesprächsführung

Generell erleben Menschen strukturierte Gespräche mit einem (spürbaren oder ausgedrückten) Ziel als angenehm und höflich. Insofern wird für die Angehörigengespräche eine Strukturierung vorgeschlagen, die selbstverständlich je nach Gesprächssituation zu variieren ist. Ein Anhalt kann dabei das zuvor erwähnte WEITER-Modell (◨ Abb. 14.3) sein.

14.4.1 Wahrnehmung: Personen und Details der Situation

Falls notwendig, stellen sich die Teilnehmenden kurz in ihrer Funktion vor. Dabei wird auch gleich geklärt, in welchem Verwandtschaftsverhältnis die Angehörigen zu der verstorbenen Person standen. Es wird zu Beginn ausgedrückt, worum es in dem Gespräch oder Gesprächsteil gehen wird. Dies ist bisweilen gar nicht einfach.

Was bedeutet hier nun „Wahrnehmung"? Es gilt, die Angehörigen in ihrer Situation gut wahrzunehmen. Hierzu ist eine Vorbereitung und Rollenklärung (z. B. zwischen behandelnder Ärztin und Transplantationsbeauftragtem) notwendig. Die Bedürfnisse und Bedarfe der Angehörigen stehen im Zweifelsfall im Vordergrund. Zusätzlich gilt es, die klinische Situation der Patientin bzw. des Patienten und die Option der Organspende wahrzunehmen und dazu den mutmaßlichen Willen der Patientin bzw. des Patienten oder der verstorbenen Person wahrnehmbar zu machen.

14

14.4.2 Empathie: Zeit für die Angehörigen: Fragen – Emotionen – Informationen

Die Angehörigen erhalten Gelegenheit zu erzählen, wie sie die vergangenen Tage oder Stunden erlebt haben, wie sie z. B. mit der schwer begreiflichen Situation des drohenden oder festgestellten IHA zurechtkommen. Sie dürfen in einer wertschätzenden und warmherzigen Atmosphäre erzählen und Emotionen ausdrücken. Den Angehörigen wird in diesen Gesprächen auch die Möglichkeit gegeben, offene Fragen zum Krankheits- und Behandlungsverlauf, zur Hirntoddiagnostik und ihrer Bedeutung zu stellen und von Experten, die die relevanten Fakten zum Einzelfall kennen, beantwortet zu bekommen.

In Situationen des Schocks wegen des Todes wollen Angehörige oft erst einmal verstehen – dafür sollte im Gespräch Raum sein. Zu gegebenem Zeitpunkt ist sicherzustellen, dass die Angehörigen die Todesmitteilung verstanden haben und beginnen, diese zu akzeptieren. Nicht alle Angehörigen nutzen die Gelegenheit, man sollte diese jedoch anbieten. Dieses ist notwendig und hilfreich, um den Angehörigen zu ermöglichen, (gemeinsam) nachzudenken und die Grundlage für die nachfolgende Entscheidung zu legen.

Eine Anmerkung: Wenn man in Seminaren an dieser Gesprächsführung arbeitet, bekommt man zu der Phrase „Empathie: Zeit für den Angehörigen!" die größte Zustimmung. Allerdings findet die Zeit für das Zuhören in den dann nachfolgenden, mit Schauspielern simulierten Gesprächen mit den Angehörigen (und wohl auch in der Praxis) häufig deutlich weniger Raum, als die zuvor geäußerte Zustimmung dazu erhoffen ließ. Der Drang, in einem nicht einfachen Gespräch selbst zu reden, ist sehr groß…

14.4.3 Informationen

Je nach konkreter Gesprächssituation steht die Vermittlung und Erklärung von Informationen mehr oder weniger im Vordergrund: Wie geht es der Patientin bzw. dem Patienten? Wie viel Hoffnung gibt es noch? Gibt es überhaupt noch Hoffnung? Was könnten nächste Schritte sein? – Es gibt viel zu diskutieren und viele Informationen müssen übermittelt werden. Die Versuchung, sehr viel zu reden ist groß. Es gilt jedoch stattdessen, die Dosis und den Detaillierungsgrad der Informationen präzise an die jeweiligen Angehörigen anzupassen und sicherzustellen, dass sie diese einerseits verstehen und andererseits emotional nicht mehr als leider notwendig überfordert sind. Es gilt, feinfühlig zu ermitteln, wie der Wissensstand ist, wie viel Information gewünscht wird und diese dann angemessen zu vermitteln, selbstverständlich ohne emotionalen Druck!

14.4.4 Entscheidungsbegleitung

Gegebenenfalls müssen Entscheidungen diskutiert oder getroffen werden. Wie geht man mit der IHA-Feststellung um? Steht die Möglichkeit der Organspende im Raum?

Zum entsprechenden Zeitpunkt müssen die Angehörigen reflektieren, wie die Entscheidung der bzw. des Verstorbenen zu einer möglichen Organspende war oder – für den Fall, dass keine schriftliche oder mündliche Willensbekundung vorliegt – mutmaßlich gewesen wäre. Dabei stellt der Gesprächsführende empathische und zugleich zielführende Fragen, die helfen eine Entscheidung zu finden.

Eine Annäherung ist möglich, indem man nach gemeinsam Erlebten fragt, z. B. „Erinnern Sie sich denn, ob Sie mit <der bzw. dem Vorstorbenen> einmal etwas in der Presse zum Thema ‚Organ-transplantation' verfolgt haben?" „Wie war damals wohl <ihre bzw. seine> Meinung zu dem Geschehen?". Oder: „Es gibt ja immer wieder Fernseh- oder Kinofilme zu dem Thema. Haben Sie zusammen einmal so etwas angeschaut – erinnern Sie sich da an Kommentare <der bzw. des Verstorbenen> ?". Ggf. kann man herausfinden, ob Organempfängerinnen bzw. -empfänger im Bekanntenkreis sind und im Zusammenhang mit diesen eventuell eine Meinung geäußert wurde. Es geht hier darum, gemeinsame Erinnerungen „hervorzukramen" und so den Angehörigen zu helfen, zu ermitteln, wie die Einstellung der bzw. des Verstorbenen wohl war. Vorsicht geboten ist hier vor jeder Form von emotionalem Druck auf die entscheidende Familie. Diesen gilt es zu vermeiden!

Ist der mutmaßliche Wille nicht ermittelbar, kann eine Entscheidung nach den Wertvorstellungen der entscheidungsbefugten Personen erfolgen. Etwas Bedenkzeit wird oft gewünscht. Falls Entscheidungen dennoch hastig und übereilt wirken, sollte man sich vergewissern, dass es sich um eine stabile Entscheidung handelt.

14.4.5 Ergebnis oder Teilergebnis: Die nächsten Schritte

Das Gespräch klingt aus mit weiterführenden, situativ angemessenen Angeboten, z. B. der Begleitung oder Unterstützung beim Verabschieden von der verstorbenen Person nach der Organentnahme, einem Brief der DSO nach einigen Wochen mit anonymer Information über die Empfängerinnen bzw. Empfänger, Angehörigentreffen und die Möglichkeit, Dankesbriefe zu erhalten, sofern die Organempfängerinnen bzw. -empfänger ein solches Schreiben erstellen (siehe ▶ Kap. 22).

Es können weitere Fragen beantwortet oder delegiert werden, falls diese die Angehörigen bewegen, z. B. die Frage nach dem weiteren Vorgehen (Bestatter etc.). Es sollte das Angebot erfolgen, dass die Angehörigen sich bei Fragen (oder Befürchtungen) rund um das Thema „Organspende" jederzeit melden können. Die Bereitschaft kann man durch das Vermitteln der Kontaktdaten unterstreichen. Am Ende steht der Dank für die Gesprächsbereitschaft in dieser schwierigen Situation und möglicherweise gute Wünsche für die Angehörigen oder andere verbindlich-nette, abschließende Worte. Diese abschließende Phase des Gesprächs sollte unabhängig von der Entscheidung der Angehörigen identisch verlaufen.

14.5 Vorschlag für eine Checkliste zum Angehörigengespräch

Checklisten für diese komplexe Situation haben insbesondere dann einen Nutzen, wenn sie individualisiert werden können. Daher wird empfohlen, sich anhand eines allgemeinen Gerüstes eine eigene Checkliste zu erstellen. Die folgenden Punkte können hierfür als Ausgangspunkt dienen:

- Geeigneten, störungsfreien Raum mit Getränken bereitstellen
- Sicherstellen, dass Informationen über Erkrankung und Behandlungsverlauf vorliegen
- Bei weiteren am Gespräch beteiligten Personen: Rollen klären
- Sicherstellen, dass die Angehörigen früh im Gespräch wissen, was das Ziel des Gesprächs ist und wer die Gesprächsführenden sind
- Klären, ob der IHA verstanden wurde und, ob Akzeptanz (der Todesnachricht) einsetzt
- Klare, verständliche Sprache nutzen: kurze Sätze, einfache Satzstruktur, geringe Fremdwortdichte, Verbalstil
- Sorge tragen, dass die Angehörigen be- und aussprechen können, was sie bewegt

14

- Sicherstellen, dass die Angehörigen die Informationen zum Thema „Organspende und -transplantation" erhalten, die sie wünschen und brauchen
- Entscheidung begleiten, OHNE zu drängen
- Etwaige hastige Entscheidungen hinterfragen
- Sicherstellen, dass die Angehörigen alle Informationen zum weiteren Verlauf erhalten
- Im Falle der Entscheidung pro Organspende: auf Möglichkeit des Verabschiedens von der verstorbenen Person nach der Organentnahme hinweisen
- In jedem Fall sicherstellen, dass die Angehörigen das Gespräch mit einem guten Gefühl bezüglich ihrer Entscheidung verlassen

14.6 Kommunikationstraining „Entscheidungsbegleitung für Angehörige"

Ärztinnen und Ärzte und teilweise auch Pflegende, die im Umfeld geeigneter Intensivstationen tätig sind, können über die Ärztekammern (z. B. im Rahmen des Curriculums für Transplantationsbeauftragte oder auch in anderen Formaten) Kommunikationsfortbildungen gezielt zu diesem Thema besuchen. Diese Seminare werden in Zusammenarbeit mit der DSO seit mehr als zehn Jahren durchgeführt. Sie bestehen aus einem knappen Theorieteil, dessen Hauptinhalte sich in diesem Artikel in komprimierter Form wiederfinden sowie einem Praxisteil, in dem Gespräche mit Schauspielern, die den Part der Angehörigen übernehmen, simuliert werden. Dies bietet die Chance, an strukturellen und vor allem persönlichen Aspekten der Gesprächsführung zu arbeiten. Durch die Simulation im geschützten Raum lassen sich darüber hinaus Sorgen und Ängste vor dem Gespräch abbauen. Schwierige Fragen können hier näher beleuchtet werden, denn oft gibt es darauf eben keine einfache Antwort. Die stets richtige Antwort „Es kommt darauf an!" kann im konkreten Fall präzisiert und diskutiert werden.

14.7 Zusammenfassung

Die Gespräche der Angehörigen mit Ärztinnen bzw. Ärzten, Transplantationsbeauftragten oder den Koordinatorinnen bzw. den Koordinatoren der DSO leisten einen zentralen Beitrag im Entscheidungsprozess über eine mögliche Organspende. Diese Entscheidung soll nach dem mutmaßlichen Willen der verstorbenen Person getroffen werden, welcher durch die Angehörigen bestätigt oder, falls kein Organspendeausweis oder keine Patientenverfügung vorliegt, ermittelt wird.

Im Sinne der Fürsorge für die Angehörigen, aber auch der Außenwirkung des Themas „Organspende", gilt es, in diesen Gesprächen die Voraussetzungen für „nichtnegative" Erinnerungen an eine schwierige Zeit zu schaffen, wann immer dies möglich ist. Hier beginnt die Unterstützung der Angehörigen in einer schwierigen Zeit. Dieser Anfangspunkt kann sehr bedeutsam sein. Nach der Zeit im Krankenhaus bietet die DSO weitere Unterstützungsangebote an. Informationen dazu finden Sie im entsprechenden Kapitel (siehe ▶ Kap. 22).

Intensivmedizinische Maßnahmen bei irreversiblem Hirnfunktionsausfall (Hirntod)

Josef Briegel

Inhaltsverzeichnis

© Springer-Verlag GmbH Deutschland, ein Teil von Springer Nature 2022
A. Rahmel et al. (Hrsg.), *Repetitorium Transplantationsbeauftragte*,
https://doi.org/10.1007/978-3-662-62614-6_15

Der irreversible Hirnfunktionsausfall (IHA) geht mit physiologischen Veränderungen einher, die zu gravierenden Organdysfunktionen führen können. Grundsätzlich gelten bei Organspenderinnen und -spendern nach Feststellung des IHA unverändert die für die Aufrechterhaltung der Homöostase allgemein gültigen Zielvariablen für Beatmung, Hämodynamik und Metabolismus. Hirnprotektive Maßnahmen sind allerdings nicht mehr erforderlich. Durch ergänzende intensivmedizinische Maßnahmen können Veränderungen und Störungen physiologischer Funktionen korrigiert werden. Entsprechende Interventionen führen nicht nur zu einer Stabilisierung der Spenderin bzw. des Spenders, sondern können auch die Transplantatfunktion verbessern und insgesamt zu einer höheren Anzahl transplantierbarer Organe führen. Der generelle Mangel an Organspenden erfordert daher ein aufmerksames und engmaschiges Management.

Der irreversible Hirnfunktionsausfall (IHA) geht mit physiologischen Verän-

derungen einher, die zu gravierenden Organdysfunktionen führen können. Ziel intensivmedizinischer Maßnahmen ist daher zum einen, die Voraussetzungen für eine Richtlinien-konforme Feststellung des IHA zu schaffen und zum anderen, die funktionelle Integrität potenziell transplantierbarer Organe zu erhalten.

Dabei gelten die allgemeinen intensivmedizinischen Zielvariablen zur Beatmung, hämodynamischen Therapie und metabolischen Kontrolle grundsätzlich weiter. Zu beachten ist aber, dass die physiologischen Veränderungen des IHA interindividuell hochvariabel und unterschiedlich ausgeprägt sein können, weshalb mit ergänzenden intensivmedizinischen Maßnahmen entsprechend interveniert werden muss. Häufigkeit und Schwere der Veränderungen hängen von der Ätiologie und vom Zeitverlauf des kritisch erhöhten Hirndruckes ab, der die Dynamik der Einklemmung bis zum kompletten cerebralen Zirkulationsstillstand maßgeblich beeinflusst (◘ Tab. 15.1).

◘ Tab. 15.1 Störungen beim irreversiblen Hirnfunktionsaufall

Störung	Ursache	Intensivmedizin. Maßnahme
Apnoe	Hirnstammausfall	Lungenprotektive Beatmung
Arrhythmie	„Katecholaminsturm", Myokardschaden	Amiodaron
Hypotension	Vasoplegie, Hyopvolämie, Myokardschaden	Katecholamine und Volumen
Lungenödem	Gestörte Gefäßbarriere, pulm. Hypertonie	PEEP, hämodyn. Monitoring
Diabetes insipidus	Hypophysenhinterlappenausfall	Desmopressin
Koagulopathie (DIC)	„Tissue factor expression"	Heparin, ggf. Antithrombin
Hypothyreose	Hypophysenvorderlappenausfall	ggf. T4 oder T3
NNR-Insuffizienz	Hypophysenvorderlappenausfall	Kortikosteroide
Hyperglykämie	Insulinresistenz, Insulinmangel	Insulin
Hypothermie	Hypothalamusausfall, Metabolismus	Wärmedecke o.ä

15

15.1 Einklemmung des Hirnstamms

Erste systemische Veränderungen sind zu beobachten, wenn der Hirnstamm im Rahmen der Einklemmungsprozesse beginnt, ischämisch zu werden. Eine pontine Ischämie führt zu einer gemischt vagal-sympathischen Stimulation, die zur klassischen Cushing-Triade mit unregelmäßiger Atmung, Bradykardie und systolischen Hypertension mit hohem Pulsdruck führt (Chushing 1901). Wird nun auch im weiteren Verlauf der Einklemmung die Medulla oblongata ischämisch, führt dies zum Untergang der vagalen und kardiomotorischen Kerne und zu einer extremen sympathikoadrenergen Reaktion („Katecholaminsturm"). Im Tierexperiment kann man zeigen, dass die Herzfrequenz um ca. 150 % ansteigt und spontan reversible supraventrikuläre und ventrikuläre Arrhythmien auftreten. Blutdruck und myokardiale Kontraktilität steigen in ähnlichem Ausmaß an, das Herzzeitvolumen nimmt um ca. 50 % zu (Szabó et al. 1999). Dieser ersten Phase (ca. 15 min) folgt dann eine Phase der Konsolidierung und anschließend eine signifikante Abnahme der Herzauswurfleistung, kenntlich an einem abnehmenden Herzzeitvolumen und einer abnehmenden myokardialen Kontraktilität (Szabó et al. 1999). Schließlich stellt sich eine totale Sympathikolyse ein.

Auch die Lungenfunktion kann im Rahmen der sympathikoadrenergen Reaktion bei Einklemmung durch einen direkten vasogenen Lungenschaden schwer gestört werden. Blutdruckspitzen, eine Erhöhung des linken Vorhofdrucks und hypoxische pulmonale Vasokonstriktion verursachen einen erhöhten Druck im Lungenkapillarbett und führen so zum endothelialen Schaden. Entzündliche Begleitreaktionen steigern die pulmonale Kapillarpermeabilität. Es entsteht ein neurogenes Lungenödem als Kombination aus hydrostatischem Lungenödem und Permeabilitätsödem (Busl und Bleck 2015). Dieses kann durch eine Volumenüberlastung im Rahmen einer Volumentherapie dramatisch zunehmen. Folgen sind u. U. schwere Ventilations-Perfusions-Störungen mit einer deutlichen Störung der Oxygenierung.

Inwieweit auch Hypophyse und hypothalamische Regulierungssysteme von den Einklemmungsprozessen betroffen sind, hängt von der vaskulären Versorgung dieser Hirnanteile ab. Der vordere Lappen leitet sich embryologisch aus dem oralen Ektoderm ab und wird daher vaskulär aus dem Hypothalamus versorgt. Die Blutzufuhr zur hinteren Hypophyse (aus Neuroektoderm entstanden) erfolgt über die A. hypophysealis inferior und ist von der Einklemmung nicht immer betroffen, sodass eine externe Restperfusion der Hypophyse möglich ist (Leclercq und Grisoli 1983; Ranasinghe und Bonser 2011). So ist zu erklären, dass ein Diabetes insipidus (Ausfall des Hypophysenhinterlappens) nicht regelhaft bei IHA auftritt. Die hintere Hypophyse ist verantwortlich für die Produktion von Antidiuretischem Hormon (ADH) bzw. Vasopressin.

15.2 Veränderungen der Hämodynamik und Kreislaufmanagement

Im Rahmen der sympathikoadrenergen Reaktion bei Einklemmung bzw. der Myokardtoxizität einer Katecholamintherapie kann, je nach Schwere und Dauer, ein signifikanter Myokardschaden entstehen. Dies ist durchaus laborchemisch fassbar mit Erhöhungen des Troponins und der herzspezifischen Enzyme. Anomalien im EKG sind häufig und umfassen Veränderungen im ST-Segment- und der T-Welle sowie atriale und ventrikuläre Arrhythmien.

In einer retrospektiven Untersuchung von Baroldi et al. zeigte sich, dass der Myokardschaden maximal bei Patientinnen und Patienten mit intrakraniellen Hirnblutungen und längerem Überleben war und minimal bei Patientinnen und Patienten mit Schädel-Hirn-Trauma, die kurz nach dem Unfall verstarben (Baroldi et al. 1997). In der Regel ist das Ausmaß der Myokardschädigungen gering und gefährdet nicht die Herzfunktion nach Transplantation (Novitzky et al. 2006).

Sympathikolyse und autonome Dysfunktion führen zur arteriellen Hypotonie, vorwiegend als Folge einer peripheren Vasodilatation, aber auch als der Folge der reduzierten Herzauswurfleistung. Da zudem der Volumenstatus durch einen einsetzenden Diabetes insipidus massiv alteriert sein kann, empfiehlt es sich, ein erweitertes hämodynamisches Monitoring, beispielsweise mittels PiCCO®-System zu etablieren. In vielen Fällen ist daher eine Therapie mit Vasopressoren, Inotropika und Kristalloiden notwendig. Ziel-Parameter der Herzkreislauffunktion sind in ◘ Tab. 15.2 dargestellt.

Darüber hinaus empfiehlt sich eine niedrig-dosierte Gabe von Dopamin in einer Dosierung von 4 µg/kg/min. Wie Schnuelle et al. zeigen konnten, kann durch diese Maßnahme eine Reduktion von Dialysen nach Nierentransplantation erreicht werden, was auch zu geringeren Transplantatverlusten im Langzeitverlauf führte (Schnuelle et al. 2009). In einer weiteren Studie fand sich zudem, dass eine niedrigdosierte Dopamintherapie bei der Spenderin bzw. dem Spender zu einer besseren Funktion transplantierter Herzen geführt hat (Benck et al. 2011).

15.3 Veränderungen der Lungenfunktion und Beatmung

Lungenfunktionsstörungen bei IHA sind häufig und komplex. Sie können durch Pneumonien, Aspirationen, Lungenödem und Lungenkontusionen ausgelöst werden. Grundprinzipien der respiratorischen Therapie sind daher eine lungenprotektive Beatmung und eine frühzeitige antimikrobielle Therapie. Analog zur Beatmung beim akuten Lungenversagen (ARDS) sollte eine maschinelle Beatmung mit Tidalvolumina zwischen 6 und 8 ml/kg Körpergewicht, einer inspiratorischen Druckbegrenzung von 30 cm H_2O, einem positiv endexspiratorischen Druck zwischen 8 und 15 cm H_2O und einem treibenden Druck („driving pressure") < 14 cm H_2O durchgeführt werden (Amato et al. 2015). In einer kontrollierten Studie konnte gezeigt werden, dass ein derartiges lungenprotektives Beatmungsregime in Verbindung mit geschlossenen

15

◘ Tab. 15.2 Hämodynamische Zielvariablen beim Organspender	
Herzfrequenz	**60–120/min**
Arterieller Druck	Systolisch > 100 mmHg MAP > 70 mmHg
Zentraler Venendruck	6–10 mmHg, PPV < 15 %, SVV < 10 %
Herzindex	2,5–4 l/min
Systemisch vaskulärer Widerstandsindex (SVRI)	1500 ± 500 dyn·s·cm^{-5}·m^2
Extravasaler Lungenwasserindex (ELWI)	3–7 ml/kg
Global enddiastolischer Volumenindex (GEDI)	680–800 ml/m^2

Tab. 15.3 Zielgrößen der lungenprotektiven Beatmung bei der Organspenderin bzw. dem -spender	
Druckgesteuertes Beatmungsverfahren	**PCV oder BIPAP**
Inspiratorische O2-Konzentration (FiO$_2$)	PaO$_2$ > 80 mmHg
Normoventilation	PaCO$_2$ 35–45 mmHg
Oberes Druckniveau (Ppeak)	10–14 mbar über PEEP
Unteres Druckniveau (PEEP)	5–10 mbar
Atemhubvolumen	6–8 ml/kg Körpergewicht
Atemfrequenz	10–14/min
Inspiration zu Exspiration	1:2 bis 1:1,5

Absaugsystemen und Durchführung des Apnoe-Test unter PEEP ohne Diskonnektion vom Beatmungssystem zu einer höheren Rate (27 % vs. 54 %) entnommener Lungentransplantate führte (Mascia et al. 2010). Optimiert werden kann die Lungenfunktion durch eine ausgeglichene Flüssigkeitsbilanz unter Berücksichtigung des extravaskulären Lungenwassers (**Tab. 15.2 und 15.3). Sind bereits abhängige Lungenareale minderbelüftet oder atelektatisch, kann durch entsprechende Lagerungstherapie oder ggf. durch gezielte bronchoskopische Freilegung die Lungenfunktion verbessert werden.

15.4 Endokrinologische Störungen und Korrektur

Mit dem IHA erlischt die Fähigkeit von Neuronen im Hypothalamus, die Genexpression und Freisetzung von „releasing factors" zu steuern. In der Folge fallen verschiedene endokrine Rückkoppelungsmechanismen aus. Abhängig von der vaskulären Versorgung kann noch eine Restfunktion der Hypophyse erhalten bleiben.

Die häufigste hormonelle Veränderung nach IHA tritt durch zusätzliche ischämische Schädigung des Hypophysenhin-

terlappens auf. In etwa 80 % tritt nach Einklemmung ein Diabetes insipidus centralis in Folge eines schweren Mangels an antidiuretischem Hormon auf, der durch eine Polyurie (> 5 ml/kg KG/h) mit rasch einsetzender Hypovolämie, durch eine Hyperosmolalität im Serum mit Hypernatriämie (> 145 mmol/l) und durch einen hypoosmolaren Urin (Spez. Gewicht < 1005 g/ml) gekennzeichnet ist. Diese Veränderungen können ein bereits bestehendes neurogenes Lungenödem verschlimmern und auch durch generelle Minderperfusion zu anderen Organdysfunktionen führen. Therapie der Wahl ist zunächst die Gabe von Desmopressin (0,5 bis 4 µg als Bolus) oder der kontinuierlichen Gabe von Vasopressin (0,5 bis 2 U/h) begleitet von der großzügigen Gabe balanzierter, kristalloider Lösungen nach Flüssigkeitsbilanz und Zielgrößen des hämodynamischen Monitorings. „Physiologische" Kochsalzlösung (0,9 %) sollte wegen des hohen Infusionsvolumens mit dann auch hoher Zufuhr von Natrium und Chlorid vermieden werden.

Relativ häufig kommt es auch zu einer Abnahme stimulierender Hormone des Hypophysenvorderlappens wie Schilddrüsenstimulierenden Hormon (TSH) und dem adrenocortical stimulierenden Hormon (ACTH). Ein Abfall des freien Trijodthyronin (fT3) im Mittel ca. 16 h nach dem IHA ist die Folge und ist aggraviert durch eine gestörte periphere Konversion von Thyroxin (T4). Hier ist eine Interaktion mit einem bereits vorbestehenden oder simultanen low-T3-Syndrom der bzw. des kritisch Kranken mit Bildung eines biologisch inaktiven reversen T3 möglich (Boelen et al. 2011). Reduziertes fT3 führt zu einem myokardialen Kontraktilitätsverlust durch Verlust von hochenergetischen Phosphaten, anaeroben Stoffwechsel und Anhäufung von Laktat. Infusionen von T3 in Kombination mit einer Hydrocortison-Substitution und Insulintherapie führte zu einer signifikanten Verbesserung des kardiovaskulären Status, was an einem Abfall des Laktats und an einer geringeren inotropen Unterstützung kenntlich wurde. Im Vergleich zu einer Kontrollgruppe waren Organe aller Spenderinnen und Spender (Herz, Herz und Lunge und Nieren) für eine Transplantation verwendbar (Novitzky et al. 1987). Ebenso scheint ein Konzept bestehend aus hochdosiertem Steroid, Insulin und Thyroxin (T4) erfolgreich. Die Gabe von 2 g Methylprednisolon, 20 IE Insulin und 20 µg Thyroxin, gefolgt von einer Thyroxin Infusion von 10 µg/h führte zu einer signifikanten hämodynamischen Verbesserung und einer hohen Rate akzeptierter Transplantate (Salim et al. 2001). Da in Deutschland gegenwärtig nur Thyroxin verfügbar ist, empfiehlt sich dieses Regime (Thyroxin 20 µg als Bolus, kontinuierlich 10 µg/h).

Nach Eintritt des IHA fallen Cortisolwerte in der Regel kontinuierlich ab und sind im Vergleich zu anderen kritisch Kranken niedriger. Auch im ACTH-Stimulationstest ist der Cortisolanstieg signifikant geringer (Dimopoulou et al. 2003, 2004). Dies deutet darauf hin, dass nach eingetretenem IHA häufig ein relativer Cortisolmangel festgestellt werden kann. Aus diesen Gründen empfiehlt sich eine Steroidgabe im Sinne einer Substitutionstherapie (Hydrocortison 10 mg/h i. v.) in jedem Fall. Zusätzlich gibt es in der Literatur Arbeiten, die zeigen, dass eine hochdosierte Gabe von synthetischen Steroiden wie Methylprednisolon (250 mg als Bolus gefolgt von einer Infusion von 100 mg/h i. v.) nicht nur die systemische Inflammation bei der Spenderin bzw. dem Spender, sondern auch den Ischämie-Reperfusionsschaden bei der Empfängerin bzw. dem Empfänger attenuiert, was mit einer besseren Transplantatfunktion und einer geringeren Abstoßungsrate nach Lebertransplantation einhergeht (Kotsch et al. 2008).

Bereits 3 h nach Eintritt des IHA fallen die Insulinspiegel auf 50 % des Ausgangwertes und nach 13 h auf 20 % (Wicomb et al. 1986). Deshalb entwickelt sich sehr rasch eine Hyperglykämie, die unter Umständen durch die Gabe von Glucose-haltigen Lösungen (freies Wasser zur Therapie des Diabetes insipidus) noch verstärkt wird (Smith 2004). Auch eine schwere Hypokaliämie kann durch den Insulinmangel auftreten, interferierend mit einer Hypernatriämie bei ADH-Mangel. Von daher empfiehlt es sich, schon frühzeitig mit einer kontinuierlichen Gabe von Insulin zu beginnen und die Dosis nach Blutzuckerspiegel zu steuern (häufig zwischen 1 und 4 Einheiten Insulin/h i. v.). Zielwerte der Glucose von 120 bis 150 md/dl haben sich als sicher erwiesen. Da sich im weiteren Verlauf die endokrine Pankreasfunktion wieder erholen kann, ist ein engmaschiges Monitoring des Blutzuckerspiegels und eine Anpassung der kontinuierlichen Gabe von Insulin notwendig.

Zusammenfassend kann man festhalten, dass eine endokrine Intervention mit Hydrocortison oder Methylprednisolon, Trijodthyronin (T3) oder Thyroxin (T4), Insulin und antidiuretisch wirkenden Peptiden wie Desmopressin oder Vasopressin nicht nur zu einer schnellen Stabilisierung der Hämodynamik bei der Spenderin bzw. dem Spender führen, sondern auch die Funktion der Transplantate nach Transplantation verbessert und insgesamt zu einer höheren Anzahl transplantierbarer Organe führt (Novitzky et al. 2006).

15.5 Management möglicher Gerinnungsstörungen

❯ Abhängig von der Ursache des Hirnschadens können gravierende Gerinnungsstörungen beim IHA auftreten.

Gerade beim schweren Schädel-Hirn-Trauma findet man häufig eine aktivierte Gerinnung. Sie ist Folge der Freisetzung von Thromboplastin, zerebralen Ganglioside und Plasminogen-reichen Substrat aus traumatisiertem oder nekrotischem Hirngewebe (Wood et al. 2004). Durch Hypothermie, Azidose oder Dilution im Rahmen der Infusionstherapie kann die Koagulopathie noch zunehmen. Zur Basisdiagnostik potenzieller Gerinnungsstörungen bei IHA sollten wiederholt Bestimmungen von Quick (Prothrombinzeit), aPTT, Fibrinogen, Thrombozyten und D-Dimere durchgeführt werden. Bei verifizierten Gerinnungsstörungen empfiehlt sich eine zusätzliche Diagnostik mittels ROTEM®, um anhand der Ergebnisse gegebenenfalls eine differenzierte Therapie mit Antifibrinolytika, Fibrinogen, Prothrombinkomplexkonzentrat, Plasmaprodukten oder Thrombozytenkonzentraten durchführen zu können.

15.6 Hypothermie und Wärmemaßnahmen

Mit dem Funktionsverlust des Hypothalamus ist auch die Regulation der Körpertemperatur gestört. Da zudem Muskelzittern zur Thermogenese und eine Zentralisation des Kreislaufes zur Reduktion des Wärmeverlustes fehlen, stellt sich in der Regel eine abgesenkte Körpertemperatur ein. Dieser Zustand kann durch hochvolumige Infusion kalter kristalloider Lösungen im Rahmen des Therapie des Diabetes insipidus oder bei Gabe ungewärmter Blut- und Plasmaprodukte noch verstärkt werden (Wood et al. 2004). Deshalb ist ein genaues

Monitoring der Körperkerntemperatur beispielsweise über einen speziellen Blasendauerkatheter unverzichtbar. Wärmemaßnahmen wie konvektive Wärmetherapie oder die Infusion erwärmter Lösungen sollten daher frühzeitig eingesetzt werden, um Herzfunktionsstörungen, Arrhythmien und eine schwere Koagulopathie zu verhindern.

❯ Ziel ist es, die Kerntemperatur in jedem Fall über 35°C zu halten. Neben Normoventilation ($paCO_2$ 35–45 mmHg) und Normotonie (mittlerer arterieller Druck > 80 mmHg), ist die Normothermie ($\geq$ 35°C) auch Voraussetzung für die Richtlinien-konforme IHA-Feststellung. Nach Feststellung des IHA kann eine moderate Hypothermie (34 bis 35°C) angestrebt werden.

Wie eine randomisierte Studie nachwies, verringert eine moderate Hypothermie im Vergleich zur Normothermie signifikant die Häufigkeit einer Dialyse in den ersten 7 Tagen nach Transplantation bei Empfängerinnen und Empfängern von Nierentransplantaten (Niemann et al. 2015). Eine Hypothermie < 34°C kann jedoch zu Gerinnungsstörungen führen und sollte vermieden werden.

15.7 Infektionen, Sepsis und Organspende

Während ein schwerer septischer Schock in der Regel eine Organspende ausschließt, stellen bakterielle Infektionen zunächst keine Kontraindikation zur Organspende dar. Mit Abstand am häufigsten sind pulmonale Infektionen meist ausgelöst durch Aspiration im Rahmen der primären oder sekundären Hirnschädigungen. Unter entsprechender antimikrobieller Therapie sowohl bei der Spenderin bzw. dem Spender als auch bei der Empfängerin bzw. dem Empfänger ist die Transplantation von infizierten Lungen im gewissen Rahmen möglich (Lopez-Navidad und Caballero 2003). Bei viralen und parasitären Infektionen ist bezüglich des Managements eine genaue Abstimmung mit den Koordinatoren der Deutschen Stiftung Organtransplantation notwendig.

> Absolute Kontraindikationen stellen beispielsweise Infektionen mit HIV, Masern, Tollwut oder Prionen dar (Wood et al. 2004).

15.8 Fazit

Grundsätzlich gelten nach IHA für die Aufrechterhaltung der Homöostase bei der Organspenderin bzw. dem -spender die allgemein gültigen Zielvariablen für Beatmung, Hämodynamik und Metabolismus. Der IHA ist mit vielfältigen Veränderungen und Störungen physiologischer Funktionen verbunden, die durch ergänzende intensivmedizinische Maßnahmen korrigiert werden müssen. Der Erfolg von Transplantationen hängt ganz entscheidend auch von diesen Maßnahmen bei der Spenderin bzw. dem Spender ab. Der generelle Mangel an Organspenden und insbesondere der Mangel an Herz- und Lungenspenden erfordert ein aufmerksames und engmaschiges Management der Organspenderin bzw. des -spenders, um eine möglichst hohe Anzahl an Transplantaten mit guter Funktion zu erzielen.

Literatur

Amato MB, Meade MO, Slutsky AS, Brochard L, Costa EL, Schoenfeld DA, Stewart TE, Briel M, Talmor D, Mercat A, Richard JC, Carvalho CR, Brower RG (2015) Driving pressure and survival in the acute respiratory distress syndrome. N Engl J Med 372(8):747–755

Baroldi G, Di Pasquale G, Silver MD, Pinelli G, Lusa AM, Fineschi V (1997) Type and extent of myocardial injury related to brain damage and its significance in heart transplantation: a morphometric study. J Heart Lung Transplant 16(10):994–1000

Benck U, Hoeger S, Brinkkoetter PT, Gottmann U, Doenmez D, Boesebeck D, Lauchart W, Gummert J, Karck M, Lehmkuhl HB, Bittner HB, Zuckermann A, Wagner F, Schulz U, Koch A, Bigdeli AK, Bara C, Hirt S, Berchtold-Herz M, Brose S, Herold U, Boehm J, Welp H, Strecker T, Doesch A, Birck R, Krämer BK, Yard BA, Schnuelle P (2011) Effects of donor pre-treatment with dopamine on survival after heart transplantation: a cohort study of heart transplant recipients nested in a randomized controlled multicenter trial. J Am Coll Cardiol 58(17):1768–1777

Boelen A, Kwakkel J, Fliers E (2011) Beyond low plasma T3: local thyroid hormone metabolism during inflammation and infection. Endocr Rev 32(5):670–693

Busl KM, Bleck TP (2015) Neurogenic pulmonary edema. Crit Care Med 43(8):1710–1715

Cushing H (1901) Concerning a definite regulatory mechanism of vasomotor centre which controls blood pressure during cerebral compression. Bull Johns Hopkins Hosp 12:290–292

Dimopoulou I, Tsagarakis S, Anthi A, Milou E, Ilias I, Stavrakaki K, Charalambidis C, Tzanela M, Orfanos S, Mandragos K, Thalassinos N, Roussos C (2003) High prevalence of decreased cortisol reserve in brain-dead potential organ donors. Crit Care Med 31(4):1113–1117

Dimopoulou I, Tsagarakis S, Kouyialis AT, Roussou P, Assithianakis G, Christoforaki M, Ilias I, Sakas DE, Thalassinos N, Roussos C (2004) Hypothalamic-pituitary-adrenal axis dysfunction in critically ill patients with traumatic brain injury: incidence, pathophysiology, and relationship to vasopressor dependence and peripheral interleukin-6 levels. Crit Care Med 32(2):404–408

Kotsch K, Ulrich F, Reutzel-Selke A, Pascher A, Faber W, Warnick P, Hoffman S, Francuski M, Kunert C, Kuecuek O, Schumacher G, Wesslau C, Lun A, Kohler S, Weiss S, Tullius SG, Neuhaus P, Pratschke J (2008) Methylprednisolone therapy in deceased donors reduces inflammation in the donor liver and improves outcome after liver transplantation: a prospective randomized controlled trial. Ann Surg 248(6):1042–1050

Leclercq TA, Grisoli F (1983) Arterial blood supply of the normal human pituitary gland. An anatomical study. J Neurosurg. 58(5):678–681

Lopez-Navidad A, Caballero F (2003) Extended criteria for organ acceptance. Strategies for achieving organ safety and for increasing organ pool. Clin Transplant. 17(4):308–324

Mascia L, Pasero D, Slutsky AS, Arguis MJ, Berardino M, Grasso S, Munari M, Boifava S, Cornara G, Della Corte F, Vivaldi N, Malacarne P, Del Gaudio P, Livigni S, Zavala E, Filippini C,

15

Martin EL, Donadio PP, Mastromauro I, Ranieri VM (2010) Effect of a lung protective strategy for organ donors on eligibility and availability of lungs for transplantation: a randomized controlled trial. JAMA 304(23):2620–2627

Niemann CU, Feiner J, Swain S, Bunting S, Friedman M, Crutchfield M, Broglio K, Hirose R, Roberts JP, Malinoski D (2015) Therapeutic hypothermia in deceased organ donors and kidney-graft function. N Engl J Med 373(5):405–414

Novitzky D, Cooper DK, Reichart B (1987) Hemodynamic and metabolic responses to hormonal therapy in brain-dead potential organ donors. Transplantation 43(6):852–854

Novitzky D, Cooper DK, Rosendale JD, Kauffman HM (2006) Hormonal therapy of the brain-dead organ donor: experimental and clinical studies. Transplantation 82(11):1396–1401

Ranasinghe AM, Bonser RS (2011) Endocrine changes in brain death and transplantation. Best Pract Res Clin Endocrinol Metab 25(5):799–812

Salim A, Vassiliu P, Velmahos GC, Sava J, Murray JA, Belzberg H, Asensio JA, Demetriades D (2001) The role of thyroid hormone administration in potential organ donors. Arch Surg 136(12):1377–1380

Schnuelle P, Gottmann U, Hoeger S, Boesebeck D, Lauchart W, Weiss C, Fischereder M, Jauch KW, Heemann U, Zeier M, Hugo C, Pisarski P, Krämer BK, Lopau K, Rahmel A, Benck U, Birck R, Yard BA (2009) Effects of donor pretreatment with dopamine on graft function after kidney transplantation: a randomized controlled trial. JAMA 302(10):1067–1075

Smith M (2004) Physiologic changes during brain stem death—lessons for management of the organ donor. J Heart Lung Transplant 23(Suppl9):217-S22

Wood KE, Becker BN, McCartney JG, D'Alessandro AM, Coursin DB (2004) Care of the potential organ donor. N Engl J Med. 351(26):2730–2739

Szabó G, Sebening C, Hackert T, Hoffmann L, Sonnenberg K, Hagl C, Tochtermann U, Vahl CF, Hagl S (1999) Influence of brain death and cardiac preservation on systolic and diastolic function and coronary circulation in the cross-circulated canine heart. World J Surg 23(1):36–43

Wicomb WN, Cooper DK, Lanza RP, Novitzky D, Isaacs S (1986) The effects of brain death and 24 hours' storage by hypothermic perfusion on donor heart function in the pig. J Thorac Cardiovasc Surg. Jun 91(6):896–909

Organ- und Spendercharakterisierung

Christina Schleicher

Inhaltsverzeichnis

© Springer-Verlag GmbH Deutschland, ein Teil von Springer Nature 2022
A. Rahmel et al. (Hrsg.), *Repetitorium Transplantationsbeauftragte*,
https://doi.org/10.1007/978-3-662-62614-6_16

Die Organ- und Spendercharakterisierung hat zum Ziel, durch eine sorgfältige Untersuchung der Organspenderin bzw. des -spenders sowie der jeweiligen Organfunktionen die gesundheitlichen Risiken für potentielle Organempfängerinnen und -empfänger so gering wie möglich zu halten. Die dabei einzuhaltenden Qualitäts- und Sicherheitsstandards sind in Deutschland verbindlich festgelegt. Die erhobenen Befunde bilden die medizinische Entscheidungsgrundlage für den Umfang einer Organspende, den Empfängerschutz, die Allokation und letztendlich für die Akzeptanz eines vermittelten Organs für eine individuelle Empfängerin bzw. einen Empfänger. Das Kapitel nennt die geltenden Vorgaben, beschreibt den zeitlichen Ablauf in der Zusammenarbeit zwischen Entnahmekrankenhaus und Koordinierungsstelle sowie den medizinisch notwendigen Umfang der Organ- und Spendercharakterisierung.

16.1 Einführung

Neben dem grundsätzlichen immunologischen Risiko einer Abstoßung birgt jede Transplantation auch Risiken im Hinblick auf die potenzielle Übertragung von malignen Erkrankungen, Infektionskrankheiten, genetisch bedingten Erkrankungen oder toxischen Schädigungen. Ziel aller Untersuchungen bei einer Organspenderin bzw. einem -spender ist es, durch Beschreibung und Einhaltung notwendiger Qualitäts- und Sicherheitsstandards die gesundheitlichen Risiken für die Empfängerinnen und Empfänger so gering wie möglich zu halten.

Die Standards der Organ- und Spendercharakterisierung sind in Deutschland nach den Vorgaben folgender Rechtsvorschriften und Unterlagen festgelegt:

- Gesetz über die Spende, Entnahme und Übertragung von Organen und Geweben (Transplantationsgesetz) – TPG
- TPG-Verordnung über Qualität und Sicherheit von Organen – TPG-OrganV
- Richtlinie der Bundesärztekammer gemäß § 16 Abs. 1 Satz 1 Nr. 4a und b TPG zur medizinischen Beurteilung von Organspendern und zur Konservierung von Spenderorganen (BÄK 2020)
- Verfahrensanweisungen der Deutschen Stiftung Organtransplantation (DSO) gemäß § 11 TPG (DSO 2021)
- Leitfaden für die Organspende (DSO 2022)

Der von internationalen Experten erstellte und regelmäßig aktualisierte *Guide to the safety and quality of organs for transplantation* enthält Empfehlungen und Literaturhinweise unter anderem zu Infektions- und Tumorerkrankungen sowie genetischen Defekten und ihrer Relevanz für eine mögliche Organspende (EDQM 2018). Diese Informationen können bei der Entscheidung, ob einzelne oder alle Organe einer Spenderin bzw. eines Spenders für eine Organtransplantation geeignet erscheinen, hilfreich sein.

Die im Rahmen der Organ- und Spendercharakterisierung erhobenen Befunde bilden die medizinische Entscheidungsgrundlage für:

- den Umfang der Organspende
- den Empfängerschutz
- die Allokation
- die Akzeptanz des vermittelten Organs

16.2 Zeitpunkt der Untersuchungen

Die Organ- und Spendercharakterisierung ist ein stufenweiser Prozess, der sich schematisch in folgende Abschnitte einteilen lässt:

- Klärung der medizinischen Voraussetzungen für eine Organspende im Rahmen der allgemeinen Beratung durch die
DSO
- Erhebung und Erfassung der Angaben zur Organ- und Spendercharakterisierung im Entnahmekrankenhaus und
Meldung der Daten an Eurotransplant
(ET)
- Ergänzende Beurteilung der Organqualität im Rahmen der Entnahmeoperation
- Beurteilung der Entnahmequalität und
weitere Organcharakterisierung im
Transplantationszentrum

❯ Grundsätzlich gilt, dass Maßnahmen,
welche ausschließlich der Vorbereitung
einer geplanten Organentnahme dienen
(z. B. Blutentnahme zur Gewebetypisierung), erst und nur dann vorgenommen
werden dürfen, wenn der irreversible
Ausfall der Gesamtfunktion des Gehirns
abschließend festgestellt worden ist und
eine Zustimmung zur Organentnahme
vorliegt.

Befunde, welche vor der Todesfeststellung
im Rahmen der Behandlung einer Patientin
bzw. eines Patienten erhoben wurden, können jedoch zur medizinischen Beurteilung
der Organspenderin bzw. des -spenders und
der Organfunktionen hinzugezogen werden. Diese Befunde sind für die Organ-
und Spendercharakterisierung dabei ebenso
maßgeblich wie die aktualisierten Erhebun-
gen aus der spezifischen Vorbereitung zur
Organspende. Bei der Beurteilung der jeweiligen Organfunktionen sind generell die
zum Untersuchungszeitpunkt vorliegenden
Bedingungen und etwaige im Rahmen der
Intensivtherapie durchgeführte Maßnahmen zu berücksichtigen. Unter Umständen

kann die Wiederholung einer Untersuchung notwendig sein.

❯ **Organisation der Untersuchungen**
Die Spendercharakterisierung erfordert
eine hohe Inanspruchnahme der klinik-
eigenen Infrastruktur. Da insbesondere
im Bereitschaftsdienst oft nicht mehr alle
nötigen Laborbestimmungen und Untersuchungen möglich sind, sollte der diagnostische Umfang frühestmöglich mit
der DSO im Rahmen einer allgemeinen
Beratung besprochen werden.

16.3 Allgemeine Beratung zur Spendereignung

Vermutet das behandelnde ärztliche Personal bei einer unter intensivmedizinischen
Bedingungen beatmeten Patientin bzw. einem Patienten, dass in wenigen Stunden
bis Tagen der irreversible Hirnfunktionsausfall (IHA) eintreten könnte, kann bereits zu diesem Zeitpunkt, z. B. in Vorbereitung auf anstehende Gespräche und
Entscheidungen über eine mögliche Therapiezieländerung, die Klärung der medizinischen Voraussetzungen für eine potentielle
Organspende sinnvoll sein. Diese Beurteilung ist häufig komplex und sollte im Rahmen einer sogenannten allgemeinen Beratung (früher Organspende-Konsil) durch
erfahrene Fachleute erfolgen (BÄK 2020;
DSO 2021).
Die allgemeine Beratung erfolgt unter Beteiligung der oder des Transplantationsbeauftragten und/oder auf Wunsch des
Entnahmekrankenhauses unter Einbindung
der DSO. Diese ist hierfür Tag und Nacht
erreichbar. Die Beratung findet unter Wahrung der Patientenanonymität statt.

16.4 Fallbeispiel zur allgemeinen Beratung

Auf einer Kinder-Intensivstation liegt ein knapp zwei Jahre alter Junge. Dieser wurde aufgenommen mit Verdacht auf Salmonellose, welcher sich jedoch nicht bestätigt hat. Bei neurologisch verschlechtertem Zustand zeigt die weiterführende Diagnostik einen Hirntumor, radiomorphologisch am ehesten einem Medulloblastom entsprechend. Die behandelnden Ärzte vermuten, dass der IHA bereits eingetreten sein könnte. Für die vor der Einleitung der entsprechenden Diagnostik anstehenden Gespräche im Intensivteam und mit den Eltern erfolgt am Freitagnachmittag die Rücksprache mit der DSO mit der Frage, ob eine medizinische Spendereignung bei Medulloblastom grundsätzlich überhaupt gegeben ist. Obwohl das Medulloblastom von der WHO (World Health Organsization) als Grad IV (äußerst bösartiger Tumor) eingestuft wird, kann die Transplantation von Organen einer Spenderin bzw. eines Spenders mit Medulloblastom auf ausgewählte Empfängerinnen und Empfänger im Sinne einer Nutzen-Risiko-Abwägung seitens des Transplantationszentrums gerechtfertigt sein. Dies gilt insbesondere wenn – wie in diesem Fall – Risikofaktoren für eine extraneuronale Metastasierung, durch stattgehabte Shunt-Anlage, Tumorresektion oder Chemo-/Strahlentherapie, fehlen. Weitere Voraussetzung ist die histologische Verifizierung des Hirntumors. Auf Basis dieser Einschätzung erfolgt das Gespräch mit den Eltern, welches gemeinsam mit einer Koordinatorin der DSO stattfindet. Die Eltern wünschen eine Organspende ihres Sohnes. Dem zwingend notwendigen neurochirurgischen Eingriff zur Gewinnung einer Gewebeprobe zur histologischen Diagnostik des Hirntumors nach der Organentnahme stimmen sie ebenfalls zu. Parallel zur der sich nach den Vorgaben der Richtlinien über 24 h erstreckenden Diagnostik des Hirnfunktionsausfalls, hält das ärztliche Personal der Intensivstation Rücksprache mit den Kolleginnen und Kollegen der Neurochirurgie und der Neuropathologie, um deren spezielle Verfügbarkeit im Falle einer anstehenden Organentnahme am Wochenende sicherzustellen. Nach erfolgter Todesfeststellung am Sonntagmorgen kann die Organspende eingeleitet werden. Der Befund des Medulloblastoms wird histopatholgisch bestätigt. Herz, Leber und beide Nieren werden zur Transplantation akzeptiert. Für die Eltern des kleinen Jungen ist die Möglichkeit einer Organspende zumindest ein gewisser Trost.

Es gibt nur sehr wenige absolute Kontraindikationen gegen eine Organspende:
- HIV (Humanes Immundefizienz-Virus)-Erkrankung (Entnahme und Transplantation im Rahmen von Studien denkbar/möglich)
- Floride Tuberkulose
- Gesicherte und nicht sanierte Sepsis mit multiresistenten Keimen
- Nicht behandelbare Infektionen (z. B. Tollwut, Creutzfeld-Jakob)
- Nicht kurativ behandeltes Malignom (CAVE Ausnahmen, z. B. bestimmte Haut- und primäre Hirntumore)

Folgende Erkrankungen sind KEINE absoluten Kontraindikationen gegen eine Organspende:
- Virushepatitis (jeweils alternativ Hepatitis Bs-Antigen-positiv, anti-Hepatitis Bc-positiv oder anti-Hepatitis C-positiv)
- Sepsis mit positiver Blutkultur
- Meningitis
- Maligner Tumor in der Anamnese
- Drogenabhängigkeit

Die aufgeführten Diagnosen erfordern eine weiterführende Anamneseerhebung sowie ggf. Diagnostik und werden in jedem Fall als erweiterte Spenderkriterien eingestuft. Sie können eine schwerere Vermittelbarkeit der Organe bedingen oder durch Summierung mehrerer Diagnosen eine Organspende unmöglich machen, sollten jedoch nicht per se zum Ausschluss eines möglichen Organspenders führen.

> ❯ Kein frühzeitiger Ausschluss eines möglichen Organspenders aus medizinischen Gründen ohne Rücksprache mit den Fachleuten der DSO!

16.5 Untersuchungen im Entnahmekrankenhaus zur Meldung an Eurotransplant

16.5.1 Anamnese

Die Anamneseerhebung ist obligater Bestandteil jeder ärztlichen Behandlung. Dies gilt ausnahmslos, auch für die postmortale Organspende. In diesem Kontext liegt der Fokus der Anamnese auf dem Schutz der potentiellen Organempfängerinnen und -empfänger. Es erfolgt insbesondere die strukturierte und umfassende Erhebung von Vorerkrankungen und deren Therapie – bei Malignomen die Erhebung detaillierter Angaben zur Tumorklassifikation, Therapie und Nachsorge – sowie das Erfragen besonderer Risikoprofile für die Übertragbarkeit von Infektionskrankheiten.

In der Regel erfolgt die Erfassung als Fremdanamnese mithilfe der Angehörigen und der Hausarztpraxis der bzw. des Verstorbenen, die durch weitergehende Informationen des vorbehandelnden ärztlichen Personals ergänzt wird. Die Erhebung und Dokumentation der anamnestischen Daten erfolgt mittels des hierfür entwickelten Anamnesebogens der DSO (◘ Abb. 16.1).

16.5.2 Körperliche Untersuchung

Wie die Anamneseerhebung ist auch die körperliche Untersuchung unverzichtbarer Bestandteil der ärztlichen Diagnostik – wie bei lebenden Patientinnen und Patienten, so auch bei postmortalen Organspenderinnen und -spendern. Bei Letzteren fokussiert sich die orientierende körperliche Untersuchung auf auffällige Haut-, Lymphknoten- und Organveränderungen, die im Sinne des Empfängerschutzes eine weiterführende Abklärung notwendig machen.

Auch die Dokumentation der körperlichen Untersuchung erfolgt mittels eines dafür entwickelten Befundbogens der DSO (◘ Abb. 16.2).

> **Anamnese und körperliche Untersuchung beim Organspender**
> Sowohl unter den Transplantationsbeauftragten der Entnahmekrankenhäuser, als auch unter den Koordinatorinnen und Koordinatoren der DSO sind Kolleginnen und Kollegen der Pflegeberufe vertreten. Die Erhebung der Anamnese und die Durchführung der körperlichen Untersuchung stehen jedoch unter dem Vorbehalt der höchstpersönlichen ärztlichen Erbringung. Für die Praxis bedeutet dies, dass Anamnese und körperliche Untersuchung einer Organspenderin bzw. eines -spenders durch das ärztliche Personal des Krankenhauses zu erfolgen haben, sofern sie nicht durch eine ärztliche Koordinatorin bzw. Koordinator der DSO vorgenommen werden können. Die Einordnung der erhobenen Befunde in Bezug auf besondere, spenderassoziierte Risiken und die Abklärung der Notwendigkeit etwaiger Zusatzuntersuchungen obliegt dem ärztlichen Personal der DSO in enger Kooperation mit den Ärztinnen und Ärzten des Entnahmekrankenhauses.

K06-Z-FB-92-1

16

Seite 1 von 3

| Anamnesebogen | Name: | Fallnummer: | Alter: | **DSO.** |
| | Ort: | Klinik: | | |

Zeitpunkt:

Befragung durch: ☐ behandelnden Arzt ☐ Koordinator ☐ Arzt und Koordinator

Art der Befragung: ☐ persönlich ☐ telefonisch

verfügbare Quellen: ☐ Krankenhausarzt ☐ Hausarzt ☐ Angehörige
☐ Sonstige:

Probleme bei der
Befragung:

| 1. Ärztliche Behandlung in den letzten 12 Monaten: | ☐ ja | ☐ nein | ☐ unbekannt |
| Ambulante Behandlung: | ☐ ja | ☐ nein | ☐ unbekannt |

Kontaktdaten für
ambulante Behandlung:

Grund der ambulanten
Behandlung:

| Stationäre Behandlung: | ☐ ja | ☐ nein | ☐ unbekannt |

Kontaktdaten für
stationäre Behandlung:

Grund der stationären
Behandlung:

| Blutübertragung im Rahmen der Behandlung: | ☐ ja | ☐ nein | ☐ unbekannt |

falls ja - wo, Indikation:

---

2. Vorerkrankungen/Voroperationen:	☐ ja	☐ nein	☐ unbekannt
Diabetes*:	☐ ja	☐ nein	☐ unbekannt
Bluthochdruck*:	☐ ja	☐ nein	☐ unbekannt
koronare Herzerkrankungen*:	☐ ja	☐ nein	☐ unbekannt
Hepatitis/Gelbsucht*:	☐ ja	☐ nein	☐ unbekannt
Tuberkulose*:	☐ ja	☐ nein	☐ unbekannt
Geschlechtserkrankungen*:	☐ ja	☐ nein	☐ unbekannt
andere Infektionserkrankungen (z.B. Malaria)*:	☐ ja	☐ nein	☐ unbekannt
Mamma- oder Brusttumor*:	☐ ja	☐ nein	☐ unbekannt
Melanom oder Hauttumor*:	☐ ja	☐ nein	☐ unbekannt
Darmtumor*:	☐ ja	☐ nein	☐ unbekannt
Prostatatumor*:	☐ ja	☐ nein	☐ unbekannt
gynäkologischer Tumor*:	☐ ja	☐ nein	☐ unbekannt
anderer Tumor*:	☐ ja	☐ nein	☐ unbekannt
Erkrankungen des Nervensystems / neurologische oder psychiatrische Erkrankungen*:	☐ ja	☐ nein	☐ unbekannt
Autoimmunerkrankungen*:	☐ ja	☐ nein	☐ unbekannt
Blutkrankheiten/Blutgerinnungsstörungen*:	☐ ja	☐ nein	☐ unbekannt
falls ja: mit Erhalt von humanen Gerinnungsprodukten*:	☐ ja	☐ nein	☐ unbekannt
andere Vorerkrankungen*:	☐ ja	☐ nein	☐ unbekannt
Voroperationen*:	☐ ja	☐ nein	☐ unbekannt

*falls ja, Details:

◻ **Abb. 16.1** Anamnesebogen. (Copyright: DSO, mit freundlicher Genehmigung)

| Anamnesebogen | Name: | Fallnummer: | Alter: | **DSO.** |
| | Ort: | Klinik: | | |

3. Medikamente / Substanzen

regelmäßige Medikamenteneinnahme*:	☐ ja	☐ nein	☐ unbekannt

*falls ja, Medikamente:
ggf. Extrablatt

regemäßiger Schmerzmittelgebrauch:	☐ ja	☐ nein	☐ unbekannt
Rauchen*:	☐ ja	☐ nein	☐ unbekannt

*falls ja, Dauer /
Umfang (pack years):

Alkohol*:	☐ ja	☐ nein	☐ unbekannt

*falls ja, Dauer /
Umfang:

Injektionen ohne medizinische Indikation (iv, im, sc) in den letzten 12 Monaten*:	☐ ja	☐ nein	☐ unbekannt
Hinweise auf Drogenkonsum (z.B. Aufputschmittel, Amphetamine, LSD, Marihuana, Kokain etc.)*:	☐ ja	☐ nein	☐ unbekannt
Drogenkonsum iv / nasal*:	☐ ja	☐ nein	☐ unbekannt
Tattoos, Piercings, Akupunktur (in den letzten 12 Monaten)*:	☐ ja	☐ nein	☐ unbekannt

*ggf. Details:

4. Auffälligkeiten in den letzten Monaten (B-Symptome):

	☐ ja	☐ nein	☐ unbekannt
Fieber / unklare Fieberschübe:	☐ ja	☐ nein	☐ unbekannt
Nachtschweiß:	☐ ja	☐ nein	☐ unbekannt
Kopfschmerzen:	☐ ja	☐ nein	☐ unbekannt
Gewichtsabnahme:	☐ ja	☐ nein	☐ unbekannt
Diarrhoe:	☐ ja	☐ nein	☐ unbekannt
Lymphknotenschwellungen:	☐ ja	☐ nein	☐ unbekannt
Dysmenorrhoe / Blutungen:	☐ ja	☐ nein	☐ unbekannt

5. Zugehörigkeit zu Risikogruppen (HIV/HBV/HCV):

Keine der nachfolgenden Informationen ist verfügbar ☐

Prostitution (in den letzten 12 Monaten)*:	☐ ja	☐ nein	☐ unbekannt
häufig wechselnde Sexualpartner (in den letzten 12 Monaten)*:	☐ ja	☐ nein	☐ unbekannt
Sexualpartner mit HIV, HBV oder HCV oder Risikofaktoren dafür (in den letzten 12 Monaten)*:	☐ ja	☐ nein	☐ unbekannt
Aufenthalt in Strafanstalt (in den letzten 12 Monaten)*:	☐ ja	☐ nein	☐ unbekannt
gleichgeschlechtlicher Sex mit Männern (in den letzten 12 Monaten)*:	☐ ja	☐ nein	☐ unbekannt
Kinder HIV-positiver oder -gefährdeter Mütter (insbesondere jünger als 18 Monate alt oder in letzten 12 Monaten gestillt)*:	☐ ja	☐ nein	☐ unbekannt
Langzeitaufenthalt in Gebiet mit hoher HIV- oder HBV- oder HCV-Prävalenz*:	☐ ja	☐ nein	☐ unbekannt
Andere Hinweise für erhöhtes Risiko (z. B. Kontakt mit offenen Wunden / Blut / Schleimhäuten von HIV- / HBV- / HCV-gefährdeten Personen, pos. Treponema pallidum-Nachweis, jeglicher V.a. mögliche „window period"-Infektion)*:	☐ ja	☐ nein	☐ unbekannt

*falls ja, Details:

K06-Z-FB-92-1

◼ Abb. 16.1 (Fortsetzung)

Anamnesebogen	Name:	Fallnummer:	Alter:	**DSO.**
	Ort:	Klinik:		

6. Ausschluss von Blutspende: ☐ ja ☐ nein ☐ unbekannt

falls ja, Grund:

welche Blutbank:

7. Aufenthalt (in den letzten 3 Monaten) bzw. Zuwanderung von außerhalb der Bundesrepublik Deutschland: ☐ ja ☐ nein ☐ unbekannt

falls ja, wo(her) /
Dauer des
Aufenthaltes:

8. Impfungen in den letzten 4 Wochen: ☐ ja ☐ nein ☐ unbekannt

falls ja, bitte ankreuzen:

☐ Influenza (falls inhaliert) ☐ Pocken ☐ Rotavirus ☐ Cholera (falls oral)
☐ FSME ☐ Gelbfieber ☐ Mumps ☐ Polio (falls oral)
☐ Masern ☐ Salmonella tyhpi (falls oral) ☐ BCG
☐ Röteln ☐ Varizellen
☐ sonstige:

9. Vorliegen multiresistenter Keime: ☐ ja ☐ nein ☐ unbekannt

falls ja, Details (insb.
welche Keime?):

10. Tierbiss / -verletzungen: ☐ ja ☐ nein ☐ unbekannt

falls ja, Details (insb.
welches Tier?):

11. Bestehen Anhaltspunkte für eine Schwangerschaft: ☐ ja ☐ nein ☐ unbekannt

falls ja, Details:

12. Sonstige Anmerkungen:

16

K06-Z-FB-92-1

_____   _____   _____   _____
Datum   Name des Arztes   Datum   Name des DSO-Koordinators

Dieses Dokument wurde elektronisch erstellt und ist deshalb ohne Unterschrift gültig.

◻ Abb. 16.1   (Fortsetzung)

Orientierende körperliche Untersuchung	Name:	Fallnummer:	Alter:	**DSO.**
	Ort:	Klinik:		

Seite 1 von 2

*n.b.=nicht beurteilbar

Untersucher:		Untersuchungszeitpunkt:

Größe:	cm	Gewicht:	kg
Allgemeinzustand:		☐ gut	☐ reduziert
Anmerkungen:			

Haut

Narben:	☐ Nein	☐ Ja	☐ n.b.
Anmerkungen:			
Naevi:	☐ Nein	☐ Ja	☐ n.b.
Anmerkungen:			
Tumorverdacht:	☐ Nein	☐ Ja	☐ n.b.
Anmerkungen:			
Tätowierung:	☐ Nein	☐ Ja	☐ n.b.
Anmerkungen:			
Piercing:	☐ Nein	☐ Ja	☐ n.b.
Anmerkungen:			
Einstichstellen (nicht medizinisch erklärbar):	☐ Nein	☐ Ja	☐ n.b.
Anmerkungen:			

Lymphknoten

Hals unauffällig:	☐ Ja	☐ Nein	☐ n.b.
Anmerkungen:			
Achseln unauffällig:	☐ Ja	☐ Nein	☐ n.b.
Anmerkungen:			
Leisten unauffällig:	☐ Ja	☐ Nein	☐ n.b.
Anmerkungen:			

Thorax Auskultation

Lunge unauffällig:	☐ Ja	☐ Nein	☐ n.b.
Anmerkungen:			
Herz unauffällig:	☐ Ja	☐ Nein	☐ n.b.
Anmerkungen:			

Mamma

rechts unauffällig:	☐ Ja	☐ Nein	☐ n.b.
Anmerkungen:			
links unauffällig:	☐ Ja	☐ Nein	☐ n.b.
Anmerkungen:			

K06-Z-FB-96-2

◼ **Abb. 16.2** Befundbogen „Körperliche Untersuchung". (Copyright: DSO, mit freundlicher Genehmigung)

Seite 2 von 2

Orientierende körperliche Untersuchung	Name:	Fallnummer:	Alter:	**DSO.**
	Ort:	Klinik:		

Abdomen unauffällig	☐ Ja	☐ Nein	☐ n.b.
Anmerkungen:			
Rektal-digitale Untersuchung (ab 50. J) unauffällig:	☐ Ja	☐ Nein	☐ n.b.
Anmerkungen			
Genital-/Analbereich unauffällig	☐ Ja	☐ Nein	☐ n.b.
Anmerkungen:			
Anmerkungen:			

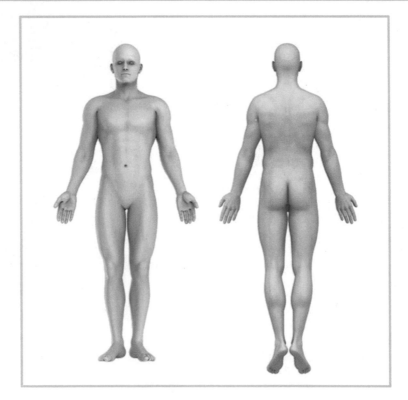

◘ Abb. 16.2   (Fortsetzung)

□ **Tab. 16.1**   Labordiagnostik beim Organspender gemäß dem Leitfaden zur Organspende (DSO 2022)
Wert
- Blutgruppe (serologische Blutgruppenbestimmung und Bedside-Test)
- arterielle Blutgase unter optimalen Beatmungsparametern (mit Messung bei aktuellem FiO2 und FiO2 1,0 über 10 Minuten), z.B. aus der Präoxygenierungsphase des Apnoetests
- Blutbild, evtl. Differentialblutbild falls automatisch gemessen verfügbar
- Blutzucker
- Urinstatus (inklusive Ausschluss Proteinurie) und -sediment
- Klinische Chemie
- Natrium
- Kalium
- Kreatinin i. S.
- Harnstoff i. S.
- Amylase
- Lipase
- HbA1c
- alkalische Phosphatase
- ASAT (GOT)
- ALAT (GPT)
- γ-GT
- Bilirubin (total und direkt)
- LDH
- CK
- CK-MB oder Troponin T/I
- Albumin/Gesamtprotein
- Quick
- PTT, INR
- Fibrinogen/AT III
- C-reaktives Protein (CRP), Procalcitonin

16.5.3 Labordiagnostik

Aus dem Labor des Entnahmekrankenhauses werden die in □ Tab. 16.1 aufgeführten Parameter benötigt.

16.5.4 Infektionsdiagnostik

Die erforderlichen infektionsserologischen Untersuchungen werden in Vertragslaboratorien der DSO durchgeführt. Die Labore stehen hierfür Tag und Nacht zur Verfügung. Die Beauftragung zu diesen organspendespezifischen Untersuchungen erfolgt nach Todesfeststellung und Zustimmung zur Organspende durch die Koordinatorinnen bzw. Koordinatoren der DSO.

> Untersuchungen, die bei jedem Organspender idealerweise bei Meldung an die Vermittlungsstelle, spätestens jedoch zum Zeitpunkt der Organentnahme vorliegen sollten:
> - Anti-HIV 1/2 (inkl. HIV-p24-Antigen)
> - HBs-Antigen
> - Anti-HBc (ggf. Anti-HBs)
> - Anti-HCV
> - Anti-Cytomegalie-Virus (IgG)
>
> Bei Spenderinnen und Spendern mit erhöhtem Risikoprofil für Hepatitis- und HIV-Infektionen ist zusätzlich die Durchführung folgender Untersuchungen vor Beginn der Entnahmeoperation angezeigt:
> - HIV-PCR (polymerase chain reaction)
> - Hepatitis C-Virus-PCR
> - Hepatitis B-Virus-PCR
>
> Zeitnah im Nachgang einer realisierten Organspende werden die Ergebnisse folgender Untersuchungen zur Planung einer notwendigen Prophylaxe, eines entsprechenden Monitorings oder zur Einleitung einer präemptiven Therapie bei der Empfängerin bzw. dem Empfänger übermittelt:
> - Hepatitis C-Virus-PCR bei Spendern ohne erhöhtes Risikoprofil
> - Hepatitis E-Virus-PCR
> - Anti-Epstein-Barr-Virus
> - Anti-Toxoplasmose
> - Anti-Treponema pallidum

> Besteht bei einer Organspenderin bzw. einem -spender die Notwendigkeit zur Differentialdiagnostik bei schweren Infektionen oder bei Sepsis, können umfangreiche mikrobiologische Kulturen indiziert sein:
> - Blut
> - Urin
> - Tracheal-/Bronchialsekret (bevorzugt aus broncho-alveolärer Lavage)
> - Liquor bei klinischen Hinweisen
> - Weitere Abstriche (auch intraoperativ) je nach klinischen Hinweisen und Risikoprofil

❯ Wichtig ist die Übermittlung aller – auch im Vorfeld (z. B. Screening auf multiresistente Keime) – erhobenen mikrobiologischen Befunde einer Organspenderin bzw. eines -spenders an die DSO. Gehen nach Abschluss einer Organspende noch Befunde im Krankenhaus ein, so sind diese unverzüglich an die DSO weiterzuleiten!

Vorgehen in der Coronavirus-Pandemie

Bei jeder Spenderin bzw. jedem Spender wird eine dezidierte Reiseanamnese erhoben; nach einem Aufenthalt in Risikogebieten (siehe Webseite des Robert-Koch-Institutes, ▶ www.rki.de; QR-Code 16.1) in den letzten Wochen ist explizit zu fragen. Ebenso ist zu fragen, ob in den letzten Wochen Kontakt zu Personen mit bekannter oder vermuteter COVID-19/SARS-CoV-2-Infektion bestand. Bei allen Spenderinnen und Spendern erfolgt eine SARS-CoV-2-PCR. Der Test sollte i. d. R. bei Spendermeldung an Eurotransplant nicht länger als 72 h zurückliegen. Bei Verstorbenen, die vor festgestelltem IHA weniger als eine Woche auf der Intensivstation lagen, ist der Rachenabstrich die bevorzugte Variante zur Diagnostik von SARS-CoV-2. Bei Verstorbenen, die vor festgestelltem IHA mehr als eine Woche auf der Intensivstation lagen, ist Material aus den unteren Atemwegen (Bronchial-, Trachealsekret, bronchoalveoläre Lavage) zu bevorzugen. Im Zweifelsfall, z. B. bei klinischen Verdacht auf COVID-19 oder entsprechender Bildgebung (s. u.), sollten Proben von verschiedenen Quellen (oro-pharyngeal + untere Atemwege) zur Untersuchung gesandt werden. Ein Thorax-CT – wenn verfügbar – ohne für COVID-19 typische Befunde spricht insbesondere bei bereits länger auf der Intensivstation liegenden Patientinnen und Patienten gegen COVID-19.

Die (Risiko-)Anamnese, die Befunde der SARS-CoV-2-PCR sowie eventuelle radiologische Befunde (z. B. Rö-Thorax, Thorax-CT) werden den Transplantationszentrum zur Verfügung gestellt, so dass man dort individuell über die Akzeptanz des Organangebotes entscheiden kann.

16.5.5 Apparative Diagnostik

Die Indikationsstellung zur apparativen Diagnostik kann im Einzelfall variieren, in Abhängigkeit davon, welche Organe entnommen werden sollen und welche aktuellen Vorbefunde gegebenenfalls bereits in Form einer Computer (CT)- oder Kernspintomographie (MRT) vorliegen (❏ Tab. 16.2).

Ergibt sich aufgrund der Ergebnisse der aufgeführten Untersuchungen nach Beurteilung durch das ärztliche Personal der DSO – gegebenenfalls in Absprache mit Ärztinnen und Ärzten des Entnahmekrankenhauses und/oder eines Transplantationszentrums – die Notwendigkeit für weitere diagnostische Maßnahmen (z. B. MRT, CT, Probeentnahme), ist diese Diagnostik ebenfalls vom Entnahmekrankenhaus auf Anfrage der DSO durchzuführen. Kann

eine weiterführende apparative Diagnostik aufgrund der Infrastruktur des Entnahmekrankenhauses nicht durchgeführt werden, muss eine Einzelfallentscheidung durch die DSO bezüglich der weiteren Vorgehensweise getroffen werden.

16.6 Beurteilung der Organqualität durch den Entnahmechirurgen

Im Rahmen der Entnahmeoperation nimmt die verantwortliche Entnahmechirurgin bzw. der -chirurg auf Basis des intraoperativen Befundes eine ergänzende Charakterisierung der Spenderorgane vor. Diese erfolgt standardisiert durch Angaben auf sogenannten Organ Reports (siehe DSO-Verfahrensanweisungen), die angepasst auf das jeweilige Organ vorgegeben sind und unmittelbar nach erfolgter Organentnahme über die DSO und ET den Transplantationszentren zur Verfügung gestellt werden.

Des weiteren kann sich aus der präoperativen Diagnostik und/oder der intraoperativen Beurteilung durch die Entnahmechirurgin bzw. den -chirurg die Indikation für eine Probeentnahme zur histologischen Schnellschnittdiagnostik ergeben. Beispiele sind die Notwendigkeit der Abklärung einer unklaren Raumforderung oder die Beurteilung der Parenchymqualität einer Spenderleber (Schleicher et al. 2019). Die histopathologischen Untersuchungen im Rahmen von postmortalen Organspenden werden von der DSO in entsprechenden, von der DSO beauftragten Pathologien veranlasst. Diese stehen hierfür rund um die Uhr zur Verfügung.

Werden Organe intraoperativ als nicht transplantabel eingestuft und können auch nicht für eine Gewebetransplantation umgewidmet werden, verbleiben diese in der Regel im Körper der Spenderin bzw. des Spenders oder werden ordnungsgemäß und nachweislich durch eine von der DSO beauftragten Pathologie entsorgt. Gibt es Hinweise, dass die Veränderungen an dem

◨ **Tab. 16.2**   Apparative Diagnostik beim Organspender gemäß dem Guide to the quality and safety of organs for transplantation (EDQM 2018)

Untersuchung und Indikation	Wichtigste Informationen
Röntgen Thorax Alle Organspenderinnen bzw. -spender. Orientierende Beurteilung der thorakalen Organe	Beurteilung von – Tracheaverlagerung – Tubuslage – Mediastinalverbreiterung – vergrößerter Herzschatten – Emphysem – Atelektasen – Infiltrate – Raumforderungen und Rundherde – Knochen-, insbesondere Rippenläsionen
Sonographie Abdomen Alle Organspenderinnen bzw. -spender. Orientierende Suche nach intraabdominellen Pathologien und orientierende Beurteilung der Organe	Allgemeine Beurteilung von – freier Flüssigkeit- Aorta – paraaortale Lymphome – Splenomegalie – Strukturen im kleinen Becken Evaluation der Nieren – Auffälligkeiten (Konkremente, gestautes Nierenbecken, Zysten, Tumor) Ausmessung von – Parenchymsaum (cm) – Längs- und Querdurchmesser (cm) Evaluation der Leber – Echogenität des Parenchyms – Zirrhose – Aszites – Rundherde – Leberrand – Durchmesser MCL rechts (cm) Evaluation des Pankreas – Beurteilung des Parenchyms (Ödem, Verkalkung, Zysten, Tumor)
12-Kanal-EKG (Elektrokardiogramm) Organevaluation Herz	Ausschluß von – schwerer Myokardschaden – Arrythmie – Hpertrophie
Echokardiographie, ggf. transösophageal Organevaluation Herz *CAVE:* Wiederholte Durchführungen können indiziert sein zur Evaluation der funktionalen Regeneration nach neuro-kardialer Schädigung im Rahmen des IHA	Beurteilung von – Ventrikuläre und atriale Funktion und Morphologie – Regionale Wandbewegungsstörungen – Herzklappenfunktion und –morphologie – Aortenwurzel und Aorta ascendens – Pulmonale Hypertension – Perikardveränderungen

16

(Fortsetzung)

◻ Tab. 16.2 (Fortsetzung)

Untersuchung und Indikation	Wichtigste Informationen
Koronarangiogarphie Organevaluation Herz. Spenderinnen bzw. Spender mit klinisch und echokardiographisch geeignetem Herzen, aber Risikofaktoren für eine koronare Herzkrankheit (KHK): – männliche Spender > 55 Jahre – weibliche Spender > 55 Jahre und ≥ 1 Risikofaktor – alle Spender zwischen 45 und 55 Jahren und > 1 Risikofaktor Unabhängig von den aufgeführten Kriterien muss die Indikation in Einzelfällen individuell gestellt werden	Beurteilung von RCA (right coronary artery), LCA (left coronary artery), RCX/LCX (Right/left circumflex coronary artery), RIVA (Ramus interventrucularis anterior) und ihrer Äste in Bezug auf Wandunregelmäßigkeiten und Stenosen – Art der Stenose A (≤1 cm, konzentrisch)/B (1–2 cm, exzentrisch)/C (≥2 cm, diffuse Läsionen) – Ausmaß der Stenose < 25 % / 26-50 % / 51-75 % / 76-90 % / 91–99 % Okklusion
Bronchoskopie Organevaluation Lunge. Tumorausschluß bei Verdacht	Beurteilung von Trachea und Bronchialbaum in Bezug auf – Rötung – Blutung – eitriges Sekret/Beläge – Ulzera – Tumor – Hinweise für Aspiration

als nicht transplantabel eingestuften Organ auch Auswirkungen auf die Beurteilung der anderen Organe haben könnten (z. B. Tumorerkrankung), muss das zur Transplantation abgelehnte Organ entnommen und unverzüglich einer pathologischen Untersuchung zugeführt werden.

16.7 Beurteilung der Organcharakterisierung und Entnahmequalität durch den Transplantationschirurgen

Ob ein gespendetes und entnommenes Organ für die vorgesehene Empfängerin bzw. den Empfänger geeignet ist, wird nach Ankunft des Spenderorgans im Transplantationszentrum im Rahmen einer sogenannten Kaltpräparation entschieden. Die Entscheidung trifft die verantwortliche Transplantationschirurgin bzw. der -chirurg. Die Kaltpräparation findet – sofern zeitlich möglich

– vor der Narkoseeinleitung bei der Empfängerin bzw. dem Empfänger statt. Finden sich hierbei Befunde, die vorausgehend anders beurteilt (z. B. Perfusionsqualität, Ausmaß einer Arteriosklerose) oder nicht bemerkt wurden (z. B. Anomalien der Gefäßversorgung, Entnahmefehler) und die das Organ vor Ort als ungeeignet für die Übertragung erscheinen lassen, werden die Empfängervorbereitung und Transplantation abgebrochen. ET und die DSO werden unverzüglich informiert und unter Berücksichtigung der Einschätzung der Transplantationschirurgin bzw. des -chirurgen wird entschieden, ob das Organ als generell nicht transplantabel eingestuft und ordnungsgemäß entsorgt wird, oder, ob es für andere Empängerinnen und Empfänger potentiell als geeignet erscheint und einer erneute Allokation gestartet wird.

Alle Organe, die nach Inspektion im Transplantationszentrum als nicht transplantabel eingestuft werden, müssen histopathologisch aufgearbeitet und nachweislich entsorgt werden.

16.8 Zusammenfassung

Die Organ- und Spendercharakterisierung hat zum Ziel, die gesundheitlichen Risiken für die potentiellen Organempfängerinnen und -empfänger gering wie möglich zu halten. Dafür werden sowohl die Organspenderin bzw. der -spender, als auch die jeweiligen Organfunktionen sorgfältig untersucht. Die dabei einzuhaltenden Qualitäts- und Sicherheitsstandards sind in Deutschland verbindlich festgelegt. Die erhobenen Befunde bilden die medizinische Entscheidungsgrundlage für den Umfang einer Organspende, den Empfängerschutz, die Allokation und letztendlich für die Akzeptanz eines vermittelten Organs durch die Transplantationszentren für ihre individuellen Empfängerinnen bzw. Empfänger. Das Kapitel nennt die geltenden Vorgaben, beschreibt den zeitlichen Ablauf in der Zusammenarbeit zwischen Entnahmekrankenhaus und Koordinierungsstelle sowie den medizinisch notwendigen Umfang der Organ- und Spendercharakterisierung.

◘ QR-Code 16.3   BÄK-Richtlinie zum Empfängerschutz

◘ QR-Code 16.4   DSO-Leitfaden für die Organspende

◘ Abb. 16.5   DSO-Verfahrensanweisungen

16.9 QR-Codes

◘ QR-Code 16.1   Robert-Koch-Institut. Covid-19 in Deutschland

◘ QR-Code 16.2   BÄK-Richtlinien zur Organtransplantation (Spendererkennung)

Literatur

BÄK – Bundesärztekammer (2020) Richtlinie gemäß § 16 Abs. 1 S. 1 Nr. 3 TPG zur ärztlichen Beurteilung nach § 9a Abs. 2 Nr. 1 TPG (RL BÄK Spendererkennung). ► https://www.bundesaerztekammer.de/fileadmin/user_upload/downloads/pdf-Ordner/RL/RiliSpendererkennung_2020-09-01.pdf. Zugegriffen: 24. Feb. 2022. (QR-Code 16.2)

BÄK – Bundesärztekammer (2015) Richtlinie zur medizinischen Beurteilung von Organspendern und zur Konservierung von Spenderorganen gemäß § 16 Abs. 1 S. 1 Nr. 4 a) und b) TPG. ► https://www.bundesaerztekammer.de/richtlinien/richtlinien/transplantationsmedizin/empfaengerschutz-medizinische-beurteilung. Zugegriffen: 21. Juni 2019. QR-Code 16.3)

BÄK und KBV – Bundesärztekammer und Kassenärztliche Bundesvereinigung (2008) Persönliche Leistungserbringung – Möglichkeiten und Grenzen der Delegation ärztlicher Leistungen. Dtsch Ärztebl 105: A2173–A2180

DSO – Deutsche Stiftung Organtransplantation (2021) Verfahrensanweisungen der DSO gemäß § 11 des Transplantationsgesetzes, 6. Aktualisierung. ▶ https://www.dso.de/organspende/fachinformationen/organspendeprozess/verfahrensanweisungen. Zugegriffen: 15. Oktober 2021. (QR-Code 16.5)

DSO – Deutsche Stiftung Organtransplantation (2022) Leitfaden für die Organspende. ▶ https://www.dso.de/organspende/fachinformationen/organspendeprozess/leitfaden-f%C3%BCr-die-organspende. Zugegriffen: 21. Juni 2019. QR-Code 16.4)

EDQM – European Directorate for the Quality of Medicines & HealthCare (2018) Guide to the safety and quality of organs for transplantation. 7th edition. European Directorate for the Quality of Medicines & Health Care. Council of Europe, Straßburg

Schleicher C, Kreipe HH, Schemmer P, Strassburg CP, Fischer-Fröhlich CL, Rahmel A, Flechtenmacher C (2019) Histologische Diagnostik bei Spenderlebern: Gemeinsame Empfehlungen von DGP. DTG und DSO Chirurg. ▶ https://doi.org/10.1007/s00104-019-0990-5

Organentnahme

Haluk Morgül, Felix Becker und Jens G. Brockmann

Inhaltsverzeichnis

© Springer-Verlag GmbH Deutschland, ein Teil von Springer Nature 2022
A. Rahmel et al. (Hrsg.), *Repetitorium Transplantationsbeauftragte*,
https://doi.org/10.1007/978-3-662-62614-6_17

Die Organisation der Organentnahme obliegt in Deutschland der Deutschen Stiftung Organtransplantation (DSO). Voraussetzung für die Einleitung des postmortalen Organspendeprozesses und konsekutiv der Organentnahme ist die zweifelsfreie Feststellung des irreversiblen Hirnfunktionsausfalls (IHA, „Hirntod") sowie die Einwilligung der Spenderin bzw. des Spenders oder der Angehörigen in den Eingriff. Ziel ist es, Organe schnell, sicher und unversehrt so zu entnehmen, so dass bestmögliche Voraussetzungen für eine technisch einwandfreie Transplantation gegeben sind. Die Entnahme einzelner Organe erfolgt nach einer vorgegebenen Reihenfolge durch speziell geschulte Entnahmechirurginnen und -chirurgen. Die DSO unterstützt diese mit ihren Koordinatorinnen und Koordinatoren sowie – in der Regel – Mitgliedern des Perfusionsdienstes. Für den Transport der Organe in die jeweiligen Empfängerzentren werden die entnommenen Organe gemäß internationalem Standard verpackt.

17.1 Allgemeines

Dieses Kapitel behandelt die postmortale Organentnahme von Herz, Lungen, Leber, Nieren, Pankreas und Darm. Ziel der Organentnahme ist es, Organe schnell, sicher und unversehrt so zu entnehmen, dass bestmögliche Voraussetzungen für eine technisch einwandfreie Transplantation gegeben sind. Im Sinne der Spenderin bzw. des Spenders sowie der Angehörigen sollte zu jeder Zeit mit respektvoller Pietät und entsprechend den Grundsätzen einer konventionellen Operation vorgegangen werden. Dazu gehören neben Asepsis während der Operation vor allem der chirurgische Wundverschluss, die Reinigung des Operationsgebietes, der Verband und die Dokumentation zum Abschluss der Organentnahme entsprechend den Standards einer jeden Operation.

Die Organisation der Organentnahme obliegt in Deutschland der Deutschen Stiftung Organtransplantation (DSO). Die

Mitarbeiterinnen und Mitarbeiter der DSO organisieren den Ablauf der Organentnahme. Die Entnahme der Organe erfolgt durch Chirurginnen und Chirurgen der Transplantationszentren, die ausschließlich auf Grundlage eines Vertrages mit der Koordinierungsstelle tätig werden.

Die abdominellen Organe werden in der Regel von Entnahmechirurginnen und -chirurgen aus Transplantationszentren der DSO-Region, in der sich das Entnahmekrankenhaus befindet, entnommen. Die Entnahme der thorakalen Organe dagegen wird üblicherweise von einem Team aus dem Zentrum durchgeführt, welches das jeweilige Organ vermittelt bekommen hat. Die DSO stellt die Koordinatorin bzw. den Koordinator sowie, für gewöhnlich, das Personal des Perfusionsdienstes. Das Entnahmekrankenhaus schließlich stellt Operationssaal, OP-Pflegekräfte und ein Anästhesie-Team.

Der rechtliche Rahmen der Organentnahme wird durch das *Gesetz über die Spende, Entnahme und Übertragung von Organen und Geweben (Transplantationsgesetz, TPG)* sowie die *TPG-Verordnung über Qualität und Sicherheit von Organen (TPG-OrganV)* geregelt. Zudem hat die Bundesärztekammer (gemäß § 16 Abs. 1 S. 1 Nrn. 1, 3, 4a und b TPG) eine entsprechende Richtlinie veröffentlicht („Richtlinie zur medizinischen Beurteilung von Organspendern und zur Konservierung von Spenderorganen") und die Deutsche Transplantationsgesellschaft (DTG) Empfehlungen zum Ablauf (Wunderlich et al. 2011).

17.2 Voraussetzungen für die Entnahme-Operation

Grundlegende Voraussetzung zur postmortalen Organentnahme ist die zweifelsfreie Feststellung des irreversiblen Hirnfunktionsausfalls (IHA, „Hirntod") sowie die Einwilligung der Spenderin bzw. des Spenders oder der Angehörigen in den Eingriff (► Kap. 11). Entsprechend hat sich die Entnahmechirurgin bzw. der -chirurg vor der Operation persönlich von der Identität der Organspenderin bzw. des -spenders, dem festgestellten und dokumentierten IHA und dem Umfang der vorliegenden Einwilligung zu überzeugen; gegebenenfalls ist auch die Freigabe durch die Staatsanwaltschaft zu kontrollieren. Zusätzlich ist noch der schriftliche Blutgruppenbefund zu überprüfen. Dabei werden die entsprechenden Unterlagen (Protokoll der IHA-Diagnostik, Dokumentation des Einwilligungsgespräches, Blutgruppenbefund) sowie die wesentlichen Befunde der Spendercharakterisierung zusammen mit der DSO-Koordinatorin bzw. dem Koordinator anhand einer „Sicherheitscheckliste Organentnahme" gemäß den Verfahrensanweisungen der DSO gesichtet und besprochen (DSO 2021).

Als Anforderung an die Entnahmechirurginnen und -chirurgen gilt, dass diese die geforderte Qualifikation gemäß der Richtlinie der Bundesärztekammer erfüllen müssen und ein gültiges Vertragsverhältnis mit der DSO besteht. Anhand von Fallzahlen sind spezielle Kenntnisse im Bereich der Organentnahme vorgeschrieben.

Die Anforderungen an das Entnahmekrankenhaus sind die Bereitstellung von entsprechender Logistik und dem Personal. Dazu gehören ein konventioneller Operationssaal sowie ein chirurgisches Grundsieb. Weitere, spezielle chirurgische Instrumente werden vom Entnahmeteam mitgebracht. Spezielle Verbrauchsmaterialien (Perfusionslösung, steriles Eis, Transportboxen etc.) werden vom Perfusionsteam der DSO gestellt.

Nach Indikationsstellung zur Organspende und nach Vorlage der Einwilligung für das Entnahmeprocedere, steht der Sicherung der Transplantabilität der Organe die höchste Priorität zu, sowohl im Sinne der Empfängerin bzw. des Empfängers als auch im Sinne der Spenderin bzw. des Spenders.

17.3 Ablauf der Organentnahme

Für die optimale Lagerung der Spenderin bzw. des Spenders auf dem Operationstisch sollte sich diese/r in überstreckter Rückenlage befinden. Die Arme werden in der Regel angelagert, insbesondere bei geplanter Entnahme thorakaler Organe. Der Kopf wird rekliniert, um den Zugang zur Fossa jugularis für eine Sternotomie zu erleichtern. Ein aufgerolltes Tuch o.ä. zwischen den Schulterblättern erleichtert die thorakale wie auch die Oberbauchexposition. Haare von der Symphyse bis zur Fossa jugularis werden entfernt. Anschließend wird das Operationsgebiet steril abgewaschen und abgedeckt. Die laterale Begrenzung stellt die Medioklavikularlinie dar. Da eine Einlage von Drainagen nicht notwendig ist, sollten die Abdecktücher möglichst hoch angesetzt werden.

Ein Team-Time-Out ist nach Absprache zwischen den Teams (abdominell und thorakal) verpflichtend. Hier sollte die Reihenfolge der Organentnahme, Zeitpunkt der Heparinisierung etc. besprochen werden.

17.3.1 Entnahme der thorakalen Organe

Der operative Zugang erfolgt über eine Sternotomie und wird häufig bereits durch das abdominale Entnahmeteam durchgeführt. Pleura und Perikard sollten dabei zunächst geschlossen bleiben.

17.3.1.1 Herz

Die Operation beginnt mit Eröffnung des Perikards und Exposition der großen Gefäße. Es folgt eine sorgfältige Organinspektion unter besonderer Berücksichtigung von Größe, Koronarsklerose, Anzeichen für anatomischen Normvarianten, indirekte Zeichen von Klappenleiden und Beurteilung der Kontraktilität. Zur Vorbereitung der Kanülierung werden Vena cava inferior

(VCI) und superior (VCS) präpariert, Aorta und Pulmonalarterie getrennt und eine Perfusionskanüle in der Aorta ascendens eingebracht. Vor Perfusion ist eine enge Abstimmung mit Lungen- sowie Abdominalteam notwendig, um sicherzustellen, dass alle Beteiligten ihre Präparation und Kanülierung abgeschlossen haben.

Vor Beginn der Perfusion ist die Einhaltung der Reihenfolge zu besprechen:
1. Eröffnung des Herzens zur Dekompression
2. Klemmen der Aorta
3. Perfusion des Herzens und
4. Perfusion der Lunge

Zur Unterbrechung des Blutflusses zum Herzen wird die VCS ligiert. Um den weiteren Ausfluss von Blut und Perfusionsflüssigkeit aus dem linken Herzen sicherzustellen, erfolgt die Eröffnung des linken Herzohres bzw. der Pulmonalvenen (wenn nur das Herz entnommen wird). Für die Perfusion erfolgt nun das Abklemmen der Aorta, die Unterbindung des venösen Rückstroms zum Herzen sowie die Eröffnung des rechten Herzens durch Inzision des rechten Vorhofes oberhalb der VCI. Die Perfusion wird über die aortale Kanüle mit ca. 4 L Perfusionslösung (i. d. R. Custodiol®) durchgeführt. Zudem erfolgt die topische Kühlung mit 4° kaltem Wasser (kein Eis).

Für die Entnahme des Herzens ist erneut eine enge Abstimmung mit dem Lungenteam notwendig. Wenn nur das Herz entnommen wird, so beginnt die Entnahme mit Absetzen von VCI und VCS sowie der Pulmonalvenen. Wenn zusätzlich die Lunge entnommen wird, werden die Pulmonalvenen geschont und der linke Vorhof eröffnet. Abschließend werden Aorta und Pulmonalarterien abgesetzt und das Herz entnommen (Pasque 2010).

17.3.1.2 Lunge
Als Besonderheit gilt, dass vor Entnahme eine Beurteilung des Bronchialsystems mittels Bronchoskopie vorgenommen wird.

Für die Perfusion wird in Deutschland üblicherweise eine eigene Konservierungslösung (Perfadex® oder Celsior®) eingesetzt. Ebenso wie bei der Entnahme der abdominellen Organe erfolgt zuvor eine systemische Gabe von Heparin (Fischer et al. 2001).

Die Präparation erfolgt analog zur oben beschriebenen Technik der Herzentnahme. Die Kanüle zur Perfusion der Lunge wird dabei in die Pulmonalarterie eingebracht. Nach Entfernung des Herzens wird das die Trachea umgebende Gewebe abpräpariert und die Lunge beidseitig mobilisiert. Anschließend wird durch die Anästhesie die Lunge gebläht und der Tubus entfernt. Die Trachea wird mittels Klammernahtgerätes durchtrennt und entnommen.

> Reihenfolge der Organentnahme:
> 1) Herz, 2) Lunge, 3) Dünndarm/Multiviszeral, 4) Leber & Pankreas, 5) Nieren

17.3.2 Entnahme der abdominellen Organe

Die Entnahme der abdominellen Organe wird in zwei Phasen unterteilt:
1. warme Phase: Dissektion relevanter Gefäße zur Kanülierung und Perfusion der Organe
2. kalte Phase: Präparation der Organe und deren Gefäße nach erfolgter Perfusion

Früher wurde die komplette Organ- und Gefäßdissektion häufig im warmen durchgeführt. Dieses Procedere wurde wegen der Verletzungsgefahr der zu transplantierenden Organe und Gefäße, des höheren Sauerstoffverbrauches während der Präparation und der langen Operationsdauer nahezu komplett verlassen (Imagawa et al. 1996). Insbesondere bei hämodynamisch instabiler Spenderin bzw. Spender muss die warme Phase so kurz wie möglich gehalten werden, um eine weitere Minderperfusion der Organe zu vermeiden (Boggi et al. 2004).

Standardzugang zur abdominellen Organentnahme ist die mediane Thorakolaparotomie von Symphyse bis Jugulum. Diese erlaubt einen besseren Zugang auf die subdiaphragmatische Aorta und die suprahepatische VCI sowie die Schonung der Leber vor einer akzidentiellen Verletzung (Starzl et al. 1987). Initial erfolgt stets eine sorgfältige Exploration der Bauchhöhle und nach Rücksprache mit den thorakalen Teams evtl. eine Exploration des Thorax. Dies dient zum einen der Detektion von möglichen Kontraindikationen (z. B. Malignomen) aber auch einer ersten Einschätzung der Organqualität (z. B. Steatosegrad der Leber). Sollten Zusatzuntersuchungen (z. B. Pathologie, Mikrobiologie) notwendig sein, sollten diese bereits zu einem frühen Zeitpunkt organisiert und durchgeführt werden.

17.3.2.1 Warme Phase

Für die abdominelle warme Präparation wird als erstes das rechte Hemikolon mobilisiert und der Verlauf der Aorta bis zur Iliakalbifurkation freipräpariert. Die distale Aorta oder die iliakalen Arterien dienen als Einlagestellen für die Perfusionskanüle. Vor der Kanülierung sollten potenzielle Variationen der arteriellen Gefäßabgänge aus der Aorta, sowie der weiteren Verläufe im Mesenterium und Leberhilus identifiziert und dokumentiert werden. Dann erfolgt der Zugang auf die subdiaphragmale Aorta. Dies geschieht nach Mobilisation des linken Leberlappens, des Ösophagus und beider Zwerchfellschenkel. Nach Umfahren der Aorta kann nun die systemische Heparingabe (300 IE/Kg Körpergewicht) erfolgen. Es wird nun mit Abklemmen der Aorta abdominalis unterhalb des Zwerchfells (Cross-Clamp) im ganzen Team Rücksprache gehalten, um die Perfusion zu star-

ten. Die Perfusion der abdominellen Organe wird mit Custodiol® Lösung (10 L) mit einem Druck von 150 mmHg durchgeführt, dabei wird mit einer großen Inzision im rechten kaudalen Vorhofbereich Entlastung geschaffen. Eine zusätzliche Entlastung des Systems kann durch Öffnen der Vena cava inferior oberhalb der iliakalen Bifurkation erfolgen. Während der Perfusion wird das Abdomen ständig mit kaltem Wasser gespült, um die Organe möglichst rasch zu kühlen. Ein direkter Kontakt von Eis mit den Organen soll zur Vermeidung von Gefrierschäden vermieden werden.

17.3.2.2 Kalte Phase

Die kalte Phase beginnt mit Entnahme der thorakalen Organe. Bei den abdominellen Organen entscheidet sich der Ablauf danach, ob Pankreas oder Darm mitentnommen werden. Ist keine Darmentnahme geplant, erfolgt die Entnahme der Leber entweder en-bloc, mit Pankreas oder singulär.

Für letztere wird das Ligamentum hepatoduodenale von rechts am Oberrand des Duodenums präpariert. Nach Präparation und Durchtrennen des Gallengangs mit einer Ligatur, wird die Vena portae hinter dem Pankreas auf Höhe des Konfluenz durchgetrennt. Danach wird die Arteria hepatica identifiziert und bei fehlenden aberranten Varianten erfolgt hier eine strenge Präparation zum Truncus coeliacus bis zu seinem Abgang, dabei wird Sorge getragen, die Abgänge lang zu belassen, um mögliche Rekonstruktionen zu erlauben. Danach erfolgt die Durchtrennung der VCI kranial oberhalb des Zwerchfells und kaudal oberhalb der Nierenveneneinmündung und dann Lösen des Organs aus dem Retroperitoneum.

Falls das Pankreas auch entnommen wird, werden Leber und Pankreas in der Regel en-bloc entfernt und Back-Table voneinander getrennt, diese Methode erlaubt einen besseren Überblick auf die Strukturen und verkürzt die Ischämiezeit beider Organe. Dafür wird nach Perfusion das Duodenum kranial postpylorisch und kaudal hinter dem Treitzschen-Ligament durchgetrennt. Danach erfolgt die Durchtrennung des Mesenteriums. Nach Durchtrennen der Aorta oberhalb des Truncusabgangs und unterhalb des Abganges der Arterie mesenterica superior (AMS) werden beide Organe zusammen aus dem Retroperitoneum gelöst. Bei der Back-Table Präparation wird in der Regel der Truncus coliacus bei der Leber und die AMS beim Pankreas belassen. Für die Rekonstruktion der arteriellen Versorgung des Pankreas muss eine Iliakalachse mit dem Pankreas verpackt werden.

> Sollten sich starke Verkalkungen der Iliakalgefäße in der Spenderin bzw. im Spender finden, sind diese dem Transplantationszentrum sofort zu berichten. Alternativ kann eine Gefäßrekonstruktion mit dem Truncus brachiocephalicus oder anderen arteriellen Gefäßen erfolgen. In solchen Fällen muss dies frühzeitig mit den thorakalen Entnahmeteams abgesprochen werden.

Nach Abschluss des Oberbauchprocedere kann nun die Entnahme der Milz oder von Lymphknoten für das Crossmatch durchgeführt werden. Bei Entnahme der Nieren wird das Mesenterium nach kranial oder kaudal verlagert, um beste Exposition zu ermöglichen. Die Nieren sollten ebenfalls en-bloc entnommen und am Back-Table getrennt werden. Dazu wird die Aorta streng mittig dorsal zwischen den Lumbalgefäßen aufgeschnitten. Damit lassen sich die einzelnen Nierenarterien und ggf. die Polarterien gut erkennen. Nach Absetzen der linken Nierenvene mit einem Cuff aus der VCI (VCI verbleibt an der rechten Nierenvene) können die Nieren nach Durchtrennung der ventralseitgen Aorta voneinander getrennt werden.

17.3.2.3 Dünndarmentnahme

Es ist essentiell, dass das Dünndarm-Entnahmeteam schon vor Kanülierung der Aorta zur Perfusion vor Ort ist. Bei der Dünndarmentnahme werden in der warmen Phase Ligamentum gastrocolicum, Colon transversum und proximales Jejunum durchtrennt.

Nach Perfusion wird der Dünndarm als erstes abdominelles Organ entnommen. Wenn der Dünndarm separat zu Leber und Pankreas entnommen wird, muss die Arteria pankreatoduodenalis inferior mit dem Pankreas verbleiben. Die Vena mesenterica superior wird oberhalb der Einmündung der Vena pankreaticoduodeanlis inferior abgesetzt und somit kann das Organ aus dem Abdomen entnommen werden. Eine Dünndarmorganspende sollte eine erfolgreiche Entnahme und Transplantation des Pankreas nicht ausschließen, jedoch sollte eine enge Absprache des Dünndarmentnahmeteams mit dem Pankreastransplantationszentrum erfolgen.

17.3.2.4 Abdominelle Multiorganentnahme

Im Falle einer multiviszeralen Empfängerin bzw. eines Empfängers wird die komplette abdominelle Entnahme durch das Team des entsprechenden Transplantationszentrums durchgeführt. Nach Thorakolaparotomie und Mobilisation des Colon ascendes werden die retroperitonealen Gefäße beurteilt. Dann folgt die Darstellung der infrarenalen Aorta, VCI, AMS und inferior, sowie Vena mesenterica inferior. Das linke Hemikolon wird mobilisiert und das Kolon auf gewünschte Höhe durchgetrennt. Nach Mobilisation des linken Leberlappens und Ösophagus werden Aorta und Ösophagus subphrenisch dargestellt und unterfahren. Nach Absetzen des Magens kann die systemische Heparinisierung erfolgen und die Aorta kanüliert werden. Nach Perfusion erfolgt erst die thorakale Entnahme gefolgt von der en-bloc-Entnahme der abdominellen Organe.

17.4 Back-Table Präparation und Verpackung

17.4.1 Thorakale Organe

Die Back-Table Präparation wird im OP-Saal auf einem separaten, sterilen Tisch durchgeführt. Die Organe sind dabei in Eiswasser gelagert. Ziel der Arbeit am Back-Table sind Inspektion, Präparation, abschließende Bewertung und Verpackung der Organe. Bei Entnahme des **Herzens** beschränkt sich die Arbeit am Back-Table auf eine Kontrolle auf evtl. Verletzung im Rahmen der Entnahme oder zuvor übersehene anatomische Besonderheiten. Alle weitere Präparation erfolgt im Empfängerzentrum.

Für die **Lunge** wird ebenfalls eine allseitige Inspektion durchgeführt. Wenn beide Lungenflügel getrennt transplantiert werden, werden diese am Back-Table getrennt. Es folgt die sterile Verpackung.

17.4.2 Abdominelle Organe

Eine en-bloc Entnahme und Trennung der hepatobiliären Organe, inklusive Dünndarm am Back-Table im OP-Saal können das chirurgische Vorgehen erleichtern und das Ergebnis der nachfolgenden Transplantation verbessern (Brockmann et al. 2006). Die abdominellen Organe werden am Back-Table nach einer orientierenden Inspektion erneut perfundiert. Dabei sollte die Leber sowohl portalvenös als auch arteriell nachperfundiert werden.

Für die **Leber** ist eine Cholezystektomie optional. Von manchen Zentren wird dieses sogar zur besseren und kontrollierten Hämostase noch *in situ* vor Perfusion durchgeführt. In jedem Fall sollte der Gallengang mit Konservierungslösung gespült werden, um ein Schaden des empfindlichen Gallengangepithels zu vermeiden. Dies gelingt am besten nach erfolgter Cholezystektomie oder einfacher Ligatur des D. cysticus.

Nach Entnahme der **Nieren** sollte am Back-Table das perirenale Fett an der dem Hilus gegenüberliegenden konvexen Außenfläche der Niere eröffnet werden, um die Oberfläche auf das Vorliegen von Raumforderungen zu überprüfen.

17.4.3 Verpackung

Für die Verpackung besteht ein internationaler Standard, der sich entsprechend auch in den Verfahrensanweisungen der DSO findet: Das Organ wird steril in der entsprechend verwendeten Konservierungslösung in einen ersten Beutel verpackt. Dieser Beutel wird anschließend in einen zweiten Beutel mit kalter Ringer-Laktat- oder NaCl-Lösung (0,9 %) verpackt. Als nächstes wird der mittlere Beutel in einen dritten Beutel verbracht, welcher leer bleibt und auch möglichst wenig Luft enthalten sollte.

17.5 QR-Code

◨ QR-Code 17.1   DSO-Verfahrensanweisungen

Literatur

Boggi U, Vistoli F, Del Chiaro M, Signori S, Pietrabissa A, Costa A, Bartolo TV, Catalano G, Marchetti P, Del Prato S, Rizzo G, Jovine E, Pinna AD, Filipponi F, Mosca F (2004) A simplified technique for the en bloc procurement of abdominal organs that is suitable for pancreas and small-bowel transplantation. Surgery. 135(6):629–641

Brockmann JG, Vaidya A, Reddy S, Friend PJ (2006) Retrieval of abdominal organs for transplantation. Br J Surg. 93(2):133–146

DSO (2021) Verfahrensanweisungen der DSO gemäß § 11 des Transplantationsgesetzes. ▶ https://www.dso.de/organspende/fachinformationen/organ-spendeprozess/verfahrensanweisungen (Zugriff am 17.05.2021) (QR-Code 17.1)

Fischer S, Matte-Martyn A, De Perrot M, Waddell TK, Sekine Y, Hutcheon M, Keshavjee S (2001) Low-potassium dextran preservation solution improves lung function after human lung transplantation. J Thorac Cardiovasc Surg. 121(3):594–596

Imagawa DK, Olthoff KM, Yersiz H, Shackleton CR, Colquhoun SD, Shaked A, Busuttil RW (1996) Rapid en bloc technique for pancreas-liver procurement. Improved early liver function. Transplantation 61(11):1605–1609

Pasque MK (2010) Standardizing thoracic organ procurement for transplantation. J Thorac Cardiovasc Surg. 139(1):13–17

Starzl TE, Miller C, Broznick B, Makowka L (1987) An improved technique for multiple organ harvesting. Surg Gynecol Obstet. 165(4):343–348

Wunderlich H, Brockmann JG, Voigt R, Rauchfuss F, Pascher A, Brose S, Binner C, Bittner H, Klar E; Commission of Organ Donation and Removal German Transplantation Society (2011) DTG procurement guidelines in heart beating donors. Transpl Int. 24(7):733–757

17

Organkonservierung

Ingo Meisenburg und Matthias Kaufmann

Inhaltsverzeichnis

© Springer-Verlag GmbH Deutschland, ein Teil von Springer Nature 2022
A. Rahmel et al. (Hrsg.), *Repetitorium Transplantationsbeauftragte,*
https://doi.org/10.1007/978-3-662-62614-6_18

Neben einer genauen Organcharakterisierung und organprotektiven Intensivtherapie bedarf es für eine erfolgreiche Transplantation auch einer fachgerechten Explantation mit einer sorgfältigen Perfusion und Verpackung der Organe. Zur Minimierung von Zellschäden im Rahmen der Ischämie werden intrazelluläre Stoffwechselvorgänge durch Abkühlung reduziert und es wird ein physiologisches intrazellulares und interstitielles Milieu aufrechterhalten. Dazu können entsprechend der jeweiligen intra- oder extrazellulären Ionenkonzentrationen im Körper verschiedene Konservierungslösungen (UW®, Custodiol®, Celsior®, Perfadex®) eingesetzt werden. Aktuell wird insbesondere die Entwicklung organspezifischer Perfusionsmaschinen vorangetrieben, die längere Konservierungszeiten ermöglichen und zum Teil darüber hinaus eine bessere Organbeurteilung und sogar Organbehandlung erlauben sollen. Diese Entwicklung ist angesichts der zunehmende Anzahl von Spenderinnen und Spendern mit erweiterten Spenderkriterien von besonderer Bedeutung.

18.1 Einleitung

18.1.1 Allgemein

Für eine erfolgreiche Organtransplantation bedarf es einer genauen Organ- und Spendercharakterisierung, organprotektiven Intensivtherapie sowie einer fachgerechten Explantation mit einer sorgfältigen Organperfusion und Verpackung der Organe.

Erst mit Weiterentwicklung der Perfusions- und Konservierungstechnik und der damit einhergehenden Verlängerung der tolerablen kalten Ischämiezeit war es möglich, Organe auch nach längeren Transportzeiten zu transplantieren. Die durch den Zeitmangel einst als Notfalleingriff vorgenommene Organtransplantation kann durch diesen Zeitgewinn nun, z. B. bei Nieren, semielektiv

durchgeführt werden. Auch erlaubten die verlängerten kalten Ischämiezeiten erst die Entwicklung bestimmter Operationstechniken wie der Split-Lebertransplantation und somit der Nutzung eines Vollorgans für zwei Empfängerinnen bzw. Empfänger.

In den 1950er Jahren zeigte sich, dass es für den kurz- und langfristigen Transplantationserfolg von großer Bedeutung ist, die Ischämiezeit eines Transplantats möglichst kurz zu halten. Als aktueller Goldstandard der Konservierungsmethode hat sich seither die statische Kaltlagerung (static cold storage – SCS) in Perfusionslösung, nach Organperfusion mit kalter Perfusionslösung während der Entnahmeoperation etabliert. Die Abkühlung bewirkt einerseits eine signifikante Reduktion des Zellstoffwechsels und andererseits wird durch die enthaltenen Substanzen einem Zellödem vorgebeugt. Zudem wird weiterer zellschädigenden Mechanismen entgegengewirkt. Dabei stellt die Organkonservierung die Fortführung der im Spenderkrankenhaus begonnenen organprotektiven Intensivmaßnahmen dar.

Als ein weiterer Ansatz zur Organkonservierung beginnen sich derzeit maschinelle Perfusionsverfahren (MP) im klinischen Alltag zu etablieren. Es wurden schon Anfang des 19. Jh. schwerkraftbetriebene Perfusionsapparate für Leber, Nieren und Herz beschrieben. Durch einen kontinuierlichen Fluss – zunächst mit Blut, im Verlauf der Weiterentwicklung auch mit kalter oder warmer Lösung, mit oder ohne Zusatz von Blutbestandteilen – soll dem Organ zwischen Ex- und Implantation eine möglichst physiologische Umgebung geboten werden. So soll das Transplantationsergebnis verbessert werden. Auch lassen sich mit den modernen Geräten während des Transportes bestimmte Funktions- und Laborparameter eines Organs zur fortlaufenden Beurteilung der Organqualität erheben. Zudem ist begleitend eine medikamentöse Therapie der explantierten Organe grundsätzlich möglich, sodass damit die Organeigenschaften und die Organqualität möglicherweise gezielt beeinflusst werden können.

18.1.2 Der Mechanismus des Zellschadens bei Ischämie

Der wichtigste Mechanismus für die Aufrechterhaltung der zellulären Integrität und Elektrolythomöostase ist die Funktion der Natrium-Kalium Pumpe der Zellmembran, welche unter ATP-Verbrauch das Ruhemembranpotential durch Austausch von Natrium- gegen Kaliumionen aufrechterhält. Der anaerobe Stoffwechsel benötigt jedoch 19-mal mehr Glucose zur ATP-Synthese als der aerobe. Somit kommt es zu einer raschen Abnahme der intrazellulären Glucose- und damit im Verlauf auch der ATP-Konzentration. Bereits nach vier Stunden können bis zu 95 % des ATP-Vorrates einer Zelle aufgebraucht sein (Maathuis et al. 2007). Infolge der Abnahme der intrazellulären ATP-Konzentration reduziert sich die Leistung der Na/K-Pumpe, wodurch es zu einem vermehrten Natriumein- und Kaliumausstrom aus der Zelle kommt.

> ❯ Eine ausgeprägte Hypernatriämie während der Intensivtherapie (z. B. durch einen Diabetes insipidus) begünstigt die Entstehung eines Zellödems während der Ischämie und kann zu einer erhöhten Rate an Transplantatversagen, insbesondere bei Herz- und Lebertransplantationen, führen.

Der Natriumeinstrom bewirkt durch Mitnahme von Wasser ein Zellödem, welches zur Lyse der Zelle führen kann. Auch kommt es bei der anaeroben Glycolyse zur vermehrten Produktion von Lactat und zur Azidose. Zudem nimmt die Permeabilität der Zellmembran für Calcium zu. Der Calciumeinstrom stört die Pufferkapazität

der Zelle und kann bestimmte Zellenzyme wie die Xanthinoxidase aktivieren, welche ebenfalls einen Zellschaden verursachen und eine wichtige Rolle bei der Entstehung des Reperfusionsschadens spielt (Kalogeris et al. 2012; Salvadori et al. 2015).

Schädigungsmechanismen während der Ischämie

- Ischämie → ATP Depletion → Abnahme Aktivität Na/K-Pumpe → Natrium-/H_2O-Einstrom/Kalium-Ausstrom → Zellödem
- Ischämie → anaerobe Glycolyse → Wasserstoff Ionen und Lactatproduktion ↑ → Azidose
- Ischämie → Membranschäden → Calciumeinstrom → Pufferkapazität ↓, Aktivierung Xanthinoxidase → Reperfusionsschaden ↑

18.2 Organperfusion und Präservation

18.2.1 Grundlagen der Präservation

Die Organkonservierung basiert hauptsächlich auf einer Reduktion der intrazellulären Stoffwechselvorgänge durch Abkühlung des Organs. Dieses geschieht bei der Entnahmeoperation durch eine arterielle in situ Perfusion mit einer 4°C kalten Perfusionslösung und einer simultanen Oberflächenkühlung mit Eiswasser. Die Abkühlung eines Organs auf 4°C bewirkt bereits eine Reduktion des Metabolismus um > 90 % (Belzer und Southard 1988). Der weitere Transport erfolgt dann in einer speziellen Styroporkühlbox in kalter Perfusionslösung und schmelzendem Eis, um so die Temperatur möglichst konstant um 4°C zu halten.

Aufgabe der Organkonservierung:
- Reduktion des Zellmetabolismus
- Vermeidung eines intra- und extrazellulären Ödems
- Schutz der Zelle vor reaktiven Sauerstoffspezies (ROS)
- Regeneration des zellulären Energiehaushaltes
- Erhalt der Lebensfähigkeit des Organs, Gefäße, Gangstrukturen, Parenchyms

◘ Tab. 18.1 Ungefähre Konservierungszeiten von Organen

Organ	Ungefähre Konservierungszeit
Herz	bis 6 h
Lunge	bis 6 h
Leber	bis 12 h
Niere	bis 24 h
Pankreas	bis 12 h
Darm	bis 6 h

Eine weitere wichtige Grundlage der Perfusion und Konservierung besteht in der Bereitstellung und Aufrechterhaltung eines physiologischen intrazellularen und interstitiellen Milieus. Durch metabolisch inaktive und nicht membrangängige Substrate wie z. B. Mannitol, Raffinose und Lactobionat wird ein osmotischer Gradient aufgebaut, der einem Wassereinstrom in die Zelle entgegenwirkt. Durch Beigabe von Puffersubstanzen wird so der trotz Kühlung entstehenden Lactazidose entgegengewirkt. Die enthaltenen Antioxidanzien und Radikalfänger binden die bei der Reperfusion entstehenden Wasserstoffsuperoxide und andere instabile Sauerstoffradikale. Die so konservierten Organe können noch nach mehreren Stunden erfolgreich transplantiert werden (◘ Tab. 18.1).

18.2.2 Gebräuchliche Konservierungslösungen in Deutschland

Grundsätzlich lassen sich die Konservierungslösungen in einen intrazellulären und einen extrazellulären Typ einteilen. Die Zusammensetzung der Lösungen orientieren sich entsprechend an den jeweils intra- oder extrazellulären Ionenkonzentrationen im Körper. So ist eine intrazelluläre Perfusionslösung reich an Kalium bei geringer Natriumkonzentration; eine extrazelluläre Lösung zeichnet umgekehrt eine hohe Natriumkonzentration bei geringem Kaliumgehalt aus.

18.2.2.1 UW®-Lösung

Die University of Wisconsin-Lösung (UW®) wurde 1987 von Belzer und Southard zur Organkonservierung entwickelt und ist zugelassen für die Perfusion von Leber, Nieren und Pankreas. Die metabolisch inaktiven und membranimpermeablen Zucker Raffinose und Lactobionsäure verhindern durch Aufrechterhaltung eines osmotischen Gradienten ein Zellödem. Zudem verhindert die enthaltene Hydroxyäthylstärke (HAES) ein interstitielles Ödem. Als Puffer fungiert Phosphat. Die Radikalfänger Gluthation und Allopurinol schützen das Gewebe vor den entstehenden Sauerstoffradikalen. Zur Unterstützung des Zellstoffwechsels enthält UW®-Lösung Adenosin als Energielieferant. Durch die Zusammensetzung ist die Viskosität deutlich höher als z. B. die von HTK und die Flussrate damit deutlich niedriger als bei anderen Lösungen.

18.2.2.2 HTK-Lösung (Custodiol®)

Die Histidin-Tryptophan-Ketoglutarat-Lösung (HTK, Custodiol®) wurde von Bretschneider entwickelt und zunächst in den 1980er Jahren als kardioplegische Lö-

18

sung in der Herzchirurgie eingesetzt. Heute kommt diese Konservierungslösung nach einigen Modifikationen bei der Perfusion von Herz, Leber, Niere und Pankreas zum Einsatz. Vorteile der HTK-Lösung gegenüber der UW®-Lösung liegen in der stärkeren Pufferkapazität des Histidins, dem membranstabilisierenden Effekt des Tryptophans und der Bereitstellung von Ketoglutarat zur Unterstützung des anaeroben Stoffwechsels.

Die geringe Kaliumkonzentration hat unter anderem den Vorteil, dass vor einer Implantation das Organ nicht – wie bei Lösungen mit einem hohen Kaliumgehalt (z. B. UW®-Lösung) mit Kochsalzlösung o. Ä. – gespült werden muss, um der Gefahr einer auswaschbedingten Hyperkaliämie bei der Reperfusion zu begegnen. Die Perfusionsdauer von ca. 10 min bei der Entnahme ist einzuhalten, damit die Perfusionslösung ihre Wirkung zeigt.

18.2.2.3 Celsior®

Celsior® wurde um 1994 mit der Zielsetzung entwickelt, die Vorteile von UW®/Belzer (metabolisch inaktive Substrate) und HTK-Lösung (ausgezeichnete Puffereigenschaften) zu vereinen. Zunächst erfolgte ab 1994 der Einsatz zur Herzkonservierung, 1997 folgte dann die Lungenkonservierung und ab 1998 der Einsatz bei der Leberkonservierung. Da Celsior® im Vergleich zur UW-Lösung keine Hydroxyäthylstärke (HAES) enthält, ist die Viskosität niedrig.

18.2.2.4 Perfadex®, Perfadex Plus®

Zugelassen und verwendet werden diese Lösungen in Deutschland zur Perfusion und Konservierung von Lungen. Insbesondere das enthaltene Dextran 40 gilt durch seine rheologischen Eigenschaften als endothelprotektiv und förderlich für die Mikrozirkulation. Durch nachgewiesene ausgezeichnete Transplantationsergebnisse bei Lungen, löste diese Lösung die bis dahin gebräuchliche UW®-Lösung bei der Lungentransplantation nicht nur in Deutschland ab (Oto et al. 2006). Vor Gebrauch muss dem Perfadex® zur pH-Einstellung auf 7,4 THAM/TRIS als Puffer zugegeben werden. Seit 2018 ist Perfadex Plus® erhältlich, bei dem der Puffer bereits enthalten ist (◘ Tab. 18.2).

In der klinischen Anwendung werden die verschiedenen Perfusionslösungen nicht nur in Deutschland mit gutem Erfolg angewendet. Metaanalysen haben gezeigt, dass sich Vor- und Nachteile der aufgeführten Lösungen die Waage halten (Latchana et al. 2014 und 2015).

❯ Die Herstellerangaben für Perfusionsmenge und -zeit sind unbedingt einzuhalten.

18.3 Maschinenperfusion von Organen

Parallel zur Entwicklung der Perfusionslösungen wurde auch die der Perfusionsmaschinen vorangetrieben. So war es Belzer 1967 schon möglich, Hundenieren über 72 h in einer Perfusionsmaschine zu konservieren (Belzer und Southard 1988). Die anfangs unhandlichen Geräte wurden immer kompakter, bis sie ab 1971 im klinischen Alltag angewandt werden konnten. Ein klarer Vorteil der Maschinenperfusion im Vergleich mit der statischen Kaltlagerung (SCS) konnte in Studien seinerzeit jedoch nicht nachgewiesen werden, so dass sich SCS zunächst durchsetzen konnte. Durch die zunehmende Anzahl an Spenderinnen und Spendern mit erweiterten Spenderkriterien ist in letzter Zeit die Maschinenperfusion wieder in den Fokus gerückt, um auch diese Organe sicher transportieren und mit gutem Ergebnis transplantieren zu können (Gallinat et al. 2012). Im Verlauf wurden diese Verfahren nicht nur bei Nieren, sondern auch bei Leber, Lunge und Herz angewandt. Je nach Verfahren kommen azelluläre Lösungen oder Lösungen mit Zusatz von Blutbestandteilen zum Einsatz. Die Temperatur wird bei Leber, Lunge und Herz im subnormothermen oder normothermen Bereich gehalten. Bei der Niere erfolgt zumeist eine Kühlung bei 4°C. Alternative neue Ansätze sind z. B. eine stufenweise Aufwärmung kurz vor der Transplantation im jeweiligen Empfängerzentrum nach Transport unter SCS.

Außerhalb Deutschlands kommt in einer Reihe von Ländern die maschinelle Perfusion bereits regelhaft beim Nierentransport zum Einsatz. Die positive Auswirkung auf die initiale Transplantatfunktion und das Transplantatüberleben bei Nieren konnte in einer Reihe von Studien gezeigt werden (Moers et al. 2012, Gallinat et al. 2012, Tedesco-Silva et al. 2017).

Der Effekt auf das Langzeitergebnis für die Empfängerinnen und Empfänger ist derzeit noch unklar (Sandal et al. 2018; Schold et al. 2005). Der Einsatz bei Herz und Lunge findet im Rahmen von Studienprotokollen in einigen wenigen Zentren in Deutschland statt. Vorteile der Maschinenperfusion zeigen sich darin, dass eine genauere Beurteilung der Funktion des Spenderorgans bereits während der Konservierungsphase möglich ist. Parallel kann bei Bedarf bis zur Implantation eine medikamentöse Therapie durchgeführt werden.

Neben den in Deutschland am häufigsten angewandten Perfusions- und Transportsystemen Organ Care System™ (OCS™) der Firma TransMedics Inc® (Herz, Lunge), Liver-Assist der Firma Organ Assist® (Leber, innerklinisch, nicht für den Transport) oder der LifePort® Kidney Transporter der Firma Organ Recovery Systems Inc. (Niere), sind darüber hinaus

◘ **Tab. 18.2**   Übersicht der in Deutschland gebräuchlichsten Lösungen

	HTK/ Custodiol®	Perfadex®/ (Perfadex Plus®)	Celsior®	UW®/Vispan®
Intra-/Extrazellulär	Extrazellulär	Extrazellulär	Extrazellulär	Intrazellulär
Natrium mmol/l	15	138	100	25
Kalium mmol/l	10	6	15	120
Impermeaten	Mannitol	Glucose	Lactobionat Mannitol	Raffinose Lactobionat HES
Puffer	Histidin	Phosphat Sulphat	Histidin	Phosphat Sulphat
Radikalfänger, Antioxidans	Tryptophan Mannitol Histidin		Glutathion Mannitol Histidin	Allopurinol Glutathion
Energielieferant	Ketoglutarat Glutaminsäure Glutamat		Glutaminsäure Glutamat	Adenosin
Zusätze		Dextran 40 (TRIS/THAM)		
Organe	Herz, Leber, Niere, Pankreas	Lunge	Herz, Lunge	Leber, Niere, Pankreas

18

weltweit noch eine Vielzahl weiterer Geräte in Erprobung (Salehi et al. 2018).

Der Einsatz in der Regelversorgung in Deutschland ist derzeit Gegenstand von Diskussionen zwischen verschiedenen Partnern, wie den medizinischen Fachverbänden (z. B. der Deutschen Transplantationsgesellschaft (DTG)), der Ständigen Kommission Organtransplantation der Bundesärztekammer (StäKO) sowie den Krankenkassen.

Literatur

Belzer FO, Southard JH (1988) Principles of solid-organ preservation by cold storage. Transpl. 45(4):673–676

Gallinat A, Moers C, Treckmann J, Smits JM, Leuvenink HGD, Lefering R, van Heurn E, Kirste GR, Squifflet J-P, Rahmel A, Pirenne J, Ploeg RJ, Paul A (2012) Machine perfusion versus cold storage for the preservation of kidneys from donors ≥ 65 years allocated in the Eurotransplant Senior Programme. Nephrol Dial Transplant 27:4458–4463

Kalogeris T, Baines CP, Krenz M, Korthuis RJ (2012) Cell biology of ischemia/reperfusion injury. Int Rev Cell Mol Biol 298:229–317

Latchana N, Peck JR, Whitson BA, Black SM (2014) Preservation solutions for cardiac and pulmonary donor grafts: a review of the current literature. J Thorac Dis 6(8):1143–1149

Latchana N, Peck JR, Whitson BA, Henry ML, Elkhammas EA, Black SM (2015) Preservation solutions used during abdominal transplantation: Current status and outcomes. World J Transplant 5(4):154–164

Maathuis MH, Leuvenink HG, Ploeg RJ (2007) Perspectives in organ preservation. Transpl. 83(10):1289–1298

Moers C, Pirenne J, Paul A, Ploeg RJ (2012) Machine perfusion or cold storage in deceased donor kidney transplantation. N Engl J Med 366:770–771

Oto T, Griffiths AP, Rosenfeldt F (2006) Early Outcomes Comparing Perfadex, Euro-Collins and Papworth Solutions in Lung Transplantation. Ann Thorac Surg 82:1842–1848

Salehi S, Tran K, Grayson WL (2018) Advances in perfusion systems for solid organ preservation. Yale J Biol Med 91(3):301–312

Salvadori M, Rosso G, Bertoni E (2015) Update on ischemia-reperfusion injury in kidney transplantation: Pathogenesis and treatment. World J Transplant 5(2):52–67

Sandal S, Luo X, Massie AB, Paraskevas S, Cantarovich M, Segev DL (2018) Machine perfusion and long-term kidney transplant recipient outcomes across allograft risk strata. Nephrol Dial Transplant 33(7):1251–1259

Schold JD, Kaplan B, Howard RJ, Reed AI, Foley DP, Meier- HU (2005) Are we frozen in time? Analysis of the utilization and efficacy of pulsatile perfusion in renal transplantation. Am J Transplant 7:1681–1688

Tedesco-Silva H Junior, Mello Offerni JC, Ayres Carneiro V, et al. (2017) Randomized trial of machine perfusion versus cold storage in recipients of deceased donor kidney transplants with high incidence of delayed graft Function. Transplant Direct. 3(5):e155

Transportlogistik

André Ebbing

Inhaltsverzeichnis

© Springer-Verlag GmbH Deutschland, ein Teil von Springer Nature 2022
A. Rahmel et al. (Hrsg.), *Repetitorium Transplantationsbeauftragte*,
https://doi.org/10.1007/978-3-662-62614-6_19

Im Bereich der Organspende ist die Transportlogistik für die Koordination und Abwicklung des nationalen und internationalen Transportbedarfs verantwortlich, der im Rahmen einer Organspende anfallen kann. Besondere Herausforderungen ergeben sich dabei aus verschiedenen interagierenden Faktoren: die zulässige Transportdauer ist wegen der beschränkten tolerablen Ischämiezeit begrenzt, Transportbedarfe fallen meist sehr kurzfristig an, müssen ein hohes Sicherheitsniveau aufweisen und komplexe behördliche und organisatorische Prozesse berücksichtigen, die insbesondere bei Grenzübertritten oder bei Wechsel der Transportmittel (z. B. Flughafen) entstehen können. Zusätzlich sind spontane Prozessänderungen, z. B. aufgrund der Ablehnung und Neuallokation eines Organes, möglich. Aufgabe der Koordinierungsstelle ist es, alle notwendigen Transporte unter Berücksichtigung der vorgenannten Faktoren sicherzustellen.

19.1 Allgemeine Anforderungen

Die Aufgaben der Transportlogistik umfassen allgemein gesprochen die Planung, Durchführung, Koordination und Kontrolle der Güterflüsse. Ihre Ziele sind es, eine hohe Versorgungssicherheit und kosteneffiziente Transporte innerhalb eines gewünschten Zeitfensters zu gewährleisten. Um diese Ziele zu erreichen, muss die Distributionslogistik die notwendigen operativen, dispositiven und administrativen Grundlagen zur Verfügung stellen. Hierzu gehören die Transporttechnik, die Transportsteuerung und die Personalverwaltung.

Im Bereich der Organspende ist die Transportlogistik für die Koordination und Abwicklung aller Transporte verantwortlich, die im Spendeprozess notwendig werden. Das Distributionsnetz erstreckt sich dabei über international agierende Partner mit Schwerpunkten im Bereich der Boden-, Charterflug-, Hubschrauber- sowie Linienflugtransporte.

Besondere Herausforderungen ergeben sich aus verschiedenen interagierenden Faktoren: die Dauer der Transporte ist wegen der beschränkten, tolerablen Ischämiezeit zeitkritisch, die Transporte müssen sehr kurzfristig geplant werden, sie müssen ein hohes Sicherheitsniveau aufweisen und die komplexen behördlichen und organisatorischen Prozesse berücksichtigen, die insbesondere bei Grenzübertritt oder bei Wechsel der Transportmittel (z. B. Flughafen) entstehen.

Die Aufgabe der Koordinierungsstelle ist es, alle dem Organspendeprozess zugeordneten Transporte zu jeder Tages- und Nachtzeit unter Berücksichtigung der vorgenannten Faktoren sicherzustellen. Dabei können die transportlogistischen Herausforderungen im Rahmen einer Organspende vielfältig sein, sodass nachfolgend zwar allgemeine Prinzipien und Regeln zur Organisation der Transporte definiert und dargestellt werden können, in der Praxis aber zahlreiche beeinflussende Faktoren berücksichtigt werden müssen – dazu gehören u. a. die Verkehrssituationen, das Wetter, der Vermittlungsstatus der Organe, nicht planbare Ereignisse auf der Spender- oder der Empfängerseite, sowie Interessen der verschiedenen beteiligten Institutionen. Die grundsätzlichen organisatorischen Rahmenbedingungen einerseits und die konkrete jeweilige Planung andererseits sind daher so zu gestalten, dass eine Anpassung an die dynamischen Veränderungen im Prozess möglich ist. Trotz aller Weitsicht können unerwartete Änderungen, wie zum Beispiel die Ablehnung und Neuallokation eines Organes während oder nach der Organentnahme zu einer dringlichen Neuplanung des Transportes führen. Hierzu werden fundierte Kenntnisse über alle organspende- und transportbezogenen Prozesse sowie eine zuverlässige und stabile Infrastruktur bei den Transportpartnern benötigt.

Insbesondere bei Organtransporten müssen die einzelnen Transportschritte zeitlich exakt ineinandergreifen, um die Ischä-

19

miezeit der Organe nicht aus logistischen Gründen zu verlängern. Neben den Organ- und Teamtransporten werden durch die Koordinierungsstelle auch Fahrten von diagnostischen Proben, Explantationsmaterial oder weiterer Personen, wie den Koordinatorinnen und Koordinatoren der DSO, dem Perfusionsdienst oder neurologischer Konsiliarteams organisiert und beauftragt (◘ Tab. 19.1).

19.2 Formale Vorgaben und Gesetze

Die Zuständigkeit der Deutschen Stiftung Organtransplantation (DSO) für die Transporte leitet sich aus dem Koordinierungsstellenvertrag nach § 11 des Transplantationsgesetzes (TPG) zwischen den Spitzenverbänden der Krankenkassen, der Bundesärztekammer, der Deutschen Krankenhausgesellschaft und der DSO ab. Hier heißt es in § 2, Aufgaben der Koordinierungsstelle:

„Zu diesem Zweck hat sie (die Koordinierungsstelle) … die notwendigen nationalen und internationalen Transporte nach §10a TPG der Entnahmeteams sowie der entnommenen Organe zu organisieren".

Um diese Aufgabe umzusetzen hat die DSO deutschlandweit ein Netz von Kooperationspartnern, die die bodengebundenen Transporte durchführen.

Bei nationalen Organ- und Teamtransporten liegt die Verantwortung für die Organisation und Beauftragung ausschließlich bei der Koordinierungsstelle. Bei internationalen Transporten orientiert sich die Zuständigkeit an der Institution des Landes, dessen Transplantationszentrum ein Organ akzeptiert hat. Hier unterstützen sich alle Eurotransplant-Mitgliedsländer untereinander und arbeiten kooperativ zusammen.

Neben dem TPG und dem Koordinierungsstellenvertrag beinhalten noch weitere Verträge, Richtlinien und Vorgaben die Anforderungen an Transporte von Organen und medizinischen Proben. Beispielhaft sollen hier folgende Dokumente benannt werden:

- Kooperationsvertrag zwischen der Eurotransplant International Foundation und der Deutschen Stiftung Organtransplantation
- Richtlinie der Bundesärztekammer zur medizinischen Beurteilung von Organspendern und zur Konservierung von Spenderorganen gem. § 16, Abs. 1 S. 1 Nr. 4 TPG (RL BÄK Empfängerschutz)
- Guide to the quality and safety of organs for transplantation, Council of Europe
- Verfahrensanweisungen der Koordinierungsstelle gemäß § 11 TPG

Für den Transport von diagnostischen Proben und Organen gelten allgemein:
- Richtlinien der International Air Transport Association (IATA)
- Richtlinien der International Civil Aviation Organisation (ICAO)
- Richtlinie des ADR, Europäisches Übereinkommen über die internationale Beförderung gefährlicher Güter auf der Straße

Konkrete Vorgaben finden sich insbesondere in der Richtlinie Empfängerschutz. Dort wird auf die Einhaltung aller Sicher-

◘ **Tab. 19.1** Organisierte und durchgeführte Transporte der Koordinierungsstelle 2020

Transportart	Anzahl
Charterflüge	920
Linienflüge (Organ/diagnostische Probe)	112
Hubschrauber	18
Durch Koordinatoren im Ausland organisierte Flugtransporte	67
Bodentransporte (KFZ)	9023
Bahnfracht	42

◻ Tab. 19.2   Orientierungswerte zur Wahl des Transportmittels

Generelle Voraussetzungen	Leber	Pankreas	Darm	Team abd. Organe	Herz/ Team	Lunge/ Team
Landweg, wenn Gesamttransportzeit (Std.)	<4,5	<4,5	<2,5	<4,5	<2,5	<2,5
per Linienflug, wenn Gesamttransportzeit (Std.)	<4,5	<4,5	-	-	-	-
per Charterflug (einschl. Hubschrauber)	Wenn die angestrebte Gesamttransportzeit auf dem Landweg oder per Linienflug nicht eingehalten werden kann bzw. wenn besondere Voraussetzungen eine kürzere Gesamttransportzeit erforderlich machen (s. Text)					

heitsaspekte und die Kenntnis der beteiligten Personen über die Bedeutung eines Organtransportes hingewiesen. Danach gilt, dass das Transportmittel zu wählen ist, „das unter Wahrung aller Sicherheitsaspekte einen zeit- und kostengerechten Transport in das von der Vermittlungsstelle bezeichnete Transplantationszentrum ermöglicht." Hierzu hat die Bundesärztekammer in ihrer Richtlinie eine orientierende Übersicht erstellt, um die passende Auswahl eines Transportmittels zu ermöglichen (◻ Tab. 19.2).

Die Richtlinie stellt weiterhin klar, dass alle Transporte von Organen und Explantationsteams in der Regel auf dem Landweg durchgeführt werden. Ausnahmen davon werden in den generellen und speziellen empfängerbezogenen Voraussetzungen beschrieben.

Sollte es aufgrund einer dieser Voraussetzungen zur Auswahl eines Charterfluges kommen, muss im Einzelfall geprüft werden, welches Fluggerät für diesen Transport infrage kommt. Die Distanz zwischen dem Entnahmekrankenhaus und dem Transplantationszentrum ist hier ein zentraler Faktor, aber auch die Verfügbarkeit der Transportmittel, der Platzbedarf (Personal, Material, insbesondere bei Einsatz von Maschinenperfusionsgeräten), die Lage der nutzbaren Flughäfen und die zu erwartende Gesamtischämiezeit spielen bei der Entscheidung eine wesentliche Rolle.

Die Vielzahl der beeinflussenden und zu berücksichtigenden Aspekte erklärt die Komplexität der Transportlogistik im Rahmen des Organspendeprozesses. Eine Einsparung von Ischämiezeit kann sich positiv auf die Organqualität auswirken, allerdings bewegt sich auch die Transportlogistik im Spannungsfeld zwischen medizinischen und ökonomischen Ansprüchen.

> Die Verfahrensanweisungen der DSO regeln, dass die Verantwortung der Koordinierungsstelle für die vorschriftsmäßige Aufbewahrung und Überwachung des Organes mit der Übergabe an das Transplantationszentrum endet.

19.3 Konkrete Umsetzung im Eurotransplant-Verbund und der DSO

Im Eurotransplant-Verbund werden in aller Regel die viszeralen Organe von regionalen Explantationsteams entnommen, unabhängig davon, an welches Transplantationszentrum die Organe durch Eurotransplant vermittelt wurden. Aus diesem Grund werden die abdominellen Organe in der Regel auch ohne eine medizinische Begleitperson vom Entnahmekrankenhaus zum Transplantationszentrum transportiert. In diesen Fällen übernimmt der Fahrdienst oder das Flugpersonal die Aufsicht über die Fracht.

Eine Ausnahme stellt die Entnahme von Dünndarm da. Da dieses Organ nur sehr selten transplantiert wird und für die Entnahme besondere Erfahrungen und Kenntnisse der anatomischen Erfordernisse bei der Empfängerin bzw. dem Empfänger erforderlich sind, reist für dieses Organ ein Entnahmeteam aus dem transplantierenden Zentrum an.

Ebenso werden die thorakalen Organe Herz und Lunge in den meisten Fällen vom transplantierenden Zentrum entnommen. Die Vorlaufzeit für die Transportlogistik ist allokationsbedingt oft sehr kurz. Häufig ist es notwendig, ein Team innerhalb von 4 h von einem Transplantationszentrum zur Explantations-OP zum Entnahmekrankenhaus zu transportieren. Bei weit entfernt liegenden Entnahmekrankenhäusern, insbesondere, wenn sie sich im Ausland befinden, kann die Organisation der Anreise der Entnahmeteams so zeitaufwendig sein, dass sogar eine Verschiebung des geplanten Entnahmezeitpunktes erforderlich wird – sofern dies unter Berücksichtigung der Gesamtumstände der Organspende möglich ist.

Für den Rücktransport kommt logistisch erschwerend die begrenzte Ischämiezeit des explantierten Organs hinzu. Den thorakalen Organen fällt hier eine Sonderstellung zu, da Organe – trotz Kühlung und Aufbewahrung in speziellen Konservierungslösungen – sehr schnell geschädigt werden können. Für Herzen wird eine Gesamtischämiezeit von unter 4–5 h angestrebt. Damit stehen für den Transport zum Transplantationszentrum selbst nur maximal 2,5–3 h zur Verfügung. Neben einer möglichst kurzen Transportzeit wird die Ischämiezeit auch dadurch verkürzt, dass die Empfängerin bzw. der Empfänger noch

während des Organtransportes für die Implantation im OP vorbereitet wird, sodass bereits kurz nach der Ankunft im Transplantationszentrum mit der Organübertragung im OP begonnen werden kann. Ein logistisches Problem im Laufe dieses Transportes kann wegen der im Transplantationszentrum bereits begonnen Operation daher zu schwerwiegenden medizinischen Folgen führen.

Zusätzlich zu den Organ- und Explantationsteamfahrten organisiert die DSO noch eine Reihe weiterer Transporte, die im Rahmen des Akutprozesses notwendig sind: Blutproben für Laboruntersuchungen, Blut- und Gewebeproben für Verträglichkeitsuntersuchungen, Biopsien für pathologische Begutachtungen sowie die An- und Abfahrt der DSO-Koordinatorinnen und Koordinatoren und des Perfusionsdienstes.

Verantwortlich für die Organisation der Transporte ist die DSO. Die diensthabende DSO-Koordinatorin bzw. der Koordinator bespricht hierzu mit dem Transplantationszentrum die Dringlichkeit und die gewünschten Anforderungen an den Transport. Unterstützt werden die Koordinatorinnen und Koordinatoren dabei durch den sog. Indoorkoordinationsdienst der jeweiligen DSO-Region. Der Indoorkoordinationsdienst koordiniert und überwacht die Transporte für die eigene Region, beauftragt Transportunternehmen und steht mit diesen in engem Kontakt. Aktuell unterhält jede der sieben DSO-Regionen mindestens einen solchen 24h-Dienst.

Standardtransporte werden bodengebunden mit dem PKW durchgeführt. Hierzu hat die DSO ein Netzwerk von Vertragspartnern aufgebaut, die geeignete Fahrzeuge und Fahrerinnen bzw. Fahrer für diesen Einsatzzweck vorhalten. Der Einsatz der Sonder- und Wegerechte hängt dabei in erster Linie von der medizinischen Dringlichkeit ab – somit stellen die Transplantationsmedizinerinnen und -mediziner im Empfängerzentrum die notwendige Indikation. Der potentielle Einsatz von Sondersignalen muss bereits bei der Planung der Transporte berücksichtigt werden, da nicht alle Fahrzeuge mit Blaulicht und Martinshorn ausgestattet sind.

Ein vertraglich festgelegtes Flugnetzwerk stellt die Durchführung der Charterflüge sicher und sorgt für die Einhaltung von Qualitäts- und Sicherheitsanforderungen. Eine gegenseitige Vertretung und die Bereitstellung verschiedener Flugzeugmuster (Turboprop, Jet) dient der bedarfsgerechten Zuweisung eines adäquaten Fluggerätes zu einem anstehenden Flugtransport. Weitere Kooperationen existieren im Bereich der Hubschrauberluftrettung, der Nutzung von Fluggesellschaften im Linienflugbetrieb sowie des Bahnkurierdienstes.

Bei der Wahl des Transportmittels liegt der Fokus auf der zu erwartenden Transportzeit. Die Ischämietoleranz variiert von Organ zu Organ und wird darüber hinaus noch von den individuellen Organcharakteristika, aber auch der Art der Organkonservierung (mit oder ohne Maschinenperfusion) beeinflusst. Insbesondere bei weit entfernten Zielen haben die Transportzeiten Einfluss auf die Organakzeptanz in einem Transplantationszentrum. Deren sorgfältige und möglichst verlässliche Einschätzung unter Berücksichtigung der verschiedenen Transportoptionen ist daher von zentraler Bedeutung. Dazu müssen auch Handlings-, Umsteige- und Kontrollzeiten berücksichtigt werden. Diese können gerade beim Wechsel von Boden- auf Flugtransporte erheblich sein.

Für den Transport von Explantationsteams werden PKW oder Charterflüge eingesetzt, der Transport abdomineller Organe kann darüber hinaus auch per „life human organ" (LHO)-Luftfracht auf Linienflügen oder mittels IC-Kurier versendet werden. Nachteile bei der Organisation von Transporten mit der Bahn oder Verkehrsflugzeugen sind das eingeschränkte Streckennetz, mangelnde Nachttransporte sowie die nicht immer zu gewährleistende Pünktlichkeit.

19.4 Besondere Herausforderungen

Mitunter können Organe nicht direkt nach der Ankunft im Transplantationszentrum implantiert werden, so ist beispielsweise bei immunisierten Empfängerinnen oder Empfängern vor einer Pankreas- Nierentransplantation noch eine mehrstündige Verträglichkeitsuntersuchung (Transplantations-Crossmatch) notwendig. Da die Ischämietoleranz der Bauchspeicheldrüse im Vergleich zur Niere deutlich eingeschränkter ist, kann diese Untersuchungsdauer einen Einfluss auf die Wahl des Transportmittels nehmen. Im Rahmen der Gesamtischämiezeit steht dann dem Transport nur ein kleineres Zeitfenster zur Verfügung. In diesen Fällen kann ein Wechsel von einem PKW-Transport auf ein schnelleres Transportmittel, wie einem Linien- oder Charterflug, notwendig werden. Dieser Zeitgewinn käme dem Organ auch bei einer Weitervermittlung zu Gute, sollte die Verträglichkeitsuntersuchung keine Transplantation auf die zunächst geplante Empfängerin bzw. den Empfänger zulassen.

Besondere logistische Herausforderungen liegen auch in der Vermittlung von Organkombinationen, z. B. Herz und Lunge, die an eine Empfängerin bzw. einen Empfänger vergeben werden. Sollte sich innerhalb der Explantation herausstellen, dass eines der beiden Organe nicht transplantabel ist, kann das andere Organ noch als Ersatzangebot an ein anderes Zentrum vermittelt werden. Um den Transport des transplantablen Organs schnellstmöglich neu zu organisieren, müssen im Vorfeld schon Transportalternativen, wie das Bereithalten eines weiteren Charterflugzeuges, angedacht und vorgeplant sein. Ähnlich verhält es sich bei der Vermittlung von einzelnen Lebersplits. Auch in diesen Fällen müssen alle möglichen Transportkombinationen vorbereitet sein.

Auch globale Effekte, wie die Corona-Pandemie oder der Ausbruch des isländischen Vulkans Eyjafjallajökull im Jahr 2010, haben Einfluss auf die Transportlogistik genommen. Erschwerte Einreisebedingungen für die Explantationsteams, Sperrung von Flugräumen und das Schließen von Flughäfen waren die Folge. Linien- sowie Charterflüge fielen zum Teil als Transportmittel aus.

Diese dynamischen Prozesse in der Organspende und der Organvermittlung müssen in der transportlogistischen Planung, soweit möglich, berücksichtigt werden. Das Ziel ist es, der Empfängerin bzw. dem Empfänger ein Organ zur Verfügung zu stellen, das unter den gegebenen Bedingungen einer möglichst kurzen Ischämiezeit ausgesetzt war.

Datenanalyse/ TransplantCheck

Konrad Pleul und Axel Rahmel

Inhaltsverzeichnis

© Springer-Verlag GmbH Deutschland, ein Teil von Springer Nature 2022
A. Rahmel et al. (Hrsg.), *Repetitorium Transplantationsbeauftragte*,
https://doi.org/10.1007/978-3-662-62614-6_20

Seit Jahren ist die Organspende in Deutschland von einem Mangel an Spenderorganen geprägt. Untersuchungen zeigten, dass dieser Mangel nicht auf einen Rückgang von Todesfällen bei Patientinnen und Patienten mit schwerer Hirnschädigung zurückzuführen ist, sondern auch durch organisatorische Abläufe in den Entnahmekrankenhäusern entstanden ist. Mit TransplantCheck bietet die Deutsche Stiftung Organtransplantation ein Tool an, dass Transplantationsbeauftragte bei der retrospektiven Todesfallanalyse unterstützt. Das Tool kann genutzt werden, um die gesetzlich vorgeschriebene Auswertung aller Todesfälle mit primärer oder sekundärer Hirnschädigung durchzuführen und die Gründe für eine nicht erfolgte Feststellung des irreversiblen Hirnfunktionsausfalls bzw. nicht erfolgte Meldung meldepflichtiger Fälle zu erfassen. Entsprechend fördert TransplantCheck sowohl die Erkennung potentieller Organspenderinnen und -spender, als auch die Verbesserung organisatorischer Abläufe in den Entnahmekrankenhäusern.

20.1 Einführung

Die Zahl der Organspenderinnen und Organspender in Deutschland ist im internationalen Vergleich schon immer niedrig gewesen. Bereits im Jahr 2010 gab es nur 15 Spenderinnen und Spender pro Million Einwohner (pmp = per million population). In den Folgejahren ging die Zahl sogar noch weiter zurück auf knapp 10 pmp und hat sich in den letzten Jahren auf diesem niedrigen Niveau stabilisiert. In vielen europäischen Ländern liegt die Zahl bei ca. 20 Spenderinnen und Spendern pmp oder sogar darüber. Spitzenreiter ist seit vielen Jahren Spanien mit ca. 40 pmp im Jahr 2019.

Es werden verschiedene Ursachen als Begründung für die vergleichsweise geringen Organspendezahlen in Deutschland genannt.

Eine systematische Untersuchung der Ursachen des Mangels an gespendeten Organen in Deutschland ergibt die folgenden denkbaren Faktoren:

- Rückgang der Todesfälle bei Patientinnen und Patienten mit primärer oder sekundärer Hirnschädigung
- geänderte Therapiestrategien bei der Behandlung von Patientinnen und Patienten mit schwerer Hirnschädigung am Lebensende (frühzeitige Therapielimitierung)
- keine Berücksichtigung der Option einer Organspende bei potenziellen Organspenderinnen und -spendern (kein Ansprechen der Angehörigen auf die Thematik, keine Einleitung der Diagnostik zur Feststellung des irreversiblen Hirnfunktionsausfalls (IHA))
- keine Meldung potenzieller Organspenderinnen und -spender an die Koordinierungsstelle
- keine Zustimmung bzw. Einwilligung zur Organspende
- unzureichendes Spendermanagement, sodass der Organspendeprozess vor oder während der Organentnahme abgebrochen werden muss
- Probleme bei der Organentnahme bzw. -konservierung
- keine Akzeptanz/Transplantation entnommener Organe in den Transplantationszentren

20.1.1 Bundesweite Studie des UKSH, Campus Kiel

Mit ihrer bundesweiten Sekundärdatenanalyse aller vollstationärer Behandlungsfälle konnte eine Arbeitsgruppe um Thorsten Feldkamp vom Universitätsklinikum Schleswig–Holstein, Campus Kiel, zeigen, dass der Rückgang der Organspenden in

Deutschland in der Zeit zwischen 2010 und 2015 nicht auf eine Abnahme von Todesfällen bei Patientinnen und Patienten mit schwerer Hirnschädigung oder davon dem Anteil der vor ihrem Tod beatmeten Patientinnen und Patienten zurückzuführen ist. Im Gegenteil, im genannten Zeitraum nahm die Zahl dieser Patientinnen und Patienten sogar um fast 14 % zu. Gleichzeitig wurde aber ein Rückgang der Kontaktquote zur Deutschen Stiftung Organtransplantation (DSO) beobachtet (Anzahl organspendebezogener Kontaktaufnahmen zur DSO/Anzahl möglicher Organspenderinnen und -spender) sowie ein Rückgang der Realisationsquote (Anzahl realisierter Organspenden/Anzahl möglicher Organspenderinnen und -spender).

Zusammenfassend schlussfolgerten die Autorinnen und Autoren, dass der Rückgang der postmortalen Organspenden mit einem Erkennungs- und einem Meldedefizit der Entnahmekrankenhäuser assoziiert sei. Gelänge es, diesen Prozess organisatorisch und politisch zu stärken, könnte die Zahl der gespendeten Organe erheblich gesteigert werden (Schulte et al. 2018).

20.1.2 Analyse der Uni Jena in der DSO-Region Ost

Die orientierende Übersichtsarbeit aus Kiel nahmen Intensivmedizinerinnen und -mediziner sowie Neurologinnen und Neurologen des Universitätsklinikums Jena und die DSO zum Anlass, systematisch zu analysieren, welche Ursachen einer nicht erfolgten IHA-Diagnostik bei in der Klinik verstorbenen Patientinnen und Patienten mit relevanter Hirnschädigung zugrunde lagen. Hierzu wurden aus dem Jahr 2016 alle Todesfälle in Krankenhäusern der Region Ost der DSO (Sachsen, Sachsen-Anhalt und Thüringen) retrospektiv untersucht (Brauer et al. 2019). Dabei erfolgte ein schrittweises Vorgehen: zunächst wurden alle Patien-

tinnen und Patienten, die mit einer primären oder sekundären Hirnschädigung verstarben, jedoch nicht für eine potentielle Organspende an die Koordinierungsstelle gemeldet worden waren, erfasst. Todesfälle von Patientinnen und Patienten, die nicht beatmet wurden bzw. bei denen eine detaillierte Bewertung der Dokumentation ergab, dass keine relevante Hirnschädigung vorlag, wurden aus der Untersuchung ausgeschlossen. Nachfolgend erfolgte bei den verbliebenen Patientinnen und Patienten eine schrittweise systematische Analyse, warum keine Diagnostik zur IHA-Feststellung eingeleitet wurde.

Zur Klärung der Gründe einer nicht erfolgten IHA-Diagnostik wurden folgenden Fragen untersucht:
- War ein Widerspruch zur Organspende bekannt?
- Lagen medizinische Kontraindikationen zur Organspende vor?
- Kam es zu einem akuten Herzkreislaufstillstand unter laufender Therapie der Grunderkrankung?
- War das Eintreten des IHA nach klinischer Einschätzung nicht zu erwarten bzw. absehbar?
- Erlaubte eine vorliegende Patientenverfügung die Fortsetzung der Therapie bis zum Eintritt eines erwarteten IHA nicht?
- Erfolgte eine Therapielimitierung bei infauster Prognose ohne mit den Angehörigen die Option einer Organspende zu besprechen?
- Wäre nach den klinischen Befunden die Einleitung der Diagnostik zur IHA-Feststellung indiziert gewesen, erfolgte aber nicht?

Die retrospektive Analyse zeigte, dass allein in den beiden letztgenannten Kategorien (Therapielimitierung ohne die Option einer Organspende zu besprechen (195 Fälle); keine Einleitung einer IHA-Diagnostik trotz Indikation (73 Fälle)) fast ebenso viele potenzielle Organspenderinnen und -spender nicht identifiziert worden, wie im selben Zeitraum tatsächlich an die DSO gemeldet wurden (332 Fälle). Da erfahrungsgemäß in den beiden genannten Kategorien eine hohe Wahrscheinlichkeit besteht, dass Organspenden bei einer Meldung realisiert werden, konnte geschlussfolgert werden, dass allein durch das systematische Denken an die Organspende bei der Behandlung von Patientinnen und Patienten mit schwerer Hirnschädigung am Lebensende die Zahl der Organspenden in der Region Ost nahezu hätte verdoppelt werden können.

Die Untersuchung wurde mittels des DSO-Tools TransplantCheck, das in seiner ursprünglichen Form in enger Zusammenarbeit zwischen der Krankenhausgesellschaft Nordrhein-Westfalen und der DSO entwickelt und danach von der DSO kontinuierlich weiterentwickelt wurde, durchgeführt. In Nordrhein-Westfalen wurden eine ganze Reihe entsprechender Untersuchungen vorgenommen, die nahezu identische Daten ergaben, wie die zuvor berichtete Analyse aus der Region Ost der DSO. Gleichzeitig ergab eine Subanalyse der Fälle mit Therapielimitierung bzw. fehlender IHA-Diagnostik in Nordrhein-Westfalen, dass in weniger als 20 % der Fälle die Transplantationsbeauftragten zur Beurteilung der Situation hinzugezogen worden waren.

Diese eindrücklichen Daten einerseits, aber auch Erfahrungen aus Spanien, die zeigten, dass das Erkennen und Melden von potentiellen Organspenderinnen und -spendern für die Organspende von zentraler Bedeutung ist, führten dazu, dass die retrospektive Todesfallanalyse von Patienten mit primärer oder sekundärer Hirnschädigung durch das *Gesetz zur Verbesserung der Strukturen und der Zusammenarbeit bei der Organspende* nunmehr für alle Entnahmekrankenhäuser verpflichtend wurde. Zwar

kommt die retrospektive Analyse nicht erkannter, potenzieller Organspenderinnen und -spender in diesen konkreten Fällen zu spät, allerdings ermöglicht die systematische Betrachtung, die idealerweise in enger Zusammenarbeit zwischen Transplantationsbeauftragten und der Koordinierungsstelle erfolgt, das Erkennen von Verbesserungspotenzialen in Bezug auf die Organspende im Entnahmekrankenhaus.

❯ Eine Aufarbeitung der potenziellen Organspendefälle in Zusammenarbeit mit dem Personal der betroffenen Intensivstationen lenkt idealerweise die Aufmerksamkeit für zukünftige Fälle auf das Thema Organspende und kann so helfen, langfristig die Zahl der Organspenden zu steigern.

20.2 Retrospektive Todesfallanalyse mit TransplantCheck

Transplantationsbeauftragte sind nach § 9b TPG dafür verantwortlich, alle Todesfälle mit primärer oder sekundärer Hirnschädigung auszuwerten. Darüber hinaus müssen sie die Gründe für eine nicht erfolgte IHA-Feststellung oder eine nicht erfolgte Meldung meldepflichtiger Spenderinnen bzw. Spender sowie etwaige, einer Organentnahme entgegenstehende Gründe erfassen. Die retrospektive Todesfallanalyse soll den Transplantationsbeauftragten einen Überblick über die Anzahl relevanter Todesfälle sowie die Verteilung auf die Fachabteilungen geben. Gleichzeitig dienen die Daten der kontinuierlichen Verbesserung bei der Erkennung und Einschätzung potenzieller und möglicher Organspenderinnen und -spender und können auf diese Weise in zukünftigen Organspendesituationen helfen.

Die Ergebnisse der retrospektiven Fallanalyse sind – neben einem Tätigkeitsbericht und dem Bericht zum Stand der Organspende im eigenen Krankenhaus – jährlich an die Koordinierungsstelle zu übermitteln. Der Bericht wird durch sogenannte Strukturdaten ergänzt, die zum einen organisatorische Maßnahmen des Entnahmekrankenhauses im Zusammenhang mit der Organspende und zum anderen die organspendeassoziierten Tätigkeiten der Transplantationsbeauftragten, wie z. B. die Teilnahme und Organisation von Fortbildungsveranstaltungen, umfassen.

Auf der Basis der übermittelten Daten erstellt die DSO Berichte für:

- die nach Landesrecht zuständigen Stellen
- die Auftraggeber (Bundesärztekammer, Deutsche Krankenhausgesellschaft, GKV Spitzenverband)
- den Tätigkeitsbericht der Entnahmekrankenhäuser, der jährlich durch die DSO veröffentlicht wird
- die Transplantationsbeauftragten selber, die dies als Grundlage für ihren Bericht an die Krankenhausleitung, der gesetzlich vorgeschrieben mindestens einmal im Jahr stattfinden muss, nutzen können

Es ist den Transplantationsbeauftragten überlassen, wie sie die gesetzlich vorgeschriebene Einzelfallanalyse der Todesfälle mit primärer oder sekundärer Hirnschädigung in ihren Krankenhäusern durchführen. Zur Unterstützung der Entnahmekrankenhäuser und insbesondere der Tätigkeit der Transplantationsbeauftragten hat die DSO das bereits erwähnte Tool TransplantCheck kontinuierlich weiterentwickelt (▶ https://transplantcheck.dso.de/) (QR-Code 20.1).

> Die aktuelle Version 4 erlaubt eine strukturierte und – soweit möglich – automatisierte Analyse der relevanten Todesfälle im Krankenhaus. Transplant-Check nutzt dazu den Datensatz gemäß § 21 KHEntgG und filtert die so über-

mittelten Daten nach relevanten Todesfällen. Folgende Dateien, die Bestandteil der jährlich im Rahmen der Vergütung der allgemeinen Krankenhausleistungen an das InEK zu übermittelnden Leistungsdaten sind, werden benötigt:

> - FAB.csv
> - FALL.csv
> - ICD.csv
> - OPS.csv

> In der Regel können diese Datensätze den Transplantationsbeauftragten vom Medizincontrolling oder der IT-Abteilung des eigenen Hauses zur Verfügung gestellt werden.

20.2.1 Vorsortierung

TransplantCheck filtert aus den eingelesenen Dateien alle Verstorbenen heraus, bei denen:

- als Haupt- und/oder Nebendiagnosen ein ICD-Code verschlüsselt wurde, der Hinweis auf eine Hirnschädigung gibt. Die Liste der relevanten ICD-Codes wurde von der Bundesärztekammer festgelegt und in der Richtlinie zur Spendererkennung veröffentlicht (BÄK 2020)
- keine Beatmungsstunden dokumentiert wurden und die in einem Herz-Kreislauf-Stillstand verstarben, sodass die IHA-Feststellung, welche unter anderem eine kontrollierte Beatmung voraussetzt, nicht möglich war
- eine absolute Kontraindikation zur Organtransplantation bekannt war

Schließlich müssen die Patientenfälle markiert werden, die bereits an die DSO gemeldet wurden. Beispielsweise im Rahmen realisierter Organspenden oder als Meldungen einer potenziellen Spende, welche aus verschiedenen Gründen nicht realisiert wurde.

20.2.2 Einzelfallanalyse

Alle nach der Vorsortierung verbleibenden Fälle werden in einer sogenannten Einzelfallanalyse dahin gehend untersucht, warum keine IHA-Diagnostik durchgeführt wurde.

Schrittweises Vorgehen im Rahmen der Einzelfallanalyse

Als Erstes werden alle Patientenfälle ausgeschlossen, bei denen zum Zeitpunkt des Todes kein Hinweis auf eine akute, relevante Hirnschädigung bestand. Darunter fallen insbesondere Fälle, bei denen sich der relevante ICD-Code auf eine anamnestisch länger zurückliegende Hirnschädigung bezieht, also nicht den aktuellen Krankenhausaufenthalt betrifft. Zudem fallen auch Frühgeborene (vor der 37. Schwangerschaftswoche) in diese Kategorie, da die Richtlinie zur IHA-Feststellung zu diesem Zeitpunkt noch nicht anwendbar ist. Nachfolgend werden schrittweise die möglichen Gründe für eine nicht eingeleitete IHA-Diagnostik erfragt und kategorisiert.

Folgende Kategorien, welche auch im Leitfaden zur Kategorisierung der Einzelfallanalyse von Verstorbenen mit primärer oder sekundärer Hirnschädigung mit Fallbeispielen veröffentlicht sind (DSO 2016), werden als Gründe für eine nicht eingeleitete IHA-Diagnostik herangezogen:

1. Widerspruch zur Organspende war bekannt
   Ein Widerspruch kann sowohl schriftlich, zum Beispiel in einer Patientenverfügung oder im Organspendeausweis dokumentiert sein, oder mündlich geäußert und dann von den Angehörigen oder anderen Zeugen berichtet worden sein.

2. Vorliegen einer medizinischen Kontraindikation zur Organspende
   Mitunter wird von TransplantCheck eine absolute Kontraindikation nicht automatisch angezeigt, da diese nicht codiert wurde. Fallweise ergibt sich eine medizinische Kontraindikation zur Organspende auch erst aus der Summe von relativen Kontraindikationen. Beispielhaft sind Patientinnen und Patienten mit Begleiterkrankungen an jedem transplantablen Organ zu nennen, aber auch ein progredient verlaufendes Multiorganversagen oder therapierefraktäre Schocks jeglicher Genese.

3. Herz-Kreislaufstillstand
   Akuter Herz-Kreislaufstillstand unter laufender Therapie der Grunderkrankung bevor eine IHA-Diagnostik eingeleitet werden konnte. Beispielhaft seien Patientinnen und Patienten mit Kammerflimmern, einer Lungenembolie oder kardialem Pumpversagen nach schwerem Myokardinfarkt genannt.

4. Keine Hirnstammareflexie bzw. erhaltener Atemantrieb
   Patientenfälle, bei denen nach klinischer Einschätzung der IHA nicht innerhalb eines definierten Zeitraumes (z. B. 48/72 h) zu erwarten ist. Dabei ist klar, dass es eine sichere Vorhersage für den Eintritt des IHA nicht geben kann. Hierbei handelt es sich um eine Experteneinschätzung in der Klinik, die in der Regel von Ärztinnen oder Ärzte der Intensivstation dokumentiert ist.

5. Vorliegen einer Patientenverfügung erlaubte keine Fortsetzung der Therapie
   Das Vorliegen einer Patientenverfügung ohne Aussage zur Organspende erlaubte keine Fortsetzung der Therapie aufgrund der infausten Prognose der Hirnschädigung. Mit den Angehörigen wurde nicht über die Option einer Organspende gesprochen.
   Nicht selten sind in Patientenverfügungen für den Fall einer infausten

neurologischen Prognose nach schwersten Hirnschädigungen Regelungen getroffen, die die Anwendung bestimmter intensivmedizinischer Maßnahmen ausschließen, wie zum Beispiel die Einleitung einer maschinellen Beatmung oder die Intensivierung der Therapie. Wenn dann keine Aussage zu einer möglichen Organspende vorliegt, wird häufig die intensivmedizinische Behandlung beendet, selbst wenn der Eintritt eines IHA innerhalb der nächsten 48 72 h erwartet wird.

Für diese Situation gibt auch die Richtlinie der BÄK zur Spendererkennung Handlungssicherheit (BÄK 2020).

6. Therapielimitierung bei infauster Prognose, ohne dass die Option einer Organspende mit den Angehörigen besprochen wurde

Hier handelt es sich um Patientinnen und Patienten, bei denen – zumindest bei der retrospektiven Analyse – innerhalb der nächsten 48–72 h der Eintritt des IHA zu erwarten gewesen wäre und, bei denen mit den Angehörigen aufgrund der infausten Prognose der Hirnschädigung eine Beendigung der Therapie vereinbart wurde, allerdings ohne die Option einer Organspende anzusprechen.

7. Die Einleitung der IHA-Diagnostik wäre indiziert gewesen, erfolgte aber nicht

Idealerweise erfolgt die Einzelfallanalyse nach dem vorgenannten Schema, um eine bundesweite Vergleichbarkeit der Daten zu ermöglichen. Die DSO ist – unter Einhaltung der datenschutzrechtlichen Vorgaben – gerne bereit, die Transplantationsbeauftragten bei der Nutzung von TransplantCheck sowie der Auswertung der Ergebnisse zu unterstützen.

❯ Für die Einzelfallanalyse ist es notwendig, dass Transplantationsbeauftragte Einsicht in die Krankenakte (insbesondere in den Entlassungsbrief, der sich für einen schnellen Überblick eignet) erhalten und darüber hinaus auch auf weiterführende Dokumente der Patientenakte zurückgreifen können. Die erforderlichen Befugnisse hierfür sind im Transplantationsgesetz geregelt.

Nach Abschluss der Einzelfallanalyse und Kategorisierung sämtlicher von TransplantCheck identifizierter Fälle mit primärer oder sekundärer Hirnschädigung, kann aus dem Tool ein Datensatz erstellt werden. Dieser Datensatz kann an DSO.isys.web (▶ https://isysportal.dso.de/) (QR-Code 20.2) übermittelt werden. Auch Datensätze, die krankenhausintern erstellt wurden und den technischen Formatvorgaben entsprechen, können an die DSO übermittelt werden und erfüllen die gesetzlichen Vorgaben.

20.3 Zusammenfassung

Die retrospektive Todesfallanalyse erlaubt die systematische Analyse des Organspendepotenzials eines jeden Entnahmekrankenhauses. Sie deckt ggf. Schwachstellen im Hinblick auf die Spendererkennung, IHA-Feststellung, organprotektive Maßnahmen sowie die Einbindung des Transplantationsbeauftragten und der Angehörigen auf und liefert somit Anhaltspunkte für Verbesserungen. Eine Einflussnahme auf die retrospektiv analysierten Fälle ist naturgemäß nicht mehr möglich, jedoch scheinen eine Sensibilisierung für zukünftige Fälle und der strukturierte Umgang mit diesen seltenen Ereignissen erreichbar.

Aktuell wird in verschiedenen Pilotprojekten in Deutschland untersucht, ob das Personal der Intensivstationen sowie Transplantationsbeauftragte mit einfachen technischen Tools, die idealerweise mit den Patientendatenmanagementsystemen (PDMS) der Intensivstationen verknüpft sind, bei der Spendererkennung unterstützt werden können. So wird in einer Pilotstudie untersucht, ob mittels hinterlegter Filterkriterien im Patientendatenmanagement relevante Fälle hinsichtlich einer mögliche Organspende **tagesaktuell** detektiert werden können. Über die so detektieren Fälle werden nachfolgend sowohl das Intensivpersonal als auch die Transplantationsbeauftragten in standardisierter Form aufmerksam gemacht und können gegebenenfalls weitere Maßnahmen einleiten. Erste Erfahrungen zeigen, dass hierdurch vermieden werden kann, dass potenzielle Organspenderinnen und -spender im Klinikalltag nicht erkannt werden und somit verhindert wird, dass der Wunsch der Patientinnen und Patienten, über ihren Tod hinaus anderen Menschen mit einer Organspende zu helfen, nicht realisiert wird. Ein solches Tool könnte die Umsetzung der Richtlinie der Bundesärztekammer zur Spendererkennung in der Praxis unterstützen und damit die Organspende in Deutschland fördern.

20.4 QR-Codes

◘ QR-Code 20.1   DSO-TransplantCheck 4

◘ QR-Code 20.2   DSO.isys + − das Informationsportal für Transplantationszentren und Entnahmekrankenhäuser

◘ QR-Code 20.3   BÄK-Richtlinien für die Wartelistenführung und die Organvermittlung

◘ QR-Code 20.4   Bauer et al. (2019) Wie viele potenzielle Organspender gibt es wirklich?

◘ QR-Code 20.5   DSO Leitfaden für die Organspende

Literatur

BÄK – Bundesärztekammer (2020) Richtlinie gemäß § 16 Abs. 1 S. 1 Nr. 3 TPG zur ärztlichen Beurteilung nach § 9a Abs. 2 Nr. 1 TPG (RL BÄK Spendererkennung) [vormals: Richtlinie gemäß § 16 Abs. 1 S. 1 Nr. 3 TPG zur ärztlichen Beurteilung nach § 11 Abs. 4 S. 2 TPG]. ► https://www.bundesaerztekammer.de/richtlinien/richtlinien/transplantationsmedizin/richtlinien-fuer-die-wartelistenfuehrung-und-die-organvermittlung/. Zugegriffen: 29. Juni 2021 (QR-Code 20.3)

Brauer M, Günther A, Pleul K, Götze M, Wachsmuth C, Meinig T, Bauer M, Witte OW, Rahmel A (2019) Wie viele potenzielle Organspender gibt es wirklich?. Anaesthesist 68, 22–29. ► https://doi.org/10.1007/s00101-018-0510-x (QR-Code 20.4)

DSO – Deutsche Stiftung Organtransplantation (2016)
Leitfaden für die Organspende. ▶ https://www.
dso.de/organspende/fachinformationen/organ-
spendeprozess/leitfaden-f%C3%BCr-die-organ-
spende. Zugegriffen: 27. Juni 2021 (QR-Code 20.5)

Schulte K, Borzikowsky C, Rahmel A, Kolibay F,
Polze N, Fränkel P, Mikle S, Alders B, Kunzendorf U, Feldkamp T (2018) Rückgang der Organspenden in Deutschland – Eine bundesweite
Sekundärdatenanalyse aller vollstationären Behandlungsfälle. Dtsch Arztebl Int 115:463–468.
▶ https://doi.org/10.3238/arztebl.2018.0463

SAE/SAR/Qualitätssicherung

Ana Paula Barreiros und Klaus Böhler

Inhaltsverzeichnis

© Springer-Verlag GmbH Deutschland, ein Teil von Springer Nature 2022
A. Rahmel et al. (Hrsg.), *Repetitorium Transplantationsbeauftragte*,
https://doi.org/10.1007/978-3-662-62614-6_21

An einem Organspendeprozess sind zahlreiche Partner beteiligt. Damit im Falle schwerwiegender unerwünschter Ereignisse (SAE – serious adverse events) und Reaktionen (SAR – serious adverse reactions) alle Beteiligten zeitnah informiert werden können, ist eine schnelle Übermittlung von Informationen von großer Bedeutung. Dazu wurde ein System für die Meldung, Untersuchung und Dokumentation von schwerwiegenden unerwünschten Zwischenfällen entwickelt, welches eng mit den Einrichtungen der Gewebespende und -transplantation verzahnt ist. Ziel ist es, akute medizinische Probleme im Zusammenhang mit dem Organspendeprozess frühzeitig zu erkennen und alle Beteiligten zu informieren, um negative Effekte für alle Organ- und Gewebeempfängerinnen und -empfänger zu minimieren. Des Weiteren erfolgt eine sorgfältige Beurteilung der Ereignisse nach aktuellen medizinisch-wissenschaftlichen Erkenntnissen, um gegebenenfalls Prozesse zu optimieren und damit die Empfängersicherheit weiter zu verbessern.

21.1 Gesetzliche Grundlagen

Aufgrund der Komplexität des Organspendeprozesses mit der Einbeziehung vieler verschiedenen Partner und Schnittstellen (Spenderkrankenhaus, Referenzlabore, Pathologie, Koordinierungsstelle, Vermittlungsstelle, Transplantationszentren) ist es ersichtlich, dass die zeitkritische Übermittlung von Informationen über unerwünschte Zwischenfälle und Reaktionen im Verlauf der gesamten Kette von der Organspende bis zur Transplantation von großer Bedeutung ist. Aus diesem Grunde haben das Europäische Parlament und der Europäische Rat die Richtlinien 2010/53/EU und 2012/25/EU erlassen, in denen die Einrichtung eines Meldesystems für die Meldung, Untersuchung und Dokumentation von schwerwiegenden unerwünschten Zwischenfällen und Reaktionen vorgeschrieben wird.

Gemäß TPG-Organverordnung ist eine Meldung von schwerwiegenden Zwischenfällen (SAE – serious adverse event) und schwerwiegenden unerwünschten Reaktionen (SAR – serious adverse reaction) verpflichtend (§ 9 und § 10). Alle Beteiligten im Organspende- und Transplantationsprozess sind gesetzlich verpflichtet, den Verdacht auf ein SAE bzw. SAR unverzüglich an die Deutsche Stiftung Organtransplantation (DSO) zu melden und alle vorhandenen Informationen zur Verfügung zu stellen.

Ziel der SAE-/SAR-Aufarbeitung ist neben der sofortigen Information der relevanten Beteiligten, die Einleitung von Maßnahmen für den Schutz der Empfängerinnen und Empfänger, eine sorgfältige Dokumentation und Aufarbeitung des Zwischenfalls bzw. der Reaktion, das Erkennen möglicher zukünftiger Risiken sowie die Initiierung möglicher Veränderungen im Verfahrensablauf zur Reduktion der Risiken.

21.2 Definitionen

21.2.1 SAE – serious adverse event

Als SAE wird jedes unerwünschte und unerwartete Ereignis von der Spende bis zur Transplantation definiert, das zur Übertragung einer Infektionskrankheit, zum Tod oder zu Zuständen führen könnte, die lebensbedrohlich sind, eine Behinderung oder einen Funktionsverlust zur Folge haben oder eine Krankenhausbehandlung oder Morbidität nach sich ziehen oder verlängern.

Ein SAE ist somit ein unerwünschtes und unerwartetes, ernsthaftes Ereignis, dass sich auf eine Organspenderin bzw. einen -spender, die Organe oder den Organspendeprozess zurückführen lässt und, das zu einer Schädigung der Organempfängerin bzw. des -empfängers führen könnte. Somit stellt ein SAE ein Risiko für Organempfängerinnen und -empfänger dar (EDQM 2018).

Unerwünschte Ereignisse, die vor dem Beginn invasiver Maßnahmen zum Zwecke der Transplantation (insbesondere Narkoseeinleitung) bei allen Empfängerinnen und Empfängern detektiert werden, werden im Rahmen des üblichen Qualitätssicherungssystems bearbeitet, nicht jedoch nach den im Weiteren erläuterten Regeln für die SAE/SAR-Aufarbeitung.

21.2.2 SAR – serious adverse reaction

Als SAR definiert wird jede unerwünschte und unbeabsichtigte Reaktion – einschließlich einer Infektionskrankheit – beim Empfänger, die mit irgendeinem Glied der Kette von der Spende bis zur Transplantation in Zusammenhang stehen könnte, die lebensbedrohlich ist, eine Behinderung oder einen Funktionsverlust zur Folge hat oder eine Krankenhausbehandlung oder Morbidität nach sich zieht oder verlängert. Ein SAR ist somit ein unerwünschtes und unerwartetes ernsthaftes Ereignis in der Organempfängerin bzw. dem -empfänger (EDQM 2018). Ein SAR kann in einem ursächlichen Zusammenhang mit dem SAE stehen, muss aber nicht. Dies herauszufinden, ist Aufgabe der umfänglichen Aufarbeitung des SAR (EDQM 2018).

21.2.3 Beispielfall: Nierenzellkarzinom in der linken Niere des Organspenders

41-jähriger männlicher Organspender. Von Eurotransplant (ET) wurden das Herz, die Lunge, die Leber und beide Nieren erfolgreich zur Transplantation vermittelt. Bei der Back-Table Präparation der linken Niere im OP des empfangenden Transplantationszentrums wurde eine verdächtige zy-

stische Struktur an der Niere festgestellt und zum Schnellschnitt eingesandt. Im Schnellschnitt wurde ein Nierenzellkarzinom diagnostiziert; die weitere histopathologische Aufarbeitung bestätigte die Diagnose eines klarzelligen Nierenzellkarzinoms pT1a G1 R0.

Als Folge dieser Entdeckung wurde die linke Niere nicht transplantiert. Zusätzlich wurden als Sofortmaßnahme alle Transplantationszentren unmittelbar über den Befund informiert. Zum Zeitpunkt der Meldung waren das Herz, die Leber, die Lunge und die rechte Niere bereits transplantiert. Damit handelt es sich um ein SAE. Wäre noch bei keinem der anderen Organempfänger mit der Transplantation (Einleitung der Narkose) begonnen worden, hätte es sich nicht um ein SAE gehandelt.

Als Folgemaßnahme wurde ein engmaschiges Follow-up der Empfänger hinsichtlich einer maligner Erkrankung empfohlen. Würde es – was bei dem histologischen Befund sehr unwahrscheinlich aber nicht gänzlich auszuschließen ist – zu einer Übertragung des Tumors auf einen der transplantierten Empfänger kommen, würde aus dem SAE ein SAR.

21.3 Meldung SAE/SAR

Gemäß § 9 Abs. 2 der *Verordnung über die Anforderungen an die Organ- und Spendercharakterisierung und an den Transport von Organen sowie über die Anforderungen an die Meldung schwerwiegender Zwischenfälle und schwerwiegender unerwünschter Reaktionen* (*TPG-Verordnung über Qualität und Sicherheit von Organen* – TPG-OrganV) sind folgende Personen und Einrichtungen zur unverzüglichen Meldung jedes SAE- und SAR-Verdachts an die Koordinierungsstelle verpflichtet:

– Die oder der Transplantationsbeauftragte des Entnahmekrankenhauses

- Ärztinnen und Ärzte, die bei der Organspenderin bzw. dem -spender die Leichenschau vornehmen oder vorgenommen haben
- Behörden, in deren Gewahrsam oder Mitgewahrsam sich der Leichnam der Organspenderin bzw. des -spenders befindet oder befunden hat
- Die von der Koordinierungsstelle beauftragten Dritten (z. B. Labore)
- Die verantwortliche Ärztin bzw. der Arzt des Transplantationszentrums, welcher die weiterbehandelnden Kolleginnen und Kollegen darüber informiert, dass diese bei ihnen auftretende SAE und SAR dem Transplantationszentrum unverzüglich mitteilen sollten

Sowie gemäß § 10 Abs. 4 TPG-OrganV:
- die Vermittlungsstelle (ET), in den Fällen, in denen ein Organ der Spenderin bzw. des Spenders ins Ausland vermittelt wurde oder aus dem Ausland ein Organ nach Deutschland vermittelt wurde.

Gemäß Arzneimittel- und Wirkstoffherstellungsverordnung (§ 40 Abs. 3 AMWHV) sind Gewebeeinrichtungen bei Gewebespenderinnen und -spendern, die gleichzeitig auch Organe gespendet haben, verpflichtet, jedes SAE und jede SAR unverzüglich der Koordinierungsstelle (DSO) mitzuteilen.

21.3.1 Meldeweg

❯ Die Meldung eines SAE oder SAR hat zunächst zwingend telefonisch zu erfolgen. Für diese Meldung hat die Koordinierungsstelle eine bundeseinheitliche Rufnummer (0800 3.767.273) eingerichtet, welche Tag und Nacht erreichbar ist.

Im Anschluss an die telefonische Meldung muss eine schriftliche Meldung per Fax an + 49 (0)69 677 328–89.998 unter Verwen-

dung des Faxformulars *Meldung SAE/SAR an Koordinierungsstelle* (abrufbar unter: ▶ https://www.dso.de/organspende/fachinformationen/sae-sar-meldung) (QR-Code 21.1) erfolgen. Die meldende Einrichtung hat der Koordinierungsstelle alle sachdienlichen und notwendigen Angaben zur Verfügung zu stellen.

Die DSO stellt für die Entgegennahme einer Meldung die 24/7-Erreichbarkeit ihres ärztlichen Personals sicher. Dieses erstellt nach Plausibilitätsprüfung einen Erstbericht, der an alle involvierten Empfängerzentren, die Vermittlungsstelle und eventuell weitere beteiligte Institutionen geschickt wird, um, sofern erforderlich, Sofortmaßnahmen einzuleiten und die anschließende detaillierte Aufarbeitung der Meldung zu eröffnen (DSO 2021).

Jeder gemeldete SAE- und SAR-Fall wird anschließend durch speziell geschulte DSO-Koordinatorinnen und Koordinatoren gemeinsam mit der Stabsstelle SAE/SAR und in enger Zusammenarbeit mit allen am Organspendeprozess beteiligten Institutionen detailliert aufgearbeitet (DSO 2021).

21.3.2 Erstellung der Primäranalyse

Jede Meldung eines SAE oder SAR wird im Dokumentationssystem der Koordinierungsstelle erfasst und auf ihre Ursache und Auswirkungen hin untersucht und bewertet. Ein SAE oder SAR kann auch im direkten Verantwortungsbereich der Koordinierungsstelle entstehen. Mitunter werden SAE oder SAR erst durch die Verknüpfung der Dokumentation mehrerer Ereignisse als solche erkannt.

Nach dieser Primäranalyse erfolgt die (Weiter-)Meldung aller relevanten Befunde und Informationen an die beteiligten deutschen Transplantationszentren, die Vermittlungsstelle sowie die Gewebeeinrichtungen. Diese sind verpflichtet, der Koordinierungsstelle zu diesem Zweck eine Rufnummer zu benennen, unter der jederzeit eine Meldung erfolgen kann, sowie eine Faxnummer für die schriftliche Weitermeldung. Der Eingang der Meldung ist der Koordinierungsstelle schriftlich zu bestätigen.

Für die Meldung bzw. Weitermeldung eines SAE oder SAR, welche die Koordinierungsstelle erreicht oder von dieser entdeckt wird, gelten die folgenden zeitlichen Vorgaben (DSO 2021):

- Bis zu zwei Wochen nach erfolgter Transplantation hat die Weiterleitung einer Meldung unverzüglich zu erfolgen
- Zwei Wochen bis zu drei Monaten nach erfolgter Transplantation muss die Weiterleitung einer Meldung innerhalb von maximal 12 h erfolgen
- 3 Monate und später nach Transplantation können Meldungen am nächsten Arbeitstag erfolgen

21.3.3 Erstellung des Erstberichts

Die Koordinierungsstelle erstellt einen Erstbericht. In allen Fällen mit grenzüberschreitendem Organaustausch, in denen die Koordinierungsstelle eine SAE- oder SAR-Meldung vorgenommen bzw. weitergeleitet hat, ist dieser Bericht gemäß den Vorgaben der TPG-Organverordnung zu erstellen und an die Vermittlungsstelle weiterzuleiten.

21.3.4 Weitere Aufarbeitung

Die Aufarbeitung der SAE und SAR erfolgt in enger Zusammenarbeit zwischen der Koordinierungsstelle, der Vermittlungsstelle, den Transplantationszentren sowie eventuell weiteren beteiligten Institutionen. Die Datenerfassung aller SAE- und SAR-Meldungen erlaubt es der Koordinierungsstelle, Verknüpfungen zu erstellen und Muster zu erkennen, die zu einer Entdeckung eines neuen SAE führen können. Im Rahmen der Aufarbeitung ist zu ermitteln,

ob tatsächlich ein SAE bzw. SAR vorliegt oder, ob sich lediglich ein bewusst in Kauf genommenes Risiko realisiert hat.

21.3.5 Erstellung des Abschlussberichts

In der Regel innerhalb von drei Monaten nach Vorlage des Erstberichts erstellt die Koordinierungsstelle einen Abschlussbericht.

In allen Fällen mit grenzüberschreitendem Organaustausch, in denen die Koordinierungsstelle eine SAE- oder SAR-Meldung vorgenommen hat und die Meldung im Zusammenhang mit einem Organ oder einer Spenderin bzw. einem Spender aus Deutschland stand, ist dieser Bericht gemäß den Vorgaben der TPG-Organverordnung zu erstellen und an die Vermittlungsstelle weiterzuleiten. Die Erstellung des Abschlussberichts in diesen Fällen hat in Abstimmung mit den zuständigen Behörden oder beauftragten Stellen der betroffenen Bestimmungsmitgliedstaaten zu erfolgen (vgl. § 10 Abs. 2 Satz 1 TPG-OrganV).

Die Koordinierungsstelle ist darüber hinaus verpflichtet, den zuständigen Behörden oder beauftragten Stellen eines betroffenen (Ursprungs-)Mitgliedstaates, bei dem die Koordinierungsstelle ein SAE bzw. SAR in Zusammenhang mit einem Organ aus diesem Mitgliedsstaat gemeldet hat, rechtzeitig alle relevanten Informationen zur Verfügung zu stellen und die Vermittlungsstelle hierüber zu unterrichten (vgl. § 10 Abs. 2 Satz 2 TPG-OrganV).

Die Koordinierungsstelle stellt allen von dem SAE oder SAR betroffenen Einrichtungen das zusammenfassende Untersuchungsergebnis und die Schlussfolgerungen zur Verfügung (DSO 2021).

Im Jahr 2020 wurden 52 SAE und 23 SAR-Meldungen bearbeitet. Die meisten betrafen Infektionen (60 %) oder maligne Erkrankungen (37 %). Eine ausführliche Aufarbeitung ergab, dass bei 10 der berichteten Fälle ein Zusammenhang mit dem Organspendeprozess sicher oder zumindest wahrscheinlich vorlag. Bezogen auf die im gleichen Zeitraum transplantierten 3.518 Organe lag demnach bei weniger als 0,3 % der Transplantationen eine durch die Organspende bedingte schwerwiegende unerwünschte Reaktion vor, was die Sicherheit der Organspende in Deutschland unterstreicht (◘ Abb. 21.1).

21.4 Zusammenfassung

Die Einrichtung eines Meldesystems, mit dem sich schwerwiegende unerwünschte Ereignisse (SAE – serious adverse events) und Reaktionen (SAR – serious adverse reactions) in der Organtransplantation erkennen und untersuchen lassen, ist gesetzlich vorgeschrieben. Ein SAE ist ein unerwünschtes und unerwartetes ernsthaftes Ereignis in der Organspenderin bzw. im -spender, welches zu einer Schädigung der Organempfängerin bzw. des -empfängers führen könnte. Ein SAR wird als eine unerwünschte und unerwartete ernsthafte Reaktion in der Organempfängerin bzw. dem -empfänger definiert. Alle Beteiligten im Organspende- und Transplantationsprozess sind gesetzlich verpflichtet, den Verdacht auf ein SAE bzw. SAR unverzüglich an die DSO zu melden und alle vorhandenen Informationen zur Verfügung zu stellen. Ziel der Aufarbeitung ist die objektive Beurtei-

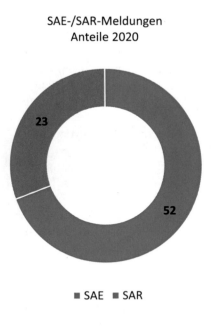

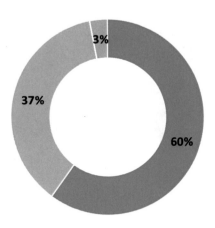

◘ **Abb. 21.1** SAE-/SAR-Meldungen im Jahr 2020

lung der Ereignisse nach den aktuellen medizinisch-wissenschaftlichen Erkenntnissen, um gegebenenfalls bestehende und zukünftige Prozesse zu optimieren, Gefahren zu erkennen und damit die Empfängersicherheit zu verbessern.

21.5 QR-Codes

◙ QR-Code 21.1   DSO: Meldung SAE/SAR an Koordinierungsstelle

◙ QR-Code 21.2   DSO-Verfahrensanweisungen

Literatur

DSO (2021) Verfahrensanweisungen der DSO gemäß § 11 des Transplantationsgesetzes. 5. Aktualisierung Stand Februar 2021. ► https://www.dso.de/organspende/fachinformationen/organspendeprozess/verfahrensanweisungen. Zugegriffen: 03. Mai 2021 (QR-Code 21.2)

EDQM – European Directorate for the Quality of Medicines & HealthCare (2018) The Guide to the quality and safety of organs for transplantation. 7 Aufl., Council of Europe, Strasbourg

Angehörigenbetreuung durch die Deutsche Stiftung Organtransplantation

Katalin Dittrich und Catrin Meier

Inhaltsverzeichnis

© Springer-Verlag GmbH Deutschland, ein Teil von Springer Nature 2022
A. Rahmel et al. (Hrsg.), *Repetitorium Transplantationsbeauftragte*,
https://doi.org/10.1007/978-3-662-62614-6_22

Die Angehörigenbetreuung der Deutschen Stiftung Organtransplantation (DSO) ist integraler Bestandteil des Akutprozesses einer Organspende. Ihr primäres Ziel ist die Betreuung der Angehörigen in einer schwierigen und sensiblen Situation. Zusätzlich soll sie – im Fall, dass der Wille der verstorbenen Person nicht bekannt ist – Angehörige auf dem Weg zu einer stabilen Entscheidung für oder gegen eine Organspende begleiten. Auch über den Akutprozess hinaus kümmert sich die DSO um Angehörige von Organspenderinnen und -spendern. So erhalten diese bspw. die Möglichkeit, sich in den regelmäßig angebotenen Angehörigentreffen auszutauschen und eventuell offene Fragen mit Fachleuten zu klären. Zudem können unter Mitwirkung der Transplantationszentren und der DSO anonyme Dankesbriefe zwischen Organempfängerinnen und -empfängern und Spenderfamilien weitergeleitet werden. Die umfassende Angehörigenbetreuung trägt dazu bei, die gesellschaftliche Akzeptanz der Organspende zu fördern.

22.1 Einleitung

Die Angehörigenbetreuung ist ein integraler Bestandteil der Behandlung von Intensivpatientinnen und -patienten und beginnt somit unabhängig vom Thema Organspende. In den vorausgegangenen Kapiteln sind die Therapie-, Prognose- und Therapiezielgespräche mit den Angehörigen sowie die Entscheidungsbegleitung der Angehörigen bereits ausführlich beschrieben worden (▶ Kap. 14). Dieses Kapitel fokussiert sich auf die Unterstützungsangebote der Deutschen Stiftung Organtransplantation (DSO) bei der Betreuung der Angehörigen während des Organspendeprozesses und – sofern von den Angehörigen gewünscht – auch in der Zeit danach.

Die Begleitung der Angehörigen **während** eines Organspendeprozesses erfolgt in enger Absprache und Zusammenarbeit zwischen Klinikpersonal sowie Koordinatorinnen und Koordinatoren der DSO. Die Betreuung **nach** der Organspende wird in der Regel nur von der DSO angeboten. Diese Angebote der DSO, die über den eigentlichen Organspendeprozess hinausreichen, sind mit dem *Gesetz zur Verbesserung der Strukturen und der Zusammenarbeit bei der Organspende* im neu eingeführten § 12a Transplantationsgesetz (TPG) transparent geregelt worden.

22.2 Ziele der Angehörigenbetreuung

Während eines Organspendeprozesses ist das vorrangige Ziel der Angehörigenbetreuung, die Angehörigen emotional zu begleiten und eine stabile Entscheidung im Sinne der verstorbenen Person zu erzielen. Einzelheiten zur Unterstützung der Angehörigen in der Phase der Entscheidungsfindung sind bereits ausführlich dargelegt (▶ Kap. 14). Eine zentrale Aufgabe der DSO-Koordinatorinnen und Koordinatoren ist in dieser Phase, neben der empathischen Begleitung, vor allem die Information der Angehörigen über alle Aspekte der Organspende sowie die Beantwortung aller aufkommenden Fragen. Die Angehörigenbetreuung und -begleitung der DSO während des Organspendeprozesses entlastet das Krankenhauspersonal sowohl während der Phase der Vorbereitung auf die Organspende auf der Intensivstation als auch unmittelbar nach einer Organentnahme. Auf diese Weise steht ihnen zusätzliche Zeit für die medizinische und pflegerische Betreuung zur Verfügung.

Damit die Entscheidung für eine Organspende von den Angehörigen auch langfristig getragen wird, ist es wichtig, dass die Begleitung der Angehörigen nicht mit der Entscheidung endet, sondern während des gesamten Organspendeprozesses – und auf Wunsch auch darüber hinaus – fortgesetzt wird. Da bei den Angehörigen auch nach dem abschließenden Entscheidungsgespräch noch Fragen auftreten können, ist es von Bedeutung, auch für die Zeit nach einer Organspende eine Kontaktstelle zu haben. Die DSO bietet diesen Kontakt an, damit alle aufkommenden Fragen verlässlich, einfühlsam und die Besonderheiten eines jeden Falls berücksichtigend beantwortet werden können.

Durch eine erfolgreiche Angehörigenbetreuung kann die gesellschaftliche Akzeptanz der Organspende gefördert werden. Gerade die Angehörigen einer Organspenderin bzw. eines -spenders sind sehr glaubwürdige Multiplikatoren, die aus „erster Hand" berichten können, ob und wie gut sie im Rahmen der emotionalen Ausnahmesituation des Todes einer nahestehenden Person und der nachfolgenden Organspende begleitet wurden und, ob man ihre Bedürfnisse wahrnahm und berücksichtigte.

22.3 Angehörigenbetreuung – Unterstützungsangebote der DSO

Nachfolgend werden die verschiedenen Unterstützungsangebote der DSO im Rahmen der Angehörigenbetreuung dargestellt.

22.3.1 Das Angehörigengespräch

Details zur Gesprächsführung im Rahmen der Entscheidungsbegleitung werden an anderer Stelle ausführlich dargestellt, sodass an dieser Stelle in erster Linie auf formale Aspekte eingegangen wird.

Die Zustimmung der verstorbenen Person oder Einwilligung der Angehörigen oder einer diesen gleichgestellten Person (im weiteren Text wird zur Vereinfachung verkürzt nur der Begriff „Angehö-

rige" verwendet) ist neben der Feststellung des irreversiblen Hirnfunktionsausfalls unabdingbare rechtliche Voraussetzung zur Organ- und/oder Gewebeentnahme. Ziel des Gesprächs mit den Angehörigen ist es, den (mutmaßlichen) Willen der verstorbenen Person zu ermitteln bzw. die Angehörigen bei der stabilen Entscheidungsfindung für oder gegen eine Organspende zu begleiten.

Zunächst ist zu klären, ob die verstorbene Person zu Lebzeiten eine Entscheidung für oder gegen eine Organ- bzw. Gewebeentnahme getroffen hat und diese bekannt ist. Diese Entscheidung kann schriftlich (z. B. in einem Organspendeausweis, in einer Patientenverfügung oder im Organspenderegister) dokumentiert oder mündlich mitgeteilt worden sein. Den mündlich geäußerten Willen kann jede Person übermitteln, es existieren keine speziellen, im Transplantationsgesetz niedergelegten Anforderungen an diese Person (Zeuge). Auch der Zeitpunkt, wann dieser Wille geäußert worden sein muss, ist nicht festgelegt. Ebenso wie ein vor Jahren ausgefüllter Organspendeausweis ist auch eine länger zurückliegende, mündlich geäußerte Entscheidung der verstorbenen Person grundsätzlich bindend.

Die nächsten Angehörigen müssen über eine beabsichtigte Organ- oder Gewebeentnahme unterrichtet werden, auch wenn die verstorbene Person den Wunsch schriftlich dokumentiert hatte. Weisen Angehörige bei dieser Gelegenheit auf eine Aktualisierung oder einen Widerruf der vorliegenden Verfügung hin, so ist dies zu berücksichtigen.

Ist die Entscheidung der verstorbenen Person **nicht** bekannt, so sind die nächsten Angehörigen zu befragen, um den mutmaßlichen Willen zu eruieren. Ist auch dies nicht möglich, können die Angehörigen nach eigener Wertvorstellung einer Organspende zustimmen oder diese ablehnen. Die Rangfolge der nächsten Angehörigen als entscheidungsbefugte Personen ist in § 1a Nr. 5 TPG festgelegt:

- Ehe- oder eingetragene Lebenspartner
- volljährige Kinder
- Eltern oder, sofern die mögliche Organ- oder Gewebespenderin bzw. der -spender zur Todeszeit minderjährig war und die Sorge für ihre bzw. seine Person zu dieser Zeit nur einem Elternteil, einem Vormund oder einem Pfleger zustand, dieser Sorgeinhaberin bzw. diesem Sorgeinhaber
- volljährige Geschwister
- Großeltern

Angehörige sind nur dann zu einer Entscheidung befugt, wenn diese in den letzten zwei Jahren persönlichen Kontakt zu der verstorbenen Person hatten. Das behandelnde ärztliche Personal hat dies durch Befragung der nächsten Angehörigen festzustellen. Bei mehreren gleichrangigen, nächsten Angehörigen genügt es, wenn eine/r von ihnen beteiligt wird und eine Entscheidung trifft; es ist jedoch der Widerspruch von allen Angehörigen gleichermaßen beachtlich. Ist keine vorrangige nächste angehörige Person innerhalb angemessener Zeit erreichbar, genügt die Beteiligung und Entscheidung der/des zuerst erreichbaren, nächsten Angehörigen. Dieser/m gleich steht eine volljährige Person, die der verstorbenen Person bis zum Tode in besonderer persönlicher Verbundenheit offenkundig nahegestanden hat; sie tritt neben die nächsten Angehörigen. Auch im Falle, dass die Entscheidung über eine Organ- oder Gewebeentnahme einer bestimmten Person übertragen wurde, so tritt diese an die Stelle der nächsten Angehörigen. Sollte kein Patientenwille bekannt sein und keine Angehörigen bzw. keine der/dem Verstorbenen nahestehende Person auffindbar sein, kann keine Organentnahme realisiert werden.

Das Angehörigengespräch muss mit Aufführung der beteiligten Personen, der besprochenen Inhalte und dem Ergebnis dokumentiert werden. Die Angehörigen haben das Recht auf Einsichtnahme. Bei einer

Entscheidung für eine Organspende werden die am Gespräch beteiligten Angehörigen befragt, ob sie einer späteren Kontaktaufnahme seitens der DSO zustimmen und ihre persönlichen Daten hierfür gespeichert werden dürfen.

22.3.2 Begleitung während der Organspende

Für eine stabile Entscheidung der Angehörigen ist es unabdingbar, dass diese sich im Krankenhaus vor, während und nach der Organspende persönlich und angemessen betreut und begleitet fühlen. Dies kann durch die Mitarbeiter des Krankenhauses in Zusammenarbeit mit der Angehörigenbegleitung der DSO gewährleistet werden.

Die Mitarbeiterinnen und Mitarbeiter des Krankenhauses haben in der Regel bereits Kontakt zu den Angehörigen; das an der Spende beteiligte DSO-Personal lernt die Angehörigen dagegen frühestens in der Phase der Entscheidungsbegleitung oder des abschließenden Entscheidungsgespräches persönlich kennen. Kontakte erfolgen dann im Rahmen der Vorbereitung der Spende auf Station sowie bei der Erhebung spezieller Anamnesefragen. Zusätzlich begleiten die DSO-Koordinatorinnen und Koordinatoren auch die eigentliche Organentnahme sowie den Spendenabschluss im Operationssaal.

> Angehörige von Organspenderinnen bzw. -spendern haben vor und nach der Organspende die Möglichkeit, Abschied zu nehmen. Gerade die Abschiednahme nach der Organspende ist für viele Angehörige sehr wichtig, da sie einen wichtigen Abschluss des Organspendeprozesses darstellt.

Die DSO-Koordinatorinnen und Koordinatoren, die in der Regel bereits über intensivmedizinische Erfahrungen verfügen, werden für ihre Aufgaben bei der Angehörigenbetreuung entsprechend vorbereitet und geschult. Des Weiteren wurde von verschiedenen Landesärztekammern in Zusammenarbeit mit der DSO und unter fachlich qualifizierter, psychologischer Beratung ein Fortbildungsangebot für Transplantationsbeauftragte und Krankenhauspersonal entwickelt, um eine Vorbereitung auf die wichtige und herausfordernde Aufgabe der Angehörigenbetreuung zu ermöglichen. Die diesen Fortbildungen zugehörigen Kommunikationsseminare zur Entscheidungsbegleitung für Angehörige werden deutschlandweit im Rahmen der curricularen Fortbildung und der Refresher-Kurse angeboten. Des Weiteren besteht mit Unterstützung der DSO die Möglichkeit, krankenhausinterne Fortbildungsveranstaltungen für interessiertes Personal durchzuführen.

22.3.3 Angehörigenbetreuung nach der Organspende

Um Angehörige über die vielfältigen Unterstützungsangebote der DSO zu informieren, steht eine „Angehörigenmappe" zur Verfügung, die vom Klinikpersonal oder den DSO-Koordinatorinnen und Koordinatoren an die Angehörigen überreicht werden kann. Diese Mappe enthält Informationen zum Nachbetreuungsangebot der DSO sowie Kontaktdaten zu Selbsthilfegruppen und zur Seelsorge.

Alle Spenderfamilien, die Ihre grundsätzliche Zustimmung zu einem weiteren Kontakt mit der DSO gegeben haben, erhalten einige Zeit nach der Organspende ein erstes Schreiben, in dem der Dank für die Organspende ausgedrückt und der **Umfang** der Organentnahme sowie der nachfolgenden Transplantation dargelegt wird. Darüber hinaus enthält dieses erste Schreiben Informationen zu den drei wesentlichen, im

Transplantationsgesetz vorgesehenen Elementen der Angehörigenbetreuung, welche die DSO in der Zeit nach der Organspende anbietet:

- Anonyme Information über die **Ergebnisse** der Organtransplantationen
- **Weiterleitung anonymer Schreiben** der Organempfängerin bzw. des -empfängers an die Angehörigen und ebenso anonyme Antwortschreiben der Angehörigen an die Organempfängerin bzw. den -empfänger
- Durchführung von **Angehörigentreffen**

Die Angehörigen können in einem Antwortformular die DSO darüber informieren, ob und wenn ja, welche der genannten Angebote sie wahrnehmen möchten.

22.3.4 Anonyme Information über die Ergebnisse der Organtransplantationen

Sofern die Organempfängerinnen und -empfänger ihre Zustimmung gegeben haben, dass Transplantationsergebnisse an die Angehörigen der Spenderin bzw. des Spenders weitergeleitet werden können und die Angehörigen eingewilligt haben, diese Informationen zu erhalten, leitet die DSO die anonymisierten Informationen weiter. Hier kommt den Mitarbeitern in den Transplantationszentren eine wichtige vermittelnde Rolle zu: sie holen die Einwilligung der Organempfängerinnen und -empfänger ein und übermitteln wichtige Informationen zum Ergebnis der Transplantation an die DSO. Es hat sich immer wieder gezeigt, dass die Informationsschreiben zu den Transplantationsergebnissen für Angehörige von besonderer Bedeutung sind, zeigen sie doch unmittelbar, dass mit den gespendeten Organen ihrer/s Angehörigen Menschen geholfen werden konnte.

22.3.4.1 Weiterleitung anonymisierter Schreiben des Organempfängers und von Antwortschreiben der Angehörigen

In Deutschland – ebenso wie in den meisten anderen Ländern – dürfen Spender- und Empfängerfamilien nicht einander bekannt gemacht werden. Aus diesem Grund müssen sowohl Dankesbriefe als auch etwaige Antwortschreiben anonymisiert sein. Darüber hinaus müssen alle Beteiligten ihre schriftliche Einwilligung erteilen, dass sie entsprechende Briefe empfangen möchten.

Entscheidet eine Organempfängerin bzw. ein -empfänger, einen Dankesbrief an die Spenderfamilie zu versenden, erfolgt der Austausch des Schreibens unter Einbeziehung des Transplantationszentrums in einem standardisierten Verfahren (◘ Abb. 22.1).

Die Organempfängerin bzw. der -empfänger verfasst einen Brief ohne Angaben zu Namen, Wohnort, Kontaktdaten oder zum Ort der Transplantation und übergibt diesen Brief an das betreuende Transplantationszentrum. Dort wird der Inhalt des Briefes auf Daten, die Rückschlüsse auf die Identität des Verfassers ermöglichen könnten, überprüft und unter Nutzung der Kennnummer der entsprechenden Organspende zugeordnet. In der so anonymisierten Form wird das Schreiben an die DSO weitergeleitet. Dort werden anhand der Kennnummer die dazugehörigen Angehörigen der Spenderin bzw. des Spenders in der Datenbank identifiziert. Wenn diese gegenüber der DSO zuvor Ihre Einwilligung, Dankesbriefe erhalten zu wollen, abgegeben haben, wird den Angehörigen dieses Schreiben per Post zugestellt.

Möchten die Angehörigen antworten, erfolgt der Austausch auf demselben anonymen Weg in die andere Richtung – dieses Mal über die DSO an die Transplantationszentren. Die transplantierte Person erhält so einen Brief über das Transplantationszentrum. Auch dieses Schreiben enthält keine Informationen, die Rückschlüsse auf Wohnort, Kontaktdaten oder Namen der Spenderfamilie preisgeben.

> ❯ Der anonyme Austausch von Briefen ist für die Organempfängerinnen und -empfänger oft ein wichtiger Schritt, um Danke zu sagen und für die Spenderfamilien ein sehr emotionales Zeichen für die Sinnhaftigkeit der Spende ihrer verstorbenen Angehörigen.

Es kommt vor, dass Dankesbriefe bei der DSO eingehen, jedoch keine Zustimmung von der Spenderfamilie vorliegt. Diese Briefe können mit zuvor gegebener Zustimmung der Verfasserin bzw. des Verfassers veröffentlicht werden – z. B. auf der Website ▶ www.dankesbriefe-organspende.de (QR-Code 22.1) – und so für Spenderfamilien Trost spenden, die keinen Dankesbrief erhalten haben.

Um die Organempfängerinnen und -empfänger sowie die Angehörigen angesichts des komplexen Verfahrens und der formalen Anforderungen der Schreiben zu unterstützen, haben Selbsthilfegruppen der Transplantierten und der Angehörigen zusammen mit der Deutschen Transplantationsgesellschaft (DTG) und der DSO entsprechende Informationsbroschüren erstellt (ebd. abrufbar).

22.3.4.2 Angehörigentreffen

Mit dem Angebot regelmäßiger, regionaler Angehörigentreffen bekommen Angehörige von Organspenderinnen und -spendern die Möglichkeit, gegebenenfalls offene Fragen mit Fachleuten zu klären. Sie erhalten außerdem Kontakt zu anderen Betroffenen, lernen deren Schicksale kennen und erleben, dass sie nicht alleine sind. Der Austausch untereinander wird als sehr hilfreich empfunden und von Psychologen unterstützt.

Gesetzliche Kontrollen des Transplantationssystems

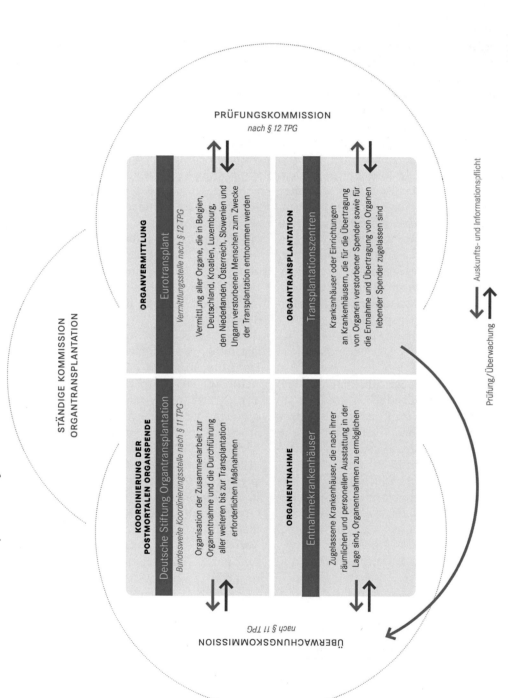

STÄNDIGE KOMMISSION
ORGANTRANSPLANTATION

PRÜFUNGSKOMMISSION
nach § 12 TPG

ORGANVERMITTLUNG

Eurotransplant

Vermittlungsstelle nach § 12 TPG

Vermittlung aller Organe, die in Belgien, Deutschland, Kroatien, Luxemburg, den Niederlanden, Österreich, Slowenien und Ungarn verstorbenen Menschen zum Zwecke der Transplantation entnommen werden

ORGANTRANSPLANTATION

Transplantationszentren

Krankenhäuser oder Einrichtungen an Krankenhäusern, die für die Übertragung von Organen verstorbener Spender sowie für die Entnahme und Übertragung von Organen lebender Spender zugelassen sind

KOORDINIERUNG DER POSTMORTALEN ORGANSPENDE

Deutsche Stiftung Organtransplantation

Bundesweite Koordinierungsstelle nach § 11 TPG

Organisation der Zusammenarbeit zur Organentnahme und die Durchführung aller weiteren bis zur Transplantation erforderlichen Maßnahmen

ORGANENTNAHME

Entnahmekrankenhäuser

Zugelassene Krankenhäuser, die nach ihrer räumlichen und personellen Ausstattung in der Lage sind, Organentnahmen zu ermöglichen

ÜBERWACHUNGSKOMMISSION
nach § 11 TPG

Auskunfts- und Informationspflicht

Prüfung / Überwachung

■ **Abb. 22.1** Anonymer Austausch von Dankesbriefen der Organempfänger und Antwortschreiben der Angehörigen. (Copyright: DSO, mit freundlicher Genehmigung)

Des Weiteren ermöglicht die DSO – unter Wahrung der gesetzlichen vorgeschriebenen Anonymität eines konkreten Spendefalls – ein Kennenlernen zwischen Transplantierten und Angehörigen von Organspendern. Dieser Kontakt ist für alle Beteiligten in der Regel sehr wertvoll, da er in beide Richtungen vermittelt, wie bedeutsam die Entscheidung zur Organspende war. Die Begegnungen der Angehörigen untereinander und mit Transplantierten sind ein zentraler Punkt der Angehörigentreffen.

Folgetreffen für Mehrfachteilnehmer, Treffen für Eltern von kindlichen Organspendern, öffentliche Angehörigenehrungen unter Beteiligung von Politik und Medien sowie überregionale Aktionen erweitern die Begegnungsmöglichkeiten. Angehörige von Organspendern bereichern außerdem die Veranstaltungen zum bundesweiten Tag der Organspende und zum Tag des Dankens, des Hoffens und des Erinnerns an die anonyme Organspenderin bzw. den -spender.

Die DSO-Angehörigenbetreuung orientiert sich an den individuellen Bedürfnissen der Familien. Hat eine Familie viele Fragen zur Organspende oder bestehen Nachentscheidungsdissonanzen, kann das Betreuungsangebot ausgeweitet werden: Telefonische oder persönliche Kontakte mit der betreuenden Koordinatorin bzw. dem Koordinator, Folgegespräche im Krankenhaus, Vermittlung von professionellen Trauerbegleitern, wiederholte Teilnahme an Angehörigentreffen bzw. Kontaktaufnahme mit Angehörigengruppen.

konfrontiert worden oder haben einer Organspende zugestimmt. Wenn diese Familien sich gut betreut fühlten und ihre Erfahrungen mit der Organspende positiv waren, können ihre Berichte im Familien-, Freundes- und Bekanntenkreis viel zur gesellschaftlichen Akzeptanz und Wertschätzung der Organspende beitragen. Erfahrungen von direkt Betroffenen werden in der Öffentlichkeit als authentisch und glaubwürdig erlebt und sind nicht durch Vorträge von Fachleuten zu ersetzen.

Umgekehrt gilt dies aber genauso: Wenn Angehörige im Rahmen einer Organspende negative Erfahrungen gemacht haben und dies öffentlich berichten, so ist der Imageschaden für die Organspende immens. Auch aus diesem Grund sind eine empathische Betreuung der Angehörigen sowie der stets respektvolle Umgang mit dem Organspender wichtig.

Die im Rahmen der DSO-Angehörigentreffen aufkommenden Fragen und Erfahrungsberichte geben wichtige Hinweise auf die Empfindungen der Angehörigen während und nach der Organspende. Die Mitarbeiterinnen und Mitarbeiter der DSO erhalten gleichzeitig wichtige Informationen über die Beweggründe, warum sich Menschen für oder gegen eine Organspende entscheiden und über Fragen, die Angehörige nach einer Organspende beschäftigen. Diese Informationen können für die kontinuierliche Verbesserung der Angehörigenbetreuung und zur Unterstützung der Krankenhäuser genutzt werden.

22.4 Bedeutung der Angehörigenbetreuung

In den vergangenen Jahren sind in Deutschland durchschnittlich 1000 Familien pro Jahr mit dem Thema Organspende direkt

22.5 Grenzen der DSO-Angehörigenbetreuung

Für die DSO stehen die Umsetzung des Patientenwillens bzw. die stabile Entscheidung bezüglich einer Organspende sowie die Klärung von offenen Fragen zur Organ-spende im Mittelpunkt der Angehörigen-betreuung. Eine Trauerbegleitung ist nicht Ziel und Aufgabe der Angehörigenbetreu-ung und das Angebot der DSO kann diese auch nicht ersetzen. Wenn entsprechen-der Bedarf bei den Angehörigen erkennbar wird, kann die DSO eine Trauerbegleitung empfehlen bzw. Kontakte und Anlaufstel-len nennen.

22.6 QR-Code

◘ QR-Code 22.1 **Webportal mit Dankesbriefen von Organempfängern**

Transplantation - Allgemein

Organallokation – Aufgaben der Vermittlungsstelle Eurotransplant

Serge Vogelaar

Inhaltsverzeichnis

© Springer-Verlag GmbH Deutschland, ein Teil von Springer Nature 2022
A. Rahmel et al. (Hrsg.), *Repetitorium Transplantationsbeauftragte*,
https://doi.org/10.1007/978-3-662-62614-6_23

Die Vermittlungsstelle Eurotransplant (ET) ist in 8 Ländern für die Allokation postmortal gespendeter Organe verantwortlich. Über ein Computerprogramm vergleicht ET die Daten gemeldeter Spenderinnen und Spender mit den Informationen aller Patientinnen und Patienten auf den Wartelisten. Für jedes Organangebot wird eine Matchliste erstellt. Zunächst werden grundsätzlich geeignete Empfängerinnen und Empfänger identifiziert. Unter diesen wird anschließend nach organspezifischen Allokationsregeln der Bundesärztekammer die Allokationsreihenfolge festgelegt. Das Transplantationszentrum, das ein Angebot erhält, hat 30 (Niere 60) Minuten Zeit, um eine Entscheidung über die Akzeptanz des Angebotes für eine Patientin bzw. einen Patienten zu treffen. Droht der Verlust der Spenderorgane, ist Eurotransplant zu einem beschleunigten Vermittlungsverfahren berechtigt. Neben dem regulären Verfahren gibt es noch spezielle Allokationsprogramme wie z. B. das Eurotransplant Senior Programm.

23.1 Eurotransplant

Eurotransplant wurde im Jahr 1967 von Professor Jon van Rood (1926–2017) gegründet. Van Rood war Immunologe und Leiter der Blutbank des Universitätsklinikums in Leiden. Er war einer der Entdecker des Human Leukozyt Antigen (HLA)-Systems.

Van Rood war aufgefallen, dass selbst bei Blutgruppen-identischen Transplantationen das Ausmaß der Abstoßungsreaktion sehr unterschiedlich ausfiel. Im Rahmen seiner Forschungsarbeit entdeckte er, dass die Übereinstimmung zwischen den HLA-Merkmalen von Spenderinnen bzw. Spendern und Empfängerinnen bzw. Empfängern (HLA-Match bzw. Mismatch) ursächlich für diese Unterschiede sein konnte. Initial experimentierte van Rood mit Haut-Transplantaten und es zeigte sich,

dass die Ergebnisse der HLA-gematchten Hauttransplantationen deutlich besser waren, als die nicht HLA-gematchter Transplantationen. Das brachte van Rood auf die Idee, die Gewebeübereinstimmung auch bei der Nierentransplantation zu berücksichtigen. Er analysierte zunächst die HLA-Merkmale von Empfängerinnen bzw. Empfängern und Spenderinnen bzw. Spendern bereits durchgeführter Transplantationen. Diese retrospektive Untersuchung zeigte, dass ein gutes HLA-Match tatsächlich zu einem besseren Resultat der Nierentransplantation führte.

Die gewonnenen Erkenntnisse waren Grundlage der Idee, eine internationale Kooperation auf dem Gebiet der Transplantation zu errichten. Um optimale Gewebeübereinstimmungen zu ermöglichen, sollten möglichst viele Patientinnen und Patienten im Allokationsprozess berücksichtigt werden.

Im Jahr 1967 wurde der Verbund Eurotransplant zum Austausch von Spendernieren gebildet. Zunächst beteiligten sich 12 Transplantationszentren aus den Niederlanden, Belgien und Deutschland. Der erste internationale, durch Eurotransplant vermittelte Nierenaustausch fand 1968 statt.

Seit seiner Gründung ist der Eurotransplant-Verbund stetig gewachsen, inzwischen gehören 8 Mitgliedsländer und deren Transplantationszentren dazu: Belgien, Deutschland, Niederlande, Kroatien, Luxemburg, Österreich, Slowenien und Ungarn (◘ Abb. 23.1). In diesen Ländern ist Eurotransplant verantwortlich für die Allokation von Spenderorganen. Neben der Allokation von Nieren wurde sukzessive auch die Allokation anderer Organe durch Eurotransplant international koordiniert (siehe ◘ Tab. 23.1).

Auch heute noch ist das HLA-Matching ein sehr wichtiger Faktor in der Nierenallokation. Die Verteilungskriterien wurden und werden kontinuierlich gemäß dem Stand der Erkenntnisse der medizinischen

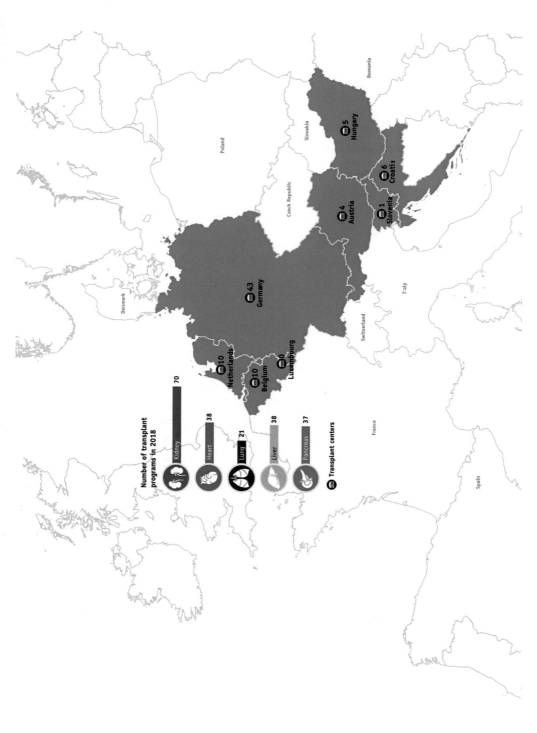

□ **Abb. 23.1** Mitgliedsländer des Eurotransplant-Verbundes und zugehörige Transplantationsprogramme. (© Eurotransplant; mit freundlicher Genehmigung)

23

◘ Tab. 23.1 Überblick Start Allokation innerhalb von Eurotransplant

Organ	Jahr
Niere	1967
Leber	1979
Herz	1980
Herz/Lunge	1982
Lunge	1987
Dünndarm	1997

Wissenschaft weiterentwickelt. Dabei hat die Allokation unverändert das Ziel, zeitnah die bestmögliche Empfängerin bzw. Empfänger für ein Spenderorgan auf der Basis transparenter, überprüfbarer und validierter Kriterien zu finden.

23.2 Prinzipien der Arbeit von Eurotransplant

Die Arbeit von Eurotransplant orientiert sich an den folgenden, intern als TORA-V bezeichneten Prinzipen:

- **T: Transparency/Transparenz:** Jeder Schritt im Prozess wird dokumentiert und ist jederzeit nachvollziehbar
- **O: Objectivity/Objektivität:** Die Allokation ist unabhängig von subjektiven Faktoren
- **R: Reliability/Verlässlichkeit:** Mit denselben Spenderinformationen und derselben Warteliste wird immer eine identische Matchliste generiert
- **A: Accountable/Rechenschaftsfähig:** Jeder Schritt im Allokationsprozess kann erklärt werden und ist dokumentiert
- **V: Validity/Validiert:** die Verteilungskriterien sind auf dem Stand der Erkenntnisse der medizinischen Wissenschaft und ethisch akzeptiert

Während Eurotransplant bei der Organvermittlung die TORA-V-Prinzipien umsetzt,

liegt die Erstellung der Verteilungsregeln primär in der Verantwortung der verschiedenen nationalen und internationalen Gremien. In Deutschland übernimmt die Bundesärztekammer (BÄK) diese Aufgabe. Eurotransplant unterstützt die Weiterentwicklung der Verteilungsregeln, insbesondere in Bezug auf den internationalen Organaustausch. Hierzu gibt es bei Eurotransplant für jedes Organ eine Arbeitsgruppe mit organspezifischen Fachleuten aus den verschiedenen Mitgliedsländern. Diese treffen sich in der Regel 2 bis 3-mal pro Jahr. In den Arbeitsgruppen werden die aktuellen Allokationsregeln kontinuierlich evaluiert. Dazu werden die von Eurotransplant gesammelten Daten zu den Patientinnen und Patienten auf den Wartelisten, zum Allokationsprozess und zum Follow-up nach Transplantation analysiert und zudem neueste Erkenntnisse aus der nationalen und internationalen Literatur berücksichtigt. Auf der Basis der Ergebnisse entwickeln die Arbeitsgruppen nach Bedarf Vorschläge für eine Anpassung existierender Allokationsregeln oder auch neue Regeln. Nach Vorlage bei dem Eurotransplant Board werden die Vorschläge (Recommendations) an die nationalen Gremien weitergeleitet.

23.3 Ablauf der Organvermittlungstätigkeit durch Eurotransplant

Die praktische Durchführung der Organvermittlung ist ein komplexer, schrittweiser Prozess, der mit der Aufnahme der Patientinnen und Patienten auf die Wartelisten beginnt. Zentrales Ziel der Vermittlungstätigkeit ist die Suche nach einer geeigneten Empfängerin bzw. einem Empfänger für jedes gemeldete Spenderorgan. Eine Organvermittlung wird mit der Meldung über eine durchgeführte Transplantation abgeschlossen.

23.3.1 Aufnahme auf die Warteliste

Über die Aufnahme auf die Warteliste entscheiden die Transplantationszentren. Die Ständige Kommission Organtransplantation (STäKO) der Bundesärztekammer hat hierzu Richtlinien für die verschiedenen Organe erstellt. Einzelheiten zu den medizinischen Kriterien für eine Aufnahme auf die Warteliste finden sich in den jeweiligen organspezifischen Kapiteln.

Für die Aufnahme auf eine Warteliste übermitteln die Transplantationszentren demographische Daten der Patientinnen und Patienten sowie allokationsrelevante Informationen elektronisch an Eurotransplant. Neben Größe, Gewicht und Blutgruppe sind je nach Organ noch weitere Angaben von Bedeutung. So sind für die Nierenallokation insbesondere die Gewebetypisierung und Angaben zu einer etwaigen Sensibilisierung wichtig. Des Weiteren sind auch Angaben zu besonderen Spendercharakteristika zu übermitteln. Dies sind spenderbezogene Merkmale, die für die Akzeptanz bei einer individuellen Empfängerin bzw. Empfänger bedeutend sind: neben organspezifischen Größen- und Alterskriterien gehören dazu insbesondere auch patientenspezifische Angaben, ob Organe mit sogenannten erweiterten Spenderkriterien (z. B. Spender mit Virushepatitis, Sepsis mit positiver Kultur, Meningitis, malignen Tumoren in der Anamnese oder Drogenabhängigkeit) angeboten werden sollen. Aus allen Parametern ergibt sich ein spezifisches Spenderprofil, das beim Allokationsprozess berücksichtigt wird. Dieses Profil kann in Abhängigkeit von der klinischen Situation und in Absprache mit der Patientin bzw. dem Patienten jederzeit durch das Transplantationszentrum angepasst werden.

23.3.2 Spendermeldung

Mit der Spendermeldung beginnt der Organallokationsprozess bei Eurotransplant. Die Spenderdaten werden über ein spezielles Computerprogramm übermittelt. Die übermittelten Daten werden von den Mitarbeiterinnen und Mitarbeitern der Allokation auf Vollständigkeit überprüft. Wenn alle für den Allokationsprozess notwendigen Daten vorliegen, kann das Matching der gemeldeten Spenderorgane mit den Patientinnen und Patienten auf den Wartelisten beginnen.

23.3.3 Matching

Spezielle, von Eurotransplant entwickelte Computerprogramme vergleichen die Spenderdaten mit den Informationen aller Patientinnen und Patienten auf den Wartelisten, um die am besten geeignete Empfängerin bzw. den Empfänger nach den jeweiligen Allokationsregeln auszuwählen. Der Prozess besteht aus zwei Schritten:

- Identifikation der für das Spenderorgan grundsätzlich geeigneten Patientinnen und Patienten. Dabei werden die Blutgruppenregeln, Alters- und Größenangaben sowie die weiteren patientenspezifischen Spendercharakteristika berücksichtigt. Ist zum Beispiel der Spender Hepatitis-C positiv und der Empfänger hat in seinem Profil angegeben, solche Spender nicht zu akzeptieren, würde der Patient in diesem Schritt aus der Liste grundsätzlich geeigneter Patientinnen und Patienten herausgefiltert.
- Im zweiten Schritt erfolgt dann das Ranking der geeigneten Patientinnen und Patienten. Dies geschieht nach den festgelegten Allokationskriterien. De-

23

tails finden sich in den organspezifischen Kapiteln der Richtlinien, daher werden hier nur ganz allgemeine Prinzipien erläutert.

23.3.3.1 Dringlichkeit und Erfolgsaussicht

> Für die Organallokation sind die Dringlichkeit und die Erfolgsaussicht der Transplantation von zentraler Bedeutung.

Dabei ist das Maß für die **Dringlichkeit** der Schaden, der durch die Transplantation verhindert wird. Personen, die ohne Transplantation unmittelbar vom Tod bedroht sind, werden der Gruppe der Patientinnen und Patienten mit erhöhter Dringlichkeit zugeordnet und bei der Organzuteilung bevorzugt berücksichtigt.

Erfolgsaussicht ist definiert als der erwünschte Erfolg der Transplantation gemessen am längerfristigen Überleben der Patientin bzw. des Patienten, einer längerfristig ausreichenden Transplantatfunktion und einer verbesserten Lebensqualität.

Die Gewichtung von Dringlichkeit und Erfolgsaussicht kann je nach Organ variieren: so ist die Berücksichtigung der Gewebeeigenschaften bei der Nierenallokation ein typisches Beispiel für die Gewichtung der Erfolgsaussicht, die Allokation nach dem MELD-Score bei der Lebertransplantation hingegen eine Allokation nach Dringlichkeit. Bei der Lungentransplantation erfolgt die Allokation nach dem sogenannten Lungenallokations-Score (LAS), der Dringlichkeit und Erfolgsaussicht in einem festgelegten Verhältnis berücksichtigt.

23.3.3.2 Patientenstatus

Für die Allokation ist der Status der Wartelistenpatientinnen und -patienten relevant. Es wird unterschieden zwischen:

I. High urgency (HU) – hoch dringlich
    Für alle Organe sind spezifische Kriterien definiert, die die Zuweisung dieses Dringlichkeitsstatus ermöglichen. In aller Regel erfolgt noch eine Überprüfung durch unabhängige Fachleute (Audit), da die HU-Patientinnen und Patienten bei der Allokation die höchste Priorität aufweisen. Die Zuweisung des HU-Status ist somit ein klassisches Dringlichkeitskriterium.

II. Highly immunized (HI) – hoch immunisiert
    Hoch immunisierte Patientinnen und Patienten erhalten bei einigen Organen (zum Beispiel Niere und Herz) eine Bevorzugung bei der Allokation, da die Chancen auf ein geeignetes Spenderorgan ansonsten sehr gering wären. Hierbei handelt es sich um ein Gerechtigkeitskriterium, um einen ansonsten bestehenden Nachteil auszugleichen.

III. Approved Combined Organ (ACO) – spezielle Kombinationstransplantationen
    Dieser Status kann für Multiorgantransplantationen mit mindestens zwei nicht-renalen Organen (jedoch nicht Herz-Lungen-Transplantationen allein) angefragt werden. Auch diese Kategorie dient einem Nachteilsausgleich, da nur ein kleiner Teil der Spenderinnen und Spender geeignet ist. Ohne diese Regelung hätten die Patientinnen und Patienten eine unverhältnismäßig lange Wartezeit.

IV. Transplantable (T) – Transplantabel
    Patientinnen und Patienten, die keiner der vorgenannten Sonderkategorien zugeordnet werden können.

V. Not Transplantable (NT) – Nicht Transplantabel
    In diese Kategorie fallen alle Patientinnen und Patienten, die zum Zeitpunkt der Meldung nicht transplantiert werden können, zum Beispiel, weil sie in einen Infekt haben.

Die Vergabe der Organe findet allgemein in der Reihenfolge der Kategorien I-V statt. Innerhalb jeder dieser Kategorien gibt es wiederum eigene organspezifische, häufig auf Scores beruhende Regeln für das Ranking, die in den Richtlinien der Bundesärztekammer erläutert sind. Patientinnen und Patienten im NT-Status erhalten kein Angebot und werden im ersten Schritt des Matchings herausgefiltert.

23.3.3.3 Internationale Verteilungsregeln

Ein internationaler Organaustausch zwischen den Eurotransplant-Ländern findet auf zwei Ebenen statt: zunächst wird jedes Spenderorgan speziellen Patientinnen und Patienten auf der Warteliste angeboten, unabhängig von der Lokalisation des Transplantationszentrums. Dieser verpflichtende internationale Austausch dient insbesondere den hochdringlichen Patientinnen und Patienten (HU-Status).

Darüber hinaus existieren für alle Organe internationale Bilanzregeln, die bei der Allokation berücksichtigt werden.

Bei der Nierenallokation wird ein Scoring-System genutzt, dass – unabhängig von der Lokalisation des Transplantationszentrums – das Organ der Patientin bzw. dem Patienten mit der höchsten Punktzahl zuteilt. Die nationale Allokation erhält dabei allerdings so viele Zusatzpunkte, dass ein Großteil der gespendeten Nieren national alloziert wird.

Neben diesem verpflichtenden internationalen Austausch innerhalb des Eurotransplant-Verbundes gibt es noch eine zweite Ebene für den Austausch: wenn es nicht gelingt, ein Organ im eigenen Land zu vermitteln, werden diese Organe in den anderen Eurotransplant-Ländern angeboten, um einen Organverlust zu vermeiden.

23.3.4 Anbieten

23.3.4.1 Standard-Vermittlungsverfahren

Nach der Erstellung der Matchliste erfolgen die Angebote der Spenderorgane an die jeweiligen Transplantationszentren. Die Organe werden immer in folgender Reihenfolge angeboten:

- Thorakale Organe (Herz, Lunge)
- Leber
- Dünndarm
- Pankreas
- Nieren

Die Transplantationszentren haben 30 min Zeit, um eine Entscheidung über die Akzeptanz eines Organangebotes für eine Patientin bzw. einen Patienten zu treffen. Ausnahme ist das Nierenangebot, hier bekommen die Zentren 60 min, um eine Entscheidung zu treffen.

23.3.4.2 Beschleunigtes Vermittlungsverfahren

Droht der Verlust der Spenderorgane (z. B. bei Kreislaufinstabilität der Spenderin bzw. des Spenders oder aufgrund logistischer oder organisatorischer Schwierigkeiten), ist Eurotransplant zu einer beschleunigten Vermittlung berechtigt. Die folgenden zwei Typen des beschleunigten Vermittlungsverfahrens werden unterschieden:

I. Recipient Oriented Extended Allocation (REAL) – Empfänger-orientierte, erweiterte Allokation

Wenn die Standardallokation nicht erfolgreich ist, werden die Transplantationszentren der Region kontaktiert, in der sich das Spenderorgan befindet (um eine kurze Ischämiezeit zu erreichen). Jedem dieser Zentren wird die Matchliste der eigenen Patientinnen und Patienten in einer Online-Applikation zur Verfügung gestellt. Die Zentren wählen dann bis zu zwei Personen aus, die für eine Transplantation mit dem angebotenen Spenderorgan geeignet sind. Die Auswahl muss innerhalb von 30 min an Eurotransplant elektronisch übermittelt werden. Das Organ wird der Patientin bzw. dem Patienten angeboten, der von allen zurückgemeldeten potenziellen Empfängerinnen bzw. Empfängern am höchsten eingestuft ist.

23

Gelingt es auch mittels REAL nicht, eine geeignete Empfängerin bzw. Empfänger zu finden und steht nur noch sehr wenig Zeit für die Zuteilung zur Verfügung, folgt das kompetitive Zentrumsangebot.

II. Kompetitives Zentrumsangebot

Das Organ wird überregional und international angeboten und dem Zentrum zugeteilt, welches das Angebot als erstes annimmt. Das akzeptierende Zentrum muss die am besten für das Organ geeignete Empfängerin bzw. den Empfänger auswählen und die Entscheidung mit einer Begründung dokumentieren.

23.3.5 Akzeptanz

Im Falle der Akzeptanz eines Organs informiert Eurotransplant die Koordinierungsstelle (Deutsche Stiftung Organtransplantation), die dann zusammen mit dem akzeptierenden Transplantationszentrum die weiteren Schritte (Organentnahme, Transport etc.) organisiert.

23.4 Exemplarische Darstellung von organspezifischen Allokationsregeln

Die Allokationsregeln für die verschiedenen Organen werden, wie bereits dargelegt, von der Bundesärztekammer und ihren Gremien kontinuierlich überprüft und weiterentwickelt. Eurotransplant leistet dabei Unterstützung. Der aktuelle Stand der Richtlinien kann jederzeit auf der Webseite der Bundesärztekammer eingesehen werden (▶ https://www.bundesaerztekammer.de/richtlinien/richtlinien/transplantationsmedizin/) (QR-Code 23.1). Es wird daher an dieser Stelle darauf verzichtet, alle Allokationsregeln im Detail darzustellen. Exemplarisch werden nur kurz die Prinzipien der Allokation von Herz und Nieren dargestellt.

23.4.1 Herzallokation

Die Herzallokation erfolgt nach Dringlichkeit und Wartezeit.

Für Patientinnen und Patienten auf der Warteliste zur Herztransplantation, die aus Sicht des behandelnden Transplantationszentrums mit besonderer Dringlichkeit transplantiert werden müssen, kann ein Hochdringlichkeits (HU)-Status angefragt werden. Die allgemeinen Kriterien für die Zuteilung des HU-Status sind in den Richtlinien der Bundesärztekammer niedergelegt und werden in einem Auditverfahren mit internationalen Fachleuten überprüft. Für einen HU-Antrag müssen die Transplantationszentren umfangreiche klinische Informationen sowie eine detaillierte Epikrise über Eurotransplant an die Auditorinnen und Auditoren senden. Der HU-Status wird nur für einen begrenzten Zeitraum zugewiesen und muss anschließend nach denselben Kriterien erneut überprüft werden. Befinden sich mehrere Personen im HU-Status, für die ein Spenderherz nach Blutgruppe, Größe und Spendercharakteristika grundsätzlich geeignet ist, so erfolgt die Zuteilung nach Wartezeit. Für HU- Patientinnen und Patienten erfolgt ein internationaler Organaustausch unter Berücksichtigung der nationalen Austauschbilanzen.

Wenn keine HU-Patientin bzw. Patient für ein Organangebot akzeptiert wird, wird das Organ zunächst national allen anderen angeboten, die zum Zeitpunkt der Meldung transplantable (T) sind. Auch in dieser Gruppe erfolgt die Zuteilung nach Wartezeit.

Kann auch so keine geeignete Empfängerin bzw. Empfänger gefunden werden, erfolgt die Vermittlung nach dem beschleunigten Vermittlungsverfahren, zunächst national, dann im Eurotransplant-Verbund, und schließlich – sofern sich im Eurotransplant-Raum niemand findet und eine Vermittlung grundsätzlich zeitlich noch möglich ist – an Empfängerinnen bzw. Empfänger in anderen Ländern Europas.

Die Vermittlung nach Wartezeit wird, insbesondere im T-Status, inzwischen als nicht mehr zeitgemäß angesehen, weil diese Dringlichkeit und Erfolgsaussicht nicht adäquat berücksichtigen kann. Insofern ist es nicht verwunderlich, dass die Allokation derzeit überwiegend an HU-Patientinnen und Patienten erfolgt: bei der Zuteilung des HU-Status werden Dringlichkeit und Erfolgsaussicht durch die internationalen Auditorinnen und Auditoren berücksichtigt und finden so Eingang in das Allokationssystem.

Aktuell wird nicht nur im Eurotransplant-Raum an der Entwicklung eines Scoring-Systems gearbeitet, dass Dringlichkeit und Erfolgsaussicht in transparenter Weise und wissenschaftlich fundiert bei der Allokation berücksichtigt. Ob dieses dann nur für Patientinnen und Patienten im T-Status oder für alle Anwendung finden wird, hängt von der Vorhersagekraft des geplanten Scores ab – das aktuell im Aufbau befindliche Transplantationsregister kann hier sicherlich bei der Entwicklung und Überprüfung des Scoring-Systems helfen.

23.4.2 Nierenallokation

In der Nierenallokation werden drei Programme unterschieden:

1. Standard Nierenallokation (ETKAS) für Patientinnen und Patienten von 0 bis 65 Jahren
2. Eurotransplant Senior Programm (ESP) für Patientinnen und Patienten, die älter als 65 Jahre sind
3. Acceptable Mismatch (AM) für hoch-immunisierte Patientinnen und Patienten mit einer akzeptablen Abweichung in der Gewebetypisierung

23.4.2.1 Standard Nieren Allokation (ETKAS)

Das Eurotransplant Kidney Allokation System (ETKAS) ist das Programm für die Verteilung von Nieren von Spenderinnen und Spendern, die jünger als 65 Jahre sind. Die Zuteilung erfolgt nach einem Scoring-System. Alle Patientinnen und Patienten auf der Warteliste, für die das Organ grundsätzlich nach Blutgruppe und Profil geeignet ist, erhalten Punkte für die folgenden Komponenten:

i. HLA-Matching (A, B und DR)
Zur Beurteilung der Gewebeübereinstimmung werden die HLA-Antigene A, B und DR berücksichtigt. Da es für jedes Antigen zwei Allele gibt, können insgesamt sechs Ausprägungen berücksichtigt werden. Wenn das HLA A, B und DR Matching von Spenderin bzw. Spender und potenzieller Empfängerin bzw. Empfänger vollständig übereinstimmt, handelt es sich um einen sog. 000 Mismatch (auch „Full House" genannt). Diese Patientinnen und Patienten erhalten die maximale Punktzahl (300 Punkte). Für jede HLA-Diskrepanz (Mismatch) werden Punkte abgezogen.

ii. Wartezeit
Zur Berechnung der Wartezeit wird der Beginn der Dialyse einer Patientin bzw. eines Patienten zugrunde gelegt, um die Benachteiligung durch eine späte Aufnahme auf die Warteliste auszuschließen. Die Zahl der Wartezeit-Punkte wird nach festen Regeln erhöht, für ein Jahr Wartezeit erhält man insgesamt 33 Punkte.

iii. Entfernung zwischen Entnahmekrankenhaus und Transplantationszentrum
Um die kalte Ischämie so kurz wie möglich zu halten, werden zusätzliche Punkte addiert, wenn sich Organspenderin bzw. -spender und Empfängerin bzw. Empfänger in der gleichen Region (300 Punkte) oder im gleichen Land (100 Punkte) befinden. Patientinnen und Patienten in anderen Eurotransplant-Ländern erhalten keine Zusatzpunkte.

23

iv. Mismatch-Wahrscheinlichkeit (Mismatch Probability)

Manche Patientinnen und Patienten auf den Wartelisten haben seltene Kombinationen aus Blutgruppe und Gewebetypisierung, sodass die Wahrscheinlichkeit auf ein geeignetes Spenderorgan besonders niedrig ist. Als Ausgleich für die geringe Wahrscheinlichkeit, werden – mit abnehmender Aussicht auf ein geeignetes Spenderorgan – bis zu maximal 100 Ausgleichspunkte zugewiesen.

v. Internationale Organaustauschbilanz

Jeden Tag wird die Differenz der Anzahl an Spendernieren berechnet, die an andere Eurotransplant-Länder abgegeben bzw. von diesen empfangen wurden. Die Austauschbilanzen werden für verschiedene Alterskategorien berechnet (Spenderalter: 0–15 Jahre, 16–49 Jahre, 50–64 Jahre, ≥ 65 Jahre). Wartelistenpatientinnen und -patienten des Landes, das am meisten Organe empfangen hat, erhalten keine Punkte; alle anderen erhalten in Abhängigkeit der jeweiligen Gesamtbilanz ihres Landes Zusatzpunkte.

vi. Pädiatrischer Bonus (falls zutreffend)

Jede pädiatrische Patientin bzw. Patient erhält einen Bonus von 100 Punkten. Zusätzlich werden die Punkte des HLA-Matching verdoppelt.

vii. Hochdringlichkeits-Status (HU-Status) (falls zutreffend)

Für Patientinnen und Patienten mit höchster Dringlichkeit, bei denen z. B. kein Dialysezugang mehr vorhanden ist, kann ein HU-Antrag gestellt werden. Ähnlich wie bei der Herzallokation, wird ein solcher HU-Antrag von einer internationalen Auditgruppe bewertet. Wenn der HU-Status gewährt wird, erhält die betroffene Person 500 Zusatzpunkte (entspricht einer Wartezeit von 15 Jahren).

Die Patientin bzw. der Patient mit den höchsten Punkten erhält das Organangebot.

23.4.2.2 Eurotransplant Senior Programm (ESP)

Im Rahmen des ESP (häufig auch „old-for-old-Programm" genannt) werden Nieren von Spenderinnen bzw. Spendern, die 65 Jahre oder älter sind, bevorzugt an solche Empfängerinnen und Empfänger vermittelt, die ebenfalls älter als 64 Jahre sind. Um die kalte Ischämiezeit der Niere so kurz wie möglich zu halten, erfolgen die Angebote innerhalb einer Region. Im ESP werden Nieren ohne Berücksichtigung der HLA-Spendertypisierung zugewiesen. Durch die Einführung des ESP konnte die Verwendung von Nieren älterer Spenderinnen bzw. Spendern im Eurotransplant-Verbund bei gleichzeitig akzeptablen Ergebnissen deutlich gesteigert werden.

23.4.2.3 Acceptable Mismatch Program (AM-Programm)

Das AM-Programm wurde eingerichtet, um für hochimmunisierte Patientinnen und Patienten auf der Warteliste zur Nierentransplantation die Chance zu erhöhen, ein geeignetes Spenderorgan zu finden. In das Programm können alle die aufgenommen werden, die aufgrund ihrer Antikörpersituation eine Wahrscheinlichkeit von weniger als 2 % haben, eine geeignete Spenderniere angeboten zu bekommen. Wenn eine Spenderniere aufgrund der HLA-Typisierung zufällig für eine hochimmunisierte Empfängerin bzw. einen Empfänger geeignet ist, erhält diese Person – unabhängig von den anderen Allokationspunkten – das Organangebot zuerst. Durch das AM-Programm konnten viele Patientinnen und Patienten, deren Aussicht auf ein Spenderorgan aufgrund der Antikörpersituation minimal war, noch rechtzeitig transplantiert werden. Das AM-Programm, das von Eurotransplant entwickelt wurde, gilt inzwischen international als Vorbild und wurde von vielen anderen Ländern in gleicher oder ähnlicher Weise übernommen.

23.5 Die Allokationsabteilung von Eurotransplant

Die Allokationsabteilung von Eurotransplant ist rund um die Uhr besetzt. Die Mitarbeiterinnen und Mitarbeiter der Abteilung begleiten nicht nur Allokationsprozesse, sie unterstützen die Zentren auch bei der Wartelistenführung sowie bei Fragen zum Gebrauch der Eurotransplant Software. Ein weiterer, wichtiger Bestandteil der Tätigkeit ist zudem die Koordinierung der Bearbeitung von HU-Anträgen.

23.6 QR-Codes

◘ QR-Code 23.1 BÄK-Richtlinien zur Transplantationsmedizin

Warteliste, Vorbereitung zur Transplantation und Transplantationskonferenz

Felix Braun und Assad Haneya

Inhaltsverzeichnis

© Springer-Verlag GmbH Deutschland, ein Teil von Springer Nature 2022
A. Rahmel et al. (Hrsg.), *Repetitorium Transplantationsbeauftragte*,
https://doi.org/10.1007/978-3-662-62614-6_24

24

Die Organtransplantation ist ein fest etablierter Therapiestandard bei terminalem Organversagen. Aufgrund der begrenzten Verfügbarkeit von postmortalen Spenderorganen einerseits und des komplexen und invasiven Charakters der Organtransplantation mit ihrer lebenslangen Nachsorge andererseits, ist die Evaluation und nachfolgende Betreuung von Betroffenen medizinisch sowie organisatorisch sehr anspruchsvoll. Sie findet in enger Kooperation zwischen Transplantationszentren und zuweisenden und nachsorgenden Einrichtungen statt. Die Aufnahme auf die Warteliste zur Organtransplantation erfolgt in einem schrittweisen Prozess, bei dem die allgemeine Eignung zur Transplantation geprüft wird. In einer Transplantationskonferenz werden die Ergebnisse unter Beteiligung verschiedener Fachleuten diskutiert und es wird über die Aufnahme auf die Warteliste entschieden. Nach erfolgter Listung findet eine regelmäßige Überprüfung des Wartelisten-Status statt.

24.1 Einführung

Die Organtransplantation ist heutzutage ein fest etablierter Therapiestandard, der jedoch aufgrund der begrenzten Verfügbarkeit von postmortalen Spenderorganen nur eingeschränkt angewendet werden kann. Die Transplantationsmedizin ist somit in einem ethisch-moralischen Spannungsfeld.

Mit der Einführung potenter Immunsuppressiva, insbesondere des Ciclosporins in den 1980er Jahren gelang es, akute Transplantatabstoßungen zu kontrollieren und ein Langzeitüberleben der Organempfängerinnen und -empfänger herbeizuführen. Mit diesem Erfolg erweiterte sich das Spektrum der Indikationen, sodass ein zunehmender Bedarf an Spenderorganen resultierte, der bis heute nicht gedeckt ist. Der Spenderorganmangel bedingt primär eine

Selektion geeigneter Kandidatinnen und Kandidaten und anschließend deren Dringlichkeitseinstufung für die Rangfolge auf der Warteliste. Die hierzu verwendeten Kriterien und Parameter sind transparent, erzeugen keine Benachteiligung Einzelner und entsprechen dem aktuellen Stand der Wissenschaft. Letzterer basiert jedoch oftmals auf internationalen Erfahrungen, die häufig in Ländern gewonnen werden, die über eine höhere Verfügbarkeit an Spenderorganen verfügen. Entsprechend finden nicht alle gewonnenen Erkenntnisse in Deutschland Anwendung. Als Beispiel ist Norwegen zu nennen, wo Lebertransplantationen auch bei Patientinnen und Patienten mit kolorektalen Lebermetastasen vorgenommen werden, während dies in Deutschland eine Kontraindikation zur Transplantation darstellt.

Als zusätzliche Organressourcen wurden innovative chirurgische Techniken (z. B. Split-Leber, Dominotransplantation) entwickelt, die Lebendspende weiter etabliert und gegenwärtig wird der Einsatz der Maschinenperfusion diskutiert, um Organe, die bei konventioneller Organkonservierung abgelehnt werden, doch der Transplantation zuführen zu können.

Ungeachtet der zuvor genannten Punkte, ist der wesentliche Faktor, um aus dem ethischen Dilemma herauszukommen, eine Steigerung der postmortalen Organspenderate.

> Um die postmortale Organspenderate zu erhöhen, erfolgten jüngst zwei Gesetzes-Novellierungen:
> 2019 das *Gesetz zur Verbesserung der Zusammenarbeit und der Strukturen bei der Organspende (GZSO)* und 2020 das *Gesetz zur Stärkung der Entscheidungsbereitschaft bei der Organspende.*
> Die Umsetzung der Gesetze wird durch den *Gemeinschaftlichen Initiativplan* Organspende begleitet (Braun 2020, Braun 2021) (▶ Kap. 1, ▶ Kap. 4).

Die Indikationsstellung zur Transplantation umfasst ein breites Spektrum von Erkrankungen, bei denen das Versterben aufgrund eines irreversiblen, akuten oder chronischen Organversagens oder eines Gendefekts oder die hochgradige Einschränkung der Lebensqualität durch eine Transplantation erfolgreich verhindert werden können. Dies erfordert aber zunächst das Erkennen solcher Erkrankungen mit dementsprechender Zuweisung in ein Transplantationszentrum. Dieser Vorgang ist in § 13 Abs. 3 Satz 1 Transplantationsgesetz (TPG) geregelt, wonach das ärztliche Personal Transplantationskandidatinnen und -kandidaten unverzüglich im Transplantationszentrum melden muss. Im oder durch das Transplantationszentrum erfolgen dann weitere Schritte, die in einem Behandlungspfad veranschaulicht werden können (☐ Abb. 24.1).

Die Behandlungsempfehlungen unterschiedlicher Krankheitsbilder folgen Leitlinien, die auf der Basis von medizinischer Evidenz erstellt werden. Die höchste Evidenz haben hierbei die S3-Leitlinien, deren Grundlage die Ergebnisse randomisierter, multizentrischer Studien bilden sowie, nachgeschaltet, Fallserien und Expertenmeinungen. Die Ärzteschaft soll diesen Empfehlungen folgen und darf nur individuell begründet abweichen. Ein solches Vorgehen ist aber nicht möglich, wenn die Therapieoptionen von vornherein begrenzt sind und somit das Überleben von der Verwendung der Therapie abhängt. Die entsprechende Entscheidung bedarf einer übergeordneten, von der einzelnen Ärztin bzw. dem Arzt unabhängigen Regulierung im Sinne des Gemeinwohls und der Chancengleichheit beim Zugang zur Organtransplantation. Dies ist durch die Richtlinien der Bundesärztekammer für die

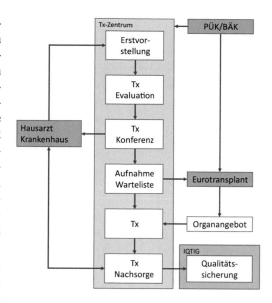

☐ **Abb. 24.1** Behandlungspfad einer Organtransplantation im Zusammenspiel mit den medizinischen Partnern bzw. Institutionen des Gesundheitswesens. (© Prof. Dr. Felix Braun, mit freundlicher Genehmigung)

Wartelistenführung und die Organvermittlung für die verschiedenen Organe realisiert.

24.2 Richtlinien für die Wartelistenführung und die Organvermittlung

❯ Die Aufnahme auf die Warteliste und die Vermittlung der Spenderorgane hat gemäß TPG nach Regeln zu erfolgen, die dem Stand der Erkenntnisse der medizinischen Wissenschaft entsprechen. Diesen Stand der Erkenntnisse der medizinischen Wissenschaft stellt die Bundesärztekammer in Richtlinien fest.

Die Richtlinien der Bundesärztekammer zur Wartelistenführung und für die Organvermittlung (Rili-BÄK) sind die Basis für die Selektion von Transplantationskandidatinnen und -kandidaten und deren Dringlichkeitsmeldung. Die Rili-BÄK werden in den zuständigen Gremien regelmäßig überprüft und bei Bedarf durch Aktualisierung an den Stand der medizinischen Wissenschaft angepasst.

Die Einhaltung des Standes der Erkenntnisse der medizinischen Wissenschaft wird vermutet, wenn Richtlinien der Bundesärztekammer beachtet worden sind. Da Verstöße gegen das TPG mit einer mehrjährigen Freiheitsstrafe geahndet werden können, ist das Einhalten der Rili-BÄK für alle Beteiligten von besonderer Bedeutung. Bei Abweichungen muss im Einzelfall nachgewiesen werden, dass der Stand der Erkenntnisse der medizinischen Wissenschaft dennoch eingehalten wurde. Diese hohe rechtliche Bindungskraft von Richtlinien ist einzigartig in der Medizin und war aufgrund von stattgefundenen Verstößen erforderlich, um das Vertrauen der Gesellschaft in die Transplantationsmedizin wiederherzustellen. Nach dem sog. Transplantationsskandal wurden die absichtlich fehlerhafte Erhebung, Dokumentation oder Übermittlung von Gesundheitsdaten von Patientinnen und Patienten auf der Warteliste unter Strafe gestellt. Bei den regelmäßigen, detaillierten Kontrollen der Transplantationszentren durch die Prüfungskommission der Bundesärztekammer sind zuletzt keine systematischen Verstöße mehr festgestellt worden.

> Die Richtlinien gemäß § 16 Abs. 1 S. 1 Nrn. 2 u 5 TPG für die Wartelistenführung und Organvermittlung sind abrufbar unter ▶ https://www.bundesaerztekammer.de/richtlinien/richtlinien/transplantationsmedizin/richtlinien-fu-er-die-wartelistenfuehrung-und-die-organvermittlung/ (QR-Code 24.1) und untergliedern sich in folgende Hauptabschnitte:
> ▬ Richtlinientext
>   a) Allgemeine Grundsätze für die Aufnahme in die Warteliste zur Organtransplantation
>   b) Allgemeine Grundsätze für die Vermittlung postmortal gespendeter Organe
>   c) Besondere Regelungen zur Transplantation (organspezifisch)
> ▬ Begründung der Änderung der Richtlinien gemäß § 16 Abs. 2 S. 2 TPG
>   a) Rechtsgrundlage
>   b) Eckpunkte der Entscheidung
>   c) Eckpunkte der Entscheidung
>   d) Zielsetzung
>   e) Verfahrensablauf
>   f) Fazit

Die Erstellung bzw. Aktualisierung der Rili-BÄK erfordert eine wissenschaftliche Begründung. Die Verabschiedung der Richtlinien folgt einem Prozess der zwei Lesungen vorsieht. Nach der ersten Lesung in der Ständigen Kommission Organtransplantation (StäKO) folgt die Einholung von Stellungnahmen unter Hinzuziehen der TPG-Auftraggeber, Fachgesellschaften, Fachleuten, Patientenvertretungen und der Öffentlichkeit. Anschließend werden diese in einer zweiten Lesung in der StäKO erneut diskutiert und ggf. angepasst (BÄK 2015). Die fertige Fassung der Richtlinie wird nach Verabschiedung durch den Vorstand der Bundesärztekammer dem Bundesministerium für Gesundheit zur Genehmigung vorgelegt. Abschließend erfolgt die Veröffentlichung im Deutschen Ärzteblatt mit Bekanntmachung des Datums des Inkrafttretens (▶ Kap. 5).

24.3 Aufnahme auf die Warteliste zur Organtransplantation

Die Aufnahme auf die Warteliste zur Organtransplantation erfolgt in einem schrittweisen Prozess.

24.3.1 Evaluation

Die Indikation zur Transplantation wird im Rahmen der Evaluation gestellt. Ziel der Evaluation ist das Abklären und Sichern der Ätiologie der Grunderkrankung, das Ausschließen etwaiger Kontraindikationen sowie die sorgfältige Nutzen-/Risiko-Abwägung einer Transplantation für die individuelle Empfängerin bzw. den Empfänger.

Zunächst ist die allgemeine Eignung zur Transplantation ist zu prüfen. Mögliche Kontraindikationen für eine Organtransplantation stellen nicht kurativ behandelte Malignome dar – es sei denn, diese stellen die Indiktion für die Transplantation. Bei fortgeschrittener Erkrankung weiterer Organe sollte die Option einer kombinierten Organtransplantation geprüft werden, andernfalls kann sich hieraus eine weitere Kontraindikation ergeben. Vorhersehbar schwerwiegende Probleme durch operativ-technische Aspekte oder Infektionserkrankungen können ebenfalls eine Kontraindikation darstellen.

Das elektive Evaluationsprogramm beinhaltet eine ausführliche Anamnese, eine körperliche Untersuchung, die Erhebung der Medikation, das Einholen und die Sichtung von Arztbriefen und OP-Berichten, den aktuellen Impfstatus, eine apparative Diagnostik (EKG, Herzecho, Lungenfunktion, Bildgebung, ggf. Gastro- und Koloskopie etc.) sowie ergänzende Konsiliaruntersuchungen (Psychiatrie/Psychologie, Neurologie, Zahnheilkunde, Augenheilkunde, HNO-Heilkunde, Innere Mcdizin, Dermatologie etc.) zur Statuserhebung und zum Ausschluss von Tumoren und Infektionsherden (◘ Tab 24.1). Je nach erhobenen Befunden muss eine entsprechende Behandlung vor Aufnahme auf die Warteliste zur Organtransplantation erfolgen.

Abschließend erfolgt die Aufklärung zur Transplantation inklusive der Zustimmung zur Weiterleitung der persönlichen Daten. Dabei sind die Betroffenen über Behandlungsalternativen zur Transplantation aufzuklären. Bei der Aufklärung zur Transplantation soll die Patientin bzw. der Patient zudem die Tragweite der Entscheidung zur Transplantation und die Verhaltensregeln nach Transplantation verstehen. Letztere beinhalten regelmäßige Nachsorgeuntersuchungen, dauerhaft regelmäßige Einnahme von immunsuppressiv wirkenden Medikamenten und Tumorvorsorgeuntersuchungen, da Immunsuppressiva das Risiko für Tumore generell und insbesondere für Hauttumore erhöhen können.

Eine stationäre Evaluation ist üblich für die Leber-, Dünndarm-, Herz- oder Lungentransplantation. Dieser Prozess dauert stationär 1–2 Wochen. Die Evaluation zur Nieren- und/oder Pankreastransplantation erfolgt häufig in enger Kooperation mit der behandelnden, externen Dialyseärztin bzw. -arzt, jedoch ist das Transplantationszentrum für die Richtigkeit der Befunde verantwortlich.

Abweichend vom dargestellten Vorgehen bei elektiven Eingriffen, kann bei akut lebensbedrohlichen Notfall-Situationen, z. B. intubierten Patientinnen und Patienten, die Evaluation in einem beschleunigten Verfahren erfolgen, unter sorgfältigem Abwägen von Nutzen und Risiko für die betroffene Person (◘ Tab. 24.2). In diesen Fällen kann es erforderlich sein, dass sich die Beteiligten der Transplantationskonferenz am Patientenbett treffen um eine gemeinsame Entscheidung zu treffen.

□ Tab. 24.1   Übersicht über den elektiven Evaluationsprozess

Erstvorstellung

Anamnese, körperliche Untersuchung (Körpergröße, Körpergewicht, Belastbarkeit, allgemeine Narkose-fähigkeit, Operabilität), Medikation, Informationsgespräch, Compliance-Beurteilung (Alkohol-, Nikotin- und Drogenkonsum), soziale Einbindung (Familie, Beruf)

Dokumente sichten (Arztbriefe, OP-Berichte, Impfpass, Allergie-Pass, Bildgebung, Versicherungsstatus)

Klinische Chemie (Blutbild, Gerinnung, Routine, ggf. uETG)

Blutgruppe

Komplettierung der Diagnostik und Konsile

Labor	Spezial-Labor
	Serologie (Hepatitis A-E, CMV, EBV, HIV, Lues, Toxoplasmose)
	Immunologie (HLA, PRA)
Psychiatrisches Konsil	Beurteilung der Compliance, Abklärung psychiatrische Erkran-kung
Neurologisches Konsil	Statuserhebung, Abklärung neurologische Erkrankung
	Apparativ (fakultativ): MR-Hirn
Augenärztliches Konsil	Statuserhebung, Ausschluss Infektionsfokus/Tumor
HNO-Konsil	Statuserhebung, Ausschluss Infektionsfokus/Tumor
	Apparativ: CT-NNH
ZMK/Zahnärztliches Konsil	Statuserhebung, Ausschluss Infektionsfokus/Tumor
	Apparativ: OMPG/Panorama-Aufnahme
Innere (fachspezifisch nach Trans-plantation oder indikationsbedingt Kardiologie, Pulmonologie, Gast-roenterologe, Hepatologie, Nephro-logie)	Konsil: Statuserhebung, Abklärung Indikation, Risikoprofil, Be-handlungsalternativen, Therapieoptimierung
	Apparativ: EKG, Herzecho, Lungenfunktion, Sono-Abdomen (FKDS), Rö-Thorax, Gastroskopie
	Apparativ (fakultativ): KM-CT/MR-Abdomen, Belastungs-EKG, Stress-Echo, Kardio-MR, Herzkatheter, CT-Thorax, Bronchosko-pie (BAL), Koloskopie
Urologisches Konsil	Statuserhebung, Ausschluss Infektionsfokus/Tumor
	Apparativ (fakultativ): dynamische Vesikographie
Gynäkologisches Konsil (nur bei Frauen, Ausnahme: V.a. Mam-ma-Ca. beim Mann)	Statuserhebung, Ausschluss Infektionsfokus/Tumor
	Apparativ: Mamma-Diagnostik
	Apparativ (fakultativ): transvaginale Sono
Dermatologisches Konsil	Statuserhebung, Ausschluss Infektionsfokus/Tumor

(Fortsetzung)

◻ Tab. 24.1 (Fortsetzung)

Evaluationsabschluss	
Abschlussgespräch	Transplantationsmediziner/in: – Besprechung der Evaluationsbefunde – Empfehlung zur Transplantation unter Berücksichtigung der Indikation, des individuellen Risikoprofils und der Behandlungsalternativen – Besprechung des weiteren Behandlungspfades bis zur Transplantation – Impfstatus komplettieren – Patientenverfügung und Vorsorgevollmacht – Selbsthilfegruppen
	Transplantations-Koordinator/in – Verhalten bei Organangebot und während der Wartezeit – Erreichbarkeit auf der Warteliste – Vorsorgemaßnahmen Versorgung von Kindern, Haustieren etc.
Aufklärung und Einwilligung	Aufnahme auf die Warteliste
	Transplantation
	Weiterleitung persönlicher Daten an die beteiligten Institutionen (ET, DSO, BÄK, GBA, IQTIG, Transplantationsregister, ggf. weitere Register)

◻ Tab. 24.2 Übersicht über Notfall-Evaluationsprozess (Minimalanforderungen)

Patienteninformationen	
Verfügbare Dokumente sichten, Informationen bei Vorbehandlern einholen	
Angehörige ausfindig machen, ggf. Eilbetreuung einrichten	
Labor	
Klinische Chemie (Blutbild, Gerinnung, Spezial-Labor, ggf. uETG)	
Blutgruppe	
Serologie (Hepatitis A-E, CMV, EBV, HIV, Lues, Toxoplasmose)	
Immunologie (HLA, PRA)	
Diagnostik und Konsile	
Psychiatrisches Konsil (ggf. Fremdanamnese)	
Neurologisches Konsil (ggf. CCT/MR-Hirn)	
Innere (fachspezifisch nach Transplantation oder indikationsbedingt)	Konsil: Statuserhebung, Abklärung Indikation, Risikoprofil, Behandlungsalternativen, Therapieoptimierung
	Apparativ: EKG, Herzecho, CT-Thorax-Abdomen
	Apparativ (fakultativ): Gastroskopie, Koloskopie
Evaluationsabschluss	
Aufklärung und Einwilligung	Aufnahme auf die Warteliste
	Transplantation
	Weiterleitung persönlicher Daten an die beteiligten Institutionen (ET, DSO, BÄK, GBA, IQTIG, Transplantationsregister, ggf. weitere Register)

24

24.3.2 Transplantationskonferenz

Nach Abschluss der Evaluation wird die Patientin bzw. der Patient in einer interdisziplinären Transplantationskonferenz vorgestellt, bei der die Befunde der Evaluation besprochen und eine Entscheidung über die Ablehnung oder Aufnahme auf die Warteliste getroffen wird. Die Entscheidung ist der betroffenen Person zeitnah mitzuteilen.

> Die interdisziplinären Transplantationskonferenzen sind seit 2012 verbindlich vorgeschrieben und erfolgen in den meisten Transplantationszentren in einem wöchentlichen Turnus. Eine interdisziplinäre Zusammenarbeit bei der Vor- und Nachsorge von Transplantationspatientinnen und -patienten hat in vielen Transplantationszentren bereits zuvor existiert, die Rili-BÄK haben das Vorgehen nun aber strukturiert und standardisiert. So sind die Zusammensetzung der Konferenzteilnehmerinnen und -teilnehmer sowie die Protokollierung der Entscheidung über die Aufnahme oder Ablehnung auf die Warteliste heute vorgeschrieben. Die Dokumente der Entscheidungen werden von den Beteiligten unterschrieben und sowohl der Vermittlungsstelle als auch dem Vorstand des Transplantationszentrums übermittelt.

Nach erfolgter Listung erfolgt eine regelmäßige Überprüfung des Wartelistenstatus. Änderungen müssen ebenfalls dokumentiert werden. Diese beinhalten den Aktivitätsstatus (aktiv bzw. T – transplantable oder inaktiv bzw. NT – not transplantable) und die Wartelisten-Dringlichkeit – inklusive Standard-Exception (SE) oder Non-Standard-Exception (NSE) bei Patientinnen und Patienten auf der Warteliste zur Lebertransplantation. Je höher die Dringlichkeit der Patientin bzw. des Patienten,

desto engmaschiger erfolgt die Re-Evaluation. Dabei sind neue relevante Befunde, Therapien und insbesondere die geplante Vorgehensweise bei Organangeboten im beschleunigten Vermittlungsverfahren zu dokumentieren und der Transplantationskonferenz vorzustellen. Zudem werden eventuell abgelehnte Organangebote vorgestellt und besprochen.

Die Mitglieder der Transplantationskonferenzen sind gegenüber der Vermittlungsstelle namentlich zu benennen. Neben den operativen und konservativen medizinischen Fächern ist auch eine von der ärztlichen Leitung benannte Vertretung einer nicht unmittelbar an der Transplantation beteiligten Disziplin an den Entscheidungen der Transplantationskonferenz zu beteiligen (◘ Tab. 24.3).

24.4 Allokation/Warteliste

Die Listung einer Patientin bzw. eines Patienten erfolgt durch das Transplantationszentrum, welches die entsprechenden Informationen an Eurotransplant (ET) in Leiden in den Niederlanden weitergibt. Eurotransplant ist gemäß TPG mit der Organallokation beauftragt. Hierzu erhalten alle Patientinnen und Patienten bei Listung eine ET-Nummer, sodass sie pseudoanonymisiert erfasst sind, was für die Chancengleichheit relevant ist.

> Die Region von Eurotransplant umfasst die Beneluxländer (Belgien, Niederlande, Luxemburg), Deutschland, Österreich, Kroatien, Slowenien und Ungarn. Der Länderverbund dient der gemeinschaftlichen Versorgung von Patientinnen und Patienten, welches besonders bei Notfall-Transplantationen von Vorteil ist, da der ET-Verbund den Spenderpool erweitert.

◘ **Tab. 24.3** Übersicht über die in den organspezifischen Richtlinien aufgeführten Teilnehmerinnen und Teilnehmer der Transplantationskonferenzen.

Beteiligte Fachbereiche der Transplantationskonferenz	LTx	DTx	PTx	NTx	HTx	LuTx
Transplantationschirurgie	A	A	A			
Transplantationschirurgie oder Urologie				A		
Herzchirurgie/Thoraxchirurgie					A	A
Innere Medizin/(pädiatrische) Gastroenterologie	A	A				
Diabetologie/Endokrinologie/Nephrologie			A			
Nephrologie	B			A		B
Innere Medizin				A		
Pulmologie						A
Vorstands-Vertretung nicht Tx-medizinische Disziplin	A	A	A	A	A	A
Anästhesie/Intensivmedizin	A	A	B	B		A
Psychiatrie/Psychosomatik	A		B	B	B	A
Hämato-Onkologie	B					B
Immunologie			B	B		B
Labormedizin			B	B		
Neurologie			B	B		
Pädiatrie						B
Radiologie	B		B	B		B
Pathologie			B	B		
Pharmakologie			B	B		
Pflege	C		C	C	C	C
Tx-Koordination	C					C

Abkürzungen: A (zwingend erforderlich), B (beratend empfohlen in Abhängigkeit vom Krankheitsbild) und C (können darüber hinaus beratend teilnehmen).

Alle in Deutschland gelisteten Patientinnen und Patienten werden auf einer bundeseinheitlichen Warteliste geführt und jede betroffene Person darf an nur einem Zentrum gelistet sein.

Die Kriterien für die Allokation in Deutschland sind die Dringlichkeit und die Erfolgsaussicht, welche je nach Organ eine verschiedene Gewichtung erhalten. Bei der Lebertransplantation erfolgt die Allokation beispielsweise nach dem „sickest first" Prinzip. Dies bedeutet, dass die Organzuteilung mittels des sog. MELD-Scores vorrangig an die Empfängerinnen oder Empfänger mit dem höchsten Risiko, innerhalb der nächsten drei Monate zu versterben, also dringlichkeitsorientiert erfolgt. Bei der Lungentransplantation wurde hingegen für die Organallokation ein Scoring-System entwickelt, das neben der Dringlichkeit auch die Erfolgsaussicht der Transplantation gemessen am erwarteten Ein-Jahres-Überleben nach der Transplantation berücksichtigt.

Der Erfolg einer Transplantation misst sich aber nicht nur am reinen Überleben nach der Transplantation. Die Lebensqualität ist ebenfalls ein für den Transplantationserfolg entscheidender Faktor. Als Maß für

24

die Erfolgsaussicht, welche sowohl Überleben und Lebensqualität berücksichtigt, bietet sich der Zugewinn an „quality-adjusted life years" (QUALY) durch die Transplantation an. Hierzu wird der Zugewinn an Lebenserwartung mit einem Qualitätsindex gewichtet.

Allokationsentscheidungen vor dem Hintergrund des demografischen Wandels

Eine Herausforderung bei der Bewertung der Erfolgsaussicht ergibt sich aus der demographischen Entwicklung in Deutschland, bei der sich die Lebenserwartung und das mittlere Alter der Bevölkerung immer weiter nach oben verschieben. Parallel haben sich auch die Altersgrenzen von Organspenderinnen bzw. -spendern sowie Empfängerinnen bzw. Empfängern immer weiter verschoben. Bei der postmortalen Organspende gibt es inzwischen keine obere Altersgrenze mehr. Im Hinblick auf Organempfängerinnen bzw. -empfänger führt die Aufhebung der fixen Altersgrenzen dazu, dass die Berücksichtigung der Erfolgsaussicht durch Schätzung der erwarteten Überlebenszeit nach Transplantation nicht uneingeschränkt angewendet werden kann. Ältere Patientinnen und Patienten haben unabhängig von der Transplantation eine geringere (Rest-) Lebenserwartung und sind somit einem systematischen Bias ausgesetzt. Komplizierend kommt hinzu, dass man als Maß für den Erfolg der Transplantation die absolute Zahl an QUALYs nach der Transplantation oder aber den Zugewinn an QUALYs im Vergleich zu anderen Therapiealternativen verwenden kann. Dieser komplexen Frage wird zukünftig sicher zunehmend mehr Aufmerksamkeit gewidmet werden, denn die Antwort hat einen unmittelbaren Einfluss auf die Wahrscheinlichkeit, transplantiert zu werden und wird dann auch bei der Aufnahme auf die Warteliste mitberücksichtigt werden.

Aufgrund der hohen Bedeutung des klinischen Zustandes und der an die Vermittlungsstelle übermittelten zugehörigen Daten für die Allokation ist es wichtig, alle Patientinnen und Patienten auf der Warteliste in regelmäßigen Abständen zu re-evaluieren. Hierzu müssen die Wartelistepatientinnen bzw. -patienten, wenn sie nicht sowieso im Transplantationszentrum stationär behandelt werden, was in hochdringlichen Fällen (HU-Status) üblich ist, routinemäßig im Transplantationszentrum vorstellig werden. Zudem sollte gewährleistet sein, dass über eine 24/7-Telefon-Hotline das Transplantationszentrum jederzeit verständigt werden kann, wenn eine gesundheitliche Beeinträchtigung auftritt, die den Meldestatus beeinflusst. Die Abstände für eine Re-Evaluation zur Aktualisierung der Befunde sind vom klinischen Zustand der Patientin bzw. des Patienten abhängig und sind üblicherweise umso kürzer, je schwerer die Erkrankung und somit je dringlicher die Transplantation ist. Entsprechende Regelungen sehen auch einzelne organspezifischen Vorgaben in den Rili-BÄK vor. Je höher der MELD-Score bzw. der Lungenallokationscore (LAS), desto häufiger muss eine Aktualisierung der Datenlieferung an die Vermittlungsstelle Eurotransplant erfolgen.

24.5 Anforderungen an die Transplantationszentren

Die Betreuung von Transplantationskandidatinnen und -kandidaten sowie Transplantationspatientinnen und -patienten ist sehr komplex und medizinisch sowie organisatorisch sehr anspruchsvoll und herausfordernd. Nach den zuvor dargestellten Phasen der Evaluation, der Aufnahme auf die Warteliste und der Betreuung auf der Warteliste, folgt die Transplantation und die lebenslange Nachsorge. All dies ist nur mit interdisziplinärer Zusammenarbeit an den Transplantationszentren einerseits und in enger Kooperation mit den vor Ort betreuenden, zuweisenden und nachsorgenden, ambulanten und/oder stationären Einrichtungen andererseits möglich. Die Strukturen für diese Zusammenarbeit innerhalb der Transplantationszentren und die Kooperation mit externen Partnern ist in Deutschland in den verschiedenen Transplantationszentren jedoch sehr unterschiedlich ausgestaltet.

Die Qualitätskontrolle der Transplantationszentren ruht derzeit auf zwei unabhängigen Säulen:

1. Eine Kontrolle der Ergebnisqualität nach Transplantation erfolgt seit einigen Jahren durch eine externe Qualitätssicherung (QS), die aktuell durch das Institut für Qualität und Transparenz im Gesundheitswesen (IQTIG) vorgenommen wird. Die QS-Parameter werden jährlich durch das Institut abgefragt und bei Abweichungen wird ein strukturierter Dialog eingeleitet. Bei unzureichender Begründung der Abweichungen kann eine Visitation des Zentrums oder eine Anhörung zur Klärung herbeigeführt werden. Das Transplantationszentrum kann mit dem IQTIG Maßnahmen zur Qualitätsverbesserung vereinbaren. Sollte dies unterbleiben oder nicht zum gewünschten Erfolg führen, kann eine Meldung an den Gemeinsamer Bundesausschuss (GBA) erfolgen, der das zuständige Landesministerium informiert, welches über die Fortsetzung des Transplantationsprogrammes abschließend entscheiden muss.

2. Darüber hinaus erfolgt im Rahmen von regelmäßigen, kurzfristig angekündigten Visitationen durch die Prüfungskommission der Bundesärztekammer eine Kontrolle der Einhaltung der Vorgaben bei der Aufnahme auf die Warteliste zur Organtransplantation und der korrekten Datenübermittlung an die Vermittlungsstelle Eurotransplant (▶ Kap. 5).

Umfassende zentrale Vorgaben zur Strukturqualität von Transplantationszentren existieren derzeit nicht. Allerdings sind die zuvor genannten, medizinischen und organisatorischen Anforderungen, einschließlich der umfangreichen Dokumentation, nur mit sorgfältig aufeinander abgestimmten Rahmenbedingungen in den Transplantationszentren zu erzielen. Die Vergütung dieser strukturellen Anforderungen wird, nach Ansicht vieler Transplantationszentren, jedoch nicht adäquat über das DRG-System abgebildet. Gerade für kleine Transplantationszentren können die umfangreichen formalen Anforderungen eine erhebliche Herausforderung darstellen. Zusammen mit dem international wiederholt beschriebenen Zusammenhang zwischen Umfang der Transplantationsaktivität und Qualität der Betreuung von Patientinnen und Patienten vor und nach Transplantation ist wiederholt die Forderung aufgekommen, die Transplantationsaktivität auf eine begrenzte Zahl von Transplantationszentren zu konzentrieren. Ob die seit vielen Jahren in Deutschland diskutierte Mindestmengenregelung für Transplantationen hierzu das geeignete Instrument darstellt, wird je nach Blickwinkel der Befragten unterschiedlich bewertet. Klare Anforderungen an die Strukturqualität von Transplantationszentren, wie sie vom GBA bereits erwogen wurden, könnten dieser Entwicklung Vorschub leisten. Auch die enge Kooperation mit Aufgabenteilung zwischen verschiedenen Kliniken im Rahmen eines gemeinsamen Transplantationszentrums – wie dies seit Jahren schon für Tumorzentren etabliert ist – könnte ein Modell sein, um nicht nur den Qualitätsanforderungen, sondern auch den ökonomischen Herausforderungen zu begegnen.

24.6   QR-Code

◪ QR-Code 24.1   **BÄK-Richtlinien für die Wartelistenführung und die Organvermittlung**

Literatur

BÄK – Bundesärztekammer (2015) Statut der Ständigen Kommission Organtransplantation der Bundesärztekammer. Dtsch Arztebl 112(1–2): A-43/B-
35/C-35
Braun F, Rahmel A (2020) Amendments to the transplantation act and impact on the donor situation
in Germany. Chirurg 91(11):905–912
Braun F, Abel W, Middel CD (2021) Organ donation
in Germany: „Wind of chance"? Zentralbl Chir
146:1–6

Transplantations- immunologie

Teresa Kauke

Inhaltsverzeichnis

© Springer-Verlag GmbH Deutschland, ein Teil von Springer Nature 2022
A. Rahmel et al. (Hrsg.), *Repetitorium Transplantationsbeauftragte,*
https://doi.org/10.1007/978-3-662-62614-6_25

Das ungelöste Problem der Transplantationsmedizin – die Abstoßungsreaktion gegen das Transplantat – kann aktuell von zwei Seiten angegangen werden: Modifikation des Immunprozesses (Immunsuppression) bei der Empfängerin bzw. dem Empfänger oder Vermeidung von Antigendifferenzen zwischen Spender und Empfänger durch Gewebeverträglichkeitstestungen (Histokompatibilität). Für Letztere ist die Bestimmung (Typisierung) der HLA-Antigene Voraussetzung. Durch verschiedene Ereignisse kann es vor der Transplantation zur Bildung von HLA-spezifischen Antikörpern kommen. Je ausgeprägter diese HLA-Immunisierung ist, desto schwieriger wird es, ein kompatibles Organ für die Betroffenen zu finden. Zukünftig ist geplant, die Gewebeverträglichkeit in einem ersten Schritt virtuell durchzuführen, um den Allokationsprozess schneller und sicherer zu machen. Voraussetzung hierfür ist eine sorgfältige, regelmäßig aktualisierte Analyse des HLA-Antikörperstatus bei allen Patienten auf der Warteliste.

25.1 Einführung in die Transplantationsimmunologie

Ein nach wie vor ungelöstes Problem in der Transplantationsmedizin ist die Abstoßungsreaktion gegen das Transplantat. Sie wird ausgelöst durch die Auseinandersetzung des Immunsystems der Empfängerin bzw. des Empfängers mit den fremden Gewebemerkmalen des Spenderorgans. Das menschliche Immunsystem kann zwischen „fremd" und „selbst" unterscheiden. Eine Fähigkeit, die notwendig ist, um einen Schutz vor Infektionen zu gewährleisten. Lediglich bei Autoimmunerkrankungen werden „fälschlicherweise" körpereigene Zellen angegriffen.

Die Spenderantigene des übertragenen Organs werden sofort als fremd erkannt, da diese meistens von einem genetisch differenten Individuum stammen, und führen unausweichlich zur Transplantatabstoßung (Montgomery et al. 2018). Das Problem der Abstoßung kann aktuell von zwei Seiten angegangen werden: der Modifikation des Immunprozesses (Immunsuppression) bei der Empfängerin bzw. dem Empfänger oder die Vermeidung von Antigendifferenzen zwischen Spenderin bzw. Spender und Empfängerin bzw. Empfänger durch Gewebeverträglichkeitstestungen (Histokompatibilität).

Dennoch bleibt die Abstoßung ein limitierender Faktor für das Langzeitüberleben solider Organe nach Transplantation. Heutzutage ist durch die Entwicklung der immunsuppressiven Therapie eine Transplantation auch ohne Übereinstimmung der Gewebemerkmale möglich, aber die Gefahr der Abstoßung ist in einem solchen Fall deutlich größer als bei kompatiblen Gewebemerkmalen (Süsal et al. 2012).

Formen der Abstoßungsreaktion:
- Hyperakute Abstoßung:
  Sofortige Reaktion gegen das Spenderorgan (Thrombose) über präformierte Antikörper
- Akute Abstoßung:
  Tage bis Wochen nach der Transplantation über eine T-zellvermittelte Endothelschädigung (Endothelitis)
- Chronisches Transplantatversagen (früher: chronische Abstoßung):
  Späte zelluläre und antikörpervermittelte Reaktion, die zur Proliferation der Endothelzellen führt (Gefäßverschluss)

25.2 Der Haupthistokompatibilitätskomplex (MHC)

Die Funktion des MHC besteht bei allen Vertebraten in der Erkennung körpereigener Zellen und der Präsentation von Antigenen. Beim Menschen wird dieser spezifische Genabschnitt HLA (Humanes Leukozyten Antigen) genannt. Auf die direkte Erkennung fremder Antigene (Alloantigene) folgt die Immunantwort zytotoxischer T-Zellen (CD8+) und präformierter HLA-Antikörper. Nach der indirekten Alloantigen-Erkennung wird die Immunantwort vorwiegend durch T-Helferzellen (CD4+) und die Aktivierung von B-Zellen ausgelöst.

Seit der Entdeckung des ersten HLA-Phänotyps sind mittlerweile eine große Anzahl weiterer HLA-Phänotypen identifiziert worden. Das HLA-System weist einen enormen Polymorphismus mit mehr als 21.000 Allelen für die Gene von HLA-Klasse I und II auf. Die genetische Information liegt auf dem kurzen Arm des Chromosoms 6p21. Nach Empfehlung der WHO zur Nomenklatur bezeichnet „HLA" das System, der Buchstabe den Locus und die Ziffer das Antigen (◘ Abb. 25.1). Neu entdeckte Sequenzen von HLA-Allelen werden regelmäßig dem WHO-Komitee gemeldet (► http://hla.alleles.org/nomenclature/index.html). Die HLA-Klasse I Gene werden von allen somatischen Zellen exprimiert, die Gene der HLA-Klasse II werden von antigenpräsentierenden Zellen wie Makrophagen, aktivierten T-Zellen und B-Zel-

len exprimiert. Transplantationsrelevant sind HLA -A, -B, -C (Klasse I) und HLA-DRB1, -DRB3, -DRB4, -DRB5, -DQB1, -DQA1, -DPA und -DPB (Klasse II).

25.2.1 HLA-Typisierung

Die Bestimmung (Typisierung) der HLA-Antigene ist Voraussetzung für die Verträglichkeitsprüfung bei Transplantationen von Zellen und Gewebe. Für die Transplantation solider Organe wird die Typisierung auf Antigenebene durchgeführt. Es gibt verschiedene Methoden HLA-Antigene zu bestimmen.

– Serologische Charakterisierung von HLA-Antigenen
Mit einem komplementabhängigen Lymphozytotoxizitätstest (LCT) wird über bekannte HLA-Antikörperspezifitäten das Antigen einer Zelle bestimmt. Diese Methode wurde in den Anfängen der HLA-Diagnostik benutzt. Mit Hilfe sehr gut charakterisierter Anti-Seren ist die Typisierung von HLA-Klasse I Antigenen begrenzt möglich. Die Bestimmung von HLA-Klasse II Antigenen ist extrem limitiert und ist der Grund, warum die Methode seit über

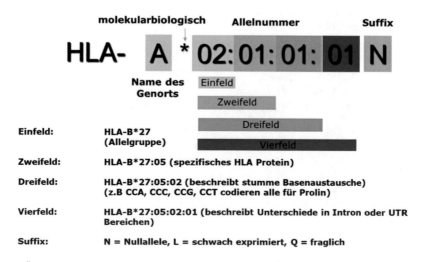

◘ Abb. 25.1 Übersicht Nomenklatur. (Bildrechte: © Dr. Teresa Kauke, mit freundlicher Genehmigung)

20 Jahren kaum mehr Anwendung findet.

- Molekulargenetische Charakterisierung von HLA-Antigenen
  Heutzutage sind die molekulargenetischen Typisierungsmethoden der Goldstandard. Für die Organspende stehen vor allem die schnellen Typisierungsmethoden wie Sequence Specific Priming (SSP) und real time Polymerase Chain Reaction (PCR) zur Verfügung. Mit Hilfe dieser Techniken kann in drei Stunden eine vollständige HLA-Typisierung des Spenders erfolgen. Eine Sequenzierung, die eine sogenannte Zweifeldtypisierung ermöglicht, ist z. B. für die HLA-Bestimmung im Rahmen von Stammzelltransplantationen erforderlich und benötigt mehrere Tage bis zum Ergebnis.
  i. SSP (sequence specific priming)
  ii. rSSO (reverse sequence specific oligonucleotide probing)
  iii. real time PCR
  iv. SBT (sequence specific based typing nach Sanger)
  v. NGS (next generation sequencing)

25.2.2 HLA-Immunisierung

Man kann sich über die Exposition fremder HLA-Antigene wie z. B. bei einer Transplantation, aber auch über eine Schwangerschaft oder Bluttransfusion immunisieren und HLA-spezifische Antikörper entwickeln. Der allelische Polymorphismus der HLA-Moleküle ist im Wesentlichen durch Sequenzvariabilität der hypervariablen Regionen bedingt. In der dreidimensionalen Struktur liegen diese polymorphen Aminosäurepositionen hauptsächlich im Bereich der Antigenbindungsstelle.

Das Ausmaß der Immunisierung wird mit der Panelreaktivität (PRA) beschrieben. Die PRA in % sagt aus, mit welchem Anteil der Bevölkerung (und damit möglicher Spenderinnen und Spender) eine Unverträglichkeit (positives Kreuzprobenergebnis) erwartet wird. Je breiter eine Immunisierung gegen verschiedene Individuen ist, umso schwieriger wird es, eine kompatible Spenderin bzw. Spender für die Patientin bzw. den Patienten zu finden.

- **HLA-Antikörperdifferenzierung**
  Auch bei der HLA-Antikörperdifferenzierung gibt es verschiedene Methoden des Nachweises. Auf einer Konsensuskonferenz wurde die Verwendung beider untenstehender Testmethoden zur HLA-Antikörperbestimmung empfohlen (Tait et al. 2013). Auch das Manual von Eurotransplant sieht eine Stufendiagnostik und den ergänzenden Einsatz beider Methoden vor (Eurotransplant Manual Professionals – Kap. 10: Histocompatibility Testing. Abrufbar unter: ► https://www.eurotransplant.org/professionals/eurotransplant-manual/).
  i. **LCT (Lymphozytotoxizität; engl. CDC (complement-dependent cytotoxicity)):** Lymphozyten werden bei der Inkubation mit zytotoxischen Antikörpern in Anwesenheit von Komplement lysiert. Dieser Test ist nicht spezifisch für HLA und kann durch verschiedene Faktoren (Auto-Antikörper, therapeutische Antikörper etc.) gestört werden.
  ii. **Luminex®:** der Multiplex Bead Assay, der auf der Luminex® Plattform durchgeführt wird, ist mittlerweile die meist genutzte Methode, um HLA-Antikörper zu suchen (Screening) und zu spezifizieren (single-antigen bead). Diese Methode erreicht komplementunabhängig die höchste Sensitivität und Spezifität für HLA-IgG Antikörper. Die Bead-Beschichtung, Störung durch Immunkomplexe, unspezifische Reaktionen und nicht standardisierte Schwellenwerte für Positivität stellen Herausforderungen in der Interpretation der Ergebnisse dar.

25.3 Transplantationsimmunologische Diagnostik rund um die Transplantation

Nach der Typisierung der Gewebemerkmale der Spenderin bzw. des Spenders erfolgt die Zuteilung von Organen (Allokation) bei Eurotransplant. Nur für die standardmäßige Vermittlung von Nieren ist die Gewebetypisierung zwingend notwendig und wird entsprechend der Übereinstimmung berücksichtigt (sogenanntes „HLA-Matching"). Die Gewebetypisierung aller Transplantationskandidatinnen und -kandidaten zum Zeitpunkt der Aufnahme auf die Warteliste wird empfohlen. Ebenso wird die Überprüfung des HLA-Antikörperstatus bei der Aufnahme und nach immunisierenden Ereignissen angeraten. Für Nierenempfängerinnen bzw. Nierenempfänger ist eine turnusmäßige Überprüfung (sogenanntes Quartalsscreening) des HLA-Antikörperstatus gefordert. Werden HLA-Antikörperspezifitäten identifiziert, die bei der Transplantation vermieden werden sollten, müssen diese Spezitäten gemeldet und berücksichtigt werden („NAHA = Nicht-akzeptable HLA-Antigendifferenzen", engl. „unacceptable antigens") (❏ Tab. 25.1) (Süsal et al. 2015).

- **Kreuzprobentestung**

Im Gegensatz zur HLA-Antikörpersuche, die mit Hilfe von Panelzellen durchgeführt wird und eine Aussage zum allgemeinen Immunisierungsgrad der Patienten trifft, ist die Kreuzprobe (engl. „crossmatch") die Verträglichkeitstestung zwischen einer konkreten Transplantatempfängerin bzw. einem -empfänger und der Spenderin bzw. dem Spender (Jaramillo et al. 2018). Für Nierenempfängerinnen und -empfänger ist die prospektive Kreuzprobe vor einer Transplantation verpflichtend (BÄK 2015).

— **Zellbasierte Kreuzprobe**

Bei den **zellbasierten Kreuzproben** kann die direkte biologische Reaktivität möglicher präformierter HLA-Antikörper im Serum der Empfängerin bzw. des Empfängers gegen Zellen der Spenderin bzw. des Spenders nachgewiesen werden. Diese Tests sind nicht spezifisch für HLA-Antikörper und benötigen vitale Lymphozyten der Spenderin bzw. des Spenders. Da T- und B-Lymphozyten unterschiedlich HLA-Klasse I und II Antigene exprimieren, werden meistens Kreuzproben mit separierten T- und B-Zellen zur besseren Differenzierung angesetzt. Zytotoxische non-HLA-Antikörper und Autoantikörper, die nach derzeitigem Kenntnisstand keinen Einfluss auf das Transplantatüberleben haben, können genauso wie transplantationsrelevante spenderspezifische HLA-Antikörper (DSA) zu einem positiven Ergebnis führen. Notwendige Voraussetzungen, um die klinische Relevanz des Kreuzprobenergebnisses beurteilen zu können, sind daher das Wissen über die HLA-Antikörperdifferenzierung anhand vorangegangener Immunisierungen, den autologen Status der Patientin bzw. des Patienten und potenzielle Medikamenteninteraktionen

i. **Komplement-abhängiger Lymphozytotoxizitätstest (LCT)**
Seit 1969 wird dieser Test zur finalen Beurteilung der Verträglichkeit zwischen Empfängerin bzw. Empfänger und Spenderin bzw. Spender eingesetzt. Empfängerserum wird unter Komplementzugabe mit Spenderlymphozyten inkubiert und die Zelllyse mithilfe der Fluoreszenzmikroskopie abgelesen. Sind spenderspezifische HLA-Antikörper vorhanden, binden sie über die HLA-Antigene an die Spenderlymphozyten und aktivieren die komplementabhängige Lyse. Der Farbstoff kann eintreten

□ Tab. 25.1 Histokompatibilitätsdiagnostik bei postmortalen Organspenden

Histokompatibilitätsdiagnostik	Postmortale Organe				
	Niere	Pankreas	Leber	Herz	Lunge
Blutgruppe Empfänger/Spender	Obligat	Obligat	Obligat	Obligat	Obligat
HLA-Typisierung Empfänger/Spender	Obligat	Obligat	Empfehlenswert	Empfehlenswert	Empfehlenswert
NAHA-Eingabe (Nicht akzeptable HLA-Antigendifferenz)	Obligat	Obligat	Empfehlenswert, nicht allokationsrelevant	Empfehlenswert, nur bei PRA > 50 % allokationsrelevant	Empfehlenswert, nicht allokationsrelevant
Serumversand innerhalb Eurotransplant	Nur immunisierte Patienten mit nachweisbaren zytotoxischen HLA-Antikörpern, die nicht DTT sensitiv sind	Alle Patienten	Bei kombinierten Transplantatempfängern mit Nierenspende oder in Einzelfällen	Bei kombinierten Transplantatempfängern mit Nierenspende oder PRA > 50 %	Bei kombinierten Transplantatempfängern mit Nierenspende oder in Einzelfällen
Kreuzprobe	Bei immunisierten Patienten mit nachweisbaren zytotoxischen HLA-Antikörpern, die nicht DTT sensitiv sind Allokationskreuzprobe im Spenderzentrum und erweiterte Kreuzprobe im Empfängerzentrum; bei immunisierten Patienten mit nicht-zytotoxischen HLA-Antikörpern und nicht-immunisierten Patienten Kreuzprobe im Empfängerzentrum	Bei allen Patienten Allokationskreuzprobe im Spenderzentrum und bei immunisierten Patienten erweiterte Kreuzprobe im Empfängerzentrum	Bei immunisierten Patienten in Einzelfällen nach Zentrumsprotokoll Kreuzprobe im Spenderzentrum zur Verkürzung der kalten Ischämiezeit	Bei immunisierten Patienten mit PRA > 50 % und in Einzelfällen nach Zentrumsprotokoll Kreuzprobe im Spenderzentrum zur Verkürzung der kalten Ischämiezeit	Bei immunisierten Patienten in Einzelfällen nach Zentrumsprotokoll Kreuzprobe im Spenderzentrum zur Verkürzung der kalten Ischämiezeit

und dadurch färben sich die lysierten Spenderzellen rot an. Die Kreuzprobe ist positiv. Die Stärke der Kreuzprobe wird proportional zum Anteil der lysierten Zellen bewertet.

ii. **Durchflusszytometrie**

Das „flow-cytometric crossmatch" (FCXM) ist sensitiver als der LCT, aber nicht spezifischer. Im angloamerikanischen Umfeld ist das FCXM wesentlich verbreiteter als im Eurotransplant-Raum. Auch hierfür wird Serum der Empfängerin bzw. des Empfängers mit vitalen Spenderlymphozyten inkubiert. Spenderspezifische Antikörper binden sich über die HLA-Antigene an die Zellen und werden über Fluorochrom-markiertes Anti-human IgG mittels Durchflusszytometrie detektiert. Die Stärke des FCXM wird über die mittlere Fluoreszenzintensität bestimmt.

Zusammenfassend sind die zellbasierten Kreuzproben eine schnelle und kostengünstige Methode, die Verträglichkeit zwischen Spenderin bzw. Spender und Empfängerin bzw. Empfänger verlässlich zu testen. Aber zur Durchführung müssen Spenderlymphozyten und Empfängerserum zusammengebracht werden – das bedeutet entweder einen Transport des Serums zur Spenderin bzw. zum Spender oder des Spenderblutes zur Empfängerin bzw. zum Empfänger (■ Abb. 25.2). Manchmal kann der Transport Stunden dauern und damit die kalte Ischämiezeit des Spenderorgans verlängern. Um diese Zeit zu verkürzen, wird bei immunisierten Patientinnen und Patienten, bei denen eine positive Kreuzprobe droht, ein quartalsweiser Serumaustausch

EINE NACHT IM HLA-LABOR
VON DER SPENDERMELDUNG BIS ZUR TRANSPLANTATION

19:30 Uhr Anruf von der DSO; Spendermeldung liegt vor

21:30 Uhr Ankunft des anonymisierten Spendermaterials im HLA-Labor
elektronischer Auftrag zur Blutgruppenbestimmung, HLA-Typisierung

24:00 Uhr HLA-Typisierung des Spenders abgeschlossen
Elektronische Ergebnisübermittlung über DSO/ET Schnittstelle
Zuordnung des Spenders für 10 mögliche Empfänger bei ET
- Blutgruppe
- Alter
- Dringlichkeit
- HLA-Immunisierungsstatus
- HLA-Matching zwischen Donor und Empfänger
- Wartezeit
- Regionaler Zuschlag

00:15 Uhr elektronischer Auftrag von Eurotransplant
Welche 10 Empfänger sollen „gekreuzt" werden?

02:30 Uhr finale Beurteilung der Spender-Empfänger-Untersuchungen unter
Berücksichtigung der Immunisierung des Patienten

03:00 Uhr Freigabe der Ergebnisse und elektronische
Ergebnisübermittlung an ET/DSO/TX Zentrum

Organisation der Organentnahme und des -transports

■ **Abb. 25.2** Ablauf im HLA-Labor

zwischen allen Ländern im Eurotransplant Verbund vorgenommen. Steht eine kompatible Spenderin bzw. Spender in einer anderen Region für eine mögliche Empfängerin bzw. einen Empfänger zur Verfügung, wird im HLA-Labor der Spenderregion die Kreuzprobe mit dem vorrätigen („historischen") Serum und peripheren Blutzellen der Spenderin bzw. des Spenders noch vor der Explantation durchgeführt. Zur Bestätigung einer negativen Kreuzprobe, wird dann im HLA-Labor des Empfängerzentrums die Kreuzprobe mit aktuellem Serum und meist Lymphozyten aus der Milz der Spenderin bzw. des Spenders unmittelbar vor der Transplantation wiederholt (erweiterte, auch „warme" Kreuzprobe genannt).

— **Virtuelle Kreuzprobe**
Die Ergebnisse der Single Antigen Bead (SAB) Assays, mit denen man HLA-Antikörper mittels Multiplex Ansatz auf rekombinanten HLA-gebundenen Microbeads durchflusszytometrisch spezifizieren kann, werden in Verbindung mit der HLA-Typisierung der Spenderin bzw. des Spenders genutzt, um das mögliche Kreuzprobenergebnis der zellbasierten Kreuzprobe vorherzusagen und durch die erhöhte Sensitivität noch akkurater eine Verträglichkeit zu prognostizieren (Bielmann et al. 2007). Eine virtuelle Kreuzprobe wird positiv bewertet, wenn ein oder mehrere spezifische HLA-Antikörper im Serum der Empfängerin bzw. des Empfängers bekannt sind, die gegen Spender-Alloantigene gerichtet sind und die im Vorfeld durch Plausibilitätsprüfungen von Seiten des HLA-Labors als nicht akzeptabel definiert worden sind. Der Abgleich zwischen HLA-Antikörperspezifitäten und den Spender-Alloantigenen kann unmittelbar ein Ergebnis liefern und damit den Allokationsprozess beschleunigen. Unerlässlich sind die korrekte und komplette Bestimmung der HLA-Typisierung der Spenderin bzw. des Spenders und die zuverlässige Bestimmung des HLA-Antikörperprofils der Patientin bzw. des Patienten. Noch ist die virtuelle Kreuzprobe bei Eurotransplant nicht praktisch umgesetzt. Die Bemühungen gehen in diese Richtung und werden durch die kürzlich überarbeitete Richtlinie der Bundesärztekammer bestätigt.

Literatur

BÄK – Bundesärztekammer (2015) Richtlinien zur Organtransplantation gem. § 16 TPG. Richtlinie gemäß § 16 Abs. 1 S 1 Nr. 4 a) und b) TPG zur medizinischen Beurteilung von Organspendern und zur Konservierung von Spenderorganen. ► www.bundesaerztekammer.de/fileadmin/user_upload/downloads/pdf-Ordner/RL/RiliOrgaEmpfaengerschutzMedBeurt20150424.pdf. Zugegriffen: 28. Juni 2021

Bielmann D, Honger G, Lutz D, Mihatsch MJ, Steiger J, Schaub S (2007) Pretransplant risk assessment in renal allograft recipients using virtual crossmatching. Am J Transplant 7(3):626–632

Jaramillo A, Ramon DS, Stoll ST (2018) Technical aspects of crossmatching in transplantation. Clin Lab Med 38(4):579–593

Montgomery RA, Tatapudi VS, Leffell MS, Zachary AA (2018) HLA in transplantation. Nat Rev Nephrol 14(9):558–570

Süsal C, Opelz G (2012) Impact of HLA matching and HLA antibodies in organ transplantation: a collaborative transplant study view. Methods Mol Biol 882:267–277

S Süsal C, Seidl C, Schönemann C, Heinemann FM, Kauke T, Gombos P, Kelsch R, Arns W, Bauerfeind U, Hallensleben M, Hauser IA, Einecke G,

Blasczyk R (2015) Determination of unacceptable HLA antigen mismatches in kidney transplant recipients: recommendations of the German Society for Immunogenetics. Tissue Antigens. 86(5):317–23

Tait BD, Süsal C, Gebel HM, Nickerson PW, Zachary AA, Claas FH, Reed EF, Bray RA, Campbell P, Chapman JR, Coates PT, Colvin RB, Cozzi E, Doxiadis II, Fuggle SV, Gill J, Glotz D, Lachmann N, Mohanakumar T, Suciu-Foca N, Sumitran-Holgersson S, Tanabe K, Taylor CJ, Tyan DB, Webster A, Zeevi A, Opelz G (2013) Consensus guidelines on the testing and clinical management issues associated with HLA and non-HLA antibodies in transplantation. Transplantation 15, 95(1):19–47

Immunsuppression

Klemens Budde und Marcel Naik

Inhaltsverzeichnis

© Springer-Verlag GmbH Deutschland, ein Teil von Springer Nature 2022
A. Rahmel et al. (Hrsg.), *Repetitorium Transplantationsbeauftragte*,
https://doi.org/10.1007/978-3-662-62614-6_26

26

Mit dem Ziel einer effektiven Abstoßungs-prophylaxe bei akzeptablen Nebenwirkun-gen erhalten Transplantatempfängerinnen und -empfänger lebenslang eine immunsup-pressive Therapie. Die Art der Immunsup-pression hängt vom immunologischen Risiko ab, welches z. B. durch Vortransplantatio-nen, Blutgruppenkompatibilität, Anzahl der HLA-Übereinstimmungen und Vorhanden-sein von spezifischen Antikörpern beeinflusst wird. Wichtige Faktoren, die die langfristige Immunsuppression zusätzlich beeinflussen, sind der zeitliche Abstand zur Transplanta-tion, die Art und Schwere von Abstoßungs-episoden und die Verträglichkeit bzgl. Ne-benwirkungen der gewählten Immunsup-pressiva. Durch die Weiterentwicklung der immunsuppressiven Medikation, die bessere Diagnostik von Abstoßungen, Interaktionen und Nebenwirkungen der immunsuppres-siven Therapie, sowie eine optimierte Pro-phylaxe und Therapie von Nebenwirkungen hat sich das 1-Jahres Transplantatüberleben innerhalb der letzten 20 Jahre stetig verbes-sert.

26.1 Allgemeine Prinzipien

Die Immunsuppression wird lebenslang nach allogener Organtransplantation verab-reicht, um die dauerhaft bestehende Gefahr einer Abstoßungsreaktion zu minimieren. Aufgrund der immunsuppressiven Wirkung besteht ebenfalls die Gefahr einer Überim-munsuppression, die sich durch erhöhtes Auftreten von (opportunistischen) Infekti-onen und langfristig auch der Entstehung maligner Tumore zeigt.

> Heute wird eine kombinierte immunsup-pressive Therapie eingesetzt, um durch synergistische Wirkungsverstärkung die dosisabhängigen Nebenwirkungen der einzelnen Medikamente zu minimie-ren. Dabei greifen die verschiedenen im-munsuppressiven Medikamente in unter-

schiedliche Prozesse der Immunantwort ein und erzielen dabei bei geringerer Do-sierung in einer Kombinationstherapie eine deutlich bessere Effektivität (Hallo-ran 2004).

Eine effektive Prophylaxe von Rejektionen mit akzeptablen Nebenwirkungen ist das Ziel der Immunsuppression.

Der in früheren Jahren häufige Trans-plantatverlust aufgrund einer akuten Re-jektion wird heute kaum noch beobachtet, auch bedingt durch eine bessere Charakte-risierung von HLA-Antikörpern vor Trans-plantation (▶ Kap. 25). Aufgrund der ver-besserten immunsuppressiven Medikation, der besseren Diagnostik, Prophylaxe und Therapie von Nebenwirkungen hat sich das 1-Jahres Transplantatüberleben innerhalb der letzten 20 Jahre stetig verbessert.

> Akute Abstoßungsreaktionen (Rejektio-nen) lassen sich im ersten Jahr nach Nie-rentransplantation auf unter 15–20 % re-duzieren.

Allerdings zeigt sich eine Stagnation der langfristigen Ergebnisse, unter anderem auch durch die zunehmende Akzeptanz von älteren Empfängerinnen und Empfängern und von Organen mit erweiterten Spender-kriterien („marginale Organe") (Coemans et al. 2018).

Heute sind Tod mit funktionierendem Transplantat neben der chronischen, pro-gressiven Transplantatdysfunktion (frü-her als „chronische Abstoßung" oder als „chronische Transplantatnephropathie" be-zeichnet) die häufigsten Ursachen für den Transplantatverlust. Bei der Niere wird die chronische Dysfunktion aufgrund des unspezifischen Erscheinungsbildes heut-zutage histologisch als IF/TA (interstiti-elle Fibrose/tubuläre Atrophie) bezeich-net, dem ein nicht näher charakterisierter Nephronschaden und Nephronverlust zu-grunde liegt. Neben immunologischen Ursachen (vor allem gegen das Transplantat gerichtete HLA-Antikörper) können auch nicht-immunologische Ursachen (beispielsweise Medikamententoxizität, Infektionen, Hypertonie, Ischämie-/Reperfusionsschaden, Spenderalter oder spenderbedingte Vorschäden) eine chronische Transplantatdysfunktion bzw. das histologische Bild der IF/TA verursachen. Das Hauptziel der immunsuppressiven Therapie in Zukunft wird es sein, die Langzeitfunktion der transplantierten Organe nicht zu kompromittieren und die chronische Transplantatdysfunktion zu minimieren.

Da das Risiko einer akuten Rejektion in der Frühphase nach Transplantation (innerhalb der ersten 3–6 Monate) am höchsten ist, wird die Immunsuppression im Zeitverlauf nach Transplantation durch Dosisreduktion der Immunsuppressiva und/oder Reduktion der Anzahl der eingesetzten Medikamente adaptiert. In erster Linie bedeutet dies neben einer Induktionstherapie, die nur eine begrenzte Wirkdauer hat, eine Reduktion der Steroide und der Calcineurin-Inhibitoren im weiteren Verlauf nach Transplantation.

26.2 Nebenwirkungen der Immunsuppression

❯ Aufgrund der Wirkung immunsuppressiver Medikamente kann es durch eine Überimmunsuppression zu opportunistischen Infektionen und Entstehung von Malignomen kommen (Fishman 2017).

Weiterhin kommt es, je nach Art des Immunsuppressivums, vor allem zu einer Erhöhung kardiovaskulärer Risikofaktoren wie Hypertonie, Diabetes, Hyperlipidämie und Nephrotoxizität. Da kardiovaskuläre Todesursachen der häufigste singuläre Grund für den Tod nach Nierentransplantation sind, ist eine deutliche Reduktion der kardiovaskulären Nebenwirkungen ein wichtiges Ziel zukünftiger immunsuppressiver Kombinationstherapien. Generell ist allerdings festzuhalten, dass aufgrund der Wiederherstellung der Nierenfunktion die kardiovaskuläre Mortalität von Nierentransplantierten im Vergleich zur Dialysepopulation signifikant reduziert ist (Wolfe et al. 1999) (▶ Kap. 27). Infektionen und Malignome zusammen bedingen annähernd 50 % der Todesfälle nach Nierentransplantation und sind ein klarer Hinweis auf eine Überimmunsuppression im Langzeitverlauf.

❯ Aus diesem Grund ist ein regelmäßiges Screening für kardiovaskuläre und maligne Erkrankungen notwendig.

Hier die richtige Balance zu finden, um einerseits eine effektive Immunsuppression zu erreichen, gleichzeitig aber die Langzeitfolgen der Immunsuppressiva zu minimieren, bleibt eine ständige Herausforderung in der Nachsorge.

26.3 Initiale Immunsuppression bei Erwachsenen

Wie oben ausgeführt, nutzt die aktuelle Standardimmunsuppression heute sehr effektiv die synergistischen Wirkmechanismen der eingesetzten Immunsuppressiva.

❯ Laut Leitlinien wird für die Nierentransplantation aktuell initial in der Regel eine 4-fach Therapie empfohlen.

Diese Therapie besteht aus folgenden Wirkstoffklassen:
- Calcineurin-Inhibitoren (Tacrolimus/ Cyclosporin)
- Mycophenolat
- Steroide (Methylprednisolon oder Prednisolon)

— Induktionstherapie (Basiliximab oder ATG bei Risikopatienten)

26 ❯ Die Art der initialen Immunsuppression hängt im Wesentlichen von der immunologischen Risikokonstellation zwischen Spenderin bzw. Spender und Empfängerin bzw. Empfänger ab, z. B. Vortransplantation, Blutgruppenkompatibilität, Anzahl der HLA-Übereinstimmungen, Vorhandensein von spezifischen Antikörpern.

26.4 Immunsuppression im Verlauf

Wichtige Faktoren, die die langfristige Immunsuppression beeinflussen sind, neben dem immunologischen Risiko, die Zeit nach der Transplantation, Art und Schwere von Abstoßungsepisoden und die Verträglichkeit bzgl. Nebenwirkungen der Immunsuppressiva.

— **Geringes Abstoßungsrisiko**
Als niedriges Abstoßungsrisiko gelten Ersttransplantationen, eine gute HLA-Übereinstimmung, kein Nachweis spezifischer Antikörper und eine Lebendspende genetisch Verwandter.

— **Hohes Abstoßungsrisiko**
Ein hohes Risiko haben Wiederholungstransplantationen, der Nachweis von präformierten HLA-Antikörpern, mehr als 4 HLA-Mismatches sowie eine Lebendspende zwischen genetisch Nicht-Verwandten.

Bei niedrigem immunologischem Risiko kann auch eine Dreifach-Therapie bestehend aus Calcineurin-Inhibitor, Kortikosteroiden und Mycophenolat eingesetzt werden. Bei Standardrisiko oder höheren Risikokonstellationen wird zudem eine Induktionstherapie mit IL-2-Rezeptor Antikörpern (Basiliximab) oder depletierenden Antikörpern (z. B. ATG oder Rituximab) durchgeführt. In Abhängigkeit von der individuellen Konstellation Transplantatempfängerin bzw. -empfänger / Nierentransplantat, den Komorbiditäten der Transplantatempfängerin bzw. des -empfängers und den spezifischen Nebenwirkungen wird im Verlauf nach Nierentransplantation eine Adaptation und Individualisierung der Immunmedikation durchgeführt. Dadurch soll eine Reduktion der Nebenwirkungen erreicht werden, um die Morbidität und Mortalität zu reduzieren aber auch, um die Adhärenz der Patientinnen und Patienten zu gewährleisten. Retardierte Formulierungen von Tacrolimus helfen, die Adhärenz zu steigern (Glander et al. 2018, Hellstrom et al. 2017).

— **Immunsuppression bei Kindern**
Bei Kindern erfolgt die Immunsuppression mit den gleichen Immunsuppressiva wie bei Erwachsenen. Hier erfolgt entsprechend der Körperoberfläche eine Dosierungsadaptation. Zudem wird aufgrund der Kortison-Nebenwirkung (Hemmung des Körperwachstums, Beeinflussung des Knochenstoffwechsels) eine rasche Steroidreduktion angestrebt. Die Nierentransplantation von Kindern gehört sowohl operativ als auch internistisch-nephrologisch-pädiatrisch und anästhesiologisch in spezialisierte pädiatrische Nierentransplantationszentren.

26.5 Wirkstoffe

26.5.1 Calcineurin-Inhibitoren (CNI)

Calcineurin-Inhibitoren hemmen Calcineurin. Dieses Enzym aktiviert durch Dephosphorylierung den Transkriptionsfaktor NFAT (nuclear factor of activated T cells). Dieser aktiviert die Interleukinsynthese, insbesondere Interleukin-2, das für die autokrine Stimulation (Signal 2) der T-Zellaktivierung notwendig ist (Halloran 2004).

- **Cyclosporin** revolutionierte Anfang der 80er Jahre die Transplantation durch seine hervorragende Inhibition der T-Zellaktivierung bei vergleichsweise moderaten Nebenwirkungen. Allerdings ist Cyclosporin nephrotoxisch. Weitere Nebenwirkungen sind Hypercholesterinämie, arterielle Hypertension, Hirsutismus, Akne und Obstipation sowie eine Gingivahypertrophie. Aufgrund des engen therapeutischen Fensters und vielfältiger Arzneimittelwechselwirkungen muss regelmäßig ein therapeutisches Medikamentenmonitoring mit Blutspiegelmessungen durchgeführt werden.
- Aufgrund einer geringeren Rate von Abstoßungsreaktionen gilt **Tacrolimus** als der potentere Calcineurininhibitor und wird heute bevorzugt eingesetzt. Gegenüber Cyclosporin wird eine höhere Rate von Diabetes mellitus, Tremor, Kopfschmerzen, gastrointestinaler Affektion (Diarrhoe, Übelkeit, Erbrechen) sowie Haarverlust und Hypomagnesiämie beobachtet. Auch für Tacrolimus wird eine Vielzahl von Medikamenteninteraktionen beschrieben und es ist ein therapeutisches Monitoring mit Bestimmung der Talspiegel notwendig.

Beide CNI's haben als Hauptproblem eine ausgeprägte Nephrotoxizität. Der Langzeiteinsatz dieser Medikamente nach Nierentransplantation ist somit eine der Hauptursachen für die Entstehung einer chronischen Transplantatdysfunktion.

In Metaanalysen, welche die beiden CNI's miteinander verglichen haben, zeigten sich ähnliche Ergebnisse in Bezug auf Transplantat- und Patientenüberleben, auch wenn die Abstoßungsraten unter Tacrolimus signifikant geringer waren als unter Cyclosporin. Deshalb sollte die Auswahl von Cyclosporin oder Tacrolimus in Abhängigkeit von der Morbidität der Empfängerin bzw. des Empfängers und den Nebenwirkungen des jeweiligen CNI erfolgen. In aktuellen Studien zur Immunsuppression wird derzeit versucht, die CNIs weiter zu minimieren oder sogar zu eliminieren.

> Eine Umstellung auf retardierte Tacrolimusformulierungen kann zur Steigerung der Adhärenz und stabileren Tacrolimusspiegeln führen.

26.5.2 Mycophenolat (Mycophenolatmofetil oder Mycophenolatnatrium)

Mycophenolat gehört heute zur Standard-Immunsuppression nach Nierentransplantation. Mycophenolsäure inhibiert die Inosinmonophosphat-Dehydrogenase (IMPDH), dies wiederum führt zur Beeinflussung der Synthese von Guanosin im de-novo Purin-Weg. Da die Proliferation der Lymphozyten stark von der de-novo Purinsynthese abhängt, führen IMPDH-Inhibitoren zu einer gezielten Immunsuppression der Lymphozyten.

In Kombination mit Prednisolon und CNI führt die Anwendung von Mycophenolaten zu einer verminderten Abstoßungsrate. Diese Verminderung ist signifikant besser als die unter dem früher verwendeten Antimetaboliten Azathioprin. Gastrointestinale Nebenwirkungen (insbesondere Diarrhoe) und Knochenmarkstoxizität sind Hauptprobleme der Substanz. Eine weitere Nebenwirkung ist die höhere Inzidenz von CMV-Infektionen und Polyoma-Nephropathien (insbesondere in Kombination mit Tacrolimus). Hier muss entsprechend eine engmaschige Kontrolle erfolgen. Zu beachten ist weiterhin, dass Frauen, die eine Schwangerschaft planen, Mycophenolat aufgrund der Entstehung von Ohrfehlbildungen beim Fetus nicht anwenden sollen (Hoeltzenbein et al. 2012; Chittka und Hutchinson 2017).

26

Neben Mycophenolatmofetil existiert eine enterische Formulierungsform mit Mycophenolatnatrium.

> ❯ Gastrointestinale Nebenwirkungen können durch Umverteilung der Dosis auf mehrfache Einzelgaben vermindert werden.

26.5.3 Azathioprin

Azathioprin, früher neben Steroiden als Standard-Immunsuppressivum eingesetzt, ist ein Vorläufer des 6-Mercaptopurin, welches die Nucleotidsynthese inhibiert und heute ein Reserve-Immunsuppressivum für Patientinnen und Patienten, die Mycophenolat nicht vertragen oder in der Schwangerschaft sind (Chittka und Hutchinson 2017). Neben Blutbildungsstörungen, gastrointestinalen Nebenwirkungen (Durchfall, Erbrechen, Nausea) und Pankreatitis ist auch eine erhöhte Inzidenz von Hautkrebsarten im Langzeitverlauf zu beobachten (Campistol et al. 2004).

26.5.4 Steroide

Prednisolon bzw. Methylprednisolon ist ein potentes unspezifisch anti-inflammatorisches Medikament, welches mit der NF-κb Signaltransduktion interferiert. Aufgrund der multiplen Nebenwirkungen werden die Steroide nach Transplantation zügig schrittweise reduziert. Insbesondere bei gleichzeitiger Therapie mit Tacrolimus werden wegen der sehr niedrigen Abstoßungsraten, in einigen Zentren bei Patientinnen und Patienten mit niedrigem immunologischem Risiko die Steroide bereits nach 3–12 Monaten sogar komplett abgesetzt. Unklar ist, ob im Langzeitverlauf ein komplettes Absetzen der Steroide gegenüber einer Steroidreduktion von Vorteil ist, wobei es beim Absetzen zur weiteren Vermeidung steroidassoziierter Nebenwirkungen kommt und insbesondere die kardiovaskulären Risikofaktoren (Diabetes, Hypertonie, Hyperlipidämie) reduziert werden.

26.5.5 mTOR-Inhibitoren

Sirolimus und Everolimus inhibieren den „mammalian target of rapamycin (mTOR)", unterdrücken die Lymphozyten-Proliferation und -differenzierung und blockieren Zytokinsignale für die T-Zell-proliferation. mTOR-Inhibitoren in Kombination mit CNI's verhindern Rejektionen genauso effektiv wie die Standardtherapie (CNI mit Mycophenolat), jedoch resultiert die Kombination von mTOR-Inhibitoren mit CNI's in einer verstärkten Nebenwirkungsrate und Nephrotoxizität.

Nebenwirkungen der mTOR-Inhibitoren sind Knochenmarkstoxizität, Hyperlipidämie, Ödeme, Proteinurie und reduzierte Fertilität sowie eine vermehrte Entwicklung einer Pneumonitis. Im zeitlichen Zusammenhang mit Operationen wurden vermehrt Wundheilungsstörungen und Lymphozelenbildungen beobachtet.

Ab dem 3. Monat nach Transplantation können CNI's relativ sicher durch mTOR-Inhibitoren ersetzt werden, jedoch nicht in der Anfangsphase nach einer Nierentransplantation. Aufgrund des antiproliferativen Effektes und der verminderten Inzidenz von Malignomen kann eine Änderung der Immunsuppression von CNI's auf mTOR-Inhibitoren bei Hauttumoren oder anderen Tumorerkrankungen sinnvoll sein. Dies gilt insbesondere bei der Entstehung und Behandlung des Kaposi-Sarkoms nach Nierentransplantation (Coemans et al. 2018, Campistol et al. 2004).

26.5.6 Interleukin-2-Rezeptor-Antikörper

Basiliximab ist ein IL-2R-Antikörper, der in der Frühphase der Transplantation die Abstoßungsreaktion um bis zu 40 % reduzieren kann (Ponticelli 2014). Es hemmt die autokrine IL-2-Stimulation durch Inhibition des Rezeptors (Signal 2 der T-Zellaktivierung) (Halloran 2004). Basiliximab ist als Induktions-Immunsuppressivum in den Richtlinien bei Patientinnen und Patienten mit niedrigem immunologischem Risiko empfohlen. Zudem ermöglicht die Gabe des IL-2-Rezeptorantikörpers eine frühe Steroid- und CNI-Reduktion nach Transplantation.

26.5.7 T-Zell-depletierende Antikörper

Polyklonales Anti-T-Lymphozyten Globulin (ATG), und der monoklonale anti-CD52 Antikörper Alemtuzumab (Campath 1-H) führen zu einer sofortigen und deutlichen Reduktion der T-Zellen. In klinischen Studien reduzieren sie die Abstoßungsraten, sodass aufgrund der hochpotenten Immunsuppression eine frühzeitige Steroidreduktion erfolgen kann. Ein besseres Langzeitüberleben der Patientinnen und Patienten ist für die depletierenden Antikörper nicht dokumentiert. Opportunistische Infektionen und Tumorentstehung, hier insbesondere das PTLD (post-transplantation-lymphoproliferative disorder) sind vermehrt beschrieben worden (Marks et al. 2011). Aktuell empfehlen die Leitlinien die Anwendung dieser Präparate nur bei hochimmunisierten Patientinnen und Patienten oder bei schweren therapierefraktären Abstoßungen (Hill et al. 2017; Gubensek et al. 2016).

26.5.8 Belatacept

Die Co-Stimulationsblockade durch Belatacept wurde 2011 in Europa und in den USA zugelassen. Durch Bindung an CD80/86 Oberflächenmoleküle auf antigenpräsentierenden Zellen unterbricht Belatacept die Interaktion des CD28-Rezeptors auf T-Zellen und somit die T-Zellaktivierung, was letztlich zur Apoptose führt. Belatacept wird alle 4 Wochen i. v. als Infusion appliziert und zeigt in den Studien eine dem Cyclosporin vergleichbare Wirkung. Belatacept hat dabei im Vergleich weniger kardiovaskuläre Nebenwirkungen, eine deutlich bessere Nierenfunktion, weniger HLA-Antikörper, niedrigere Lipidspiegel und bessere Blutdruckwerte (Vincenti et al. 2016, Siddiqui et al. 2017, Durrbach et al. 2016). Über ein vermehrtes Auftreten von Abstoßungen und Herpesvirus-Infektionen sowie PTLD wurde berichtet (Siddiqui et al. 2017).

26.5.9 Rituximab

Dieser monoklonale Antikörper bindet an die CD20-Oberflächenmoleküle der B-Zellen und führt zur B-Zelldepletion. Die Depletion der peripheren B-Zellen beeinflusst die Entwicklung von Plasmazellen ebenso wie die Antigenpräsentation und andere immunmodulatorische Effekte der B-Zellen. Aktuell existieren nur kleinere Studien zu Rituximab, z. B. bei AB0-inkompatiblen Transplantationen, bei humoralen Abstoßungen oder bei Rekurrenz einer fokalen Glomerulosklerose nach Nierentransplantation (Zhang 2018, Waiser et al. 2012, Fehr et al. 2009). Diese dokumentieren eine überwiegend sichere Anwendung bei Transplantationspatientinnen und -patienten, auch wenn der gewünschte Therapieeffekt höchst umstritten ist (Sood und Hariharan 2018; Moreso et al. 2018). Als Nebenwirkung kann bei Applikation eine fieberhafte allergische Reaktion ähnlich einer septischen Reaktion auftreten.

26.5.10 i.v. Immunglobuline/ Plasmapherese

Der Mechanismus der Immunmodulation durch die Applikation von Immunglobulinen ist unklar. Letztlich führt deren Anwendung zur Reduktion von Antikörpern und kann somit in der Behandlung der akuten humoralen Rejektion eingesetzt werden (Gubensek et al. 2016; Waiser et al. 2012; Moreso et al. 2018).

Eine Plasmapherese oder Immunadsorption führt zur Entfernung von Antikörpern und kann durch verschiedene Techniken erfolgen (Doppelfiltration, Zentrifugation, Immunadsorption, gegen Albumin oder FFP). Sie hat insbesondere ihre Bedeutung in der AB0-Blutgruppen-inkompatiblen Transplantation oder in der Behandlung der humoralen Abstoßung.

26.6 Behandlung einer Abstoßungsreaktion (Rejektion)

Generell sollte eine Abstoßungsreaktion histologisch durch eine Punktion der Transplantatniere verifiziert werden. Die Abstoßung wird in zellulär vermittelte und humorale Abstoßungen eingeteilt.

Eine zelluläre Abstoßungsreaktion wird üblicherweise mit einer parenteralen Applikation von Methylprednisolon (500 mg bis 1 g pro Tag) über 3 Tage durchgeführt. Die Umstellung von z. B. Cyclosporin auf Tacrolimus ist eine weitere Option, ebenso die Gabe von ATG

bei steroidrefraktärer Rejektion (Nankivell und Alexander 2010).

Bei akuter humoraler Abstoßungsreaktion sollte zusätzlich die Bestimmung von HLA-Antikörpern erfolgen. Aufgrund der schlechten Evidenzlage ist die Behandlung weitgehend empirisch und zentrumsabhängig. Eine Steroidbolus-Gabe sowie die Plasmapherese und/oder Immunadsorption zur Entfernung der Antikörper sind Hauptbestandteil der Therapie. Die Konversion von Cyclosporin auf Tacrolimus wird in der Regel durchgeführt und die Gabe von intravenösen Immunglobulinen, ATG und Rituximab kann erwogen werden. Eine schwere humorale Abstoßung hat weiterhin eine schlechte Langzeitprognose (Sood und Hariaran 2018).

26.7 Behandlung der chronischen Allograft Dysfunktion – IF/TA

Ein Großteil der Patientinnen und Patienten verliert die Transplantatniere aufgrund einer chronischen Transplantatdysfunktion, die in der Histologie zumeist eine unspezifische interstitielle Fibrose und tubuläre Atrophie (IF/TA) zeigt. Zur Klärung der Genese einer schleichenden Transplantatverschlechterung und/oder einer Proteinurie sollte rechtzeitig eine Biopsie erfolgen. Differentialdiagnosen sind u. a. die chronische CNI-assoziierte Nephrotoxizität, Infektionen, die Rekurrenz der Grunderkrankung und chronisch humorale Rejektion. Die Konversion zu einer CNI-freien Immunsuppression mit Belatacept, mTOR-Inhibitoren oder Mycophenolat kann möglicherweise eine Progression verlangsamen (Vincenti et al. 2016, Siddiqui et al. 2017, Pérez-Sáez et al. 2018). Allgemeine Maßnahmen sind zudem die optimale Behandlung von arterieller Hypertension, Hyperlipidämie, Diabetes mellitus, Anämie und Azidose (Voora und Adey 2019).

Literatur

Campistol JM, Gutierrez-Dalmau A, Torregrosa JV (2004) Conversion to sirolimus: a successful treatment for posttransplantation Kaposi's sarcoma. Transplantation 77(5):760–762

Campistol S (2007). Kaposi's sarcoma in renal transplant recipients--the impact of proliferation signal inhibitors, Nephrol Dial Transplant. 2007 May;22 Suppl 1:i17–22. doi: 10.1093/ndt/gfm089.

Chittka D, Hutchinson JA (2017) Pregnancy after renal transplantation. Transplantation 101(4):675–678

Coemans M, Süsal C, Döhler B, Anglicheau D, Giral M, Bestard O, Legendre C, Emonds MP, Kuypers D, Molenberghs G, Verbeke G, Naesens M (2018) Analyses of the short- and long-term graft survival after kidney transplantation in Europe between 1986 and 2015. Kidney Int 94(5):964–973

Durrbach A, Pestana JM, Florman S, Del Carmen RM, Rostaing L, Kuypers D, Matas A, Wekerle T, Polinsky M, Meier-Kriesche HU, Munier S, Grinyó JM (2016) Long-term outcomes in belatacept-versus cyclosporine-treated recipients of extended criteria donor kidneys: final results from BENEFIT-EXT, a phase iii randomized study. Am J Transplant 16(11):3192–3201

Fehr T, Rüsi B, Fischer A, Hopfer H, Wüthrich RP, Gaspert A (2009) Rituximab and intravenous immunoglobulin treatment of chronic antibody-mediated kidney allograft rejection. Transplantation 87(12):1837–1841

Fishman JA (2017) Infection in organ transplantation. Am J Transplant 17:856–879

Glander P, Waiser J, Kasbohm S, Friedersdorff F, Peters R, Rudolph B, Wu K, Budde K, Liefeldt L (2018) Bioavailability and costs of once-daily and twice-daily tacrolimus formulations in de novo kidney transplantation. Clin Transplant. 32(8):e13311

Gubensek J, Buturovic-Ponikvar J, Kandus A, Arnol M, Lindic J, Kovac D, Rigler AA, Romozi K, Ponikvar R (2016) Treatment of antibody-mediated rejection after kidney transplantation – 10 years' experience with apheresis at a single center. Ther Apher Dial 20(3):240–245

Halloran PF (2004) Immunosuppressive drugs for kidney transplantation. N Engl J Med 351(26):2715–2729

Hellström V, Lorant T, Döhler B, Tufveson G, Enblad G (2017) High posttransplant cancer incidence in renal transplanted patients with pretransplant cancer. Transplantation 101(6):1295–1302

Hill P, Cross NB, Barnett AN, Palmer SC, Webster AC (2017) Polyclonal and monoclonal antibodies for induction therapy in kidney transplant recipients. Cochrane Database Syst Rev. 1(1):CD004759

Hoeltzenbein M, Elefant E, Vial T, Finkel-Pekarsky V, Stephens S, Clementi M, Allignol A, Weber-Schoendorfer C, Schaefer C (2012) Teratogenicity of mycophenolate confirmed in a prospective study of the european network of teratology information services. Am J Med Genet A 158A(3):588–596

Marks WH, Ilsley JN, Dharnidharka VR (2011) Posttransplantation lymphoproliferative disorder in kidney and heart transplant recipients receiving thymoglobulin: a systematic review. Transplant Proc 43(5):1395–1404

Moreso F, Crespo M, Ruiz JC, Torres A, Gutierrez-Dalmau A, Osuna A, Perelló M, Pascual J, Torres IB, Redondo-Pachón D, Rodrigo E, Lopez-Hoyos M, Seron D (2018) Treatment of chronic antibody mediated rejection with intravenous immunoglobulins and rituximab: A multicenter, prospective, randomized, double-blind clinical trial. Am J Transplant 18(4):927–935

Nankivell BJ, Alexander SI (2010) Rejection of the kidney allograft. N Engl J Med 363(15):1451–1462

Pérez-Sáez MJ, Yu B, Uffing A, Murakami N, Borges TJ, Azzi J, El Haji S, Gabardi S, Riella LV (2018) Conversion from tacrolimus to belatacept improves renal function in kidney transplant patients with chronic vascular lesions in allograft biopsy. Clin Kidney J 12(4):586–591

Ponticelli C (2014) Basiliximab: efficacy and safety evaluation in kidney transplantation. Expert Opin Drug Saf 13(3):373–381

Siddiqui Z, Tedesco-Silva H (2017) Riella LV (2017) Belatacept in kidney transplantation – past and future perspectives. J Bras Nefrol 39(2):205–212

Sood P, Hariharan S (2018) Anti-CD20 blocker rituximab in kidney transplantation. Transplantation 102(1):44–58

Vincenti F, Rostaing L, Grinyo J, Rice K, Steinberg S, Gaite L, Moal MC, Mondragon-Ramirez GA, Kothari J, Polinsky MS, Meier-Kriesche HU, Munier S, Larsen CP (2016) Belatacept and long-term outcomes in kidney transplantation. N Engl J Med 374(4):333–343

Voora S, Adey DB (2019) Management of kidney transplant recipients by general nephrologists: core curriculum 2019. Am J Kidney Dis 73(6):866–879

Waiser J, Budde K, Schütz M, Liefeldt L, Rudolph B, Schönemann C, Neumayer HH, Lachmann N (2012) Comparison between bortezomib and rituximab in the treatment of antibody-mediated renal allograft rejection. Nephrol Dial Transplant 27(3):1246–1251

Wolfe RA, Ashby VB, Milford EL, Ojo AO, Ettenger RE, Agodoa LY, Held PJ, Port FK (1999) Comparison of mortality in all patients on dialysis, patients on dialysis awaiting transplantation, and recipients of a first cadaveric transplant. N Engl J Med. 341(23):1725–30.

Zhang R (2018) Donor-specific antibodies in kidney transplant recipients. Clin J Am Soc Nephrol 13(1):182–192

26

Transplantation – Organspezifisch

Nierentransplantation

Tobias Bergler und Bernhard Banas

Inhaltsverzeichnis

© Springer-Verlag GmbH Deutschland, ein Teil von Springer Nature 2022
A. Rahmel et al. (Hrsg.), *Repetitorium Transplantationsbeauftragte,*
https://doi.org/10.1007/978-3-662-62614-6_27

27

Die Nierentransplantation (NTx) stellt ein sicheres, etabliertes und effektives Therapiekonzept in der Versorgung von Patientinnen und Patienten mit terminalen Nierenerkrankungen dar. Trotz der bestehenden Evidenzlage ist die Entscheidung zur NTx immer eine auf den individuellen Fall abzustimmende Entscheidung, da mit der Dialyse eine alternative Behandlungsmethode zur Verfügung steht. Eine konsequente und zeitlich unlimitierte Nachsorge nach NTx – in Kooperation zwischen den niedergelassenen Nephrologinnen und Nephrologen sowie dem jeweiligen Transplantationszentrum – ist unabdingbare Voraussetzung für ein optimales Outcome. Der ausgeprägte Spenderorganmangel erfordert zum einen gesellschaftliche und politische Diskussionen, um in Bezug auf die Organspende und -transplantation systemrelevante Verbesserungen zu erzielen, zum anderen die Entwicklung neuer wissenschaftlicher Konzepte, um dem terminalen Nierenversagen vorzubeugen und alternative Behandlungskonzepte zu etablieren.

Über 60 Jahre nach der ersten langfristig erfolgreichen Nierentransplantation stellt diese heutzutage ein sicheres, etabliertes und effektives Therapiekonzept in der Versorgung von Patientinnen und Patienten mit terminalen Nierenerkrankungen dar. Grundlegende Voraussetzungen für eine erfolgreiche Nierentransplantation sind die Entschlüsselung relevanter immunologischer Fragen, die zunehmenden Möglichkeiten optimierter, auf den individuellen Fall und sein immunologisches und nicht-immunologisches Risikoprofil abgestimmter immunsuppressiver Konzepte und eine konsequente, qualifizierte Nachsorge. Jedoch gefährden der anhaltende und sich aggravierende Mangel an Spenderorganen und die damit einhergehende Zunahme an Wartezeit nicht nur die erreichbaren Erfolge nach Nierentransplantation, sondern in direkter Konsequenz auch das Leben betroffener Patientinnen und Patienten.

27.1 Indikation zur Nierentransplantation

Die Indikation zur Nierentransplantation sollte bei allen nephrologischen Patientinnen und Patienten mit einer höhergradigen Nierenfunktionseinschränkung (CKD-Stadium 4/5; eGFR < 20 ml/min/1,73qm) (Andrews et al. 2018), sowie bei allen dialysepflichtigen Patientinnen und Patienten zeitnah nephrologisch-fachärztlich überprüft werden.

> Die häufigsten Gründe für eine terminale, dialysepflichtige Niereninsuffizienz stellen die diabetische, sowie die hypertensive Nephropathie (>50 % der Fälle) dar. Weitere Ursachen sind in primären Nierenerkrankungen, wie der IgA-Nephropathie, der polyzystischen Nierenerkrankung (ADPKD), Glomerulonephritiden, interstitiellen Nierenerkrankungen und anderen zu finden. In etwa 10–15 % der Fälle bleibt die Grunderkrankung unbekannt, zumeist war dann bei bereits präterminaler Erkrankung auf eine Nierenbiopsie verzichtet worden.

Zum 31.12.2018 warteten 7.526 transplantabel gemeldete Patientinnen und Patienten in Deutschland auf eine Niere, wobei im gleichen Jahr 2.291 Patientinnen und Patienten erfolgreich nierentransplantiert wurden (1.653 (72,2 %) Patientinnen und Patienten postmortal, 638 (27,8 %) nach Nierenlebendspende) (DSO 2018). Eine präemptive Transplantation, also eine Transplantation vor Eintritt der Dialysepflichtigkeit, wie es bei Nierenlebendtransplantation oder im Rahmen einer kombinierten Niere-Pankreas-Transplantation möglich ist, wird in internationalen Untersuchungen in ca. 1/3 der Fälle erreicht (Davis 2010; Dudley und Harden 2011).

> Es besteht die klare Evidenz, dass bei medizinisch geeigneten Patientinnen und Patienten die Nierentransplantation das beste Nierenersatzverfahren ist und sich gegenüber Dialyseverfahren (Hämodialyse und Peritonealdialyse) mit einer signifikant verbesserten Lebensqualität und -erwartung auszeichnet.

Große Registerstudien belegen, dass eine Nierentransplantation im Vergleich mit dem Verbleib an der Dialyse vorteilhaft ist (Wolfe et al. 1999, Toneli et al. 2011). Wolfe und Team konnten in ihrer Arbeit an über 220.000 Patientinnen und Patienten zeigen, dass die Langzeitmortalität transplantierter Patientinnen und Patienten um 48–82 % unter der von auf der Warteliste verbliebenen Patientinnen und Patienten liegt (Wolfe et al. 1999). Konkret bedeutet dies, dass die Lebenserwartung eines 20-jährigen Dialysepatienten bei 21,8 Jahren, die eines gleichalten, transplantierten Patienten bei 43,8 Jahren liegt (Kramer et al. 2018). Jüngere Untersuchungen konnten darüber hinausgehend zeigen, dass dieser Vorteil bestehen bleibt, wenn Organe von Spenderinnen oder Spendern über 65 Jahre (Lloveras et al. 2015) oder Organe mit erweiterten Spenderkriterien (ECD-Organe) (Perez-Sez et al. 2017) verwendet wurden.

Eine häufig verwendete Definition von Extended Criteria Donor (ECD) unterscheidet zwischen
- Spenderinnen oder Spendern im Alter von 60 Jahren und älter oder
- Spenderinnen oder Spendern über 50 Jahre mit mindestens 2 additiven Risikofaktoren (arterielle Hypertonie, Serumkreatinin > 1,5 mg/dl, Tod aufgrund eines cerebrovaskulären Ereignisses).

Trotz der bestehenden Evidenzlage ist die Entscheidung zur Nierentransplantation immer eine auf den individuellen Fall und die existierenden Komorbiditäten abzustimmende Entscheidung, da im Vergleich mit anderen Formen der soliden Organtransplantation, wie z. B. der Herz- oder Lebertransplantation mit der Dialyse eine etablierte, alternative Behandlungsmethode zur Verfügung steht.

Im internationalen Vergleich ist der Anteil der zur Nierentransplantation gelisteten Patientinnen und Patienten in Deutschland, bezogen auf alle terminal, nierenerkrankten Patientinnen und Patienten, mit ca. 15–18 % niedrig im Vergleich zu bis zu 50 % in Australien oder Schweden. Zudem berichten Spanien, Irland und Österreich, dass dort mehr Patientinnen und Patienten mit einer transplantierten Niere leben, als aktuell dialysiert werden (DTG 2019). Einschränkend muss zudem angeführt werden, dass für Deutschland valide statistische Daten fehlen, eine Lücke, die hoffentlich mit der Schaffung eines bundesweit einheitlichen Transplantationsregisters geschlossen wird. In diesem Register werden die Daten von nierentransplantierten Patientinnen und Patienten, Patientinnen und Patienten nach Lebendnierenspende, aber auch auf der Warteliste befindlichen Patientinnen und Patienten verpflichtend zusammengeführt.

> Das mittlere 5-Jahres-Überleben transplantierter, postmortaler Transplantatnieren (Organüberleben, nicht Patientenüberleben) beträgt in Deutschland derzeit ca. 72 %, nach Nierenlebendtransplantation ca. 85 %.

Neben der Art der Nierentransplantation, spielen aber unter anderem auch die Anzahl der HLA-Antigen-Unterschiede und die Zahl der Re-Transplantationen für das Transplantatüberleben eine wichtige Rolle (▶ Kap. 25).

Rückläufige Organspendezahlen werden in Deutschland kontinuierlich seit 2010, also noch vor dem sog. Allokationsskandal (2012), registriert. Insgesamt sank die Zahl der in Summe gespendeten Organe von

2013 bis 2017 von 3.035 Organen auf 2.594 Organe. Im gleichen Zeitraum ging die Zahl der gespendeten Nieren um 178 zurück (DSO 2018), was zu einer durchschnittlichen Wartezeit für eine Nierentransplantation von aktuell ca. 6–8 Jahren führt. Berücksichtigt man zudem, dass z. B. Kinder, Null-Mismatch-Konstellationen, Hochdringliche und Alte bevorzugt transplantiert werden, dann ist für Patientinnen und Patienten zwischen 18 und 64 Jahren mit einer Wartezeit von bis zu 10 Jahren zu rechnen. Dies hat erhebliche Konsequenzen für die Wartelistenpatientinnen und -patienten. Von 3.236 Abgängen von der Nierenwarteliste in 2018 wurden (inklusive Organ-Lebendspenden) nur 2.291 durch die Realisation einer Transplantation erreicht, aber 427 verstarben auf der Warteliste und 518 Patientinnen und Patienten gingen aufgrund sonstiger Gründe – insbesondere als „too sick to transplant" – von der Warteliste von Eurotransplant ab.

Neben der notwendigen Indikation zur Nierentransplantation müssen auch die medizinischen Möglichkeiten für eine Transplantation gegeben sein. Dabei gilt es patientenindividuell abzuwägen, inwieweit die potentiellen Vorteile einer Nierentransplantation die sich darstellenden Risiken einer Transplantation überwiegen.

> Absolute Kontraindikationen für eine Nierentransplantation:
> - unkontrollierte maligne Erkrankung, ebenso wie eine unkontrollierte Infektion/Sepsis, da es in beiden Fällen unter der Immunsuppression zu fatalen Verläufen kommen kann
> - nichtrückbildungsfähige Komorbiditäten, wie z. B. eine schwere Herz- oder Leberinsuffizienz
> - fortgeschrittene pAVK, die einem Anschluss des Transplantats entgegensteht

> - unkontrollierte Systemerkrankungen wie eine floride Lupus- oder ANCA-Erkrankung
> - unbehandelte Blasen-/Harnwegserkrankungen
> - schwere psychiatrische Erkrankungen
> - anhaltender Substanzmissbrauch

Sorgfaltspflicht eines jeden Transplantationszentrums ist es, durch geeignete Untersuchungen die Transplantabilität einer jeden Patientin bzw. Patienten zu überprüfen, sowohl zum Zeitpunkt der Aufnahme auf die Warteliste, als auch anhaltend während der Wartezeit (vgl. ▶ https://www.d-t-g-online.de/index.php/leitlinien/2015-01-15-10-27-45 (Manual AG Nierentransplantation NRW) (QR-Code 27.1). Über die definitive Aufnahme auf die Warteliste, sowie jegliche Veränderung des Wartelistenstatus ihrer Patientinnen und Patienten, z. B. auch die Feststellung der Nicht-Eignung zur Nierentransplantation, entscheiden interdisziplinäre Transplantationskonferenzen.

27.2 Transplantation: Ablauf – Nachsorge – Komplikationen

Eine Transplantatniere wird nicht an die Stelle der originären Eigennieren (orthotop), sondern in die linke oder rechte Fossa iliaca (heterotop) transplantiert. Hierbei erfolgt die arterielle und venöse Gefäßanastomose meist auf die externen Iliacalgefäße. Der Transplantatnierenureter wird antirefluxiv in die Blase eingenäht, wobei intraoperativ häufig eine Ureterschiene eingebracht wird. In der Phase der unmittelbaren postoperativen Nachsorge stehen ein adäquates Volumen- und Blutdruckmanagement, die Kontrolle der Elektrolyte und des Säure-Base-Haushalts im

Vordergrund. Durch eine engmaschige Bilanzierung der Patientin bzw. des Patienten wird die Diureseleistung der Transplantatniere abgebildet.

Die Einstellung der Immunsuppression, ein patientenoptimiertes Schmerzkonzept und eine zeitnahe Mobilisierung zur Vermeidung von Sekundärkomplikationen, wie Thrombosen, Lungenentzündungen und Darmparalyse sind zu beachten. Durch sequentielle duplexsonographische Untersuchungen (z. T. auch kontrastmittelgestützt, mit der, ohne die Notwendigkeit jodhaltiger Substanzen durch den Einsatz von „Mikrobubbles", Aussagen über die Mikroperfusion im Transplantat erzielt werden können), wird die adäquate arterielle/venöse Perfusion kontrolliert. Zudem können Harnabflussstörungen, Ansammlungen freier Flüssigkeiten, wie z. B. Serom, Lymphozele und postoperative Hämatome dargestellt werden.

Neben den typischen operationsassoziierten (Früh-)Komplikationen, wie z. B. Blutung, Wundinfektion, Wundheilungsstörung und Lymphozele, spielen auch **transplantationsassoziierte Komplikationen** eine wichtige Rolle: akute Nebenwirkungen der Immunsuppression, wie z. B. metabolische Entgleisungen unter der Steroidtherapie, opportunistische Infektionen, die verzögerte Transplantatfunktionsaufnahme oder eine akute Abstoßungsepisode.

- **Verzögerte Funktionsaufnahme**
  Spenderabhängige Risikofaktoren, wie z. B. Alter, Vorerkrankungen, ANV während Intensivtherapie und die Ex- und Implantation der Niere mit konsekutiven Phasen der Ischämie- und Reperfusion können eine verzögerte Transplantatfunktionsaufnahme (DGF: delayed graft function) bedingen. Dies macht in seltenen Fällen nach Transplantation eine vorübergehende Fortsetzung der Dialysetherapie erforderlich (Orandi et al. 2015; Melih et al. 2019).

- **Akute Transplantatabstoßung**
  Eine ungenügende Entgiftungsleistung, eine regrediente oder stagnierende Diureseleistung oder veränderte Transplantatperfusion sind in der Frühphase stets Gründe für eine Transplantatnierenbiopsie. In 10–15 % der Fälle wird dabei eine akute Abstoßung als ursächlich für eine Transplantatdysfunktion erfasst (Thormusch et al. 2016; Ekberg et al. 2007; Pascual et al. 2018). Hierbei kann zwischen einer zellulären, T-Zell-vermittelten Abstoßung und einer Antikörper-bedingten, B-Zell-vermittelten Abstoßung unterschieden werden (Haas et al. 2018). Letztere tritt v. a. bei vorimmunisierten Patientinnen und Patienten, wie z. B. im Rahmen einer Re-Transplantation auf.

- **Opportunistische Infektionen**
  In den ersten 3–6 Monaten nach Nierentransplantation, also während der Phase der höchsten Immunsuppression sind Transplantationspatientinnen und -patienten durch Infektionen insbesondere intrazellulärer Erreger stark gefährdet. Dabei gilt es zwischen bakteriellen, viralen (Neuinfektion DD Reaktivierung) und mykotischen Infektionen zu unterscheiden. Durch eine gezielte, auf das jeweilige Patientenprofil abgestimmte Prophylaxe – mit z. B. Cotrimoxazol gegen Pneumocystis-Pneumonie, (Val-)ganciclovir gegen CMV-Virus-Infekte und Isoniazid-Pyridoxin als Schutz vor einer TBC-Reaktivierung – wird eine Abschirmung vor o. g. Erregern durchgeführt. Neben dem Einsatz o. g. Prophylaxetherapeutika gilt es durch geeignete Screening-Maßnahmen (serologische Analysen, Urindiagnostik) in der post-stationären Betreuung der Nierentransplantationspatientinnen und -patienten aufkommende Infektionen, mit z. B. BK-Virus, Hepatitis E oder Harnwegserregern zeitnah zu erfassen. Durch die Zunahme multi-resistenter Erreger

(z. B. 3MRGN) entsteht für transplantierte Patientinnen und Patienten eine zunehmende Bedrohung (Kritikos und Manuel 2016; Yuan et al. 2018).

❯ Je nach Abstoßungsentität kommen eine Intensivierung der (Basis-)Immunsuppression, ein Steroidstoß, die Verwendung zell-depletierender Antikörper, aber auch Plasmaaustauschverfahren als therapeutische Option in Betracht.

27.3 Immunsuppression

Die Einleitung der immunsuppressiven Therapie startet i. d. R. noch vor der Reperfusion des Nierentransplantats, wenn die Patientin bzw. der Patient nach einer Untersuchung in der Notaufnahme zur Transplantation freigegeben und die abschließende immunologische Untersuchung zwischen Spenderin bzw. Spender und Empfängerin bzw. Empfänger, das sog. Cross-match, negativ ausgefallen ist. Bei einer Lebendspende oder im Rahmen einer Blutgruppen-inkompatiblen Transplantation wird bereits Tage bzw. Wochen vor der Transplantation mit entsprechenden Therapien begonnen.

Gleichwohl eine allgemein akzeptierte Standardimmunsuppression nicht existiert, orientieren sich viele Zentren an den 2010 veröffentlichen Leitlinien der KDIGO-Expertengruppe (Kasiske et al. 2010, KDIGO 2009). Diese sehen den Einsatz eines anti-CD25-Antikörpers (z. B. Basiliximab) in Kombination mit Tacrolimus (alternativ Cyclosporin) und Mycophenolatmofetil mit/ohne Steroide vor. Bei immunologischen Hochrisikopatientinnen und -patienten kann anstelle des anti-CD25-Antikörpers auch ein T-Zell-depletierender Antikörper zum Einsatz kommen. Der Stellenwert o.g. Kombination wurde zurückliegend in vielen Studien bestätigt (Thomusch et al. 2016; Ekberg et al. 2007). Dabei sollte aber spätestens seit der Verfüg-

barkeit generischer Präparate verhindert werden, dass ein zu häufiger Wechsel in der Auswahl der immunsuppressiven Medikation stattfindet, da dies komplikative Schwankungen der Wirkstoffspiegel und damit Risiken für die Transplantatfunktion bedeuten kann (Hauch et al. 2015).

❯ Der hohe Stellenwert der Immunsuppression für die nierentransplantierte Patientin bzw. den Patienten lässt sich auch daran ablesen, dass der Gemeinsame Bundesausschuss (G-BA) Immunsuppressiva wie Tacrolimus und Cyclosporin auf der sog. Substitutionsausschlussliste führt, was bedeutet, dass Apotheken ein entsprechendes, ärztlich verordnetes Präparat nicht von sich aus durch ein wirkstoffgleiches Präparat ersetzen dürfen.

Ein für einige Patientinnen und Patienten aufgrund des optimierten metabolischen Profils vorteilhafter Entzug der Kortikosteroide in der Frühphase nach Transplantation scheint möglich, sollte aber auf das jeweilige Patientenprofil abgestimmt sein (Thomusch et al. 2016; Haller et al. 2016).

Jüngere Untersuchungen haben durch die Verwendung eines mTOR-Inhibitors vergleichbare Ergebnisse nach Nierentransplantation bzgl. des immunologischen Outcomes (Inzidenz von Abstoßungen, Transplantatüberleben) bei z. T. verbesserten Effekten hinsichtlich der virusassoziierten Nebenwirkungen aufzeigen können (Pascual et al. 2018, Sommerer et al. 2019). Neben den Effekten einer CNI-basierten Immunsuppression (Tacrolimus, Cyclosporin) zeigen aktuelle Ergebnisse von klinischen Prüfungen den Vorteil einer CNI-freien Immunsuppression auf, die das Signal 2, oder Ko-Stimulationssignal blockieren (Malvezzi et al. 2016). Durch die Verwendung von zum Beispiel Belatacept, welches die T-Zell-Aktivierung und -Proliferation verhindert, indem es an CD80 und CD86 auf antigenpräsentierenden Zellen bindet, konnte im Vergleich mit der Standardimmunsuppression eine gebesserte Transplantatfunktion gezeigt werden (Durrbach et al. 2010; Vincenti et al. 2010; Rostaing et al. 2013). Laufende klinische Prüfungen untersuchen den Stellenwert anderer Ko-Stimulationsblocker, z. B. anti-CD40 (Ristov et al. 2018).

27.4 Langzeitnachsorge

❯ Eine engmaschige, konsequente und zeitlich unlimitierte Nachsorge nach Nierentransplantation – basierend auf einer engen Kooperation zwischen den niedergelassenen Nephrologinnen und Nephrologen sowie den jeweiligen Transplantationszentren – ist eine unabdingbare Voraussetzung für ein optimales Patienten- und Transplantatüberleben.

Gegenstand der Nachsorge nach Nierentransplantation sind transplantationsspezifische Aspekte, wie die Anpassung der Immunsuppression, Erfassung der Therapieadhärenz und Erhebung transplantationsassoziierter Nebenwirkungen (z. B. Entwicklung eines Diabetes mellitus, Tumorentstehung), aber auch transplantationsunabhängige Aspekte, wie z. B. die Erfassung kardiovaskulärer Risikofaktoren. Dies macht neben regelmäßigen Vorstellungen bei niedergelassenen, nephrologischen Kolleginnen und Kollegen (alle 4–12 Wochen) auch mindestens 1x/Jahr eine Vorstellung am Transplantationszentrum erforderlich. Im Rahmen strukturierter Nachsorgen werden Labor- und Urinparameter erfasst, duplexsonographische Verlaufskontrollen erstellt und die Patientinnen und Patienten hinsichtlich ihrer Komorbiditäten abgeklärt. So sollte bei nierentransplantierten Patientinnen und Patienten unabhängig vom vermeintlichen Risikoprofil mind. 1x/Jahr eine iFOBT-Testung, eine kardiologische Evaluation (EKG, Ergometrie,

Echokardiographie, 24h -Blutdruckmessung), eine umfassende Abdomensonographie inkl. Eigennieren- (u. a. zum Ausschluss von Malignomen, kontrollbedürftigen Zysten) und Transplantatnierensonographie, sowie eine urologische, dermatologische und bei Frauen gynäkologische Untersuchung erfolgen.

Die regelmäßige Erfassung der Retentionswerte und Urinanalyse zeigt Veränderungen der Transplantatfunktion an. Dabei kann eine neue oder sich verschlechternde Albuminurie Frühzeichen entweder einer sich anbahnenden, chronischen Antikörper-vermittelten Abstoßung oder einer Rekurrenz der Grunderkrankung sein. Dies sollte stets Veranlassung sein – bei fehlenden Differentialdiagnosen – eine Nierenpunktion durchzuführen. Gerade die chronische, Antikörper-vermittelte Transplantatabstoßung stellt immer noch ein weitgehend ungelöstes medizinisches Problem dar, da die zunehmenden diagnostischen Möglichkeiten (Bestimmung Donor-spezifischer Antikörper, erweiterte histopathologische Klassifikation, molekulares Mikroskop etc.) nicht in gleicher Art von wirksamen Therapien begleitet sind (Comai et al. 2017), erwartete Therapiekonzepte scheiterten (Eskandary et al. 2018) oder einer Re-Evaluation bedürfen (Choi et al. 2017).

— *Diabetes mellitus*
Ungefähr 12–20 % der Patientinnen und Patienten erkranken nach Nierentransplantation an einem Diabetes mellitus (NODAT: **N**ew **O**nset of **D**iabetes after Transplantation), welcher maßgeblich das kardiovaskuläre Risiko und die Mortalität beeinflusst. Das frühzeitige Monitoring um diabetische Stoffwechselveränderungen zu erfassen, die Auswahl steroid-freier immunsuppressiver Therapieprotokolle (Thomusch et al. 2016) und eine zielgerichtete, meist insulinbasierende Therapie sind anzuwenden.

— Kardiovaskuläre Erkrankung

Gleichwohl sich im Vergleich mit dem Verbleib an Dialyse das kardiovaskuläre Risiko nierentransplantierter Patientinnen und Patienten über die Zeit verbessert, stellt das vorzeitige Versterben aufgrund eines kardiovaskulären Ereignisses immer noch eine häufige Todesursache dar. Neben lebensstilmodifizierenden Allgemeinmaßnahmen (Erreichen von Normalgewicht, Nikotinverzicht, Ausdauersport) gilt es die kardiovaskulären Risikofaktoren konsequent einzustellen.

Der angestrebte **Blutdruck** nach Transplantation sollte bei < 135/85 mmHg (Kasiske et al. 2010; Cross et al. 2009) liegen. Regelmäßige Kontrollen einer adäquaten Einstellung sind durchzuführen.

Hinsichtlich des **Einsatzes von Statinen** ist die Datenlage noch inkonsistent. In der einzigen randomisierten Präventionsstudie zeigte der Einsatz von Fluvastatin einen Trend zu weniger kardiovaskulären Ereignissen (relatives Risiko 0,83; 95 % CI 0,64–1,06) bei weniger kardiovaskulären Todesfällen (Holdaas und Jardine 2003). In einer Cochrane-Analyse konnte ebenfalls ein Trend in der Reduktion kardiovaskulärer Ereignisse aufgezeigt werden, allerdings ohne eindeutigen Effekt auf das kardiovaskuläre Versterben (Palmer et al. 2014), so dass der Einsatz von Statinen in der aktuellen KDIGO Leitlinie mit Evidenzgrad 2B (Wanner und Tonelli 2014) hinterlegt ist.

— Tumorerkrankungen

Transplantierte Patientinnen und Patienten haben ein deutlich erhöhtes Tumorrisiko (Vajdic et al. 2006; Vajdic und van Leeuwen 2009), u. a. für virus-assoziierte Malignome, wie z. B. EBV-assoziierte Lymphome (van Leeuwen et al. 2009) und Cervixkarzinome. Insbesondere sind die Patientinnen und Patienten

jedoch mit einem erhöhten Hautkrebsrisiko belegt, was neben der Vermeidung einer direkten Sonnenexposition und der konsequenten Verwendung von Pflegeprodukten mit hohem Lichtschutzfaktor, auch regelmäßiger dermatologisch-dermatoskopischer Verlaufskontrollen (min. 1x/Jahr) bedarf.

— Osteopenie/Osteoporose

Durch den Einsatz von Steroiden und anderer Immunsuppressiva sind transplantierte Patientinnen und Patienten mit einem erhöhten Risiko für Osteopenie/Osteoporose (Ferro et al. 2015), aber auch Osteonekrose (Cunningham 2005) belegt. Neben dem bedarfsgerechten Einsatz Knochensubstanz stabilisierender Vitamin D-Calcium-Kombinationspräparate, sind entsprechende apparative Untersuchungen (Knochendichtemessung) oder der Einsatz von Bisphosphonaten (Mitterbauer et al. 2006) patientenindividuell zu erwägen.

27.5 Perspektive

Der nachhaltige Mangel an Spenderorganen und die damit rückläufigen Transplantationszahlen bedürfen nicht nur gesellschaftlicher und politischer Diskussionen und systemrelevanter Verbesserungen, wie sie mit dem *Zweiten Gesetz zur Änderung des Transplantationsgesetzes – Verbesserung der Zusammenarbeit und der Strukturen bei der Organspende (GZSO)* auf den Weg gebracht wurden, auch neue wissenschaftliche Konzepte sind zu untersuchen. So bedürfen Untersuchungen zum Stellenwert der Maschinenperfusion (Kataria et al. 2019), der Verwendung Hepatitis C-positiver Spenderorgane für Hepatitis C-negative Empfängerinnen und Empfänger (Nangia et al. 2019; de Vera et al. 2018) oder Aspekte der Xenotransplantation (Cooper et al. 2018) einer kritischen, ebenso wie konstruktiven Analyse und Fortentwicklung.

27.6 QR-Codes

◨ QR-Code 27.1   **Manual AG Nierentransplantation NRW**

◨ QR-Code 27.2   **DSO-Jahresbericht Organspende und Transplantation in Deutschland 2018**

◨ QR-Code 27.3   **DTG-Jahresbericht 2018/19**

Literatur

Andrews PA, Burnapp L (2018) British Transplantation Society/Renal Association UK Guidelines for Living Donor Kidney Transplantation 2018: Summary of Updated Guidance. Transplantation 102: e307

Choi J, Aubert O, Vo A, Loupy A, Haas M, Puliyanda D, Kim I, Louie S, Kang A, Peng A, Kahwaji J, Reinsmoen N, Toyoda M, Jordan SC (2017) Assessment of Tocilizumab (Anti-Interleukin-6 Receptor Monoclonal) as a Potential Treatment for Chronic Antibody-Mediated Rejection and Transplant Glomerulopathy in HLA-Sensitized Renal Allograft Recipients. Am J Transplant 17:2381–2389

Comai G, Ravaioli M, Baraldi O, Cuna V, Gasperoni L, D'Arcangelo GL, Cappuccilli M, Pinna AD, Ronco C, La Manna G (2017) Treatment of acute antibody-mediated rejection. Contrib Nephrol 190:156–167

Cooper DKC, Gaston R, Eckhoff D, Ladowski J, Yamamoto T, Wang L, Iwase H, Hara H, Tector M, Tector AJ (2018) Xenotransplantation-the current status and prospects. Br Med Bull 1,125(1):5–14

Cross NB, Webster AC, Masson P, O'connell PJ, Craig JC (2009) Antihypertensives for kidney transplant recipients: systematic review and meta-analysis of randomized controlled trials. Transplantation 15,88(1).7–18

Cunningham J (2005) Posttransplantation bone disease. Transplantation 79(6):629–634

Davis CL (2010) Preemptive transplantation and the transplant first initiative. Curr Opin Nephrol Hypertens 19(6):592–597

de Vera ME, Volk ML, Ncube Z, Blais S, Robinson M, Allen N, Evans R, Weissman J, Baron P, Kore A, Bratton C, Garnett G, Hoang T, Wai P, Villicana R (2018) Transplantation of hepatitis C virus (HCV) antibody positive, nucleic acid test negative donor kidneys to HCV negative patients frequently results in seroconversion but not HCV viremia. Am J Transplant 18(10):2451–2456

DSO – Deutsche Stiftung Organtransplantation (2018) Jahresbericht – Organspende und Transpantation in Deutschland 2018. ▶ https://www.dso.de/SiteCollectionDocuments/DSO-Jahresbericht%20 2018.pdf. Zugegriffen: 16. Jan. 2021 (QR-Code 27.2)

DTG – Deutschen Transplantationsgesellschaft (2019) Jahresbericht 2018/19. ▶ https://www.d-t-g-online.de/images/Jahresberichte/DTG_19_Jahresbericht-2018-19_Einzelseiten.pdf. Zugegriffen: 16. Jan. 2021 (QR-Code 27.3)

Dudley C, Harden P (2011) Renal association clinical practice guideline on the assessment of the potential kidney transplant recipient. Nephron Clin Pract 118(Suppl 1):c209–c224

Durrbach A, Pestana JM, Pearson T, Vincenti F, Garcia VD, Campistol J, Rial Mdel C, Florman S, Block A, Di Russo G, Xing J, Garg P, Grinyó J (2010) A phase III study of belatacept versus cyclosporine in kidney transplants from extended criteria donors (BENEFIT-EXT study). Am J Transplant 10(3):547–557

Ekberg H, Tedesco-Silva H, Demirbas A, Vítko S, Nashan B, Gürkan A, Margreiter R, Hugo C, Grinyó JM, Frei U, Vanrenterghem Y, Daloze P, Halloran PF (2007) ELITE-Symphony Study. Reduced exposure to calcineurin inhibitors in renal transplantation. N Engl J Med. 2007 Dec 20;357(25):2562–2575

Eskandary F, Regele H, Baumann L, Bond G, Kozakowski N, Wahrmann M, Hidalgo LG, Haslacher H, Kaltenecker CC, Aretin MB, Oberbauer R, Posch M, Staudenherz A, Handisurya A, Reeve J, Halloran PF, Böhmig GA (2018) A Randomized trial of Bortezomib in late antibody-mediated kidney transplant rejection. J Am Soc Nephrol 29(2):591–605

Ferro CJ, Arnold J, Bagnall D, Ray D, Sharif A (2015) Fracture risk and mortality post-kidney transplantation. Clin Transplant 29(11):1004–1012

Haas M, Loupy A, Lefaucheur C, Roufosse C, Glotz D, Seron D, Nankivell BJ, Halloran PF, Colvin RB, Akalin E, Alachkar N, Bagnasco S, Bouatou Y, Becker JU, Cornell LD, Duong van Huyen JP, Gibson IW, Kraus ES, Mannon RB, Naesens M, Nickeleit V, Nickerson P, Segev DL, Singh HK, Stegall M, Randhawa P, Racusen L, Solez K, Mengel M (2018) The Banff 2017 kidney meeting report: revised diagnostic criteria for chronic active T cell-mediated rejection, antibody-mediated rejection, and prospects for integrative endpoints for next-generation clinical trials. Am J Transplant 18(2):293–307

Haller MC, Royuela A, Nagler EV, Pascual J, Webster AC (2016) Steroid avoidance or withdrawal for kidney transplant recipients. Cochrane Database Syst Rev. 22(8):CD005632

Hauch A, John M, Smith A, Dortonne I, Patel U, Kandil E, Killackey M, Paramesh A, Lee B, Zhang R, Buell JF (2015) Generics: are all immunosuppression agents created equally? Surgery Oct;158(4):1049–1054; discussion 1054–1055

Holdaas H, Jardine A (2003 Jun) Acute renal allograft rejections, a role for statins? Minerva Urol Nefrol 55(2):111–119

Kasiske BL, Zeier MG, Chapman JR, Craig JC, Ekberg H, Garvey CA, Green MD, Jha V, Josephson MA, Kiberd BA, Kreis HA, McDonald RA, Newmann JM, Obrador GT, Vincenti FG, Cheung M, Earley A, Raman G, Abariga S, Wagner M, Balk EM (2010) Kidney disease: Improving global outcomes. KDIGO clinical practice guideline for the care of kidney transplant recipients: a summary. Kidney Int 77(4):299–311

Kataria A, Magoon S, Makkar B, Gundroo A (2019 Aug) Machine perfusion in kidney transplantation. Curr Opin Organ Transplant 24(4):378–384

Kidney Disease: Improving Global Outcomes (KDIGO) (2009) Transplant Work Group. KDIGO clinical practice guideline for the care of kidney transplant recipients. Am J Transplant 9(3):S1–155

Kramer A, Pippias M, Noordzij M, Stel VS, Afentakis N, Ambühl PM, Andrusev AM, Fuster EA, Arribas Monzón FE, Åsberg A, Barbullushi M, Bonthuis M, Caskey FJ, Castro de la Nuez P, Cervevskis H, des Grottes JM, Garneata L, Golan E, Hemmelder MH, Ioannou K, Jarraya F, Kolesnyk M, Komissarov K, Lassalle M, Macario F, Mahillo-Duran B, Martín de Francisco AL, Palsson R, Pechter Ü, Resic H, Rutkowski B, Santiuste de Pablos C, Seyahi N, Simic Ogrizovic S, Slon Roblero MF, Spustova V, Stojceva-Taneva O, Traynor J, Massy ZA, Jager KJ (2018) The European Renal Association – European Dialysis and Transplant Association (ERA-EDTA) Registry Annual Report 2015: a summary. Clin Kidney J 11(1):108–122

Kritikos A, Manuel O (2016) Bloodstream infections after solid-organ transplantation. Virulence 7(3):329–340

Lloveras J, Arcos E, Comas J, Crespo M, Pascual J (2015) A paired survival analysis comparing hemodialysis and kidney transplantation from deceased elderly donors older than 65 years. Transplantation 99(5):991–996

Malvezzi P, Jouve T, Rostaing L (2016) Costimulation blockade in kidney transplantation: an update. Transplantation 100:2315–2323

Melih KV, Boynuegri B, Mustafa C, Nilgun A (2019) Incidence, risk factors, and outcomes of delayed graft function in deceased donor kidney transplantation. Transplant Proc 51(4):1096–1100

Mitterbauer C, Schwarz C, Haas M, Oberbauer R (2006) Effects of bisphosphonates on bone loss in the first year after renal transplantation–a meta-analysis of randomized controlled trials. Nephrol Dial Transplant 21:2275–2281

Nangia G, Borges K, Reddy KR (2019) Use of HCV-infected organs in solid organ transplantation: an ethical challenge but plausible option. J Viral Hepat 26(12):1362–1371

Orandi BJ, James NT, Hall EC, Van Arendonk KJ, Garonzik-Wang JM, Gupta N, Montgomery RA, Desai NM, Segev DL (2015) Center-level variation in the development of delayed graft function after deceased donor kidney transplantation. Transplantation 99(5):997–1002

Palmer SC, Navaneethan SD, Craig JC, Perkovic V, Johnson DW, Nigwekar SU, Hegbrant J, Strippoli GF (2014) HMG CoA reductase inhibitors (statins) for kidney transplant recipients. Cochrane Database Syst Rev 28(1):CD005019

Pascual J, Berger SP, Witzke O, Tedesco H, Mulgaonkar S, Qazi Y, Chadban S, Oppenheimer F, Sommerer C, Oberbauer R, Watarai Y, Legendre C, Citterio F, Henry M, Srinivas TR, Luo WL, Marti A, Bernhardt P, Vincenti F, Investigators TRANSFORM (2018) Everolimus with reduced calcineurin inhibitor exposure in renal transplantation. J Am Soc Nephrol 29(7):1979–1991

Pérez-Sáez MJ, Montero N, Redondo-Pachón D, Crespo M, Pascual J (2017 Apr) Strategies for an ex-

27

panded use of kidneys from elderly donors. Transplantation 101(4):727–745

Ristov J, Espie P, Ulrich P, Sickert D, Flandre T, Dimitrova M, Müller-Ristig D, Weider D, Robert G, Schmutz P, Greutmann B, Cordoba-Castro F, Schneider MA, Warncke M, Kolbinger F, Cote S, Heusser C, Bruns C, Rush JS (2018) Characterization of the in vitro and in vivo properties of CFZ533, a blocking and non-depleting anti-CD40 monoclonal antibody. Am J Transplant 18(12):2895–2904

Rostaing L, Vincenti F, Grinyó J, Rice KM, Bresnahan B, Steinberg S, Gang S, Gaite LE, Moal MC, Mondragón-Ramirez GA, Kothari J, Pupim L, Larsen CP (2013) Long-term belatacept exposure maintains efficacy and safety at 5 years: results from the long-term extension of the BENEFIT study. Am J Transplant 13(11):2875–2883

Sommerer C, Suwelack B, Dragun D, Schenker P, Hauser IA, Witzke O, Hugo C, Kamar N, Merville P, Junge M, Thaiss F, Nashan B, Athena Study Group (2019) An open-label, randomized trial indicates that everolimus with tacrolimus or cyclosporine is comparable to standard immunosuppression in de novo kidney transplant patients. Kidney Int 96(1):231–244

Thomusch O, Wiesener M, Opgenoorth M, Pascher A, Woitas RP, Witzke O, Jaenigen B, Rentsch M, Wolters H, Rath T, Cingöz T, Benck U, Banas B, Hugo C (2016 Dec 17) Rabbit-ATG or basiliximab induction for rapid steroid withdrawal after renal transplantation (Harmony): an open-label, multicentre, randomised controlled trial. Lancet 388(10063):3006–3016

Tonelli M, Wiebe N, Knoll G, Bello A, Browne S, Jadhav D, Klarenbach S, Gill J (2011 Oct) Systematic review: kidney transplantation compared with dialysis in clinically relevant outcomes. Am J Transplant 11(10):2093–2109

Vajdic CM, McDonald SP, McCredie MR, van Leeuwen MT, Stewart JH, Law M, Chapman JR, Webster AC, Kaldor JM, Grulich AE (2006) Cancer incidence before and after kidney transplantation. JAMA 296(23):2823–2831

Vajdic CM (2009 Oct 15) van Leeuwen MT (2009) Cancer incidence and risk factors after solid organ transplantation. Int J Cancer 125(8):1747–1754

van Leeuwen MT, Grulich AE, Webster AC, McCredie MR, Stewart JH, McDonald SP, Amin J, Kaldor JM, Chapman JR, Vajdic CM (2009) Immunosuppression and other risk factors for early and late non-Hodgkin lymphoma after kidney transplantation. Blood 114(3):630–637

Vincenti F, Charpentier B, Vanrenterghem Y, Rostaing L, Bresnahan B, Darji P, Massari P, Mondragon-Ramirez GA, Agarwal M, Di Russo G, Lin CS, Garg P, Larsen CP (2010) A phase III study of belatacept-based immunosuppression regimens versus cyclosporine in renal transplant recipients (BENEFIT study). Am J Transplant 10(3):535–546

Wanner C, Tonelli M (2014) Kidney Disease: Improving Global Outcomes Lipid Guideline Development Work Group Members. KDIGO Clinical Practice Guideline for Lipid Management in CKD: summary of recommendation statements and clinical approach to the patient. Kidney Int 85(6):1303–1309

Wolfe RA, Ashby VB, Milford EL, Ojo AO, Ettenger RE, Agodoa LY, Held PJ, Port FK (1999) Comparison of mortality in all patients on dialysis, patients on dialysis awaiting transplantation, and recipients of a first cadaveric transplant. N Engl J Med 341(23):1725–1730

Yuan X, Liu T, Wu D, Wan Q (2018) Epidemiology, susceptibility, and risk factors for acquisition of MDR/XDR Gram-negative bacteria among kidney transplant recipients with urinary tract infections. Infect Drug Resist 11:707–715

Lebertransplantation

Markus Guba

Inhaltsverzeichnis

© Springer-Verlag GmbH Deutschland, ein Teil von Springer Nature 2022
A. Rahmel et al. (Hrsg.), *Repetitorium Transplantationsbeauftragte*,
https://doi.org/10.1007/978-3-662-62614-6_28

28

Die Lebertransplantation eignet sich für Patientinnen und Patienten, die an einer unaufhaltbar voranschreitenden, nicht anderweitig behandelbaren, lebensgefährlichen Lebererkrankung leiden. Über die Aufnahme auf die Warteliste entscheiden lokale, interdisziplinäre Transplantationskonferenzen. Die Allokation der Spenderorgane erfolgt empfängerorientiert über den MELD-Score. In den meisten Fällen wird eine ganze Leber transplantiert. Aufgrund der Regenerationsfähigkeit der Leber ist es jedoch auch möglich, Teillebern zu transplantieren. In diesem Fall können auch Lebendspenderinnen und -spender eingesetzt werden. Aufgrund des geringen Anteils der Lebendspende und des anhaltenden Organmangels im Bereich der postmortalen Organspende in Deutschland erhalten die Patientinnen und Patienten meist erst in einem sehr späten Stadium ihrer Erkrankung ein Spenderorgan. Die Qualität des Spenderorgans ist in diesem Fall von entscheidender Bedeutung für den Erfolg der Lebertransplantation.

Die Lebertransplantation eignet sich für Patientinnen und Patienten, die an einer Lebererkrankung leiden, die unaufhaltbar voranschreitet, nicht anderweitig behandelbar ist und das Leben der oder des Betroffenen gefährdet.

28.1 Indikation

In geringerem Maß werden Patientinnen und Patienten aufgrund eines akuten Leberversagens, wie es bei einer Vergiftung (z. B. mit Paracetamol oder Knollenblätterpilzen) oder auch idiopathisch vorkommen kann, transplantiert. Weitaus häufiger sind es chronische Lebererkrankungen (alkoholische und nichtalkoholische Fettleber, chronische Virushepatitiden (Hepatitis-B, -C, -D), primär sklerosierende Cholangitis oder primär biliäre Zirrhose), die über einen langen Zeitraum hinweg zu einer Leberzirrhose füh-

ren. Die Leberfunktion kann bei diesen Patientinnen und Patienten lange Zeit stabil bleiben. Eine zunehmende Dekompensation der Leberfunktion geht jedoch häufig auch mit Komplikationen der Leberzirrhose einher. Mögliche Komplikationen sind insbesondere das Auftreten von Aszites, verbunden mit spontan bakteriellen Peritonitiden, die Ausbildung von Ösophagus- und Fundus-Varizen, die spontan lebensgefährlich bluten können und eine hepatische Enzephalopathie. Mit dem zirrhotischen Umbau der Leber steigt auch das Risiko, ein hepatozelluläres Karzinom zu entwickeln, drastisch an.

Patientinnen und Patienten mit einem hepatozellulären Karzinom können transplantiert werden, sofern das Tumorwachstum auf die Leber beschränkt ist. In Einzelfällen können Patientinnen und Patienten auch mit anderen primären Lebertumoren (cholangiozelluläres Karzinom, Hämangioendotheliom, Hepatoblastom (bei Kindern)) oder auf die Leber beschränkte Metastasen (z. B. bei Lebermetastasen eines neuroendokrinen oder eines kolorektalen Tumors) lebertransplantiert werden. Zudem ist eine Lebertransplantation auch bei Patientinnen und Patienten möglich, die an bestimmten, von der Leber ausgehenden Stoffwechselerkrankungen leiden. Durch die Transplantation wird der Gendefekt korrigiert und ein Fortschreiten der Erkrankung kann in vielen Fällen verhindert werden. Seltene andere Indikationen für eine Lebertransplantation sind angeborene Fehlbildungen (Zystenlebern) und Gefäßanomalien der Leber (Budd-Chiari Syndrom).

> Häufigste Erkrankungen, die zur Aufnahme auf die Warteliste zur Lebertransplantation führen:
> - Alkoholische Leberzirrhose (nach überprüfbarer Abstinenz von i. d. R. mehr als 6 Monaten)
> - Hepatozelluläres Karzinom ohne extrahepatische Metastasierung

- Leberzirrhose bei chronischer Virushepatitis
- Leberzirrhose sonstiger Genese

28.2 Aufnahme auf die Warteliste

Voraussetzung für jede Aufnahme auf die Warteliste zur Lebertransplantation ist die Annahme, dass sich durch eine Transplantation die Lebensqualität und die Überlebenswahrscheinlichkeit der Patientin bzw. des Patienten erhöhen. Man kann davon ausgehen, dass Patientinnen und Patienten mit einer Leberfunktionsstörung mit einem MELD (Model of end stage liver disease)-Score über 15 Punkten oder bei Komplikationen der Leberzirrhose diese Bedingungen für eine Transplantation erfüllen. Über die Aufnahme auf die Warteliste entscheiden (gem. der Richtlinie der Bundesärztekammer) die lokalen, interdisziplinären Transplantationskonferenzen (▶ Kap. 24).

28.3 Die Allokation

Primär werden die Spenderorgane empfängerorientiert über den MELD-Score alloziert. Der aus den Laborwerten ermittelte MELD-Score (labMELD) beinhaltet die Laborwerte Serum-Bilirubin, Serum-Kreatinin (bei Dialysepflichtigkeit wird der Serum-Kreatinin Wert auf 4,0 mg/dl festgesetzt) und den INR Wert und kann Werte zwischen 6–40 Punkten annehmen. Der labMELD korreliert gut mit der 3 Monats-Wartelistenmortalität und ist somit ein Maß für die Dringlichkeit. Patientinnen und Patienten mit Erkrankungen, deren Wartelistenmortalität nicht gut durch den labMELD abgebildet sind, erhalten für

bestimmte Krankheits- und Befundkonstellationen (sog. „Standard Exceptions") einen zugewiesenen MELD-Score mit festgelegter, z. T. abhängig von der Wartezeit zunehmender Punktzahl. Über ein Auditverfahren können für andere, besondere Einzelfälle (sog. „Non-Standard Exceptions") ebenfalls Punkte zugewiesen werden, die eine Priorisierung entsprechend der Wartelistenmortalität ermöglichen.

Der MELD-Score priorisiert auf nationaler Ebene. Bestimmten Krankheitsbildern, wie einem akuten Leberversagen, wird ein High Urgency (HU)-Status zuerkannt, der sowohl national und auch im ET-Verbund Patientinnen und Patienten die höchste Priorität – noch über die Patientinnen und Patienten mit einem hohen MELD-Score hinaus – zuweist.

Ist eine empfängerorientierte Allokation aufgrund der Spenderqualität oder der Entnahmelogistik nicht möglich wird auf das beschleunigte Vermittlungsverfahren gewechselt, das eine Zentrums-orientierte sog. Rescue Allocation vorsieht, um den Verlust des Spenderorgans abzuwenden.

28.4 Spenderorgane

In den meisten Fällen wird eine ganze Leber transplantiert. Aufgrund der Regenerationsfähigkeit der Leber ist es jedoch auch möglich, Teillebern zu transplantieren. Spenderorgane einer postmortalen Spenderin bzw. Spenders unter 50 Jahren und mit einem Körpergewicht über 50 kg werden als potentielle Split-Leberspende angeboten. Üblicherweise wird ein asymmetrisches Leber-Splitting durchgeführt, wobei ein Kind den links-lateralen Anteil der Leber erhält, Erwachsene den erweiterten rechten Lebersplit.

Bei der postmortalen Spende wird in der Regel kein *in situ* Splitting vorgenommen, sondern die ganze Leber an das pädiatrische Empfängerzentrum zum *ex situ* Splitting versendet. Nach der Leberteilung wird der erweiterte rechte Leber-Split dann weiter versendet. Als Teilleberspender können auch Lebendspenderinnen und -spender fungieren.

▪ Organkonservierung und Konditionierung

Im Rahmen der Organentnahme werden die Spenderlebern mit kalter Perfusionslösung gespült. Anschließend in Beuteln mit Perfusionslösung auf Eis transportiert und bis zur Transplantation gelagert. Die Entwicklung geht aber dahin, dass die Organe mit Perfusionsgeräten kontinuierlich perfundiert, gekühlt (hypotherm), gekühlt oxygeniert, oder normotherm oxygeniert transportiert und für die Transplantation vorbereitet werden. Bei der Leber bietet die normotherme oxygenierte Organperfusion zudem die Möglichkeit einer Funktionsprüfung des Spenderorgans, was vor allem bei der Verwendung von Spenderinnen und Spendern mit erweiterten Kriterien vorteilhaft sein wird (► Kap. 18).

28.5 Operation

Die Lebertransplantation beginnt üblicherweise mit einer medianen Oberbauchlaparatomie, die oberhalb des Nabels nach rechts zum Rippenbogen hin erweitert wird. Die Strukturen im Leberhilus, A. hepatica, D. choledochus und die V. porta werden schrittweise unterbunden. Einige Zentren verwenden einen portosystemischen Shunt um das Pfortadersystem bis zur Implantation der Leber zu entlasten. Danach wird die Leber aus Ihren Verwachsungen gelöst. Bei einer ausgeprägten portalen Hypertension kann es bei diesem Schritt zu stärkeren Blutungen kommen. Je nach Operationstechnik wird die Leber von der retrohepatischen V. cava abpräpariert und diese erhalten (Piggyback (z.Dt. Huckepack)-Technik) oder zusammen mit der Leber entfernt (Cava resecting-Technik). Der Vorteil der Piggyback-Technik liegt darin, dass die V. cava nur zum Teil ausgeklemmt werden muss und ein gewisser venöser Rückstrom zum Herzen erhalten bleibt was bei hämodynamisch instabilen Patientinnen und Patienten vorteilhaft sein kann. Die klassische Technik mit der Resektion der V. cava hingegen ermöglicht in manchen Fällen eine einfachere und schnellerer Hepatektomie. Beide Techniken werden je nach Zentrum unterschiedlich präferiert, müssen aber beide im Portfolio von Transplantationschirurginnen und -chirurgen abrufbar sein, um im Einzelfall die Operationsstrategie anpassen zu können.

Die Implantation des Spenderorgans beginnt mit der V. cava Anastomose. Bei der Piggyback-Technik als End/Seit-zu-Seit-Anastomose. Bei der Cavaresektionstechnik sind eine suprahepatische und eine infrahepatische End-zu-End-Anastomose anzufertigen. Anschließend erfolgt die portalvenöse End-zu-End-Anastomose. Die arterielle Anastomose wird üblicherweise auf einen Branch-patch der A. hepatica und der A. gastroduodenalis angelegt. Die Reperfusion erfolgt je nach Zentrumsstandard bereits nach Anlage der protalvenösen Anastomose oder erst nach Anlage der arteriellen Anastomose. In der Reperfusionsphase neigen Patientinnen und Patienten zu einer hämodynamischen Instabilität.

Der Gallengang wird heutzutage meist mit einer End-zu End Anastomose rekonstruiert. In Einzelfällen wird die Galle über eine biliodigestive Anastomose abgeleitet.

28.6 Komplikationen

Intraoperativ und in der frühen postoperativen Phase ist die Patientin bzw. der Patient vor allem durch starke **Blutungen** bzw. Nachblutungen bedroht. In den ersten postoperativen Tagen zeigt sich, ob das Organ seine Funktion aufnimmt. Bei einer nicht erholungsfähigen **primären Transplantatdysfunktion bzw. nicht-Funktion** muss die Patientin bzw. der Patient notfallmäßig retransplantiert werden. Das Risiko einer Transplantatdysfunktion wird u. a. durch die Spenderqualität und die Dauer der Ischämiezeit beeinflusst. Eine weitere schwerwiegende Komplikation ist der **Frühverschluss der Leberarterie,** der entweder unmittelbar zu einer schweren Transplantatdysfunktion führt oder im Verlauf von mehreren Wochen über eine sekundäre Schädigung des Gallengangssystems erneut zu einer transplantationspflichtigen Leberinsuffizienz führt. Die kritische Durchblutungssituation der Gallengangsanastomose kann in der Frühphase **Gallengangsleckagen und -strikturen** bedingen, die mittels ERCP und Stenteinlage oder über die operative Revision der Gallengangsanastomose, ggf. Konversion auf eine biliodigestive Anastomose, behandelt werden. Oft kommt es bereits im Vorfeld der Transplantation aufgrund eines **hepatorenalen Syndroms** zu einer deutlichen Beeinträchtigung der Nierenfunktion, weshalb viele Patientinnen und Patienten nach einer Lebertransplantation bis zur Erholung der Eigennieren ein Nierenersatzverfahren benötigen. Durch die notwendige Immunsuppression sind die Patientinnen und Patienten zusätzlich durch **Infektionen** bedroht. Abstoßungsreaktionen nach einer Lebertransplantation sind üblicherweise gut zu behandeln, sodass heute kaum eine Patientin oder ein Patient eine Leber aufgrund einer **akuten Abstoßungsreaktion** verliert.

28.7 Leberlebendspende

Der Anteil der Lebendspende bei der Lebertransplantation in Deutschland beträgt unter 5 %. In anderen Kulturkreisen (z. B. Japan, Süd-Korea, Ägypten) werden fast ausschließlich Lebendspende-Lebertransplantationen durchgeführt. Für eine Leberlebendspende kommen, gemäß TPG, nahe Verwandte oder mit der Empfängerin bzw. dem Empfänger in einer besonderen Verbindung stehende Personen infrage. In den meisten Fällen spenden Eltern auf ihre Kinder. Die Leberlebendspende muss in jedem Fall freiwillig, ohne Druck, mit ausreichend Bedenkzeit und unentgeltlich erfolgen.

28.7.1 Die Spenderperspektive

An die Leberlebendspende sind aufgrund der potenziellen Risiken für die Spenderin oder den Spender besondere Bedingungen an die medizinische Abklärung und Aufklärung geknüpft. Prinzipiell sollten Lebendspenderinnen und -spender keine wesentlichen Komorbiditäten aufweisen, die das Risiko einer Spende zusätzlich erhöhen. Der Lebendspende sind anatomisch, aufgrund der individuellen Gefäß- und Gallengang-Anatomie und des zu verbleibenden Restlebergewebes, Grenzen gesetzt. Technisch limitierend ist die Tatsache, dass nicht das volle Gefäßkonvolut zur Verfügung steht. Die perioperative Mortalität wird in der Literatur mit 0,2–0,5 % angegeben. Die Morbidität wird mit ca. 30 % angegeben. Typische Komplikationen sind eine Nachblutung, Gallengangskomplikationen, und eine Leberinsuffizienz.

28.7.2 Die Empfängerperspektive

Die Leberlebendspende bietet Patientinnen und Patienten die Möglichkeit einer elektiven Transplantation zu einem Zeitpunkt, bevor viele der den Transplantationserfolg negativ beeinflussenden Faktoren auftreten. Die Lebendspende sollte daher idealerweise zu einem frühen Zeitpunkt nach Aufnahme auf die Warteliste angestrebt werden, um den Vorteil der Leberlebendspende auszuspielen. Technische Komplikationen sind nach einer Leberlebendspendetransplantation aufgrund der Gegebenheiten deutlich häufiger. Bei der Übertragung eines zu kleinen Leberteils besteht die Gefahr eines „Small-for-size Syndroms", das durch eingeschränkte Syntheseleistung der Leber, Hyperbilirubinämie und Aszites charakterisiert ist.

28.8 Ergebnisse

Die perioperative Mortalität nach einer Lebertransplantation beträgt je nach Empfängerselektion zwischen 5–10 %. Das 5-Jahres-Überleben liegt über alle Indikationen bei 60–80 %. Vor allem die Frühmortalität hängt eng mit den zur Verfügung stehenden Spenderorganen zusammen sowie dem Allgemeinzustand und den Begleiterkrankungen der Empfängerin bzw. des Empfängers. Bei dem derzeit in Deutschland herrschenden Organmangel erhalten die Patientinnen und Patienten meist erst in einem sehr späten Stadium ihrer Erkrankung ein Spenderorgan, wenn körperliche Reserven bereits weitgehend aufgebraucht sind. Entsprechend schwer haben sie es dann im perioperativen Verlauf, um sich von der Operation und den bis zur Transplantation eingetretenen Sekundärkomplikationen (z. B. Gebrechlichkeit, Nierenversagen) zu erholen. Diese initiale Phase sollte nicht durch eine verzögerte Funktionsaufnahme oder andere Spenderorgan-assoziierte Probleme zusätzlich belastet werden, u. a. deshalb ist die Spenderorganqualität von so entscheidender Bedeutung für den Erfolg der Lebertransplantation.

Herztransplantation

Angelika Costard-Jäckle, Katharina Tigges-Limmer und Jan Gummert

Inhaltsverzeichnis

© Springer-Verlag GmbH Deutschland, ein Teil von Springer Nature 2022
A. Rahmel et al. (Hrsg.), *Repetitorium Transplantationsbeauftragte*,
https://doi.org/10.1007/978-3-662-62614-6_29

Wenn bei einer Herzinsuffizienz die medikamentösen und interventionellen Möglichkeiten zur Behandlung ausgeschöpft sind, gilt die Herztransplantation mit Überlebensraten von 50 % nach 12 Jahren bei überwiegend sehr guter Lebensqualität als aussichtsreiche Therapieoption. Da Spenderorgane nur begrenzt zur Verfügung stehen, muss die Auswahl der Patientinnen und Patienten nach individueller Risiko-Nutzenabwägung erfolgen. Vor der Aufnahme auf die Warteliste erfolgt eine detaillierte Evaluation der Patientinnen und Patienten in den Transplantationszentren. Bei der Organzuteilung werden sowohl die Dringlichkeit, als auch die Erfolgsaussicht der Transplantation berücksichtigt. Bedingt durch den Organspendermangel werden unter Abwägung des Risikos für die Empfängerin bzw. den Empfänger vermehrt auch ältere Spenderherzen akzeptiert. Die Nachsorge fokussiert sich zum einen auf Maßnahmen zum Erhalt der Transplantatfunktion, zum anderen auf die Behandlung der Immunsuppression-assoziierten Nebenwirkungen.

29.1 Einleitung

Herzinsuffizienz betrifft weltweit über 20 Mio. Menschen; die Prävalenz einer Herzinsuffizienz auf dem Boden einer reduzierten linksventrikulären Pumpfunktion in einer westlichen Population mit einem Alter von > 20 Jahren liegt bei über 2 %. Eine terminale Herzinsuffizienz ist mit einer hohen Mortalität und einer hochgradigen Einschränkung der Lebensqualität verbunden (Benjamin et al. 2019).

Wenn die medikamentösen und interventionellen Möglichkeiten – inklusive rhythmologischer Optimierung – ausgeschöpft sind, gilt die Herztransplantation als aussichtsreiche Therapieoption.

Seit der ersten Herztransplantation 1967 durch Christian Barnard in Kapstadt,

basierend auf entscheidenden Vorarbeiten in Stanford durch Norman Shumway und Richard Lower, sind weltweit über 100.000 Herztransplantationen durchgeführt worden. Nach den Daten des Registers der Internationalen Gesellschaft für Herz und Lungentransplantation (ISHLT) werden jährlich derzeit mehr als 5.000 Herzen mit einer medianen Überlebensrate von 50 % nach 12 Jahren bei überwiegend sehr guter Lebensqualität transplantiert (Khush et al. 2018).

29.2 Präoperative Aspekte der Herztransplantation

Spenderorgane stehen nur begrenzt zur Verfügung, somit gibt es sehr viel mehr herzinsuffiziente Patientinnen und Patienten, die von einer Herztransplantation profitieren würden, als verwirklicht werden können. Entsprechend muss die Auswahl der Patientinnen und Patienten nicht nur nach einer individuellen Risiko-Nutzenabwägung erfolgen, sondern auch die Patientinnen und Patienten identifizieren, die – bei dringlicher Behandlungsindikation – eine realistische Erfolgsaussicht haben.

29.2.1 Indikation und Kontraindikationen einer Herztransplantation

- **Bei welchem Patienten sollte eine Herztransplantation erwogen werden?**

Grundsätzlich ist Voraussetzung, dass alle nach nationalen und internationalen Leitlinien empfohlenen medikamentösen, rhythmologischen, interventionellen und chirurgischen Möglichkeiten zur Behandlung einer Herzschwäche ausgeschöpft sind und trotzdem eine irreversible, hoch symptomatische, prognostisch ungünstige Situation persistiert.

Als Richtwerte zur Indikationsstellung im Hinblick auf die Prognose und den Schweregrad der Herzinsuffizienz gelten nach internationalen Leitlinien (Mehra et al. 2016, Ponikowski et al. 2016):

— Luftnot in Ruhe oder bei leichter Belastung (NYHA III oder IV)
— Objektive Zeichen der hochgradig reduzierten systolischen LV-Funktion (EF < 25 %)
— Reduziertes Herzzeitvolumen in Ruhe (periphere Minderperfusion) bei erhöhten Füllungsdrücken
— Episoden von Flüssigkeitsretention (pulmonale Stauung, periphere Ödeme)
— Mehrfache Hospitalisationen wegen Dekompensation der Herzschwäche
— Hochgradig reduzierte Belastbarkeit (6 min walk test < 300 m, VO2 max < 12–14 ml/kg/min)
— Nutzung von Prognose-Scores: Seattle Heart Failure Model (SHFM); Heart Failure Survival Score (HFSS)

■■ Erläuterungen:
Parameter, die sich auf eine reduzierte Ruhehämodynamik beziehen, haben begrenzten prognostischen Wert. Als aussagekräftiger haben sich Parameter erwiesen, die sich auf die Belastungskapazität beziehen: insbesondere die spiroergometrisch ermittelte maximale Sauerstoffaufnahme (VO2 max) gilt als prognostisch bedeutend und hilfreich in der Selektion von Transplantationskandidatinnen und -kandidaten (als Grenzwert gilt für Patientinnen und Patienten unter ß-Blockern ≤ 12 ml/kg/min und für Patienten, die keine ß-Blocker tolerieren ≤ 14 ml/kg/min (Mehra et al. 2016)). Die Spiroergometrie steht als routinemäßige Untersuchungsmethode allerdings nur begrenzt zur Verfügung. Um Patientinnen und Patienten mit Herzschwäche im Vorfeld auch außerhalb von Transplantationszentren bzgl. der Frage einer möglichen Transplantationsindikation screenen zu können, wurden Risiko-Scores entwickelt und validiert: die am weitesten verbreiteten sind der Heart Failure Survival Score (HFSS) und das Seattle Heart Failure Model (SHFM). Ein nach dem SHFM kalkuliertes 1-Jahres-Überleben von < 80 % und/oder ein HFSS Score im Hochrisiko-Bereich gelten als hilfreich für die Auswahl geeigneter Transplantationskandidatinnen und -kandidaten (Mancini und Lietz 2010; Kalogeropoulos et al. 2009).

Die erwähnten Kriterien zur Indikationsstellung beziehen sich im Wesentlichen auf den Nachweis der Dringlichkeit zur Transplantation – basierend auf Prognose und Symptomatik – der Frage also, ob die jeweilige Patientin bzw. der Patient „krank genug" ist, um eine Transplantation zu rechtfertigen.

Umgekehrt ist aber auch auszuschließen, dass eine Patientin bzw. ein Patient ein zu hohes Risiko für eine Transplantation mitbringt und somit die Erfolgsaussicht nicht ausreichend gewährleistet ist.

■ Kontraindikationen
Unterschieden werden absolute und relative Kontraindikationen, wobei die Grenzen teilweise fließend sind und in den einzelnen Transplantationsprogrammen unterschiedlich gehandhabt werden (Mehra et al. 2016).

Übersicht über absolute und relative Kontraindikationen zur Herztransplantation.

Absolute Kontraindikationen:
— Aktive Infektion
— Schwere cerebrovaskuläre Vorerkrankungen
— Pharmakologisch nicht reversible, pulmonale Hypertonie

- Tumorerkrankungen in der Vorgeschichte (Risiko: Rezidiv unter Immunsuppression)
- Systemerkrankungen mit Multiorganbeteiligung
- Alkohol oder Drogenmissbrauch
- Relevante Bedenken bzgl. Adhärenz

Relative Kontraindikationen:
- Diabetes mellitus mit Endorganschädigung oder persistierend schlechte Einstellung (HbA1c > 7,5 %)
- Irreversible Nierenfunktionsstörung (Kreatinin-Clearance < 30 ml/min)
- Schwere periphere arterielle Verschlusskrankheit (pAVK)
- Übergewicht (BMI > 35 kg/m2)
- Alter (> 65–70 Jahre)
- Präformierte HLA-Antikörper

■■ **Erläuterungen:**

Bei Patientinnen und Patienten mit pulmonaler Hypertonie (PHT) besteht ein erhöhtes postoperatives Risiko aufgrund eines drohenden Rechtsherzversagens. Bei präoperativer PHT (systolischer Druck ≥ 50 mmHg und transpulmonalem Gradienten ≥ 15mmHG oder pulmonalem Gefäßwiderstand > 3 Wood Einheiten) sollte deshalb präoperativ die potentielle Reversibilität pharmakologisch ausgetestet werden (Jessup et al. 2006, Costard-Jaeckle 1992).

Vorbestehende Tumorerkrankungen gelten nicht mehr fixiert als Kontraindikation bei < 5-Jahres-Tumorfreiheit, vielmehr hängt die Risikoabschätzung, basierend auf individueller fachonkologischer Begutachtung von Tumoraggressivität, Therapieoptionen und aktuellem Tumor-work-up ab.

Ein zunehmend häufig anzutreffendes Problem ist die Sensibilisierung mit HLA-spezifischen Antikörpern, die das Risiko einer früh-postoperativen Abstoßung erhöht (► Kap. 25). Welche Befunde diagnostisch relevant sind, wie mit diesen Be-

funden bzgl. Indikationsstellung umzugehen ist, und welche Therapiekonzepte prä,- peri- und/oder postoperativ anzuwenden sind, sind ein Hauptfokus der aktuellen Forschung (Kobashigawa et al. 2018; Shah et al. 2019).

29.2.2 Notwendige Voruntersuchungen vor Aufnahme auf die Warteliste

Die grundsätzliche Vorbeurteilung von geeigneten Kandidatinnen und Kandidaten für eine Herztransplantation erfolgt in den jeweiligen Transplantationszentren interdisziplinär, bevor „Screening-Untersuchungen" zur Festigung der Indikation sowie zum Ausschluss von Kontraindikationen veranlasst werden.

Screening-Untersuchungen vor Herztransplantation
- Laboruntersuchungen:
  - Blutbild, Gerinnung, HIT-Diagnostik
  - Organfunktion (Niere/Leber etc.)
  - Infektionsserologie (Hepatitis, HIV, CMV, EBV, Herpes)
  - Blutgruppe, HLA-Antikörper-Screening
- Kardiologische Diagnostik:
  - EKG, Echokardiographie,
  - ggf. CRT/ICD-Abfrage; Koronarangiographie
  - Obligat: Rechtsherzkatheteruntersuchung:
  - Herzzeitvolumen, Füllungsdrucke, zentralvenöse Sättigung
  - Bei PHT (PAsyst > 50 mmHg/ PVR > 3 WE): Reversibilitätstestung
- Screening Tumorausschluss, Systemerkrankungen

- PET-CT, C-CT, Abdomensonographie
- Bei V. a. schwere AVK: ggf. Angiographie
- Fachkonsile: Urologie, Gynäkologie, (ggf. Pulmologie, Neurologie etc.)
- Zahnsanierung
- Psychologische/psychosoziale Evaluation
- Psychologische Evaluation

■■ Erläuterungen:

Zentrale Bedeutung hat die psychosoziale Exploration durch psychologisch bzw. psychiatrisches Fachpersonal, die kürzlich international standardisiert wurde (Dew et al. 2018). Danach müssen Transplantationsmotivation, Adhärenz bei medizinischen Maßnahmen inklusive Tabletteneinnahme, Umgang mit Nikotin, Drogen und Alkohol, psychische Störungen, Suizidalität und der kognitive Status beurteilt werden (Brocks et al. 2017). Sowohl die Wartezeit als auch die verschiedenen Phasen nach der Transplantation stellen eine erhebliche psychische Belastung für die Patientinnen und Patienten und ihr privates Umfeld dar. Mit der Implementierung von psychologischem Fachpersonal als festem Bestandteil des Transplantationsteams prä- und postoperativ bietet sich dabei die Chance, individuelle Ängste, Verdrängungsmechanismen, Gesundheitsverhalten etc. frühzeitig zu erkennen und positiv unterstützend begleiten zu können sowie sozial unterstützende Maßnahmen je nach Bedarf bereits präoperativ einzuleiten.

29.2.3 Warteliste für Herztransplantation bei Eurotransplant

Die Patientinnen und Patienten aus Deutschland werden in einer bundesweiten Warteliste geführt. Die Führung der Warteliste erfolgt bei Eurotransplant in Leiden. Im gegenwärtigen Allokationssystem werden bei Kandidatinnen und Kandidaten für eine Herztransplantation drei verschiedene Dringlichkeitsstufen unterschieden:

- T: transplantable
  Im T-Status werden Patientinnen und Patienten auf der Warteliste geführt, die mit oraler Dauermedikation noch soweit belastbar sind, dass sie zu Hause auf ein Spenderorgan warten können.
- HU: high urgency (hohe Dringlichkeit)
  Im HU-Status werden – neben Kindern, die immer als hoch dringlich eingestuft werden – Erwachsene auf der Warteliste geführt, die
  - bereits eine so stark eingeschränkte Pumpleistung des Herzens haben, dass eine dauerhafte Therapie mit ausschließlich intravenös verabreichbaren Inotropika erforderlich ist
  - als „Bridge-to-transplant" mit einem mechanischen Herzunterstützungssystem versorgt wurden und darunter lebensbedrohliche Komplikationen entwickelt haben
  - spezielle Konstellationen aufweisen, die nicht in eine der oben genannten Kategorien hineinpassen (z. B. lebensbedrohliche, nicht konventionell behandelbare Rhythmusstörungen)
- NT: not transplantable
  Im NT-Status werden auf der Warteliste befindliche Patientinnen und Patienten geführt, die eine akute Komplikation entwickelt haben, die in der aktuellen Situation eine Transplantation nicht erlauben würde (z. B. Pneumonie, akute gastrointestinale Blutung, apoplektischer Insult, intrazerebrale Blutung). Die Betroffenen können erst wieder T oder HU gemeldet werden, wenn die Komplikation erfolgreich behandelt wurde und eine Transplantation wieder möglich ist. Es kann auch vorkommen, dass eine Komplikation zu einer Situation führt, die eine Transplantation unmöglich macht, z. B. ein

schwerwiegender apoplektischer Insult mit permanenten und erheblichen neurologischen Einschränkungen. Solche Patientinnen und Patienten werden dann bei Eurotransplant abgemeldet.

- **Re-evaluationen während der Wartezeit vor der Transplantation**

Ambulante, T-gelistete Patientinnen und Patienten werden regelmäßig re-evaluiert. Zu jeder Zeit muss gewährleistet sein, dass die Kandidatinnen und Kandidaten im Falle eines Organangebots erreichbar sind, jede akute Veränderung des Gesundheitszustandes muss mit dem Transplantationszentrum kommuniziert sein. Dies betrifft neu auftretende Kontraindikationen genauso wie eine klinische Verbesserung oder Verschlechterung im Vergleich zur letzten ambulanten Vorstellung. Im letztgenannten Fall sollte die stationäre Übernahme erfolgen, ggf. zur hämodynamischen Stabilisierung, oder zur Klärung einer „Bridge-to-transplant"-Indikation mit einem linksventrikulären Unterstützungssystem.

29.3 Peri- und früh- postoperative Aspekte der Herztransplantation

29.3.1 Welche Spenderherzen sind geeignet?

Statistisch gesehen steigt das postoperative Risiko mit dem Alter der Organspenderin bzw. des -spenders an. Bedingt durch den Organspendermangel werden unter Abwägung des Risikos für die Empfängerin bzw. den Empfänger, weiter auf ein Spenderherz zu warten, insbesondere in Europa jedoch auch ältere Spenderherzen akzeptiert: der Median des Alters einer (Herz-)Organspenderin bzw. eines -spenders liegt in Europa bei 44 Jahren (im Vgl.: USA 28 Jahre) (Khush et al. 2018). Ebenso gelten atherosklerotische

Risikofaktoren wie Diabetes, Hypertonus oder Nikotinkonsum der Organspenderin bzw. -spenders nicht mehr als absolute Hinderungsgründe für die Transplantation eines Spenderherzens. Zum Ausschluss einer relevanten koronaren Herzkrankheit ist deshalb bei Spenderherzen von älteren Spenderinnen bzw. Spendern oder solchen mit relevantem Risikoprofil die Veranlassung einer präoperativen Koronarangiographie sinnvoll.

29.3.2 Organentnahme/ Organkonservierung

Unterschieden wird zwischen Multiorganentnahme inklusive Lunge und der isolierten Herzentnahme. Bei der Multiorganentnahme ist eine detaillierte Koordination der Entnahmeteams notwendig, damit alle Spenderorgane in guter Qualität entnommen werden können.

Unabhängig davon bedarf eine Herzspende einer engmaschig geplanten Logistik, da die Ischämietoleranz des Herzmuskelgewebes mit etwa 4 Stunden im Vergleich zu allen anderen soliden Organtransplantation relativ kurz ist. Klassisch wird unmittelbar vor Entnahme die Hauptschlagader geklemmt und in die Aortenwurzel eine ca. 4°C kalte Perfusionslösung infundiert, wodurch ein kalter kardiopleger Herzstillstand erreicht wird. Das Herz wird dann entnommen und in Perfusionslösung schwimmend in Kunststoffbeuteln verpackt. Während des Transports in das Transplantationszentrum wird es auf Eis gelagert. Spendermangel und eingeschränkte Ischämietoleranz haben in der jüngeren Zeit zu technischen Entwicklungen im Bereich der Organkonservierung geführt. Herzen können in speziellen Perfusionsmaschinen transportiert werden, so dass während des Transportes eine normotherme oder hypotherme Oxygenierung gewährleistet ist (Nilsson et al. 2020). Gegenwärtige Studien untersuchen, ob die

Anwendung der Maschinenperfusion zur Konservierung von Spenderherzen die Ergebnisse nach Herztransplantation verbessern kann. Auch der Transport von Spenderherzen über große Distanzen könnte durch die Maschinenperfusion möglich werden. In einem Land wie Deutschland mit in der Regel kürzeren Transportstrecken wird die Indikation hauptsächlich bei komplexeren Transplantationen gesehen (Rojas et al. 2019). Nachteilig sind die relativ hohen Kosten der Systeme, die in Deutschland gegenwärtig nicht refinanziert werden.

29.3.3 OP-Technik

Eine Herztransplantation erfolgt immer unter Einsatz einer Herz-Lungenmaschine und über eine vollständige mediane Sternotomie. Der Eingriff erfolgt in der Regel unter milder Hypothermie. Bei der Planung einer Herztransplantation ist zu beachten, ob die Patientin bzw. der Patient schon am Herzen voroperiert oder ein mechanisches Unterstützungssystem zur Überbrückung bis zur Transplantation implantiert wurde.

Unterschieden werden gegenwertig zwei gebräuchliche Operationstechniken, die bi-atriale und die bi-cavale Technik. Die geplante Technik hat einen Einfluss auf die Entnahme des Spenderherzens.

Bei der biatrialen Technik wird bei der Empfängerin bzw. beim Empfänger die Hinterwand der beiden Vorhöfe stehen gelassen und bei der Transplantation jeweils die Spendervorhöfe so zurechtgeschnitten, dass Spender- und Empfängervorhof miteinander anastomosiert werden können.

Bei der bicavalen Technik wird der linke Vorhof wie bei der biatrialen Technik anastomosiert, der rechte Vorhof wird jedoch beim Spenderherzen intakt gelassen Die Cava superior und inferior der Spenderin bzw. des Spenders muss so großzügig wie möglich bei der Organentnahme mit entnommen werden, damit diese dann mit den Anschlussgefäßen des Empfängers anastomosiert werden kann.

Bei der Transplantation bei Empfängerinnen oder Empfängern mit einem kongenitalen Herzfehler muss abhängig von der Anatomie des Herzfehlers zusätzlich Gewebe (Aortenbogen, V. cava) bei der Spenderin bzw. dem Spender entnommen werden. Bei solchen Transplantationen ist eine besonders sorgfältige Planung der Organentnahme und der Transplantation notwendig.

29.3.4 Intensivtherapie inklusive postoperatives Monitoring

Nach der Transplantation erfolgt die weitere Behandlung zunächst auf einer im Umgang mit Herztransplantierten erfahrenen Intensivstation. Zusätzlich zu dem üblichen kardiovaskulären Monitoring (invasive arterielle Blutdruckmessung, zentralvenöser Venendruck, EKG, periphere Sauerstoffsättigung) wird in den meisten Transplantationszentren ein Swan-Ganz-Katheter gelegt, um das Herzzeitvolumen (HZV) und die Druckverhältnisse im kleinen Kreislauf engmaschig zu überwachen. Ziel ist die Optimierung von Vorlast, Kontraktilität und Nachlast von linkem und rechten Ventrikel. Im Falle erhöhter Widerstände im Pulmonalkreislauf kommen drucksenkende Substanzen inhalativ (NO) oder intravenös (Sildenafil, Endothelinantagonisten) zum Einsatz.

Zur Unterstützung des (bislang unkonditionierten) rechten Spenderventrikels werden früh postoperativ meist Inotropika eingesetzt (Vega et al. 2017). Wichtig ist das engmaschige Überwachen des Volumenstatus. Eine Volumenüberlastung des rechten Ventrikels in der sensiblen früh-postoperativen Phase sollte unbedingt vermieden werden.

29.4 Nachsorge nach Herztransplantation

Hauptaugenmerk der Nachsorge nach Transplantation liegt zum einen auf Maßnahmen zum Erhalt der Transplantatfunktion und zum anderen auf der Behandlung der Immunsuppressions-assoziierten Nebenwirkungen.

29.4.1 Immunsuppression

Eine lebenslange immunsuppressive Therapie ist unabdingbare Voraussetzung für das Überleben des Herztransplantats. Das Risiko einer Abstoßung besteht jederzeit, vom Bild einer hyperakuten Rejektion unmittelbar postoperativ nach Reperfusion, über akute zelluläre Abstoßungen v. a. im ersten postoperativen Jahr bis zu chronischen Abstoßungsvorgängen unter der Ausbildung einer Koronarvaskulopathie im Langzeitverlauf. Dabei sind akute zelluläre T-Zell-vermittelte Mechanismen sowie humorale Antikörper-vermittelte Mechanismen involviert. Die verfügbare immunsuppressive Therapie zielt hauptsächlich auf die T-Zellfunktion und die Proliferation.

Unterschieden wird zwischen Induktionstherapie, Erhaltungstherapie (Maintenance) und Behandlung von akuten Abstoßungsreaktionen.

- **Frühpostoperative Immunsuppression**

Begonnen wird bei allen Empfängerinnen bzw. Empfängern initial perioperativ mit einer intravenösen loading dose von 1000 mg Prednisolon gefolgt von 250 mg 6-stdl., bis zu einer kumulativen Dosis 3 g.

Induktionstherapie: Der Nutzen einer unmittelbar postoperativen Induktionstherapie ist umstritten, die meisten Zentren treffen eine individuelle Entscheidung für/wider Induktion auf dem Boden des individuellen Abstoßungsrisikos und der präoperativen Nierenfunktion. Für den Einsatz dieser hochpotenten Substanzklasse spricht:

- das Vorliegen einer Hochrisikokonstellation für akute früh-postoperative Abstoßungsreaktionen (sensibilisierte Patientinnen bzw. Patienten mit präformierten HLA-Antikörpern; Retransplantationen; Frauen mit Vorgeschichte von Schwangerschaften) oder
- das Vorliegen einer relevanten Nierenfunktionseinschränkung – mit der Option eines um 2–5 Tage verspäteten Einsatzes der nephrotoxischen Calcineurin-Inhibition.

Die am häufigsten eingesetzte Substanz zur Induktionstherapie in der Herztransplantation ist polyklonales Anti-Thymocytenglobulin (ATG) (1 bis 1,5 mg/kg/Tag über 3–5 Tage bis zu einer Maximaldosis von 5–7 mg/kg.) In besonderen Risikokonstellationen kommen zusätzlich Immunglobuline, Plasmapherese oder die Gabe von Interleukin-2alpha-Rezeptorantagonisten (IL-2 RA) zum Einsatz.

Der Nachteil einer Induktionstherapie liegt in einem höheren Infektionsrisiko frühpostoperativ sowie einer erhöhten Malignomrate im Langzeitverlauf. Nach Daten des ISHLT-Registers erhalten derzeit ca. 50 % aller Transplantierten eine Induktionstherapie (Khush et al. 2018).

- **Immunsuppressive Langzeittherapie (Maintenance)**

Für die chronische immunsuppressive Therapie stehen mit den Calcineurin-Inhibitoren (CNI) (Cyclosporin oder Tacrolimus), der antiproliferativ wirksamen Mycophenolsäure und den mTOR-Antagonisten (Everolimus, Sirolimus) Substanzen zur Verfügung, die individualisiert unterschiedlich kombiniert und dosiert werden können, um das Risiko von akuten und chronischen Abstoßungsreaktionen einerseits und das Nebenwirkungsprofil andererseits möglichst zu minimieren.

Standard nach Herztransplantation ist eine Triple-Therapie aus einem Calcineurin-Inhibitor (CNI; Cyclosporin oder Tacrolimus), Mycophenolat und einem Prednison (Khush et al. 2018). Das Abstoßungsrisiko ist in den ersten Monaten nach Transplantation am größten und erfordert in dieser Zeit relative hohe Dosen. Im weiteren Verlauf kann die Dosis reduziert werden, um dosisabhängige Nebenwirkungen zu vermeiden.

Mit den mTOR-Inhibitor Everolimus steht eine alternative Substanz zu Verfügung, entweder unter dem Ansatz einer Augmentation der Immunsuppression bei Transplantatvaskulopathie und/oder als Ersatz für CNI oder MMF im individuellen Fall nicht tolerierbarer Nebenwirkungen (Gude et al. 2017).

Indikationen für mTOR-Inhibitoren bei HTX

Augmentation der Immunsuppression
- Wiederholte/resistente Abstoßung
- Koronarvaskulopathie

Meidung von Nebenwirkungen
- Niereninsuffizienz → Reduktion/Absetzen CNI
- Resistente Infektionen, v. a. CMV → Absetzen MMF
- schwere Leukopenie → Absetzen MMF
- schwere Magen-Darm-NW → Absetzen MMF
- Tumorerkrankungen

Neuere Therapieansätze zielen auf eine mehr personalisierte Behandlung, die die individuelle Risikostratifizierung (unter Einbezug genomischer Variationen, Komorbiditäten, Begleitmedikation) mehr berücksichtigt, um die Langzeit-Toxizität der Immunsuppression weiter zu reduzieren (Wever-Pinzon et al. 2017).

■ **Therapie der akuten Abstoßung**

Bei klinischen oder bioptischen Zeichen einer akuten zellulären Abstoßung erfolgt in der Regel zunächst eine intravenöse Prednisolon-Stoßtherapie von 0,5 bis 1 g an drei konsekutiven Tagen. Dies führt in ca. 90 % der Fälle zur Rückbildung der Rejektion. Darüberhinausgehende Maßnahmen bei Befundpersistenz oder wiederholten Episoden beinhalten eine an die Akutstoßtherapie anschließende, erhöhte orale Kortisontherapie (2×25 mg), deren Dosis kontinuierlich über Wochen auf die Erhaltungsdosis von 5 mg reduziert wird, einen Substanzwechsel der Basisimmunsuppression sowie in schweren Fällen den Einsatz poly- oder monoklonaler T-Lymphozyten-Antikörper. Bei dem Verdacht der antikörpervermittelten (humoralen) Abstoßung kommt die Plasmapherese bzw. Immunabsorption zum Einsatz.

29.4.2 Psychologische Betreuung

Unmittelbar nach der Transplantation können Spenderphantasien und Ängste vor Organfehlfunktionen auftreten. Der Prozess der Organintegration sollte sorgfältig angeleitet und begleitet werden, um spätere Fehlverarbeitung zu verhüten und Wohlbefinden, Lebensqualität und Adhärenz zu erhöhen.

Im Langzeitverlauf ist es wichtig, die Notwendigkeit einer umfassenden Adhärenz zu betonen und zu fördern (Brocks et al. 2017). Eine sorgfältige, genaue, pünktliche und zuverlässige Immunsuppressionseinnahme ist unerlässlich für den Langzeitverlauf. Ebenso gilt es, die Lebensführung (Ernährung, Beruf, Freizeit, Tierhaltung, Sonnenexposition) auf die geänderte hygienische Herausforderung anzupassen. Eine gute Selbstwahrnehmung und Selbstfürsorge mit zunehmender Eigenverantwortung kann eingeübt werden. Interdisziplinäre Behandlungsansätze mit psycho-edukativen und supportiven Elementen erscheinen hier besonders vielversprechend zu sein.

Der Vielfalt der verschiedenen psychischen Belastungen steht eine Vielzahl psychologischer Behandlungsmöglichkeiten gegenüber. Dabei werden die evidenzbasierten Interventionen zur Behandlung der Depression, Angststörungen, Traumafolgestörungen oder Anpassungsstörungen immer auf die somatische Situation angepasst. Vielversprechend sind ebenfalls hypnotherapeutische Interventionen zur Reduktion von Angst, Schmerzen, Belastung und Disstress (Tigges-Limmer et al. 2018).

Der Einbezug von Angehörigen zeigt positive Effekte auf die Erholung und das Wohlbefinden von Transplantationspatientinnen und -patienten. Dabei können Angehörige selbst psychosozial in allen Phasen der Transplantation hoch belastet und in ihrer Lebensqualität eingeschränkt sein und sollten eine entsprechende Versorgung erhalten.

29.5 Ergebnisse

29.5.1 Überleben nach Herztransplantation

Detaillierte Information über Überleben und Komplikationen nach Herztransplantation wird im jährlichen Bericht ISHLT veröffentlicht (Khush et al. 2018; Tigges-Limmer et al. 2018). Nach dem Bericht 2018 liegt das 1-Jahres-Überleben bei 85 %, das nach 5-Jahren bei 75 % und nach 10-Jahren bei 54 %. Die Lebensqualität ist für die meisten Patientinnen und Patienten exzellent, so berichten über 90 % der Herztransplantierten über vollständige Beschwerdefreiheit oder lediglich minimale Einschränkungen im täglichen Leben (► https://ishltregistries.org/registries/slides. asp) (QR-Code 29.1).

In den letzten Jahrzehnten haben sich insbesondere die früh-postoperativen Ergebnisse verbessert, dieses wird auf Fortschritte der initialen Intensivtherapie und die Möglichkeiten einer variableren, individuell maßgeschneiderten Immunsuppression zurückgeführt. Die Langzeitergebnisse nach überlebtem, ersten postoperativen Jahr sind hingegen über die letzten 2 Dekaden relativ konstant mit einer jährlichen Sterblichkeitsrate von 3–4 %. Hier spielt auch eine Rolle, dass zunehmend Patientinnen und Patienten höheren Lebensalters und solche mit relevanter Komorbidität (Diabetes, Hypertonus, Niereninsuffizienz) für eine Transplantation akzeptiert wurden (Wever-Pinzon 2017, ► https://ishltregistries.org/registries/ slides.asp) (QR-Code 29.1), mit Effekt auf die Verträglichkeit der Langzeit-Immunsuppression.

29.5.2 Komplikationen

Todesursachen sind in der früh-postoperativen Phase der Verlust der Transplantat-Funktion (Graft Failure), Multiorganversagen und Infektionen, im späteren Verlauf an erster Stelle Tumorerkrankungen, gefolgt von Transplantatvaskulopathie (► https://ishltregistries.org/registries/slides. asp) (QR-Code 29.1). Akute zelluläre Abstoßungen haben unter den heutigen Möglichkeiten der Immunsuppression an Bedeutung verloren.

Früh postoperative Risiken sind ein:

- **Primäres Graft-Versagen,** selten als Folge einer hyperakuten Abstoßung bei präformierten Antikörpern, häufiger als multifaktorielles Geschehen unter Einbezug von Spenderaspekten, Ischämiezeit, vorbestehenden Organschäden der Empfängerin bzw. des Empfängers und chirurgischen Komplikationen (Kobashigawa et al. 2014)
- **Rechtsherzversagen,** oft sekundär aufgrund eines nach Transplantation fortbestehenden pulmonalen Hypertonus sowie
- **Infektionen,** in der Frühphase nach Transplantation häufig bakteriell, ab 3 Monate nach Transplantation insbesondere viral (insbesondere Cytomegalie)

Spätkomplikationen sind
- **Tumorerkrankungen.** Sie treten in bis zu 28 % der Empfängerinnen bzw. Empfänger, mit einem jährlichen Risiko von 1–2 % auf und sind mittlerweile Todesursache Nummer 1 im Langzeitverlauf (► https://ishltregistries.org/registries/slides.asp) (QR-Code 29.1). Häufigste Tumorart sind Hauttumoren, vor allem Plattenepithelkarzinome. Eine lymphoproliferative Erkrankung nach Transplantation (posttransplant lymphoproliferative disease – PTLD) ist selten, bei Auftreten meist fatal. Sie tritt gehäuft im Zusammenhang mit einer Infektion mit Epstein-Barr-Viren auf. Die Anwendung von Antikörpertherapien – als Induktion oder im Rahmen von Abstoßungstherapien – erhöhen das Risiko von Tumorerkrankungen im Langzeitverlauf
- **Transplantatvaskulopathie.** Die Ursache der Entwicklung dieser „transplant-typischen" Erkrankung der Koronargefäße mit Einbezug v. a. der kleinen peripheren Gefäße ist in immunologischen und nicht-immunologischen Mechanismen zu suchen. Sie ist nach aktuellen Daten des ISHLT-Registers 5 Jahre nach Transplantation bei fast 30 %, nach 10 Jahren bei fast der Hälfte aller Transplantierten nachweisbar. Allerdings ist die Prognose was Progredienz und Mortalität angeht nicht so ungünstig, wie in der frühen Ära der Transplantation angenommen (► https://ishltregistries.org/registries/slides.asp) (QR-Code 29.1)
- **Niereninsuffizienz.** Immunsuppression-assoziierte Nebenwirkungen betreffen in erster Linie die Nephrotoxizität der Calcineurin-Inhibitoren (CNI). Die Abnahme der glomerulären Filtrationsrate ist in den Monaten 3–12

am größten. Wichtig ist deshalb, insbesondere innerhalb des ersten Jahres die CNI-Therapie engmaschig mit Serumspiegeln zu überwachen und zwar so hoch wie zur Abstoßungsprävention notwendig, andererseits aber so niedrig wie diesbezüglich vertretbar einzustellen
- Andere **Immunsuppressions-assoziierte Nebenwirkungen sind:** Neurotoxizität, arterielle Hypertonie, Hyperlipoproteinämie als Folge der Therapie mit CNI sowie gastrointestinale Nebenwirkungen und Leukopenie (MMF)

29.6 Transplantationen bei Kindern

29.6.1 Überleben

In der Ära 1982–2016 sind nach dem Register der ISHLT knapp 14.000 Kinder transplantiert worden, dabei ist das Überleben im Vergleich zu Erwachsenen deutlich besser (Median des Überlebens 16,5 Jahre vs. 10,8 für Erwachsene (Khush et al. 2018, ► https://ishltregistries.org/registries/slides.asp) (QR-Code 29.1). Häufigste Indikation bei Kindern sind Kardiomyopathien.

29.6.2 Transplantation über Blutgruppengrenzen hinweg möglich

Bei Kindern unter 2 Jahren ist auch eine Blutgruppen-inkompatible Transplantation möglich, sofern niedrige Blutgruppenantikörper-Titer nachgewiesen werden können. In einem solchen Fall sollte nach den Vergaberichtlinien ein standardisiertes Zentrumsprotokoll vorhanden sein.

29.7 Besonderheiten

29.7.1 Herzspende bei Versterben nach Kreislaufstillstand

Grundsätzlich ist eine Lebendspende des Herzens nicht möglich, da eine Organspende des Herzens immer mit dem Tod der Spenderin bzw. des Spenders einhergehen würde.

Neuere Möglichkeiten der Erweiterung des Spenderpools zielen u. a. auf die Verwendung von Spenderorganen nach Kreislaufstillstand ohne Nachweis von Hirntod (DCD: donation after circulatory determination of death) bei Patientinnen bzw. Patienten mit schweren neurologischen Schäden, bei denen im Konsens mit den Angehörigen die Terminierung lebenserhaltener Maßnahmen erfolgt. 5 min nach Herzstillstand ist eine Organentnahme in zahlreichen Ländern der EU sowie den USA rechtlich zulässig, in Deutschland jedoch nicht erlaubt (► Kap. 8).

29.7.2 Mechanische Unterstützungssysteme als „Bridge to transplant"

Der Einsatz von mechanischen Unterstützungssystemen bei terminaler Herzschwäche – als dauerhafte Lösung („Destination"-Therapie) oder als Überbrückung zur Herztransplantation („Bridge-to-transplant"-Strategie) – hat in den letzten 20 Jahren massiv zugenommen. Sowohl die Kurzzeit- als auch die Langzeitergebnisse sind insbesondere mit den neueren linksventrikuären Unterstützungssystemen mit kontinuierlichem Fluss (continuous-flow left ventricular assist devices (cf-LVAD)) zu denen u. a. das HeartMate III und das HeartWare II gehören, erheblich verbessert worden, mit 2 Jahres-Überleben von derzeit bis zu 80 % (Kirklin et al. 2017).

Der Anteil der Patientinnen und Patienten, die mit implantiertem LVAD zur Herztransplantation geführt werden, ist kontinuierlich gestiegen, nach neuesten Daten werden über 50 % aller Herztransplantationen an vorher mit mechanischen Unterstützungssystemen Versorgten durchgeführt (► https://ishltregistries.org/registries/slides.asp). Die Möglichkeit, Patientinnen und Patienten auf der Warteliste zur Herztransplantation im Falle zunehmender Verschlechterung mit einem LVAD-system zu überbrücken, hat zu einer deutlichen Reduktion der Wartelistensterblichkeit geführt.

29.8 QR-Code

◪ QR-Code 29.1   The International Society for Heart and Lung Transplantation – Registry data slides

Literatur

► https://ishltregistries.org/registries/slides.asp. Zugegriffen: 2. Okt. 2019

Benjamin EJ, Muntner P, Alonso A, Bittencourt MS, Callaway CW, Carson AP, Chamberlain AM, Chang AR, Cheng S, Das SR, Delling FN, Djousse L, Elkind MSV, Ferguson JF, Fornage M, Jordan LC, Khan SS, Kissela BM, Knutson KL, Kwan TW, Lackland DT, Lewis TT, Lichtman JH, Longenecker CT, Loop MS, Lutsey PL, Martin SS, Matsushita K, Moran AE, Mussolino ME, O'Flaherty M, Pandey A, Perak AM, Rosamond WD, Roth GA, Sampson UKA, Satou GM, Schroeder EB, Shah SH, Spartano NL, Stokes A, Tirschwell DL, Tsao CW, Turakhia MP, VanWagner LB, Wilkins JT, Wong SS, Virani SS, American Heart Association Council on Epidemiology and Prevention Statistics Committee and Stroke Statistics Subcommittee (2019) Heart Disease and Stroke Statistics-2019 Update: A Report from the American Heart Association. Circulation. 139(10):e56-e528

Brocks Y, Zittermann A, Grisse D, Schmid-Ott G, Stock-Gießendanner S, Schulz U, Brakhage J, Benkler A, Gummert J, Tigges-Limmer K (2017) Adherence of heart transplant recipients to prescribed medication and recommended lifestyle habits. Prog Transplant 27(2):160–166

Chan JL, Kobashigawa JA, Reich HJ, Ramzy D, Thottam MM, Yu Z, Aintablian TL, Liou F, Patel JK, Kittleson MM, Czer LS, Trento A, Esmailian F (2017) Intermediate outcomes with ex-vivo allograft perfusion for heart transplantation. J Heart Lung Transplant 36(3):258–263

Costard-Jäckle A, Fowler MB (1992) Influence of preoperative pulmonary artery pressure on mortality after heart transplantation: testing of potential reversibility of pulmonary hypertension with nitroprusside is useful in defining a high risk group. J Am Coll Cardiol 19(1):48–54

Dew MA, DiMartini AF, Dobbels F, Grady KL, Jowsey-Gregoire SG, Kaan A, Kendall K, Young QR, Abbey SE, Butt Z, Crone CC, De Geest S, Doligalski CT, Kugler C, McDonald L, Ohler L, Painter L, Petty MG, Robson D, Schlöglhofer T, Schneekloth TD, Singer JP, Smith PJ, Spaderna H, Teuteberg JJ, Yusen RD, Zimbrean PC (2018) The 2018 ISHLT/APM/AST/ICCAC/STSW Recommendations for the psychosocial evaluation of adult cardiothoracic transplant candidates and candidates for long-term mechanical circulatory support. Psychosomatics 59(5):415–440

Gude E, Gullestad L, Andreassen AK (2017) Everolimus immunosuppression for renal protection, reduction of allograft vasculopathy and prevention of allograft rejection in de-novo heart transplant recipients: could we have it all? Curr Opin Organ Transplant 22(3):198–206

Jessup M, Banner N, Brozena S, Campana C, Costard-Jäckle A, Dengler T, Hunt S, Metra M, Rahmel A, Renlund D, Ross H, Warner Stevenson L (2006) Optimal pharmacologic and non-pharmacologic management of cardiac transplant candidates: approaches to be considered prior to transplant evaluation: International Society for Heart and Lung Transplantation guidelines for the care of cardiac transplant candidates–2006. J Heart Lung Transplant 25(9):1003–1023

Kalogeropoulos AP, Georgiopoulou VV, Giamouzis G, Smith AL, Agha SA, Waheed S, Laskar S, Puskas J, Dunbar S, Vega D, Levy WC, Butler J (2009) Utility of the seattle heart failure model in patients with advanced heart failure. J Am Coll Cardiol 53(4):334–342

Khush KK (2017) Personalized treatment in heart transplantation. Curr Opin Organ Transplant 22(3):215–220

Khush KK, Cherikh WS, Chambers DC, Goldfarb S, Hayes D Jr,, Kucheryavaya AY, Levvey BJ, Meiser B, Rossano JW, Stehlik J, International Society for Heart and Lung Transplantation (2018) The international thoracic organ transplant registry of the international society for heart and lung transplantation: Thirty-fifth adult heart transplantation report-2018; Focus Theme: Multiorgan Transplantation. J Heart Lung Transplant. 37(10):1155–1168

Kirklin JK, Pagani FD, Kormos RL, Stevenson LW, Blume ED, Myers SL, Miller MA, Baldwin JT, Young JB, Naftel DC (2017) Eighth annual INTERMACS report: Special focus on framing the impact of adverse events. J Heart Lung Transplant 36(10):1080–1086

Kobashigawa J, Zuckermann A, Macdonald P, Leprince P, Esmailian F, Luu M, Mancini D, Patel J, Razi R, Reichenspurner H, Russell S, Segovia J, Smedira N, Stehlik J, Wagner F (2014) Consensus Conference participants. Report from a consensus conference on primary graft dysfunction after cardiac transplantation. J Heart Lung Transplant 33(4):327–340

Kobashigawa J, Colvin M, Potena L, Dragun D, Crespo-Leiro MG, Delgado JF, Olymbios M, Parameshwar J, Patel J, Reed E, Reinsmoen N, Rodriguez ER, Ross H, Starling RC, Tyan D, Urschel S, Zuckermann A (2018) The management of antibodies in heart transplantation: An ISHLT consensus document. J Heart Lung Transplant 37(5):537–547

Mancini D, Lietz K (2010) Selection of cardiac transplantation candidates in 2010. Circulation 122(2):173–183

Mehra MR, Canter CE, Hannan MM, Semigran MJ, Uber PA, Baran DA, Danziger-Isakov L, Kirklin JK, Kirk R, Kushwaha SS, Lund LH, Potena L, Ross HJ, Taylor DO, Verschuuren EAM, Zuckermann A; International Society for Heart Lung Transplantation (ISHLT) Infectious Diseases, Pediatric and Heart Failure and Transplantation Councils (2016) The 2016 International society for heart lung transplantation listing criteria for heart transplantation: A 10-year update. J Heart Lung Transplant. 35(1):1–23

Nilsson J, Jernryd V, Qin G, Paskevicius A, Metzsch C, Sjöberg T, Steen S (2020) A nonrandomized open-label phase 2 trial of nonischemic heart preservation for human heart transplantation. Nat Commun 11, 2976. ► https://doi.org/10.1038/s41467-020-16782-9

29

Ponikowski P, Voors AA, Anker SD, Bueno H, Cleland JGF, Coats AJS, Falk V, González-Juanatey JR, Harjola VP, Jankowska EA, Jessup M, Linde C, Nihoyannopoulos P, Parissis JT, Pieske B, Riley JP, Rosano GMC, Ruilope LM, Ruschitzka F, Rutten FH, van der Meer P; ESC Scientific Document Group (2016) 2016 ESC Guidelines for the diagnosis and treatment of acute and chronic heart failure: The task force for the diagnosis and treatment of acute and chronic heart failure of the European Society of Cardiology (ESC) Developed with the special contribution of the Heart Failure Association (HFA) of the ESC. Eur Heart J. 37(27): 2129–2200

Rojas SV, Ius F, Schibilsky D, Kaufeld T, Sommer W, Benk C, Goecke T, Siemeni T, Poyanmehr R, Rümke S, Mogaldea A, Bobylev D, Salman J, Avsar M, Tudorache I, Bara C, Beyersdorf F, Haverich A, Siepe M, Warnecke G (2019) Cardiac transplantation in higher risk patients: Is ex vivo heart perfusion a safe preservation technique? A two center experience. J Heart Lung Transplant 38(4):43

Shah KS, Kittleson MM, Kobashigawa JA (2019) Updates on heart transplantation. Curr Heart Fail Rep 16(5):150–156

Tigges-Limmer K, Winkler Y, Brooks Y, Gummert JF (2018) Hypnotherapeutische Prophylaxe und Behandlung von psychischen Traumatisierungen in der Herzchirurgie. Hypnose-ZHH 13(2):89–118

Vega E, Schroder J, Nicoara A (2017) Postoperative management of heart transplantation patients. Best Pract Res Clin Anaesthesiol 31(2):201–213

Wever-Pinzon O, Edwards LB, Taylor DO, Kfoury AG, Drakos SG, Selzman CH, Fang JC, Lund LH, Stehlik J (2017) Association of recipient age and causes of heart transplant mortality: Implications for personalization of post-transplant management-An analysis of the International society for heart and lung transplantation registry. J Heart Lung Transplant 36(4):407–417

Lungen- und Herz-Lungen-Transplantation

Heidi Niehaus, Fabio Ius und Axel Haverich

Inhaltsverzeichnis

© Springer-Verlag GmbH Deutschland, ein Teil von Springer Nature 2022
A. Rahmel et al. (Hrsg.), *Repetitorium Transplantationsbeauftragte*,
https://doi.org/10.1007/978-3-662-62614-6_30

„Ich habe jetzt keine Angst mehr zu ersticken."

„Und manchmal, wenn ich ins Bett gehe, dann wird mir auf einmal bewusst: Du brauchst jetzt keine Angst mehr zu haben, dass du erstickst. Dann bin ich unendlich dankbar."

C.F., 35 Jahre, nach Doppellungentransplantation bei cystischer Fibrose (Hannoversche Allgemeine Zeitung, 10.02.1999, mit freundlicher Genehmigung).

Die Lungentransplantation ist eine etablierte Therapie bei Patientinnen und Patienten mit terminalen Lungenerkrankungen, die zu einer Verbesserung der Lebensqualität und – in Abhängigkeit von der Grunderkrankung – zu einer Verbesserung des Überlebens führt. Der Erfolg dieser Therapie hängt maßgeblich von der Selektion geeigneter Empfängerinnen und Empfänger sowie einem optimalen peri- und postoperativen Management ab. Die Komplexität der Therapie erfordert ein hohes Maß an speziellen Kenntnissen und Erfahrung. Die Ergebnisse nach Lungentransplantation konnten in den letzten Jahren unter anderem durch innovative chirurgische Konzepte kontinuierlich verbessert werden. Limitierend im Langzeitverlauf ist insbesondere die chronische Abstoßung. Trotz der nach wie vor bestehenden Morbidität und Mortalität im Kurz- und Langzeitverlauf führt der erhebliche Gewinn an Lebensqualität bei den Patientinnen und Patienten zu einer hohen Therapiezufriedenheit.

30.1 Einleitung

In der Behandlung chronischer Lungenerkrankungen konnten in den letzten Jahren deutliche Fortschritte erzielt werden. Dennoch kommt es bei einigen Patientinnen und Patienten, auch nach Ausschöpfung aller konservativen Therapiemaßnahmen, zu einer progredienten Verschlechterung der Symptomatik. Führendes Symptom ist die zunehmende Luftnot bis hin zur Erstickungsangst. Im Gegensatz zur terminalen Herz- oder Niereninsuffizienz ist bei der terminalen Lungeninsuffizienz derzeit (noch) keine langfristige Organersatztherapie verfügbar. In den letzten 20 Jahren hat sich die Lungentransplantation (LTx) zu einer etablierten Therapie der terminalen Lungeninsuffizienz entwickelt, die in erster Linie der Verbesserung der Lebensqualität dient und zusätzlich, in Abhängigkeit von der Grunderkrankung, zu einem verbesserten Überleben führen kann.

Im letzten Jahr wurden in Deutschland 417 Patientinnen und Patienten neu auf die Warteliste zur Lungentransplantation aufgenommen, dem gegenüber stehen 361 durchgeführte Transplantationen (DSO 2020a) (◗ Abb. 30.1).

Im folgenden Kapitel werden die klinisch relevanten Aspekte der Lungentransplantation dargestellt mit besonderem Fokus auf das Tätigkeitsfeld des Transplantationsbeauftragten (TxB).

30.1.1 Spezielle Aspekte der Lungentransplantation

Während die Herztransplantation ihren Boom bereits Ende der 80er bzw. Anfang der 90er Jahre erlebte, kam es bei der Lungentransplantation erst etwa 10 Jahre später zu einem deutlichen Anstieg der Transplantationszahlen. Im Jahr 2011 wurden im Eurotransplant (ET)-Bereich erstmals mehr Lungen als Herzen transplantiert und dieser Trend setzt sich bis heute fort (ET 2020).

Die Ursachen für die zunächst nur zögerliche Akzeptanz dieser Therapieform ist ihre vergleichsweise hohe Komplexität: Im Unterschied zu anderen transplantierten

30

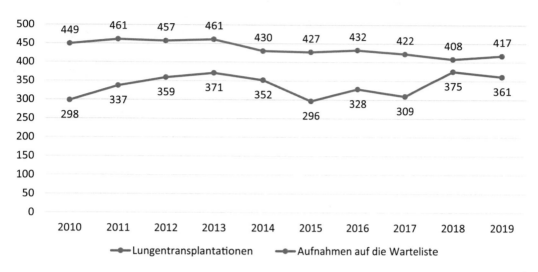

Lungentransplantation: Grafiken zum Tätigkeitsbericht 2019 nach § 11 Abs. 5 TPG

⬛ Abb. 30.1 Anzahl der Lungentransplantationen gegenüber Neuanmeldungen auf der Warteliste in Deutschland 2010–2019. Modifiziert nach DSO 2020a

Organen steht die Transplantatlunge in permanentem Kontakt mit der Umgebungsluft und ist daher besonders infektgefährdet. Hinzu kommen eine gestörte mukoziliäre Clearance sowie eine erhöhte Aspirationsgefahr durch gastrointestinale Transportstörungen, insbesondere im früh postoperativen Verlauf. Nicht zuletzt stellt die Bronchialanastomose die „Achillesferse" der Lungentransplantation dar: durch die passagere Ischämie der Bronchialschleimhaut kommt es hier vermehrt zu Nekrosen mit einem erhöhten Risiko von Dehiszenzen und Stenosen im Verlauf.

Erst durch die kontinuierliche Verbesserung des operativen und perioperativen Managements sowie Fortschritte im Bereich der Nachsorge ist es gelungen, die Ergebnisse signifikant zu verbessern und somit eine zunehmende Akzeptanz dieser Therapieform zu erreichen.

30.2 Empfängerauswahl

Grundsätzlich entscheidet eine sorgfältige Auswahl der Empfängerinnen bzw. Empfänger, wie auch bei allen anderen Organtransplantationen, nicht nur maßgeblich über Erfolg oder Nichterfolg der Transplantation, sondern ist darüber hinaus im Transplantationsgesetz verpflichtend vorgeschrieben.

30.2.1 Indikationen und Kontraindikationen

❯ Allgemein besteht eine Indikation zur Lungentransplantation bei Patientinnen bzw. Patienten mit fortgeschrittener Lungenerkrankung, deren Lungenfunktion, körperliche Belastbarkeit sowie Lebensqualität nach Ausschöpfung aller konservativen Therapiemaßnahmen erheblich eingeschränkt ist und deren prognostizierte 5-Jahresüberlebensrate bei unter 50 % liegt.

Darüber hinaus existieren diagnosespezifische Indikationskriterien in Abhängigkeit von der Grunderkrankung (Shah und Orens 2012). Die drei häufigsten Diagnosen, die zur Aufnahme auf die Warteliste führen, sind das Lungenemphysem bei chronisch obstruktiver Lungenerkrankung (COPD), gefolgt von der idiopathischen Lungenfibrose (ILF) und der cystischen Fibrose (CF). Seltenere Grunderkrankungen sind z. B. die idiopathische pulmonalarterielle Hypertonie (PAH) sowie die Sarkoidose (DSO 2020b, ISHLT 2019). Die jeweiligen Anteile sind in ◻ Abb. 30.2 dargestellt. Je nach Grunderkrankung kann sowohl eine Verbesserung der Lebensqualität als auch eine Verbesserung des Überlebens (bei der CF, IPF und PAH) erreicht werden.

Die Hauptindikation für eine Herz-Lungen-Transplantation sind angeborene Herzfehler mit Eisenmenger-Syndrom.

Die Kontraindiktionen für eine Lungentransplantation sind vergleichbar mit denen anderer Organtransplantationen. Zusätzlich ist hier der ausreichende muskuläre Zustand der Patientin bzw. des Patienten ein Kriterium für die Transplantationsfähigkeit, den es auch während der Wartezeit zu erhalten und zu verbessern gilt.

30.2.2 Retransplantationen

Der Anteil der Patientinnen und Patienten, die zum wiederholten Mal transplantiert werden, liegt derzeit international bei etwa 4 %. Hauptursache für ein progredientes Transplantatversagen ist die chronische Abstoßung, das sogenannte Bronchiolitis obliterans Syndrom (BOS). Aufgrund

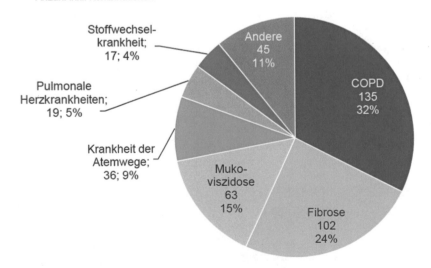

Aufnahme auf die Lungen-Warteliste: Die 6 häufigsten Diagnosen
Deutschland 2019
Anzahl inkl. Kombinationen

Stoffwechselkrankheit; 17; 4%

Pulmonale Herzkrankheiten; 19; 5%

Krankheit der Atemwege; 36; 9%

Andere 45 11%

COPD 135 32%

Mukoviszidose 63 15%

Fibrose 102 24%

Lungentransplantation: Grafiken zum Tätigkeitsbericht 2019 nach § 11 Abs. 5 TPG

◻ **Abb. 30.2** Indikationen für die Aufnahme auf die Warteliste zur Lungen- und Herz-Lungen-Transplantation in Deutschland 2019 (DSO 2020b)

der Komplexität des Re-Eingriffs durch teilweise erhebliche Verwachsungen, insbesondere auch im Bereich des N. phrenicus, ist eine entsprechende chirurgische Expertise erforderlich. Zudem sollte aufgrund des erhöhten operativen Risikos eine besonders sorgfältige Empfängerselektion erfolgen (Warnecke und Haverich 2012).

30.2.3 Kombinationstransplantationen

Bei einigen Patientinnen und Patienten besteht neben der terminalen Lungeninsuffizienz eine zusätzliche schwerwiegende Organerkrankung, wie zum Beispiel eine terminale Leberinsuffizienz bei Patientinnen und Patienten mit cystischer Fibrose. Die Betroffenen können einer kombinierten Transplantation zugeführt werden. Aufgrund des erhöhten perioperativen Risikos bei kombinierten Transplantationen (Zweihöhleneingriff) erfolgt hierzu ebenfalls eine besonders strenge Patientenselektion.

30.3 Organ-Allokation und Spenderkriterien

30.3.1 Lung Allocation Score (LAS)

Nach Aufnahme auf die Warteliste erfolgt die Organvergabe nach Dringlichkeit und Erfolgsaussicht durch ET, berechnet auf der Basis des Lung Allocation Score (LAS). Der LAS errechnet sich aus verschiedenen Parametern, darunter die Vitalkapazität, die 6-Min-Gehstrecke sowie der Sauerstoffbedarf der Patientin bzw. des Patienten. Er dient der Abschätzung der Wartelistensterblichkeit und des Überlebens nach Lungentransplantation. Höhere LAS-Werte sind mit einem größeren Überlebensvorteil durch die Transplantation verbunden und werden daher bei der Organver-

gabe bevorzugt berücksichtigt. Durch die Einführung des LAS in Deutschland, der die wartezeitbasierte Organvergabe im Jahr 2011 abgelöst hat, konnte sowohl die Wartelistensterblichkeit (-26 %) als auch die Wartezeit (-58 %; von 199 auf 84 Tage) erheblich reduziert werden (Gottlieb et al. 2017).

30.3.2 Spenderkriterien

Im ET-Bereich kam es im letzten Jahr lediglich bei einem Drittel aller Organspenderinnen und -spender (698 von 2.042) zu einer Lungenspende (ET 2019). Betrachtet man die Abbrüche im Organspendeprozess in Deutschland, so werden etwa 30 % der angebotenen Spenderlungen bereits auf der Basis des „Donor Reports" (von ET übermittelte Informationen zur Spenderin bzw. zum Spender) abgelehnt sowie weitere 10 % während der Organentnahme vor Ort. Von den angebotenen Spenderlungen kommen damit in Deutschland derzeit nur etwa 60 % zur Transplantation.

> **Die derzeit gültigen Standard-Spenderkriterien**
> - Alter < 55 Jahre
> - Röntgen-Thorax ohne pathologischen Befund
> - PaO2 > 300 mmHg (FiO2 1,0; PEEP 5 cm H_2O)
> - Rauchen < 20 pack-years
> - Kein Thoraxtrauma
> - Kein Erregernachweis endobronchial
> - Kein Malignom
> - Kein eitriges Sekret, keine Aspiration
>
> Modifiziert nach Orens et al. (2003).

Da diese Kriterien nur wenige potenzielle Organspenderinnen und -spender erfüllen, werden die Spenderkriterien, insbesondere von erfahrenen Zentren, zunehmend auf sog. Extended Criteria Donor (ECD) erweitert. Ziel ist die Steigerung der Organ-verfügbarkeit und die Reduktion der War-telistensterblichkeit. Demgegenüber steht ein potenziell erhöhtes perioperatives Ri-siko durch eine eingeschränkte primäre Or-ganfunktion sowie eine potenziell ungüns-tigere Langzeitprognose. Es konnte jedoch gezeigt werden, dass bei sorgfältiger Selek-tion von Spenderinnen bzw. Spendern und Empfängerinnen bzw. Empfängern die Kurz- und Langzeitprognose durch die Ak-zeptanz von Organen mit erweiterten Spen-derkriterien nicht negativ beeinflusst wur-den (Sommer et al. 2013).

30.3.3 Organentnahme

Die Organentnahme erfolgt, wie auch bei der Herztransplantation, durch ein Entnahme-team des Empfängerzentrums. Für die Funk-tion der Spenderlunge spielt das Manage-ment der Organspenderin bzw. des -spen-ders eine entscheidende Rolle, dazu gehören das Beatmungsmanagement und das Volu-menmanagement ebenso wie verschiedene supportive Maßnahmen, wie z. B. regelmä-ßige bronchoskopische Sekretabsaugungen sowie die Entlastung von Pleuraergüssen. Die adäquate Einschätzung der Organquali-tät hängt insbesondere bei der Lunge von der guten Kommunikation und Interaktion aller Akteure während der Organentnahme ab.

> ❯ Durch einfache Maßnahmen, wie Rekru-tierungsmanöver, können die Lungen-funktionsparameter oft nochmals deut-lich verbessert werden.

Die primäre Einschätzung der Spender-lunge basiert auf den Angaben, die in ei-nem standardisierten „Donor Report", der von Eurotransplant entwickelt wurde, do-kumentiert werden sowie ggf. zusätzlichen Informationen durch die Koordinatorin bzw. den Koordinator der Deutschen Stif-tung Organtransplantation (DSO) vor Ort.

Die endgültige Beurteilung und Entschei-dung über die Akzeptanz erfolgt während der Organentnahme. Vor der chirurgischen Evaluation werden eine erneute Broncho-skopie sowie eine aktuelle BGA durchge-führt. Ist das Spenderorgan geeignet, folgt die Perfusion und anschließende Entnahme der Lunge en bloc. Der Transport erfolgt routinemäßig gekühlt („Cold Storage"). Möglich ist auch der Einsatz eines Perfu-sions-Transportsystems (z. B. Organ Care System™), das eine kontinuierliche Perfu-sion des Organs bei Normothermie bis zur Implantation in der Empfängerin bzw. dem Empfänger ermöglicht.

30.4 Operative Technik

Im Bereich der Lungentransplantation ste-hen grundsätzlich drei operative Verfahren zur Verfügung:

- ▬ Die Doppellungentransplantation (DLTx): beide Lungen werden sequentiell transplantiert
- ▬ Die Einzellungentransplantation (SLTx): eine Lunge wird einseitig trans-plantiert, die Empfängerlunge auf der Gegenseite wird belassen.
- ▬ Die Herz-Lungen-Transplantation (HLTx): das Herz und beide Lungen werden en bloc transplantiert.

Die kombinierte **Herz-Lungen-Transplanta-tion** wird aktuell nur noch selten durchge-führt und liegt derzeit nur noch bei einem Anteil von etwa 1 % der Lungentransplan-tation (ISHLT 2019). Die Indikation be-schränkt sich fast ausschließlich auf das Eisenmenger-Syndrom bei kongenitalen Vi-tien. Während die PAH bis vor einiger Zeit noch als eine Indikation zur Herz-Lun-gen-Transplantation angesehen wurde, ist die Mehrheit der Zentren mittlerweile dazu übergegangen, bei diesen Patientinnen und Patienten eine Doppellungentransplanta-tion durchzuführen. Gründe hierfür sind das geringere perioperative Risiko sowie die bessere Ausnutzung der verfügbaren Organe.

Auch der Anteil der **Einzellungentransplantationen** ist international deutlich rückläufig. Nachdem in der Anfangszeit über die Hälfte der Lungentransplantation als Einzellungentransplantationen durchgeführt wurden, liegt der Anteil aktuell bei lediglich 15 % (ISHLT 2019). Grund hierfür sind die signifikant schlechteren Mittel- und Langfristergebnisse im Vergleich zur Doppellungentransplantation. Die Einzellungentransplantation wird heute im Wesentlichen noch bei Patientinnen und Patienten mit Lungenfibrose durchgeführt, die aufgrund eines erhöhten operativen Risikos von dem weniger umfangreichen Eingriff profitieren sowie bei Patientinnen und Patienten, die nur einseitig operabel sind, z. B. nach Pneumektomie.

Die sequentielle **Doppellungentransplantation** ist das derzeit bevorzugte Verfahren mit über 4.500 Eingriffen pro Jahr weltweit (ISHLT 2019). Der chirurgische Zugang kann entweder über eine Clamshell-Inzision (quere transsternale Thorakotomie) erfolgen oder über eine bilaterale Thoraktomie, ggf. als anterolaterale Minithorakotomie. Nachteil der Clamshell-Inzision ist das größere operative Trauma verbunden mit einem erhöhten Risiko von Nachblutungen und Wundheilungsstörungen. Vorteil ist die bessere Übersicht, vor allem bei ungünstigen anatomischen Verhältnissen. Die Implantation der Lungen erfolgt sequentiell und beginnt in der Regel auf der rechten Seite. Nach probeweiser Klemmung des Bronchus und der Gefäße vor Explantation der Empfängerlunge wird entschieden, ob der Einsatz der Herz-Lungen-Maschine (HLM) erforderlich ist. Anstelle der HLM wird aufgrund der insgesamt geringeren Invasivität zunehmend auch eine veno-arterielle ECMO verwendet. Anastomosiert werden nacheinander der Bronchus, die Pulmonalarterie sowie der linke Vorhof. Bei bestehendem Größenmismatch zwischen Spenderlunge und Empfängersitus kann eine atypische Resektion, in der Regel im Bereich des Mittellappens oder der Lingula, durchgeführt werden (Warnecke 2013) (◘ Abb. 30.3, 30.4).

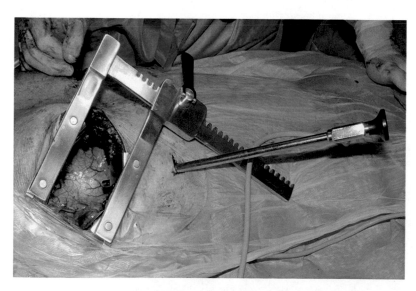

◘ **Abb. 30.3** Situs bei Lungentransplantation über eine rechtsseitige antero-laterale Thorakotomie (MHH; mit freundlicher Genehmigung)

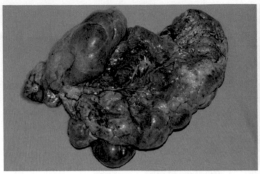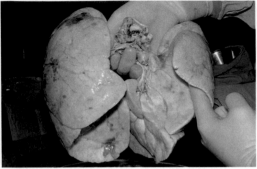

◘ **Abb. 30.4**   Lungenexplantat bei Emphysem des Empfängers und Spenderlunge en bloc vor Implantation (MHH; mit freundlicher Genehmigung)

30

■ **Pädiatrische Lungentransplantation**

Etwa 3 % der Lungentransplantationen in Deutschland werden bei Kindern unter 16 Jahren durchgeführt. Diese Transplantationen erfolgen in wenigen spezialisierten Zentren. Hauptindikationen sind die cystische Fibrose und die pulmonale Hypertonie. Bei einem bestehenden Größenmismatch kann ggf. eine Lappentransplantation durchgeführt werden.

❯ Die Kurz- und Langzeitergebnisse nach Lungentransplantation bei Kindern haben sich in den letzten Jahren erheblich verbessert und sind derzeit in einigen Zentren sogar denen der erwachsenen Patienten überlegen.

30.5 Perioperative Therapie

Postoperativ werden die Patientinnen und Patienten nachbeatmet auf die Intensivstation verlegt. Bei stabiler Hämodynamik und ausreichendem Gasaustausch sowie Bluttrockenheit wird eine möglichst frühzeitige Extubation angestrebt. Diese erfolgt in der Regel innerhalb der ersten 12 h postoperativ. Während der weiteren stationären Therapie werden regelmäßige radiologische und bronchoskopische Kontrollen sowie Lungenfunktionsuntersuchungen durchgeführt. Darüber hinaus erfolgt die Einstellung der

immunsuppressiven Therapie. Die Patientinnen und Patienten erlernen das selbstständige Stellen der Medikamente sowie den Umgang mit dem patienteneigenen „Asthma-Monitor" (Heimspirometrie).

30.6 Nachsorge

Die wesentlichen Säulen der Nachsorge sind die sorgfältige Einstellung der Immunsuppression, die Infektionsprophylaxe sowie die regelmäßige Kontrolle der Lungenfunktion.

Die Immunsuppression nach Lungentransplantation unterscheidet sich nicht wesentlich von den, bei anderen Organtransplantationen eingesetzten Kombinationstherapien, allerdings in der Regel mit höheren angestrebten Zielspiegeln. Die Basismedikation besteht aus einem Calzineurininhibitor (CNI) (Tacrolimus, Cyclosporin A), einem Purinsynthese-Inhibitor (Mycophenolat-Mofetil, Azathioprin) sowie einer gering dosierten Steroid-Therapie (Prednisolon). Weiterhin werden mTor-Inhibitoren (Sirolimus, Everolimus) in Langzeitverlauf in verschiedenen Kombinationen eingesetzt.

Der Infektionsprophylaxe kommt bei der Lungentransplantation eine wesentliche Bedeutung zu da, wie bereits zuvor erwähnt, die Lunge als einziges transplantiertes Organ permanent den Erregern der Umgebungsluft ausgesetzt ist. Neben bakteriellen und viralen Infekten stellen insbesondere auch Pilzinfektionen, z. B. durch Aspergillen, ein besonderes Risiko dar. Es erfolgt daher eine vergleichsweise ausgedehnte perioperative antibiotische Prophylaxe, die sowohl antibakteriell, antiviral als auch antimykotisch auf die typischen Erreger ausgerichtet ist.

Die Lungenfunktion wird regelmäßig durch die Patientinnen und Patienten selbst mittels Heimspirometrie („Asthma-Monitor") bestimmt. Auffällige Werte werden mit der Nachsorgeambulanz besprochen. Während der routinemäßigen Nachuntersuchungen erfolgen zusätzliche Kontrollen. Weiterhin werden regelmäßige bronchoskopische Untersuchungen sowie radiologische Kontrollen durchgeführt. Zusätzliche laborchemische sowie mikrobiologische Untersuchungen komplettieren die Diagnostik.

Die Durchführung und Interpretation der erforderlichen Nachuntersuchungen erfordern hochspezialisierte Kenntnisse und viel Erfahrung im Bereich der Lungentransplantation, daher erfolgt die Nachsorge in der Regel im jeweiligen Transplantationszentrum.

30.7 Ergebnisse

Unter anderem durch verbesserte operative und perioperative Konzepte sowie verbesserte immunsuppressive und anti-infektive Strategien konnten die Ergebnisse nach Lungentransplantation in den letzten Jahren kontinuierlich verbessert werden.

30.7.1 Überleben

Nach den Daten des „Internationalen Registers für Herz- und Lungentransplantation" (ISHLT) liegt das mittlere Überleben nach Lungentransplantation bei Patientinnen und Patienten, die nach 2010 transplantiert wurden, bei 6,7 Jahren. Nach 3 Monaten liegt die mittlere Überlebensrate bei 92 %, nach einem Jahr bei 85 % und nach 5 Jahren bei 59 %. Die entsprechenden Daten für Deutschland sind in ◻ Abb. 30.5 dargestellt.

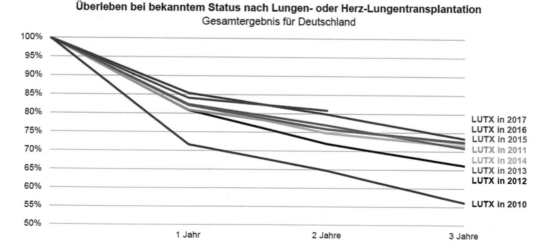

◻ **Abb. 30.5** Überleben nach Lungen- und Herz-Lungen-Transplantation: Entwicklung über die letzten 10 Jahre in Deutschland. (Quelle: DSO 2020b)

Damit hat sich das Überleben nach Lungentransplantation in den letzten 20 Jahren sowohl national als auch international kontinuierlich verbessert.

30.7.2 Lebensqualität

> Insbesondere im ersten Jahr nach Lungentransplantation kommt es zu einer deutlichen Verbesserung der Lebensqualität der Patientinnen und Patienten, die das Niveau der Normalbevölkerung erreicht.

Die verbesserte Lebensqualität bleibt im weiteren Verlauf relativ stabil, sofern keine chronische Abstoßung (BOS, s. u.) auftritt (Kugler et al. 2010). Etwa 25 % der Patientinnen und Patienten sind ein Jahr nach Lungentransplantation wieder erwerbstätig, nach 5 Jahren etwa 35 %. Einer Umfrage zufolge würden sich knapp 90 % der Patientinnen und Patienten im Langzeitverlauf nach Lungentransplantation jederzeit wieder für diese Therapieoption entscheiden, darunter auch solche mit fortgeschrittenem BOS, was auf den hohen präoperativen Leidensdruck hinweist.

30.7.3 Komplikationen

Neben den früh-postoperativen Komplikationen, wie Nachblutungen, Wundheilungsstörungen und Funktionsstörungen durch Nervenschädigungen (N. phrenicus, N. vagus, N. laryngeus recurrens), sind insbesondere die folgenden Komplikationen nach Lungentransplantation von besonderer Relevanz (Fegbeutel et al. 2014):

- primäre Transplantatdysfunktion
- Infektionen
- akute Abstoßung
- Atemwegskomplikationen
- chronische Dysfunktion des Lungentransplantates (CLAD – chronic lung allograft dysfunction)

Als **primäre Transplantatdysfunktion** bezeichnet man eine früh postoperative Beeinträchtigung der Transplantatfunktion mit eingeschränktem Gasaustausch sowie radiologisch imponierenden diffusen Verschattungen. Als ursächlich wird ein Ischämie-Reperfusionsschaden angenommen. In besonders ausgeprägten Fällen ist die Unterstützung durch eine extrakorporale Membranoxygenierung (ECMO) erforderlich.

Schwere **Infektionen** stellen nach wie vor die Haupttodesursache im ersten Jahr nach Lungentransplantation dar. Wie bereits erwähnt, ist die Infektionsprophylaxe bzw. die zeitgerechte und adäquate Therapie von postoperativen Infektionen von besonderer Bedeutung. Neben der permanenten Exposition gegenüber der Umgebungsluft spielen insbesondere der fehlende Hustenreflex, die beeinträchtigte mukuziliäre Clearance sowie eine erhöhte Aspirationsgefahr durch gastrointestinale Transportstörungen eine zusätzliche, einen Infekt begünstigende Rolle.

Akute **Abstoßungsreaktionen** treten vergleichsweise häufig auf und betreffen etwa 1/3 der Patientinnen und Patienten nach Lungentransplantation, können jedoch in der Regel durch eine 3-tägige Cortison-Stoßtherapie suffizient behandelt werden. Symptome der akuten Abstoßung sind eine Verschlechterung der Lungenfunktion, begleitet von Abgeschlagenheit, subfebrilen Temperaturen, Dyspnoe und Husten.

Hauptlokalisation postoperativer **Atemwegskomplikationen** ist die Bronchialanastomose, die nach wie vor die „Achillesferse" der Lungentransplantation darstellt. Durch eine passagere Ischämie der Bronchialschleimhaut, insbesondere in der Frühphase nach Lungentransplantation, kann es in diesem Bereich zu Nekrosen mit nachfolgenden Dehiszenzen und Stenosierungen kommen. Therapeutisch kommen Laserbehandlungen, Argon-Plasma-Koagulationen sowie Ballondilatationen und Stentimplantationen zum Einsatz.

Für die Langzeitprognose entscheidender als die akute Abstoßung ist die chronische Abstoßung der Transplantatlunge, die sog. chronische Transplantatdysfunktion (CLAD).

Die Hauptform der CLAD ist das Bronchiolitis obliterans-Syndrom (BOS). Sie betrifft etwa jede zweite Patientin bzw. Patient im Langzeitverlauf nach Lungentransplantation. Klinisch äußert sich das BOS in einer Verschlechterung der Lungenfunktionsparameter durch eine obstruktive Ventilationsstörung verbunden mit einer zunehmenden Einschränkung der Belastbarkeit und Lebensqualität. Langfristig wirksame therapeutische Ansätze sind bisher nicht verfügbar. Bewährt hat sich zum Beispiel eine Therapie mit Azithromycin.

30.8 Zusammenfassung

Die Lungentransplantation ist eine etablierte Therapie bei Patientinnen und Patienten mit terminalen Lungenerkrankungen, die zur einer Verbesserung der Lebensqualität und, in Abhängigkeit von der Grunderkrankung, zu einer Verbesserung des Überlebens führt. Der Erfolg dieser Therapie hängt maßgeblich von der Selektion geeigneter Empfängerinnen bzw. Empfänger sowie einem optimalen peri- und postoperativen Management ab. Die Komplexität der Therapie erfordert ein hohes Maß an speziellen Kenntnissen und Erfahrung. Die Ergebnisse nach Lungentransplantation konnten in den letzten Jahren unter anderem durch innovative chirurgische Konzepte kontinuierlich verbessert werden. Limitierend im Langzeitverlauf ist insbesondere die chronische Abstoßung. Trotz der nach wie vor bestehenden Morbidität und Mortalität im Kurz- und Langzeitverlauf

führt der erhebliche Gewinn an Lebensqualität bei den Patientinnen und Patienten zu einer hohen Therapiezufriedenheit.

30.9 QR-Codes

◘ QR-Code 30.1   DSO: Lungentransplantation – Graphiken zum Tätigkeitsbericht 2019

◘ QR-Code 30.2   DSO- Jahresbericht Organspende und Transplantation in Deutschland 2019

◘ QR-Code 30.3   Eurotransplant Yearly Statistics Overview

◘ QR-Code 30.4   Eurotransplant Annual Report 2019

■ QR-Code 30.5 **The International Society for Heart and Lung Transplantation: Adult lung transplantation statistics. International Thoracic Organ Transplant
(TTX). Registry data slides 2019**

Literatur

Chambers DC, Cherikh WS, Harhay MO, Hayes D
Jr, Hsich E, Khush KK, Meiser B, Potena L, Rossano JW, Toll AE, Singh TP, Sadavarte A, Zuckermann A, Stehlik J (2019) International Society for
Heart and Lung Transplantation. The International Thoracic Organ Transplant Registry of the
International Society for Heart and Lung Transplantation: Thirty-sixth adult lung and heart-lung
transplantation Report-2019; Focus theme: Donor
and recipient size match. J Heart Lung Transplant
Oct;38(10):1042–1055

DSO (Deutsche Stiftung Organtransplantation) (2020a)
Jahresbericht. Organspende und Transplantation
in Deutschland. ▶ https://www.dso.de/SiteCollec-
tionDocuments/DSO-Jahresbericht%202019.pdf.
Zugegriffen: 19. Nov. 2020 (QR-Code 30.2)

DSO (Deutsche Stiftung Organtransplantation)
(2020b) Lungentransplantation 2019. Graphiken
zum Tätigkeitsbericht. ▶ https://www.dso.de/Be-
richteTransplantationszentren/Grafiken%20D%20
2019%20Lunge.pdf. Zugegriffen: 19. Nov. 2020
(QR-Code 30.1)

ET (Eurotransplant) (2019) Yearly Statistics Overview.
▶ https://statistics.eurotransplant.org/index.php?-
search_type=overview&search_text=9023. Zugegriffen: 19. Nov. 2020) (QR-Code 30.3)

ET (Eurotransplant) (ET) (2020) Annual Report 2019.
▶ https://www.eurotransplant.org/wp-content/
uploads/2020/06/Annual-Report-2019.pdf. Zugegriffen: 19. Nov. 2020) (QR-Code 30.4)

Fegbeutel C, Gottlieb J, Warnecke G, Haverich A
(2014) Lungentransplantation. Der Pneumologe
11:539–550

Gottlieb J, Smits J, Schramm R, Langer F, Buhl R,
Witt C, Strueber M, Reichenspurner H (2017)
Lung transplantation in Germany since the intro-
duction of the lung allocation score. Dtsch Ärztebl Int 114(11):179–185

ISHLT (International Society for Heart and Lung
Transplantation) (2019) Adult lung transplantation
statistics. International Thoracic Organ Transplant
(TTX) Registry Data Slides. ▶ https://ishltregis-
tries.org/registries/slides.asp?yearToDisplay=2019.
Zugegriffen: 19. Nov. 2020 (QR-Code 30.5)

Kugler C, Tegtbur U, Gottlieb J, Bara C, Malehsa
D, Dierich M, Simon A, Haverich A (2010) He-
alth-related quality of life in long-term survivors
after heart and lung transplantation: a prospective
cohort study. Transplantation 90(4):451–457

Orens JB, Boehler A, de Perrot M, Estenne M, Glan-
ville AR, Keshavjee S, Kotloff R, Morton J, Stu-
der SM, Van Raemdonck D, Waddel T, Snell GI,
Pulmonary Council, International Society for Heart and Lung Transplantation (2003) A review of
lung transplant donor acceptability criteria. J Heart Lung Transplant 22(11):1183–1200

Shah PD, Orens JB (2012) Guidelines for the selection
of lung-transplant candidates. Curr Opin Organ
Transplant 17(5):467–473

Sommer W, Kühn C, Tudorache I, Avsar M, Gottlieb
J, Boethig D, Haverich A, Warnecke G (2013) Extended criteria donor lungs and clinical outcome:
results of an alternative allocation algorithm. J
Heart Lung Transplant 32(11):1065–1072

Warnecke G (2013) Operative Technik der Lungentransplantation. Z Herz-Thorax-Gefäßchir 27:26–30

Warnecke G, Haverich A (2012) Lung re-transplantation: review. Curr Opin Organ Transplant
17(5):485–489

Pankreastransplantation

Axel Rahmel und Helmut Arbogast

Inhaltsverzeichnis

© Springer-Verlag GmbH Deutschland, ein Teil von Springer Nature 2022
A. Rahmel et al. (Hrsg.), *Repetitorium Transplantationsbeauftragte*,
https://doi.org/10.1007/978-3-662-62614-6_31

Die Pankreastransplantation erlaubt eine chirurgische Behandlung des Diabetes mellitus Typ 1 bei Patientinnen und Patienten, bei denen der Insulinmangel im Vordergrund steht. Im Vergleich zu anderen Transplantationen erfolgt sie sehr selten und ist im Hinblick auf die Indikationsstellung, Transplantation und Nachsorge sehr komplex. Vor einer Transplantation erfolgt die sorgfältige Auswahl sowohl der Empfängerinnen und Empfänger, als auch der Spenderinnen und Spender. Im Hinblick auf die Operation sind verschiedene operative Vorgehen möglich, die sich auch auf die Nachsorgestrategie auswirken können. Insgesamt verbessert eine erfolgreiche Pankreastransplantation nicht nur die Lebensqualität, sondern auch die Lebenserwartung der Patientinnen und Patienten signifikant. So wird das 3-Jahres-Überleben nach Pankreastransplantation mit ca. 90 % angegeben.

31

31.1 Einleitung

Die Pankreastransplantation erfolgt im Vergleich zu anderen Transplantationen deutlich seltener und ist gleichzeitig bei der Indikationsstellung, der Transplantation und der Nachsorge hochkomplex. Angesichts dieser Ausgangslage ist es nicht verwunderlich, dass es hier – anders als bei anderen soliden Organen – lange Zeit keine internationalen Empfehlungen gab. Im Oktober 2019 fand die „First World Conference on Pancreas Transplantation" statt. Die resultierenden Konsensusdokumente sowie die einschlägige Richtlinie der Bundesärztekammer, die am 14.07.2020 in ihrer neusten Version in Kraft getreten ist, bilden das Rückgrat der nachfolgenden Darstellungen (Boggi et al. 2021; BÄK 2017).

In Deutschland ist bei über 7 % der Erwachsenen im Alter von 18–79 Jahren ein Diabetes mellitus bekannt, wovon der überwiegende Anteil (90–95 %) einen Diabetes mellitus Typ 2 aufweist. Die Pankreastransplantation erlaubt insbesondere eine

chirurgische Behandlung des Diabetes mellitus Typ 1, welcher jedoch nur bei 5–10 % der an Diabetes mellitus erkrankten Erwachsenen auftritt.

Neben der Bedrohung durch metabolische Entgleisungen durch Hypo- oder Hyperglykämien, die akut lebensbedrohlich verlaufen können, sind die Patientinnen und Patienten mit einem Diabetes mellitus in erster Linie durch die verschiedensten diabetischen Spätschäden gefährdet. Diese können zu einer erheblichen Morbidität (diabetische Retinopathie, Nephropathie, mikro- und makrovaskuläre Angiopathie, Polyneuropathie etc.) führen und ziehen eine deutlich eingeschränkte Lebenserwartung nach sich. Ziel der Pankreastransplantation, welche eine Wiederherstellung der physiologischen Blutzuckerkontrolle durch rückkopplungsgesteuerte Insulinsekretion (Glucosehomöostase) ermöglicht, ist entsprechend eine Verbesserung der Lebensqualität sowie eine Verbesserung der Lebenserwartung durch Reduktion sowohl akut lebensbedrohlicher Komplikationen als auch der diabetischen Spätschäden. Die meisten Patienten weisen zum Zeitpunkt der Transplantation ein (prä-)terminales Nierenversagen auf, sodass eine simultane Pankreas-Nierentransplantation erfolgt. Die isolierte Pankreastransplantation sowie die Inseltransplantation erfolgen in Deutschland nur in wenigen ausgewählten Fällen.

31.2 Konzepte der Pankreastransplantation und zugehörige Indikationen

Eine Pankreastransplantation ist in erster Linie bei Patientinnen und Patienten, bei denen der Insulinmangel im Vordergrund des Geschehens steht, indiziert. Dies trifft primär auf Patienten mit Diabetes mellitus Typ 1 zu. Entsprechend sind in den Richtlinien der Bundesärztekammer zur Aufnahme auf die Warteliste zur

Pankreastransplantation die folgenden Indikationen festgehalten:

- Diabetes mellitus mit nachgewiesenen Autoantikörpern gegen Glutamatdecarboxylase (GAD) und/oder Inselzellen (ICA) und/oder Tyrosinphosphatase 2 (IA2), und/oder Zinktransporter 8 (ZnT8) und/oder Insulin (IAA) und/oder eine β-Zelldefizienz.
  In den Richtlinien sind hierzu sehr detaillierte Vorgaben enthalten. So müssen zum Beispiel Antikörper gegen Insulin (IAA) vor Beginn einer Insulintherapie nachgewiesen worden sein. Für den Nachweis einer β-Zelldefizienz sind C-Peptidbestimmungen unter definierten Stimulationstests vorgeschrieben.
- Daneben können auch lebensbedrohliche Erkrankung wie das Syndrom der gestörten Hypoglykämiewahrnehmung oder exzessiver Insulinbedarf eine Indikation zur (isolierten) Pankreastransplantation darstellen. In diese Gruppe können theoretisch auch Diabetes mellitus Typ 2-Patientinnen und Patienten fallen. Vor einer Aufnahme auf die Warteliste ist hier in jedem Einzelfall die Einschaltung einer Auditgruppe erforderlich.

Damit sind die Richtlinien der Bundesärztekammer in Hinblick auf Patientinnen und Patienten mit Diabetes mellitus Typ 2 sehr restriktiv, was auch in den meisten anderen Ländern – angesichts der hohen Prävalenz von Typ 2-Diabetikern einerseits, des lediglich relativen Insulinmangels bzw. der Insulinresistenz bei diesen Patientinnen und Patienten andererseits – so gehandhabt wird. In den USA, in denen der Zugang für Typ 2-Diabetiker auf die Warteliste liberaler gehandhabt wird, ist ihr Anteil kontinuierlich gestiegen und beträgt nun nahezu 20 %. Bei sorgfältiger Auswahl der Organempfängerinnen und -empfänger sind die Ergebnisse der Transplantation mit denen von Typ 1-Diabetikern vergleichbar (Papageorge et al. 2021).

Der Zeitpunkt der Transplantation bzw. der Indikationsstellung zur Transplantation ist eine Herausforderung, da insbesondere bei der Simultantransplantation bereits Sekundärschäden (Niereninsuffizienz) vorliegen müssen, die Sekundärschäden jedoch nicht so weit fortgeschritten sein sollen, dass das Risiko der Transplantation zu sehr steigt.

> **Strategien der Pankreastransplantation**
> - Kombinierte Pankreas-Nierentransplantation (simultaneous pancreas and kidney transplantation (SPK))
> - Pankreas-nach-Nierentransplantation (pancreas after kidney transplantation (PAK)
> - Isolierte Pankreastransplantation (pancreas transplantation alone (PTA))
>
> Als Alternative zur isolierten Pankreastransplantation kann auch eine Pankreasinseltransplantation erfolgen. Diese hat gegenüber der isolierten Pankreastransplantation den Vorteil, wesentlich weniger invasiv zu sein.

Die drei möglichen Strategien bei der Pankreastransplantation weisen eine unterschiedliche Indikationsstellung auf:

- Die **kombinierte Pankreas-Nierentransplantation** (Simultaneous Pancreas-Kidney – SPK) stellt den Goldstandard für Patienten mit Diabetes mellitus Typ 1 und (prä-) terminaler Niereninsuffizienz dar.
- Bei der **Pankreas-nach-Nierentransplantation** (Pancreas After Kidney – PAK)-Strategie erfolgt zunächst eine Nierentransplantation (in der Regel als Lebendspende) und nachfolgend die Pankreastransplantation. Sie wird insbesondere in Ländern durchgeführt, in denen die Wartezeit auf eine kombinierte Pankreas-Nierentransplantation beson-

ders lang ist und/oder wenn ein gut geeigneter Lebendspender zur Verfügung steht. Allerdings hat diese Vorgehensweise auch Nachteile. So wird durch die Pankreastransplantation, die Funktion der transplantierten Niere gefährdet. Ältere Untersuchungen haben gezeigt, dass die glomeruläre Filtrationsrate (GFR) bei diesen Patientinnen und Patienten stärker eingeschränkt ist als nach SPK (Larson et al. 2004). Daher wird die sekundäre Pankreastransplantation nur dann empfohlen, wenn die GFR stabil und allenfalls mittelgradig eingeschränkt ist (GFR > 40 ml/min/1,73 m^2). Sie wird üblicherweise nicht unmittelbar im Anschluss, aber auch nicht später als ein Jahr nach der Nierentransplantation durchgeführt. Ein weiterer Nachteil von PAK gegenüber SPK ist die fehlende

HLA-Identität der transplantierten Organe, die ein höheres Risiko immunologischer Komplikationen (akute und chronische Abstoßung) nach sich ziehen könnte (◘ Abb. 31.1).

— Für eine **isolierte Pankreastransplantation** (Pancreas Transplant Alone – PTA) muss eine hinreichend erhaltene Nierenfunktion vorhanden sein, um angesichts der nephrotoxischen Effekte der Immunsuppression (insbesondere Calcineurin-Inhibitoren (CNI)) eine ausreichende Nierenfunktionsreserve zu haben. Daher wird PTA in der Regel nur bei normaler oder allenfalls mild eingeschränkter GFR (geschätzte GFR (eGFR) größer 60 ml/min/1,73 m^2) empfohlen. Die häufigsten Indikationen sind damit die eingangs geschilderten metabolischen Komplikationen des Diabetes mellitus,

31

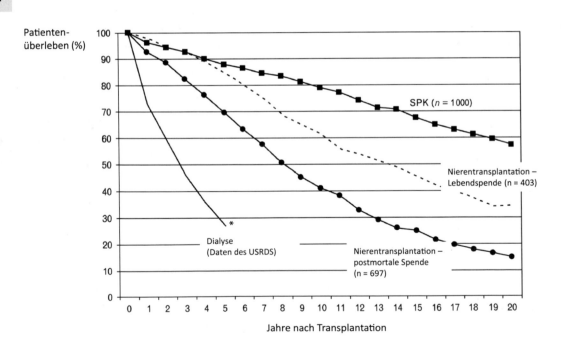

◘ **Abb. 31.1**   Überlebenswahrscheinlichkeit von Patienten mit Diabetes Typ I in Abhängigkeit von der Therapieform

(SPK: Simultane Pankreas-Nierentransplantation; USRDS: United States Renal Data System; * Exakte Daten zum Überleben von Patienten auf der Warteliste zur SPK-Transplantation existieren aufgrund der hohen Dynamik der Warteliste nicht, die hier dargestellte Überlebenswahrscheinlichkeit von diabetischen Dialysepatienten kann nur eine grobe Orientierung geben). (Aus Sollinger et al. 2009; mit freundlicher Genehmigung)

wie z. B. häufige Episoden von schweren unbemerkten Hypoglykämien.

Wie bei allen anderen Transplantationen gilt für die Pankreastransplantation, dass der erwartete Nutzen die damit verbundenen Risiken deutlich übersteigen muss. Gerade bei der PTA ist eine besonders sorgfältige Nutzen-Risiko-Abwägung erforderlich, da die Risiken der lebenslangen Immunsuppression in den Vordergrund rücken. Bei SPK und PAK ergibt sich die Indikation zur Immunsuppression bereits aus der erfolgten bzw. gleichzeitigen Nierentransplantation. Bei der PTA hingegen muss das Risiko der Immunsuppression gegen die akuten und chronischen Risiken des Diabetes mellitus abgewogen werden, sodass in der Regel nur Patienten mit schwersten metabolischen Komplikationen für diese Therapie infrage kommen. Entsprechend streng wird die Indikation weltweit gestellt und die isolierte Pankreastransplantation tritt – wie die isolierte Pankreasinseltransplantation – gegenüber den Kombinationstransplantationen gänzlich in den Hintergrund. Im Jahr 2020 wurden in Deutschland nur fünf der insgesamt 92 Pankreastransplantationen als isolierte Transplantation durchgeführt.

Eine besondere Herausforderung ist es, den richtigen Zeitpunkt für die Aufnahme auf die Warteliste zu wählen. Voraussetzung für die Aufnahme auf die Warteliste zur kombinierten Pankreas-Nierentransplantation ist nach den Richtlinien der Bundesärztekammer eine deutlich eingeschränkte Nierenfunktion (eGFR < 30 ml/min/1,73 m^2). Der Empfänger sollte jedoch keine weit fortgeschrittenen sekundären Folgeschäden des Diabetes mellitus aufweisen, die das Risiko einer Transplantation deutlich erhöhen. Hier ist insbesondere die diabetische Angiopathie mit häufig fortgeschrittener koronarer Herzerkrankung oder peripherer Gefäßbeteiligung, die z. B. zum diabetischen Fuß führen kann, zu erwähnen. So weit wie möglich sollten diese Komplikationen, die potenziell Kontraindikationen zur Transplantation darstellen, vor einer möglichen Transplantation ausgeschlossen bzw. saniert werden. Da die Wartezeit auf eine Pankreastransplantation durchaus lang sein kann – die mittlere Wartezeit ist im Zeitraum von 2010 bis 2019 von ca. 12 auf inzwischen fast 24 Monate gestiegen – ist zudem eine regelmäßige, sorgfältige Reevaluation unerlässlich (◘ Abb. 31.2).

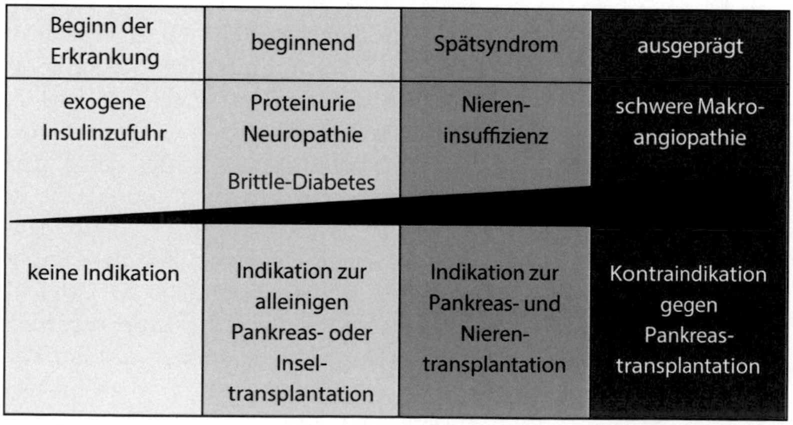

Beginn der Erkrankung	beginnend	Spätsyndrom	ausgeprägt
exogene Insulinzufuhr	Proteinurie Neuropathie Brittle-Diabetes	Nieren-insuffizienz	schwere Makro-angiopathie
keine Indikation	Indikation zur alleinigen Pankreas- oder Insel-transplantation	Indikation zur Pankreas- und Nieren-transplantation	Kontraindikation gegen Pankreas-transplantation

◘ **Abb. 31.2** Der richtige Zeitpunkt der Pankreastransplantation. (Aus Arbogast 2011)

31.3 Spenderselektion und Entnahme-Operation

Die sorgfältige Identifizierung von geeigneten Spenderinnen und Spendern für eine Pankreastransplantation ist von großer Bedeutung für eine akut und langfristig erfolgreiche Pankreastransplantation. Neben den üblichen Kontraindikationen (insbesondere nicht behandelbare Infektionserkrankung, floride Tumorerkrankung) gibt es eine Reihe von spezifischen Kontraindikationen für die Pankreastransplantation bei der Spenderin bzw. dem Spender:

- Diabetes mellitus Typ 1 oder 2
- ausgeprägte, lange hämodynamische Instabilität
- vorausgehende chirurgische Pankreaseingriffe
- abdominelles Trauma mit Schädigung des Pankreas

Daneben sind noch andere Faktoren bei der Beurteilung des Spenderorgans von Bedeutung. In der Regel sollten die Spenderinnen und Spender jünger als 50 Jahre sein. Allerdings ist dies keine feste Grenze, jeder Fall muss diesbezüglich individuell beurteilt werden. Es wurde berichtet, dass Transplantat-Empfänger von älteren Spendern häufiger zu einer postoperativen Transplantatthrombose und Pankreatitis neigen, was das Transplantat-Überleben negativ beeinflusst. Pankreata von Kindern unter fünf Jahren sind bezüglich der endokrinen Funktion des Organs grundsätzlich für eine Transplantation geeignet, allerdings stellen die kleinkalibrigen Gefäße operationstechnisch eine besondere Herausforderung dar, sodass diese Pankreata in der Regel nur von besonders erfahrenen Zentren akzeptiert werden. Spenderinnen und Spender mit einem Body-Mass-Index (BMI) über 30 kg/m^2 sind häufig für eine Transplantation nicht geeignet, weil sie entweder ein Diabetes mellitus Typ 2 oder eine ausgeprägte Pankreasverfettung aufweisen. Im Einzelfall können diese Pankreata allerdings für die Pankreasinselgewinnung geeignet sein.

Eine vorübergehende hämodynamische Instabilität der Spenderin bzw. des Spenders beeinflusst die Organqualität ebenfalls negativ.

Allgemein gilt, dass keiner der zuletzt genannten Faktoren per se eine Kontraindikation darstellt. Wenn allerdings mehrere Risikofaktoren zusammenkommen, wird in der Regel von einer Transplantation Abstand genommen. Inwieweit hier die Spenderkriterien erweitert werden können, ist derzeit Gegenstand wissenschaftlicher Untersuchungen.

> Von entscheidender Bedeutung für die Beurteilung der Eignung eines Pankreas ist abschließend die Beurteilung durch das erfahrene Explantationsteam während der Entnahmeoperation!

Im Laufe der Zeit haben sich verschiedene standardisierte chirurgische Methoden für die Entnahme des Pankreas entwickelt. Für alle gilt, dass das Pankreas mit geeigneter Gefäßversorgung entnommen werden muss, ohne die Gefäßversorgung der Leber und gegebenenfalls des Darmes zu gefährden. Letzteres verlangt eine sorgfältige Planung der Entnahme-OP, eine enge Absprache zwischen den Entnahmeteams und eine Berücksichtigung der individuellen anatomischen Gegebenheiten bei der Spenderin bzw. dem Spender. Das Pankreas wird nach kalter Perfusion immer zusammen mit dem Duodenum und der Milz entnommen, wobei darauf zu achten ist, dass die Manipulation am Organ selbst auf ein Minimum beschränkt wird. Bei der Entnahme wird die Milz quasi als „Handgriff" genutzt, um eine Gefährdung des besonders empfindlichen Pankreasschwanzes zu vermeiden. Nach der Entnahme wird die Milz spätestens im Transplantationszentrum entfernt. Das Duodenum verbleibt am Pankreas und dient der späteren Anastomosierung beim Empfänger (s.u. Transplantation/Operatives Vorgehen). Für die Revaskularisation werden die iliakalen Gefäße des Spenders entnommen und dem Transplantat beigelegt. Während einige Zentren Leber und Pankreas als Block entnehmen und erst nach der Entnahme am sogenannten „Back-table" trennen, bevorzugen es andere Entnahmeteams, Pankreas und Leber bereits in situ sorgfältig zu präparieren und darzustellen und dann separat zu entnehmen. Welches Vorgehen konkret geplant ist, muss vor Beginn der Entnahmeoperation zwischen den Entnahmeteams und den Mitarbeiterinnen und Mitarbeitern des Entnahmekrankenhauses abgesprochen werden, damit alle notwendigen logistischen Voraussetzungen im OP, wie zum Beispiel ein separater Tisch für die Präparation, vorhanden sind.

31.4 Allokationskriterien

Die Pankreasallokation erfolgt unter Berücksichtigung von Blutgruppenregeln in erster Linie nach Wartezeit und erwarteter Ischämiezeit. Für Letztere wird als Ersatzgröße eine regionale Zuteilung unter Berücksichtigung der Entnahmeregion der Koordinierungsstelle vorgenommen.

Eine bevorzugte Allokation erfolgt vordringlich für hochimmunisierte Patientinnen und Patienten gefolgt von Patientinnen und Patienten mit besonderer Dringlichkeit (Special urgency – SU). Die besondere Dringlichkeit kann durch den Bedarf einer Retransplantation innerhalb von 14 Tagen nach erster Transplantation oder ein rasch progredientes diabetisches Spätsyndrom begründet sein. Des Weiteren wird der Status vergeben, wenn bei Patientinnen und Patienten eine lebensbedrohlich gestörte Hypoglykämiewahrnehmung oder ausgefallene Hypoglykämiegegenregulation auftritt oder die exogene Insulintherapie keine ausreichende Wirkung mehr zeigt.

Bei der kombinierten Pankreas-Nierentransplantation erfolgt die Zuteilung beider Organe nach den Regeln für die Pankreastransplantation. Das führt dazu, dass die Wartezeit auf eine SPK deutlich kürzer ist, als die auf eine reine Nierentransplantation (im Mittel ca. 2–3 Jahre versus 7–8 Jahre). Dies ist einer der Gründe dafür, dass die Indikationsstellung zur SPK – wie eingangs erläutert – sehr streng gestellt wird. So soll eine unangemessene Benachteiligung der Patientinnen und Patienten auf der Warteliste zur Nierentransplantation gegenüber den SPK-Patienten vermieden werden, gleichzeitig soll aber sichergestellt werden, dass Patientinnen und Patienten, die eine SPK benötigen, diese so rechtzeitig erhalten, dass sie von der Transplantation auch und gerade im Hinblick auf die diabetischen Spätschäden profitieren.

31.5 Transplantation – Operatives Vorgehen

Ebenso wie bei der Entnahme, gibt es auch bei der Pankreastransplantation unterschiedliche Techniken, die im Laufe der Jahre von verschiedenen Transplantationszentren entwickelt wurden. Allen gemeinsam ist, dass für einen adäquaten arteriellen Zufluss zum und venösen Abfluss vom Transplantat gesorgt werden muss. Des Weiteren ist eine sichere Ableitung der exokrinen Pankreassekrete erforderlich. Das Pankreas wird (ebenso wie die Niere) heterotop transplantiert, das Pankreas des Empfängers verbleibt also in situ.

Vor der Implantation des Pankreas wird zunächst das Spenderorgan sorgfältig inspiziert. Anschließend können die dem Transplantat beiliegenden Iliakalgefäße der Spenderin bzw. des Spenders als Y-Graft verwendet werden, um die A. mesenterica superior und die A. lienalis des Spenderorgans gemeinsam zu anastomosieren. Üblicherweise wird die *arterielle Versorgung* über einen Anschluss des freien Schenkels des Y-Grafts End-zu-Seit an die rechte A. iliaca communis oder externa der Empfängerin bzw. des Empfängers hergestellt.

Für die **venöse Revaskularisation** stehen zwei unterschiedliche Strategien zur Verfügung – systemisch oder portal. Im erstgenannten Fall erfolgt der Anschluss der Spenderpfortader an die V. cava inferior oder die rechte V. iliaca communis, im letztgenannten Fall erfolgt eine End-zu-Seit-Anastomose an die V. mesenterica superior. Durch das genannte Vorgehen wird ein physiologischeres Vorgehen im Vergleich zur systemischen venösen Drainage erwartet, da das vom Pankreas abgegebene Insulin zunächst in die Leber des Empfängers geleitet wird, was zu einer Reduktion des systemisch zirkulierenden Insulins führen sollte. Allerdings haben in der Praxis die beiden Vorgehensweisen bezüglich der venösen Drainage keine klinisch relevanten Unterschiede zeigen können, sodass nach Expertenmeinung die beiden Vorgehensweisen als äquivalent anzusehen sind.

Auch bezüglich des Managements der **Ableitung des exokrinen Pankreassekretes** existieren zwei grundsätzlich unterschiedliche Strategien: Blasendrainge (BD) und enterale Drainage (ED).

Bei der BD wird das Duodenum Seit-zu-Seit mit der Harnblase verbunden. Diese, in den 1980er Jahren eingeführte Technik zur Ableitung des Pankreassekretes stellte seinerzeit einen erheblichen Fortschritt gegenüber der zuvor praktizierten Verödung des Pankreasganges bzw. der Ableitung der Pankreassekrete durch die Bauchwand dar. Durch das Monitoring der Amylase-Konzentration im Urin besteht zudem ein indirekter Parameter für eine mögliche Abstoßungsreaktion und damit eine nichtinvasive Monitoring-Option. Des Weiteren ist eine Biopsie zur histologischen Abstoßungsdiagnostik über einen zystoskopischen Zugang vergleichsweise leicht möglich (s. u.). Diesen Vorteilen stehen allerdings Probleme gegenüber. Das exokrine Pankreassekret kann zu verschiedenen urologischen Komplikationen, wie rezidivierende Zystitiden, Urethra-Strikturen oder Blutungen aus der Harnblase führen. Zudem kann es durch einen erheblichen Bicarbonatverlust zu einer metabolischen Azidose kommen. Diese Komplikationen haben dazu geführt, dass in ca. 25 % der Fälle eine Konversionsoperation zur enteralen Drainage notwendig wurde, in einzelnen Fällen auch ein Pankreastransplantatfunktionsverlust auftrat und eine Retransplantation erforderlich wurde. Die Blasendrainage ist inzwischen von den meisten Zentren aufgegeben worden.

Auch bei der kombinierten Pankreas-Nierentransplantation spielt diese Form des Monitorings praktisch keine Rolle, da in mehr als 90 % der Fälle eine Nierenabstoßung einer Pankreasabstoßung vorausgeht (oder zumindest zeitgleich auftritt) und diese über die gängigen Methoden der Nierentransplant-Funktionskontrolle erfasst werden kann.

In der Mehrzahl der Fälle erfolgt inzwischen entsprechend eine ED des Pankreassekrets, wobei hier das Spenderduodenum Seit-zu-Seit oder End-zu-Seit mit dem Empfänger-Duodenum oder dem proximalen Jejunum verbunden wird. Diese Vorgehensweise hat den Vorteil, den portalvenösen Anschluss des Pankreas zu ermöglichen. Die Duodeno-Duodenostomie bietet gegenüber der Duodeno-Jejunostomie den theoretischen Vorteil eines leichteren Zugangs für endoskopische Biopsien (s. u.), andererseits wurde über höhere Blutungsraten bei dieser Transplantationstechnik berichtet. Die derzeit vorliegenden Daten zeigen für keine der genannten Operationstechniken statistisch signifikante Unterschiede in Bezug auf das Langzeitergebnis der Transplantation, sodass bei der Auswahl des operativen Verfahrens letztlich eher die Erfahrung der einzelnen Transplantationszentren die ausschlaggebende Rolle spielt.

Nach Abschluss der Pankreastransplantation erfolgt bei der SPK anschließend die Transplantation der Niere üblicherweise in die linke Fossa iliaca in typischer Technik (▶ Kap. 27).

31.6 Nachsorge/Komplikationen

Die unmittelbar postoperative Betreuung umfasst neben allgemeinen intensivmedizinischen Maßnahmen, wie sie bei allen komplexen chirurgischen Eingriffen erforderlich sind, auch für die Pankreastransplantation spezifische Elemente. Dazu gehören die Einleitung der Immunsuppression sowie die Prophylaxe von Komplikationen und das Monitoring der Organfunktion. In der Frühphase nach Transplantation stellen neben einer akuten Abstoßung insbesondere eine Transplantatthrombose, Pankreatitis, Anastomoseninsuffizienz, Infektion oder Blutung eine Bedrohung für die Transplantatfunktion dar und können – wenn die daraufhin eingeleiteten Maßnahmen nicht erfolgreich sind – zum Transplantatverlust führen. Dies ist einer der Gründe für eine perioperative antithrombotische, antivirale, antimykotische und antibiotische Prophylaxe, die je nach zentrumsindividuellem Protokoll variieren kann. Zur Früherkennung und Differenzialdiagnostik der genannten Komplikationen erfolgen gerade in der frühen Phase nach der Operation regelmäßige Ultraschalluntersuchung mit Doppler, alternativ oder ergänzend insbesondere bei schlechter Darstellung des Transplantats auch CT- oder MRT-Untersuchungen.

Ein relevanter Faktor der perioperativen Morbidität und Mortalität der Empfängerin bzw. des Empfängers geht nach den Daten des internationalen Pankreastransplantationsregisters (IPTR) von kardiovaskulären Ereignissen (insbes. Myokardinfarkt) aus. Dies macht die Bedeutung der bereits dargestellten sorgfältigen Empfänger-Evaluation vor Aufnahme auf die Warteliste und während der Wartezeit nochmals deutlich.

Die Prophylaxe, Erkennung und Behandlung einer akuten Abstoßung des Pankreas stellen eine besondere Herausforderung dar. Zur Vermeidung einer akuten Abstoßung ist perioperativ eine Induktions-Therapie üblich. Die zeitgleich begonnene dauerhafte immunsuppressive Therapie besteht üblicherweise aus einem Calcineurin-Inhibitor (in der Regel Tacrolimus) kombiniert mit einem Antimetaboliten (meist Derivate der Mycophenolsäure) sowie Steroiden. Letztere werden zur Verbesserung der metabolischen Ergebnisse bei stabilen Verlauf so früh wie möglich nach der Transplantation reduziert oder ganz abgesetzt.

Eine akute Abstoßung verläuft häufig asymptomatisch oder symptomarm, laborchemisch sollte insbesondere bei einem Anstieg der Serum-Amylase oder -Lipase eine akute Abstoßung ausgeschlossen werden. Eine Hyperglykämie oder ein Abfall des C-Peptids sind hingegen meist ausgesprochene Spätsymptome und treten erst auf, wenn schon ein Großteil des Pankreas geschädigt ist. Da bei kombinierter Pankreas-Nierentransplantation eine akute Abstoßung des Pankreas meist mit einer der Nieren einhergeht, hilft bei der SPK das etablierte nichtinvasive Abstoßungsmonitoring der transplantierten Niere als Surrogatparameter beim routinemäßigen Monitoring des Pankreas. Im Falle einer Blasendrainage des Pankreas kann ein Abfall der Amylase oder Lipase im Urin recht verlässlich auf eine akute Abstoßung hinweisen und ermöglicht so eine einfache nichtinvasive Abstoßungsdiagnostik. Dies ist auch der Grund dafür, dass einige Zentren nach wie vor – trotz der zuvor beschriebenen Probleme – diese Methode weiterhin bei einer isolierten Pankreastransplantation anwenden.

Zur Absicherung der Diagnose kann bei Verdacht auf eine akute Abstoßung eine Pankreasbiopsie durchgeführt werden.

Diese erfolgt in der Regel perkutan Ultraschall- oder (bei schwieriger Darstellung des Pankreas) CT-gesteuert, in seltenen Fällen auch als offene Biopsie, die allerdings vergleichsweise risikobehaftet ist. Bei Vorliegen einer Blasendrainge kann eine Biopsie zystoskopisch transduodenal erfolgen. Im Laufe der Jahre hat sich gezeigt, dass auch durch eine Beurteilung von Biopsien aus dem Duodenum der Spenderin bzw. des Spenders, die initial zunächst eher unbeabsichtigt und zufällig erfolgten, eine Abstoßungsdiagnostik möglich sein kann. Daher wurde eine Abstoßungsdiagnostik auch durch eine endoskopisch durchgeführte Spender-Dünndarmbiopsie, bei Vorliegen einer enteralen Anastomose, beschrieben. Diese ist insbesondere bei einer duodeno-duodenalen Anastomose vergleichsweise leicht möglich.

Umstritten ist, ob Routine-Protokollbiopsien nach Pankreastransplantation sinnvoll sind. Sie erfolgen derzeit zentrumsspezifisch und werden nicht generell empfohlen.

Eine diagnostizierte akute Abstoßung wird durch Steroidpulse, bei anhaltenden oder höhergradigen Abstoßungen durch T-Zell-depletierende Antikörper behandelt.

Durch eine chronische, antikörpervermittelte Abstoßung kann es im Langzeitverlauf zu einer Beeinträchtigung der Pankreastransplantatfunktion und zum Transplantatverlust kommen. Daher wird nach der Transplantation eine regelmäßige Untersuchung auf das Vorliegen von spenderspezifischen Antikörpern empfohlen. Einheitliche Empfehlungen zur Behandlung einer antikörpervermittelten Abstoßung existieren allerdings für die Pankreastransplantation derzeit nicht.

Zur Kontrolle der Transplantatfunktion erfolgen regelmäßige Bestimmungen des Blutzuckerspiegels und des HbA1c-Werts. Darüber hinaus wird durch regelmäßige Untersuchungen die Entwicklung der sekundären diabetischen Spätschäden verfolgt.

31.7 Ergebnisse

Eine erfolgreiche Pankreastransplantation beseitigt die Notwendigkeit einer exogenen Insulintherapie und bewirkt eine Normalisierung der HbA1c-Werte. Durch die verbesserte metabolische Kontrolle wird der Progress der sekundären Schäden durch den Diabetes mellitus verhindert oder zumindest verzögert und mitunter kommt es sogar zu einer Verbesserung des diabetischen Spätsyndroms. Dies ist zum Beispiel für die diabetische Retinopathie beschrieben. Aber auch das Risiko der diabetischen Neuropathie und des plötzlichen Herztodes kann vermindert werden. Insgesamt verbessert eine erfolgreiche Pankreastransplantation die Lebensqualität und auch die Lebenserwartung signifikant.

Bei der Pankreas- nach Nierentransplantation (PAK), steigt unmittelbar nach der Transplantation die Mortalität kurzfristig an um dann langfristig zu einer deutlichen Verbesserung der Lebenserwartung zu führen.

Die isolierte Pankreastransplantation (PTA) erhöht – anders als zunächst befürchtet – die Langzeitmortalität gegenüber einer reinen Insulintherapie nicht und führt – insbesondere bei Patientinnen und Patienten mit schweren unbemerkten Hypoglykämien – zu einer Verbesserung der Lebenserwartung.

Das Operationsrisiko der kombinierten Pankreas-Nierentransplantation (SPK) ist mit dem einer reinen Nierentransplantation vergleichbar, der klinische Vorteil durch die Pankreastransplantation in dieser Patientengruppe durch die positive Beeinflussung der sekundären Diabetes-Komplikationen aber besonders ausgeprägt.

Aus den Berichten des Instituts für Qualitätssicherung und Transparenz im Gesundheitswesen (IQTIG) für die Jahre 2019/2018 geht hervor, dass das 3-Jahres-Überleben nach Pankreastransplantation bei ca. 90 % und die Pankreasfunktionsrate zu diesem Zeitpunkt bei über 75 % liegt (IQTIG 2020).

31

31.8 QR-Codes

☐ QR-Code 31.1 BÄK-Richtlinie für die Wartelistenführung und die Organvermittlung zur Pankreastransplantation und kombinierten Pankreas-Nierentransplantation

☐ QR-Code 31.2 Institut für Qualitätssicherung und Transparenz im Gesundheitswesen: Verfahren Pankreas- und Pankreas-Nierentransplantationen (PNTX)

Literatur

Arbogast H (2011) Indikation und Ergebnisse der simultanen Nieren-Pankreas-Transplantation. Nephrologe 6:418. ► https://doi.org/10.1007/s11560-010-0510-6

BÄK – Bundesärztekammer (2017) Richtlinien zur Pankreas- und Pankreas-Nierentransplantation. ► https://www.bundesaerztekammer.de/fileadmin/user_upload/downloads/pdf-Ordner/RL/RiliOrga-WlOvPankreasTx20200714.pdf. Zugegriffen: 27. Aug. 2021 (QR-Code 31.1)

Boggi U, Vistoli F, Andres A, Arbogast HP, Badet L, Baronti W, Bartlett ST, Benedetti E, Branchereau J, Burke GW 3rd, Buron F, Caldara R, Cardillo M, Casanova D, Cipriani F, Cooper M, Cupisti A, Davide J, Drachenberg C, de Koning EJP, Ettorre GM, Fernandez Cruz L, Fridell JA, Friend PJ, Furian L, Gaber OA, Gruessner AC, Gruessner RWG, Gunton JE, Han DJ, Iacopi S, Kauffmann EF, Kaufman D, Kenmochi T, Khambalia HA, Lai Q, Langer RM, Maffi P, Marselli L, Menichetti F, Miccoli M, Mittal S, Morelon E, Napoli N, Neri F, Oberholzer J, Odorico JS, Öllinger R, Oniscu G, Orlando G, Ortenzi M, Perosa M, Perrone VG, Pleass H, Redfield RR, Ricci C, Rigotti P, Paul Robertson R, Ross LF, Rossi M, Saudek F, Scalea JR, Schenker P, Secchi A, Socci C, Sousa Silva D, Squifflet JP, Stock PG, Stratta RJ, Terrenzio C, Uva P, Watson CJE, White SA, Marchetti P, Kandaswamy R, Berney T (2021) First World Consensus Conference on pancreas transplantation: Part II – recommendations. Am J Transplant. doi: ► https://doi.org/10.1111/ajt.16750

IQTIG – Institut für Qualitätssicherung (2020) Pankreas- und Pankreas-Nierentransplantationen (PNTX) Bundesauswertung. ► https://iqtig.org/qs-verfahren/pntx/. Zugegriffen: 27. Aug. 2021 (QR-Code 31.2)

Larson TS, Bohorquez H, Rea DJ, Nyberg SL, Prieto M, Sterioff S, Textor SC, Schwab TR, Griffin MD, Gloor JM, Kudva YC, Kremers WK, Stegall MD (2004) Pancreas-after-kidney transplantation: an increasingly attractive alternative to simultaneous pancreas-kidney transplantation. Transplantation 77(6):838–843. ► https://doi.org/10.1097/01.tp.0000114611.73689.3b   PMID: 15077023

One thousand simultaneous pancreas-kidney transplants at a single center with 22-year follow-up

Papageorge CM, Bolognese AC, Odorico JS (2021) Expanding access to pancreas transplantation for type 2 diabetes mellitus. Curr Opin Organ Transplant 26(4):390–396. ► https://doi.org/10.1097/MOT.0000000000000901 PMID: 34148982

Sollinger HW, Odorico JS, Becker Y, D'Alessandro A, Pirsch JD (2009) One thousand simultaneous pancreas-kidney transplants at a single center with 22-year follow-up. Ann Surg 250:618–630

Darmtransplantation und Multiviszeraltransplantation

Silvio Nadalin, Lara Genedy und Alfred Königsrainer

Inhaltsverzeichnis

© Springer-Verlag GmbH Deutschland, ein Teil von Springer Nature 2022
A. Rahmel et al. (Hrsg.), *Repetitorium Transplantationsbeauftragte*,
https://doi.org/10.1007/978-3-662-62614-6_32

Ziel der Therapie des Darmversagens ist die Adaptation und Rehabilitation. Damit sollen die vielfältigen Komplikationen, die sich aus der eingeschränkten resorptiven Funktion des Darmes ergeben vermieden oder zumindest verringert werden. Vor einer Darmtransplantation (DT) müssen die konservativen und chirurgischen Standardtherapieoptionen ausgeschöpft sein. Neben einer isolierten DT bestehen, je nach individueller Situation, die Möglichkeiten zur kombinierten Leber-Darm-Transplantation (KLDT) oder Multiviszeraltransplantation mit/ohne Leber (MVT). Die Darmtransplantation in ihren verschiedenen Varianten ist mittlerweile ein standardisiertes Verfahren, welches jedoch unbedingt in einem hochspezialisierten, multidisziplinären Umfeld durchgeführt werden sollte. Aufgrund der nach wie vor hohen Abstoßungsrate ist das Langzeitüberleben der Transplantate begrenzt.

32

32.1 Einleitung

Die Darmtransplantation stellt eine Therapieoption des Darmversagens dar. Dieses wird definiert als die Unfähigkeit, aufgrund einer eingeschränkten resorptiven Kapazität des Darms (z. B. durch Obstruktion, Dysmotilität, chirurgische Resektion, kongenitale Erkrankung, krankheitsassoziierte verminderte Absorption) die Protein-, Energie-, Flüssigkeits- und Mikronährstoff-Bilanz aufrechtzuhalten (Lamprecht et al. 2014).

Man unterscheidet 3 Typen des Darmversagens, welche nach internistischen und chirurgischen Parametern klassifiziert werden können (◨ Tab. 32.1).

Die häufigsten Ursachen des Darmversagens sind (Braun et al. 2017):
— Verkürzte Darmlänge, i. d. R. nach ausgedehnter Resektion, meist bei Volvulus, Gastroschisis, Trauma, nekrotisierender Enterokolitis (NEC), Ischämie, Morbus Crohn oder Darmatresie. Dabei sind Gastroschisis und NEC typisch bei Kindern, Ischämien, Morbus Crohn und andere Ursachen eher bei Erwachsenen
— Malabsorption, i. d. R. nur bei Kindern durch bspw. Mikrovilleninklusion
— Motilitätsstörungen durch Pseudoobstruktion oder Morbus Hirschsprung, bei Kindern häufiger als bei Erwachsenen
— Andere, wie (stromale) Tumoren oder Re-Darmtransplantation, wobei Tumoren bei Erwachsenen wesentlich häufiger sind als bei Kindern

◨ **Tab. 32.1** Klassifikation des Darmversagens (Braun et al. 2017)

Typ	Internistisch (Lamprecht et al. 2014; Pironi et al. 2015)	Chirurgisch (Abu-Elmagd et al. 2015)
Typ I	Akut, kurz und selbstlimitierend	Akuter, „katastrophaler" Darmverlust durch Gefäßverschluss (z. B. nach akuter AMS-Okklusion)
Typ II	Prolongierter akuter Zustand in metabolisch instabilem Patienten mit der Notwendigkeit einer interdisziplinären Versorgung und PN für Wochen bis Monate	Erhebliche und langanhaltende mechanische Komplikationen, inklusive GI-Fisteln, Darmdiskontinuität und Darmverschluss nach multiplen chirurgischen Eingriffen (z. B. sog. „Katastrophenbauch")
Typ III	Chronischer Zustand in metabolisch stabilen Patienten mit der Notwendigkeit einer PN über Monate bis Jahre, reversibel oder irreversibel	Dysfunktionale Syndrome, inklusive Motilitätsstörungen einschränkende Unverträglichkeiten ohne mechanische Komponente und Malabsorption

AMS = A. mesenterica superior; GI = gastrointestinal; PN = parenterale Ernährung

Die Standardtherapie des Darmversagens kann in konservativ und chirurgisch unterteilt werden. Abhängig des Schweregrads kommen verschiedene Konzepte zum Einsatz. Ziel der Behandlung sollte sein, mittels optimierter enteraler und ggf. parenteraler Ernährung einen adäquaten Ernährungszustand zu gewährleisten und damit eine gute oder akzeptable Lebensqualität zu ermöglichen. Es wird also die Darmrehabilitation und Darmadaptation angestrebt (Braun et al. 2017).

Unter **Adaptation** versteht man die Reaktion des Darms auf weitreichende Resektionen im Sinne eines Zuwachses von Höhe und Fläche der Darmzotten, um die Nährstoffaufnahme zu erhöhen. Dieser Vorgang dauert 1 bis 2 Jahre. Bei optimaler Adaptation sind zur Autonomie vor parenteraler Ernährung schätzungsweise 60 cm Darm erforderlich, bei Abwesenheit des Dickdarms circa 100 cm Dünndarm (Bharadwaj et al. 2017).

Unter **Rehabilitation** ist das Zurückgewinnen der enteralen Autonomie zu verstehen, im Sinne einer schrittweisen Reduktion der parenteralen Ernährung hin zu einer enteralen Ernährung. Hierfür ist eine kontrollierte enterale Hyperalimentation notwendig, um den Darmzotten im Restdarm genügend Wachstumsstimuli zu bieten (Bharadwaj et al. 2017).

Analog hierzu besteht die **chirurgische Therapie** des Darmversagens v. a. in Augmentationsverfahren bzw. Darmverlängerungsverfahren (z. B. Bianchi-Operation und „STEP-Prozedur" [Serial Transverse Enteroplasty]), mit folgenden Grundprinzipien:
- Verlängerung der Transitzeit und
- Vergrößerung der Absorptionsfläche (Braun et al. 2017)

Nur wenn die oben genannten konservativen und chirurgischen Standard-Therapieoptionen des Darmversagens scheitern, kommt die Darmtransplantation infrage.

32.2 Definition und Arten der Darmtransplantation

Allgemein können die folgenden drei Haupttypen von darmbeinhaltenden viszeralen Transplantationen definiert werden (◘ Abb. 32.1) (Abu-Elmagd et al. 2009; Abu-Elmagd 2011; Grant et al. 2005):
- isolierte Darmtransplantation (DT)
- kombinierte Leber-Darm-Transplantation (KLDT)
- Multiviszeraltransplantation mit/ohne Leber (MVT), i.e. Magen + Duodenum + Darm + Pankreas ± Leber

> ❯ Entscheidend ist bei der Multiviszeraltransplantation (MVT) stets, dass der Magen dabei ist, da dies die Definition der MVT bedingt!

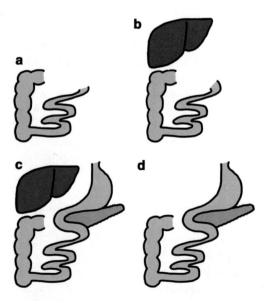

◘ **Abb. 32.1** Haupttypen der Darmtransplantation
a) Nur Darm mitsamt Mesenterium und Gefäßen (DT)
b) Darm mit Leber (KLDT)
c) Multiviszeraltransplantation (MVT), Full-MVT
d) Multiviszeraltransplantation (MVT), Modified-MVT

Betont werden sollte insbesondere der Begriff „Darmtransplantation" (i.e. Dünndarm + großer Teil vom Dickdarm) und nicht die alleinige Dünndarmtransplantation. Die zusätzliche Transplantation von ileozäkalen Bereichen und des Kolons bietet folgende Vorteile (Braun et al. 2017):

- bessere Resorption von Flüssigkeit und Elektrolyten
- bessere Steuerung der Motilität
- Appetit durch die Freisetzung von Glucagon-Like-Peptides (GLP)
- bessere Lebensqualität

32.3 Indikation zur Darmtransplantation

Die Darmtransplantation ist erst nach Scheitern der zuvor genannten Standardtherapien des Darmversagens indiziert. Kriterien für eine gescheiterte Therapie des Darmversagens bzw. Indikationen zur Darmtransplantation sind (Braun et al. 2017):

- Ausgedehnte zentrale Venenthrombosen mit Verlust von mindestens zwei Zugängen
- Einmal oder mehrfach systemische Kathetersepsis, welche einen stationären Aufenthalt erforderlich macht
- Einzelfall von katheterassoziierter Pilzinfektion, septischem Schock oder ARDS (Acute Respiratory Distress Syndrome)
- Häufig auftretende Entgleisungen des Flüssigkeits-, Elektrolyt- und Säure-Base-Haushalts
- fortgeschrittene/irreversible IFALD (Intestinal Failure-Associated Liver Disease) definiert als hepatobiliäre Dysfunktion (cholestatische Degeneration) auf dem Boden der Therapie des intestinalen Versagens (Lacaille et al. 2015)

Zu bemerken ist, dass bei Kindern die Indikationsstellung ähnlich ist, jedoch gelten Wachstumsverzögerungen oder eine schwere Osteopathie als zusätzliche Kriterien.

Die Transplantation von Darm mit Leber (KDLT) ist bei Versagen der zuvor genannten konservativen Therapien des Darmversagens mit zusätzlicher dekompensierter und irreversibler IFALD indiziert.

Die Multiviszeraltransplantation (MVT) ist in der Regel indiziert bei (Kubal et al. 2015; Mangus et al. 2013):

- Patientinnen und Patienten mit Darmversagen und Leberversagen, bei denen eine KLDT aufgrund komplexer abdomineller Pathologien nicht möglich ist
- „Abdominellen Katastrophen" i.e. Patientinnen und Patienten mit multiplen Operationen, schweren abdominellen Traumen oder multiplen enterokutanen Fisteln in der Vorgeschichte.
- Langsam wachsenden Tumoren und neuroendokrine Tumoren, i.e. große intraabdominelle Desmoid-Tumoren und gastrointestinale Stromatumoren mit der Tendenz zur lokalen Invasion, insbesondere der Mesenterialwurzel (vaskuläre Komprimierung der abdominellen Viscera)
- Komplette portomesenteriale Thrombose

32.4 Technische Aspekte der Darmtransplantation

32.4.1 Darmspende

32.4.1.1 Darmspender

Das Profil der „idealen" intestinalen bzw. multiviszeralen Spenderin bzw. des Spenders (i. d. R. nur postmortal) wurde bereits von Fischer-Fröhlich et al. definiert. Die Kriterien sind in ◘ Tab. 32.2 zusammengefasst (Fischer-Fröhlich et al. 2012).

◻ **Tab. 32.2**   Definition des „idealen" Spenders nach Fischer-Fröhlich et al. 2012

Spenderparameter	„idealer" Darmspender
Alter	0–50 Jahre
Intensivzeit	< 1 Woche (Cave! Enterale Ernährung muss innerhalb von 24 h nach Aufnahme auf der Intensivstation begonnen werden.)
Todesursache und Bauchtrauma	Jede Todesursache außer offenes oder stumpfes Bauchtrauma ist akzeptabel
Vasopressoren	Keine oder nur in geringen Dosen
Herzstillstand und CPR	< 10 min
Natrium	Jüngster Wert < 155 mmol/l
Medikation	Standardspenderbehandlung
Größenverhältnis Spender/Empfänger	DRBWR und DRHR ≤ 1 (Bei kindlichen Empfängern kann ein DRBWR von bis zu 3 akzeptiert werden, wenn eine Transplantatreduktion möglich ist.)

CPR: Cardiopulmonary Resuscitation; DRBWR: Donor Recipient Body Weight Ratio; DRHR: Donor Recipient Height Ratio

32.4.1.2 Darmentnahme

Da es sich um ein sehr seltenes Organentnahmeverfahren handelt, muss das entnehmende chirurgische Personal in der Lage sein, eine Darmtransplantation selbst durchzuführen bzw. sollte von dem Transplantationszentrum kommen, welches die potenzielle Empfängerin bzw. den Empfänger betreut. Die Chirurgin bzw. der Chirurg sollte genügend Fachkompetenz mitbringen, um die Organqualität und Transplantabilität beurteilen zu können. Zudem ist es unabdingbar, dass sie oder er mit der Krankengeschichte der potenziellen Empfängerin bzw. des Empfängers vertraut ist und so das Optimum an Größenmatch zwischen Darmtransplantat und Platz im Bauch (Empfängersitus) einzuschätzen weiß.

❯ Bei Kolonentnahme wird in der Regel die A. colica media mit entnommen, welche in direkter Nähe zur A. pancreaticoduodenalis inferior (PDI) aus der AMS abgeht. Somit ist die PDI

in Gefahr und damit die Qualität des Pankreas stark gefährdet. In diesem Fall sollte das Pankreas-transplantierende Zentrum informiert werden.

32.4.2 Implantation

32.4.2.1 Schritt 1: Präparation des Empfängerbauchraums

Die meisten Darmempfängerinnen und -empfänger sind in der Regel multiple voroperiert, was zu einer retrahierten abdominellen Bauchwand und zum Verwachsungsbauch (sog. „frozen Abdomen") führt. Ausgeprägte Verwachsungen können Grund einer schwierigen Orientierung und eines erhöhten Verletzungsrisikos benachbarter Organe und Gefäße sein. Das setzt eine extrem lange und sorgfältige Präparation des Situs voraus. Zusätzlich muss auch der komplizierte Gefäßzustand der Empfängerin bzw. des Empfängers berücksichtigt werden, da dies die Anästhesieeinleitung und die Anlage neuer Zugänge zum perioperativen Monitoring und Volumenmanagement erschwert.

32.4.2.2 Schritt 2: Gefäßanastomosen

- Arterie:
  - direkt auf A. mesenterica superior der Empfängerin bzw. des Empfängers End-zu-End (E/E) oder
  - indirekt auf der Aorta der Empfängerin bzw. des Empfängers entweder direkt oder mittels Gefäßinterponat (i. d. R. Iliakalgefäße der Spenderin bzw. des Spenders)
- Vene:
  - portalvenöse Drainage: direkt E/E auf die V. mesenterica superior oder
  - systemische venöse Drainage auf die V. cava inferior direkt End-zu-Seit (E/S) oder indirekt mittels eines venösen Interponats

32.4.2.3 Schritt 3: Wiederherstellung der Darmkontinuität

Aktueller Konsens ist, die Kontinuität der Darmanteile aufseiten der spendenden und empfangenden Person schon bei der Darmtransplantation herzustellen. Unnötige Stomata sollen vermieden werden. Das einzige Stoma, welches unbedingt vorhanden sein muss, ist ein temporärer, aus der Darmkontinuität ausgeschalteter distaler Ileumanteil zum postoperativen endoskopischen und histologischen Monitoring. Bei der Magenanastomose sollte eine Pylorusplastik durchgeführt werden.

32.4.2.4 Schritt 4: Verschluss der Bauchdecke

Bei den voroperierten retrahierten Bäuchen und Größenmismatch zwischen Transplantat und Bauchraum der Empfängerin bzw. des Empfängers (vor allem bei Kindern) ist der direkte Verschluss der Bauchdecke häufig nicht realisierbar. Dazu bieten

sich folgende Lösungsvorschläge an (Braun et al. 2017):

- kleinere Spenderin bzw. Spender
- Reduktion des Transplantates
- stufenweiser, mehrzeitiger Verschluss mittels verschiedener Kunststoff-Patches (z. B. Goretex)
- Biomaterialien wie z. B. Muskelfaszie aus der Bauchhinterwand der gleichen Spenderin bzw. des Spenders oder azelluläre Darmmatrix
- gleichzeitige Transplantation der vaskularisierten Bauchwand von der gleichen Spenderin bzw. dem Spender

32.4.3 Technische Besonderheiten

32.4.3.1 Kombinierte Darm- und Lebertransplantation (KDLT)

Die KDLT kann en-bloc oder getrennt durchgeführt werden.

- En-bloc KDLT: Analog zu einer MVT wird das gesamte Meso-portale Paket (i.e. Darm + Leber + Teil des Pankreas) in toto transplantiert unter Erhalt des noch vitalen und funktionellen GI-Traktes und Pankreas der Empfängerin oder des Empfängers (◘ Abb. 32.2).
- Getrennte/sequentielle KDLT: Zuerst erfolgt die Lebertransplantation nach Standard-Technik und anschließend die Darmtransplantation wie oben beschrieben.

32.4.3.2 Multiviszeraltransplantation (MVT)

Man kann sich das komplette multiviszerale Paket bildlich wie eine Traubenrebe mit doppeltem Stiel vorstellen, wobei der eine Stiel der Coeliacus-Achse entspricht und der andere der A. mesenterica superior. Die einzelnen Trauben bzw. die individuellen Organe können entfernt oder beibehalten werden je nach chirurgischer

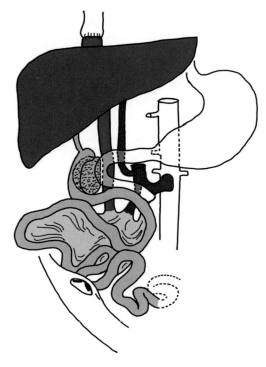

Abb. 32.2 En-bloc KDLT

- Vene (Pfortader- und venöses System)
- Viszerale Anastomosen
- obere GI-/Gastrische-Anastomose (CAVE: Pylorusplastik)
- intestinale Anastomose
- Stoma
- Ernährungssonde

32.5 Verlauf der Darmtransplantation

Gemäß des internationalen Intestinal Transplant Registry (ITR) gibt es weltweit 82 Darmtransplantationszentren, in denen bis dato 2.887 verschiedene Arten von Darmtransplantation durchgeführt worden sind. In den darin enthaltenen 7 offiziell angemeldeten DT-Zentren in Deutschland (Berlin, Tübingen, Kiel, Münster, Frankfurt/Main, München und Köln) fanden bisher 65 Darmtransplantationen statt. In Europa gibt es derzeit 17 aktive Zentren (Grant et al. 2015).

Zielsetzung. Jedoch bleiben stets beide arteriellen Stammstrukturen erhalten. Der venöse Ausfluss des gesamten multiviszeralen Pakets ist vollständig hepatofugal und verbleibt ebenfalls intakt bis vor oder hinter der Leber (Starzl et al. 1991).
Vaskuläre Anastomosen
- Arterie (infrarenale Aorta der Spenderin bzw. des Spenders auf infrarenale Aorta der Empfängerin bzw. des Empfängers ± Gefäßinterponat)

32.6 Transplantatüberleben

Im Laufe der Zeit kam es zu zunehmender Verbesserung der Transplantatüberlebensraten, die derzeit bei ca. 50 % nach 5 Jahren liegen (Grant et al. 2015). In der 2017 von Bharadwaj et al. publizierten Übersichtsarbeit stellen sich das 1-Jahres-, 5-Jahres- und 10-Jahres-Überleben wie in ☐ Tab. 32.3 zusammengefasst dar (Bharadwaj et al. 2017).

☐ Tab. 32.3 Langzeitüberleben des Transplantates nach verschiedenen Transplantationsarten (Bharadwaj et al. 2017)

	1-Jahres-Überleben	5-Jahres-Überleben	10-Jahres-Überleben
Darmtransplantation (DT)	74 %	42 %	26 %
Darm-, Leber-, Pankreas-Transplantation	70 %	50 %	40 %
Kombinierte Leber-Darm-Transplantation (KLDT)	61 %	46 %	40 %

◘ Tab. 32.4   Transplantatüberleben bei Kindern (Lacaille et al. 2017)

	5-Jahres-Überleben	10-Jahres-Überleben
Darmtransplantation (DT)	57 %	44 %
Darm-, Leber-, Pankreas-Transplantation	44 %	31 %
Kombinierte Leber-Darm-Transplantation (KLDT)	44 %	31 %

Lacaille et al. haben 2017 außerdem Daten zum Transplantatüberleben bei Kindern publiziert. Die 5- und 10-Jahres-Überleben sind in ◘ Tab. 32.4 dargestellt (Lacaille et al. 2017). Auf den ersten Blick scheint es, als würde bei Kindern, verglichen mit Erwachsenen, das Mittransplantieren der Leber nicht zu einem besseren 5- oder 10-Jahres-Überleben führen. Die Leber wirkt jedoch auch hier immunologisch protektiv und die schlechteren Überlebensraten sind auf die höhere Mortalität und Morbidität der betroffenen Kinder zurückzuführen.

Die Hauptursachen für die kurze Lebensdauer der Organe sind die hohen Komplikationsraten, welche bis hin zum Organverlust reichen (Bharadwaj et al. 2017):
— Abstoßung (30–60 %)
— Infektion (vor allem CMV- und EBV-assoziiert)
— PTLD (Post-Transplant Lymphoproliferative Disorder)
— Graft-versus-Host-Reaktion
— Nierenversagen

Einer der Hauptgründe für die extrem hohe Abstoßungsrate ist, dass der Darm sehr immunogen ist. Abu-Elmagd hat den Darm 2017 als „größten Lymphknoten des Körpers" bezeichnet, was angesichts des GALT (Gut-Associated Lymphoid Tissue) und der Tatsache, dass Enterozyten als APCs (Antigen Presenting Cells) fungieren können, zutreffend ist (Abu-Elmagd et al. 2009; Abu-Elmagd 2011; Bharadwaj et al. 2017). Deshalb ist es in der postoperativen Phase sehr wichtig, ein akkurates engmaschiges Monitoring des Transplantates

mittels histologischer und endoskopischer (Zoom-Endoskopie) Kontrolle durchzuführen (Sasaki et al. 2002).

Die Darmtransplantation in den verschiedenen Varianten ist als ultimative Therapie des Darmversagens zu betrachten und sollte ausschließlich durch hoch spezialisierte Zentren und mit einem erfahrenen Team durchgeführt werden.

32.7 Zusammenfassung

— Ziel der Therapie des Darmversagens ist die Adaptation und Rehabilitation, um die vielfältigen Komplikationen zu vermeiden oder zumindest zu verringern. Die Standardtherapie des Darmversagens besteht aus der Optimierung der enteralen und parenteralen Ernährung und Elongationsverfahren, welche im interdisziplinären Setting gestaltet werden sollen.
— Wenn die oben genannten Optionen erschöpft sind, ist eine Darmtransplantation (DT) allein oder als kombinierte Leber-Darm-Transplantation (KLDT) oder sogar Multiviszeraltransplantation mit/ohne Leber (MVT) indiziert.
— Die Darmtransplantation in ihren verschiedenen Varianten ist mittlerweile ein standardisiertes Verfahren, welches jedoch unbedingt in einem hochspezialisierten Umfeld durchgeführt werden sollte.
— Aufgrund der nach wie vor hohen Abstoßungsrate ist das Langzeitüberleben der Transplantate begrenzt.

Literatur

Abu-Elmagd KM (2011) The small bowel contained allografts: existing and proposed nomenclature. Am J Transplant 11(1):184–185

Abu-Elmagd KM, Costa G, Bond GJ, Soltys K, Sindhi R, Wu T, Koritsky DA, Schuster B, Martin L, Cruz RJ, Murase N, Zeevi A, Irish W, Ayyash MO, Matarese L, Humar A, Mazariegos G (2009) Five hundred intestinal and multivisceral transplantations at a single center: major advances with new challenges. Ann Surg 250(4):567–581

Abu-Elmagd KM, Costa G, McMichael D, Khanna A, Cruz RJ, Parekh N, Fujiki M, Hashimoto K, Quintini C, Koritsky AD, Kroh MD, Sogawa H, Kandeel A, da Cunha-Melo JR, Steiger E, Kirby D, Matarese L, Shatnawei A, Humar A, Walsh RM, Schauer PR, Simmons R, Billiar T, Fung J (2015) Autologous reconstruction and visceral transplantation for management of patients with gut failure after bariatric surgery: 20 years of experience. Ann Surg 262(4):586–601

Bharadwaj S, Tandon P, Gohel TD, Brown J, Steiger E, Kirby DF, Khanna A, Abu-Elmagd K (2017) Current status of intestinal and multivisceral transplantation. Gastroenterol Rep (Oxf). 5(1):20–28

Braun M, Königsrainer A, Nadalin S (2017) Intestinales Versagen und Darmtransplantation. Allg- Viszeralchirurgie up2date 11(06): 585–602

Fischer-Fröhlich CL, Königsrainer A, Schaffer R, Schaub F, Pratschke J, Pascher A, Steurer W, Nadalin S (2012) Organ donation: when should we consider intestinal donation. Transpl Int 25(12):1229–1240

Grant D, Abu-Elmagd K, Reyes J, Tzakis A, Langnas A, Fishbein T, Goulet O, Farmer D, Registry IT (2005) 2003 report of the intestine transplant registry: a new era has dawned. Ann Surg 241(4):607–613

Grant D, Abu-Elmagd K, Mazariegos G, Vianna R, Langnas A, Mangus R, Farmer DG, Lacaille F, Iyer K, Fishbein T, Association IT (2015) Intestinal transplant registry report: global activity and trends. Am J Transplant 15(1):210–219

Kubal CA, Mangus RS, Tector AJ (2015) Intestine and multivisceral transplantation: current status and future directions. Curr Gastroenterol Rep 17(1):427

Lacaille F, Gupte G, Colomb V, D'Antiga L, Hartman C, Hojsak I, Kolacek S, Puntis J, Shamir R; ESPGHAN Working Group of Intestinal Failure and Intestinal Transplantation (2015) Intestinal failure-associated liver disease: a position paper of the ESPGHAN Working Group of Intestinal Failure and Intestinal Transplantation. J Pediatr Gastroenterol Nutr 60(2):272–283

Lacaille F, Irtan S, Dupic L, Talbotec C, Lesage F, Colomb V, Salvi N, Moulin F, Sauvat F, Aigrain Y, Revillon Y, Goulet O, Chardot C (2017) Twenty-eight years of intestinal transplantation in Paris: experience of the oldest European center. Transpl Int 30(2):178–186

Lamprecht G, Pape UF, Witte M, Pascher A und das DGEM Steering Committee (2014) S3-Leitlinie der Deutschen Gesellschaft für Ernährungsmedizin e.V. in Zusammenarbeit mit der AKE, der GESKES und der DGVS. Aktuelle Ernährungsmedizin 39(02): e57–e71

Mangus RS, Tector AJ, Kubal CA, Fridell JA, Vianna RM (2013) Multivisceral transplantation: expanding indications and improving outcomes. J Gastrointest Surg. 17(1):179–86; discussion S 186–187

Pirenne J, Kawai M (2009) Intestinal transplantation: evolution in immunosuppression protocols. Curr Opin Organ Transplant 14(3):250–255

Pironi L, Arends J, Baxter J, Bozzetti F, Peláez RB, Cuerda C, Forbes A, Gabe S, Gillanders L, Holst M, Jeppesen PB, Joly F, Kelly D, Klek S, Irtun Ø, Olde Damink SW, Panisic M, Rasmussen HH, Staun M, Szczepanek K, Van Gossum A, Wanten G, Schneider SM, Shaffer J; Home Artificial Nutrition & Chronic Intestinal Failure; Acute Intestinal Failure Special Interest Groups of ESPEN (2015) ESPEN endorsed recommendations. Definition and classification of intestinal failure in adults. Clin Nutr 34(2):171–80

Sasaki T, Hasegawa T, Nakai H, Kimura T, Okada A, Musiake S, Doi R (2002) Zoom endoscopic evaluation of rejection in living-related small bowel transplantation. Transplantation Feb 27;73(4):560–564

Starzl TE, Todo S, Tzakis A, Alessiani M, Casavilla A, Abu-Elmagd K, Fung JJ (1991) The many faces of multivisceral transplantation. Surg Gynecol Obstet. 172(5):335–344

Vaskularisierte zusammengesetzte Transplantate (Vascularized Composite Allografts)

Axel Rahmel

Inhaltsverzeichnis

© Springer-Verlag GmbH Deutschland, ein Teil von Springer Nature 2022
A. Rahmel et al. (Hrsg.), *Repetitorium Transplantationsbeauftragte*,
https://doi.org/10.1007/978-3-662-62614-6_33

Vascularized Composite Allografts (VCA) sind aus verschiedenen Gewebetypen (Haut, Muskeln, Knochen, Nerven, Blutgefäße) zusammengesetzte Teile des Körpers, die eine Gefäßversorgung umfassen und als anatomische oder strukturelle Einheit von einem Menschen auf einen anderen übertragen werden. VCA-Transplantationen sind ein relativ junges Feld im Bereich der Transplantationsmedizin und obwohl nach initialen Erfolgen eine rasche Zunahme erwartet wurde, konnte bislang lediglich für die Uterustransplantation eine Zunahme festgestellt werden. Die Einwilligung in die VCA-Entnahme sowie die Spenderevalution laufen unabhängig von der regulären Organspende und dürfen diese nicht gefährden. VCA-Transplantationen stellen keine lebensrettende oder lebensverlängernde Maßnahme dar und ziehen derzeit noch große logistische Herausforderungen auf der Spender- und Empfängerseite nach sich. Ihre Berechtigung ergibt sich in erster Linie aus der oft erheblichen Verbesserung der Lebensqualität der Empfängerinnen und Empfänger.

33

33.1 Einleitung

Vaskularisierte zusammengesetzte Transplantate (Vascularized Composite Allografts, VCA) sind in der Praxis ein relativ neues Mitglied der Transplantations-Familie, auch wenn den Schutzheiligen der Organtransplantation, Cosmas und Damian, bereits eine Beintransplantation und damit die erste VCA-Transplantation zugeschrieben wird (▶ Kap. 2). Der Begriff VCA-Transplantation beschreibt die Übertragung eines vaskularisierten Teils des Körpers, der verschiedene Gewebetypen (Haut, Muskeln, Knochen, Nerven und Blutgefäße) umfasst, die als anatomische oder strukturelle Einheit von einem Menschen auf einen anderen übertragen werden. Die erste erfolgreiche Handtransplantation wurde 1998 in Frankreich durchgeführt, 2005 folgte ebenfalls in Frankreich die erste Transplantation eines (Teils eines) Gesichtes. Gerade die letztgenannte Transplantation hat sehr viel öffentliche Aufmerksamkeit erfahren und die Thematik in das öffentliche Bewusstsein gebracht. Genaue Daten zur Zahl der bislang weltweit durchgeführten Hand- und Armtransplantationen liegen nicht vor, im letzten Bericht des International Registry on Hand and Composite Tissue Allotransplantation (IRHCTT) aus dem Jahr 2017 (Petruzzo et al. 2017) werden 66 Transplantationen der oberen Extremitäten und 30 Gesichtstransplantationen aufgeführt, allerdings gehen die Autorinnen und Autoren von einem deutlichen „underreporting" aus. Auch ist inzwischen der Kreis möglicher Körperteile, die auf diese Weise transplantiert werden können, größer geworden: Neben Gesicht und Extremitäten (Hand, Arm, Bein) wurden auch Bauchwand, Kehlkopf/Trachea, Blase, Penis und Uterus als VCA transplantiert.

Diese spezielle Kategorie der Transplantate ist an der Grenze von Organ- und Gewebetransplantation angesiedelt. In dem früher gebräuchlichen Ausdruck „Zusammengesetzte Gewebetransplantation" (Composite Tissue Allotransplantation, CTA) zeigt sich die initiale Zuordnung zur Gewebetransplantation. Bei der Uterustransplantation, die eine der neuesten und inzwischen am häufigsten durchgeführten VCA-Transplantationen darstellt, ist jedoch unmittelbar deutlich, dass es sich um eine Organtransplantation handelt. Aber auch bei der Extremitäten-, der Gesichts- und den anderen VCA-Transplantation gibt es gute Argumente, diese der Organtransplantation zuzuordnen. In diesem Sinne haben sich auch die nationalen zuständigen Behörden auf EU-Ebene geäußert (EU Kommission 2012).

In den USA ist ein Kriterienkatalog für die Definition von VCA entwickelt worden (Wainright et al. 2018), der international als Referenz benutzt wird. Eine vergleichbare

Definition existiert in Deutschland derzeit weder im Transplantationsgesetz noch in den Richtlinien der Bundesärztekammer.

Kriterien zur Definition eines zusammengesetzten vaskularisierten Transplantats (VCA)

Ein VCA

— ist vaskularisiert, benötigt Blutfluss in das Transplantat, der durch eine chirurgische Verbindung hergestellt wird
— enthält verschiedene Gewebetypen
— wird von einem menschlichen Spender als eine anatomische/strukturelle Einheit entnommen
— wird in einen menschlichen Empfänger als anatomische strukturelle Einheit transplantiert
— wird zwischenzeitlich nur geringfügig be- bzw. verarbeitet
— wird homolog transplantiert
— erfährt bei der Transplantation keine Kombination mit anderen Geräten bzw. Unterstützungssystemen
— ist ischämieempfindlich und kann daher nur vorübergehend konserviert werden
— ist empfindlich für akute und chronische Abstoßung und erfordernd daher üblicherweise eine Immunsuppression

Nach den initialen Erfolgen bei der Hand- und später Gesichtstransplantation wurde eine rasche Zunahme der Zahl der VCA-Transplantationen erwartet. Es gibt jedoch keine verlässlichen internationalen Daten zur aktuellen Häufigkeit dieser Transplantation und Hinweise auf eine deutliche Zunahme dieser Transplantationen finden sich auch in der Literatur nicht. Im Gegenteil, aus den USA, wo seit 2015 ein verbindliches VCA-Register bei UNOS (United Network for Organ Sharing) existiert, werden eher rückläufige Zahlen von VCA-Transplantationen berichtet. Die wenig erfolgreiche Transplantation der

unteren Extremitäten wurde gänzlich eingestellt. Lediglich für die Uterustransplantation ist in den letzten Jahren eine Zunahme festzustellen: nach der ersten Transplantation 2013 in Schweden sind inzwischen mehr als 40 Transplantationen dieser Art, überwiegend mit Lebendspenderinnen in der wissenschaftlichen Literatur und der Laienpresse veröffentlicht worden, die in ca. 30 Fällen zu anschließenden Schwangerschaften und Geburten führten.

In Deutschland ist die Aktivität auf dem Gebiet der VCA-Transplantation bislang sehr beschränkt. 2008 wurde am ‚Klinikum Rechts der Isar' in München eine Doppelarmtransplantation durchgeführt, weitere Transplantationen von Hand oder Arm sind nicht bekannt. Aus der Universitätsklinik Tübingen wurden drei Uterustransplantationen nach Lebendspende, die zu zwei Geburten im Jahr 2019 führten, berichtet. Uterustransplantationen mit postmortalen Spenderinnen sind hingegen in Deutschland bislang nicht erfolgt.

33.2 Organspende

33.2.1 Zustimmung zur Entnahme von VCA

International besteht Einigkeit, dass – obwohl VCA als Organe klassifiziert werden – eine schriftliche oder mündliche Einwilligung zur Organspende zum Beispiel in einem Organspendeausweis oder in einem Organspenderegister derzeit nicht automatisch die Einwilligung zur Spende von vaskularisierten, zusammengesetzten Transplantaten umfasst. Die Transplantation von VCA findet zu selten statt, als dass in der Bevölkerung mit dem Begriff der Organspende auch die Entnahme von Extremitäten oder des Uterus verbunden wäre, von einer Gesichtstransplantation ganz zu schweigen. Auch ist die öffentliche Aufklärung derzeit noch in keinem Land um diesen Aspekt umfänglich ergänzt. Selbst bei dokumentierter Einwilligung zur Organ- und Gewebespende werden daher die Angehörigen angesprochen und der gegebenenfalls von den Angehörigen geäußerte mutmaßliche Wille der verstorbenen Person in Bezug auf die Spende von VCA berücksichtigt. Diese Vorgehensweise wird im Übrigen auch in Ländern mit Widerspruchslösung praktiziert.

Daten zur Einstellung der Bevölkerung zur VCA-Spende und Transplantation sind sehr lückenhaft. Eine Umfrage unter nahezu 1.500 Personen in den USA aus dem Jahr 2016 (Rodrigue et al. 2017) zeigt, dass dort die Bereitschaft zur Spende des Uterus unter Frauen sehr hoch war (74,4 % der befragten Frauen gaben an, bereit oder sogar sehr bereit zu sein, ihren Uterus postmortal zu spenden). Bei der Spende der Extremitäten und insbesondere des Gesichtes bestanden hingegen erhebliche Vorbehalte (kaum oder gar keine Bereitschaft zu spenden: Hand 32,6 %, Gesicht 52 %). In der Praxis liegen die Einwilligungsraten bei den wenigen in Europa durchgeführten VCA-Transplantationen noch deutlich niedriger.

Darüber hinaus besteht die Sorge, dass die Frage nach der Einwilligung zu einer Entnahme von VCA die Bereitschaft, klassische solide Organe zu spenden, negativ beeinflussen könnte. Daher sollte das Aufklärungs- und Einwilligungsgespräch zur Organspende so geführt werden, dass die Einwilligung zur klassischen Organspende nicht gefährdet wird. Üblicherweise wird daher die Frage nach der Entnahme von VCA's erst nach einer Einwilligung zur Entnahme der anderen Organe und in Abhängigkeit vom Verlauf des Gespräches unter Berücksichtigung des Einzelfalls gestellt.

33.2.2 Spendercharakterisierung

In Ergänzung zu der üblichen, detaillierten Evaluation der Spenderin bzw. des Spenders werden je nach geplanter Entnahme noch spezifische, ergänzende Untersuchungen durchgeführt. Dazu gehört die Analyse des Gefäßstatus (Angiogramm oder MRT). Bei der Transplantation von Extremitäten und insbesondere des Gesichts sind zusätzliche bildgebende Verfahren zum Ausschluss von Knochenläsionen und zur morphometrischen Analyse der Weichteilstrukturen unerlässlich, sie dienen unter anderem der Planung der Transplantation bei der Empfängerin bzw. dem Empfänger. Schließlich ist bei äußerlich sichtbaren VCA eine sorgfältige Inspektion unerlässlich, um Hautveränderungen im Bereich des zu entnehmenden Körperteils zu erfassen und für Angaben zu Hautfarbe und Textur, die für das Matching zwischen Spenderin bzw. Spender und Empfängerin bzw. Empfänger relevant sind (Rahmel 2014).

Bei der geplanten Entnahme von Extremitäten ist darauf zu achten, dass alle Katheter rechtzeitig vor einer möglichen Organspende an der betroffenen Extremität entfernt werden.

33.2.3 Organentnahme

Die chirurgischen Details der Entnahme der verschiedenen VCAs variieren naturgemäß von Organ zu Organ. In vielen Fällen ist das chirurgische Vorgehen deutlich komplexer als bei soliden Organen. Insbesondere bei der Entnahme des Gesichtes und des Uterus sind Entnahmezeiten von mehr als 6 und mitunter sogar deutlich über 10 h beschrieben. Zudem ist an der Entnahme häufig ein umfangreiches Team von unterschiedlichen Fachleuten beteiligt, was zu rein räumlichen und weiteren logistischen Herausforderungen führen kann.

Auch bei der Planung der Entnahmeoperation gilt, ähnlich wie beim Einholen der Zustimmung zur Entnahme, dass das chirurgische Vorgehen die Entnahme der häufig lebensrettenden, anderen soliden Organe nicht gefährden darf.

In der Regel wird die Entnahme der VCA vor der anderer Organe angestrebt, da so noch eine Durchblutung der zu entnehmenden VCA während der Präparation besteht, was die Identifikation der Strukturen erleichtert, zudem wird die Ischämiezeit dadurch erheblich verkürzt. Entsprechend ist eine gute Koordinierung der verschiedenen Entnahmeteams essenziell. Bei instabilen Spenderinnen oder Spendern oder, wenn die Entnahme der VCA als Hochrisikoprozedur angesehen wird, wurde in manchen Fällen die Entnahme der thoroaco-abdominellen Organe weitestgehend vorbereitet, um jederzeit bei möglichen Komplikationen der VCA-Entnahme auf die Entnahme der anderen Organe umschwenken zu können. Die anderen Entnahmeteams müssen sich in dieser Situation schon steril im OP oder zumindest OP-nah aufhalten – angesichts der Dauer der Operation eine enorme Herausforderung für die Entnahmechirurginnen und Entnahmechirurgen.

Die Entnahme von Hand oder Arm ist häufig vergleichsweise einfach, nach Abschluss der Präparation wird oberhalb der Absetzstelle ein Tourniquet angelegt. Danach sind die finalen Schritte der Entnahme von Hand oder Arm in der Regel in ca. 30 min zu bewerkstelligen. In jeden Fall ist eine sorgfältige Planung bzw. Abstimmung der Operation zwischen allen Beteiligten – Personal des Entnahmekrankenhauses, der Entnahmeteams und den Koordinatorinnen und Koordinatoren – unerlässlich.

33.2.4 Nachsorge des Spenderleichnams

Das VCA-Team ist dafür verantwortlich, dass der Körper der Spenderin bzw. des Spenders adäquat rekonstruiert wird, sodass die Angehörigen auf Wunsch von dem Leichnam Abschied nehmen können. Bei von außen sichtbaren Entnahmen (Extremitäten, Gesicht) werden in der Regel Prothesen eingesetzt, was insbesondere bei der Entnahme des Gesichts eine eigene parallele Logistik erfordert. Verschiedene Techniken wurden beschrieben, um durch individuell gefertigte Masken das Gesicht zu rekonstruieren. Durch diese Vorgehensweise wird nicht nur die Würde der Spenderin bzw. des Spenders gewährleistet, die Erfahrung zeigt zudem, dass dieser sorgfältige Umgang auch für alle anderen am Organspendeprozess Beteiligten von erheblicher Bedeutung ist und eine wichtige Voraussetzung für die Akzeptanz dieser Form der Organspende darstellt.

Die geschilderten logistischen Herausforderungen einerseits und die Vorgaben des Transplantationsgesetzes andererseits machen es erforderlich, dass bei der Entnahme von VCA bei postmortalen Organspenden die Deutsche Stiftung Organtransplantation (DSO) als Koordinierungsstelle eingebunden wird.

33.3 Empfängerauswahl, Organzuteilung und Transplantation

33.3.1 Empfängerauswahl

Im Gegensatz zur Transplantation klassischer solider Organe stellt die Transplantation von VCA in der Regel keine lebensrettende oder lebensverlängernde Maßnahme da. Eine VCA-Transplantation wird daher in der Regel nur dann erwogen, wenn durch andere Verfahren – wie konventionelle plastische Chirurgie oder Versorgung mit Prothesen etc. – keine für die Empfängerin bzw. den Empfänger hinreichend guten Ergebnisse erzielt werden können. Im Vordergrund stehen bei der Indikationsstellung zur Transplantation funktionelle, psychologische, die Lebensqualität beeinflussende Faktoren. Diese müssen gegen die Risiken der Transplantation abgewogen werden, die zum einen aus der Operation selbst, zum anderen aber auch aus der notwendigen Immunsuppression resultieren.

Es ist es von großer Bedeutung, mit der Empfängerin bzw. dem Empfänger im Vorfeld die zu erwartenden funktionellen und kosmetischen Ergebnisse der Transplantation zu besprechen. Anders als in einigen Spielfilmen dargestellt, kann es selbst bei optimalem Verlauf der Transplantation viele Monate dauern, bis befriedigende funktionelle Ergebnisse erzielt werden. Die Uterustransplantation garantiert beispielsweise keine kurzfristig danach eintretende, erfolgreich verlaufende Schwangerschaft.

Das funktionelle Ergebnis der Extremitäten- und Gesichtstransplantation ist zudem in erheblichem Umfang von der optimalen Kooperation der Empfängerin bzw. des Empfängers in der Rehabilitationsphase abhängig. Regelmäßige Physiotherapie und konsequentes Training sind unbedingt erforderlich.

In der Literatur wurde wiederholt beschrieben, dass die Empfängerinnen und Empfänger durch die psychologische Situation nach der Transplantation deutlich belastet und zum Teil überfordert waren. In einigen Fällen wurden die Transplantate auf Wunsch wieder entfernt, weil die psychische und physische Belastung nach der Transplantation zu hoch war.

Auch die Konsequenzen eines möglichen Transplantatverlustes durch akute oder chronische Abstoßung müssen vorher erwogen und besprochen werden. So sind Kasuistiken beschrieben, in denen die Transplantate entfernt werden mussten, um die Immunsuppression beenden zu können, weil es nach der Transplantation unter der Therapie zu anderweitig nicht beherrschbaren Komplikationen (insbesondere Tumore) gekommen war. Die hier angedeuteten Probleme potenzieren sich wiederum bei einer Gesichtstransplantation, bei der ein Verlust des Transplantates nicht nur ästhetisch extrem belastend, sondern durch Infektion oder andere Komplikationen direkt lebensbedrohlich sein kann (Siemionow 2020).

Bei der Entscheidung über eine VCA-Transplantation müssen nicht nur diese zum Teil erheblichen Risiken berücksichtigt werden. Auch die eingangs erwähnten, sich in kontinuierlicher Weiterentwicklung befindlichen alternativen Verfahren wie konventionelle plastische Chirurgie oder Versorgung mit modernen Prothesen sind in die Überlegungen einzubeziehen (Dean und Talbot 2017). Angesichts dieser komplexen Abwägungen wird zunehmend empfohlen, den potentiellen Organempfängerinnen und -empfängern eine vom Transplantationsteam unabhängige Beratung (Patientenvertretung) zur Seite zu stellen (Caplan et al. 2019). Die Herausforderung bei der Empfängerauswahl mag darüber hinaus mit dazu beitragen, dass der vor Jahren prognostizierte schnelle Zuwachs an VCA-Transplantation nicht stattgefunden hat.

Eine besondere Situation ergibt sich bei der Uterustransplantation: Hier ist das Ziel der Transplantation nicht die dauerhafte Versorgung mit dem Transplantat, vielmehr kann und sollte nach erfolgreicher Schwangerschaft bzw. erfolgreichen Schwangerschaften das Transplantat wieder entfernt werden. Damit reduziert sich das mit der Immunsuppression verbundene Risiko erheblich (Brännström et al. 2020).

33.3.2 Organzuteilung

Bei den VCA handelt es sich nach dem deutschen Transplantationsgesetz nicht um vermittlungspflichtige Organe. Formal ist es daher nicht notwendig, eine Allokation durch die Vermittlungsstelle Eurotransplant durchführen zu lassen. Derzeit ist die Zahl potentieller Empfängerinnen und Empfänger von VCAs so gering, dass international keine Notwendigkeit für spezielle Zuteilungsalgorithmen gesehen wird. Zu berücksichtigen sind bei der Auswahl einer geeigneten Empfängerin oder eines geeigneten Empfängers für ein VCA die Blutgruppenkompatibilität zwischen spendender und empfangender Person sowie morphologische Faktoren wie Größe und – bei von außen sichtbaren Transplantaten (insbes. Gesicht und Extremitäten) – auch die Überstimmung von Hautfarbe und Textur, soweit dies angesichts der sehr wenigen Spenderinnen und Spender möglich ist. Eine Berücksichtigung der Gewebeeigenschaften, die grundsätzlich aufgrund der besseren Histokompatibilität wünschenswert wäre, ist derzeit angesichts der niedrigen Zahl potentiell Spendender Utopie (Cendales et al. 2012). Umso wichtiger ist es, dass die jeweiligen nationalen und internationalen Organspendeorganisationen über spezielle Bedarfe in Bezug auf VCAs informiert werden. So können sie im Falle einer für eine Empfängerin bzw. einen Empfänger grundsätzlich geeigneten spendenden Person, die komplexen Schritte zur Ermöglichung einer VCA-Spende einleiten.

33.3.3 Transplantation und Nachsorge

Ebenso wie die Entnahme der VCA ist die Transplantation mitunter technisch und logistisch anspruchsvoll. Bei der Uterustransplantation werden derzeit innovative Operationstechniken erprobt. Im Vordergrund stehen Überlegungen zur technischen Modifikation, um einen leichteren Gefäßanschluss zu gewährleisten, darüber hinaus findet hier die Roboterchirurgie zunehmend Einsatz. Diese technische Weiterentwicklung bezieht sich nicht nur auf die Transplantations-OP sondern auch auf die Entnahme-OP. Derzeit erfolgt die Uterusspende in den meisten Fällen von Lebendspenderinnen – hier sind Verbesserungen der OP-Technik, die zu einer Verkürzung der OP-Zeit und Reduktion von Komplikationen führen, besonders wichtig.

Bei der Nachsorge steht neben den umfangreichen Rehabilitations- und Trainingsmaßnahmen mit regelmäßiger Physiotherapie, die bereits erwähnt wurden, das Feintuning der immunsuppressiven Therapie im Vordergrund, um eine Unter- oder Überimmunsuppression möglichst zu vermeiden. Beides hat für die Empfängerin bzw. den Empfänger erhebliche Konsequenzen: akute oder chronische Abstoßung auf der einen Seite, erhöhtes Risiko von Infektionen oder Tumoren auf der anderen Seite. Um akute oder chronische Abstoßungen zu erkennen, werden bei soliden Organen häufig Biopsien durchgeführt. Um Biopsien im Bereich der sichtbaren Haut möglichst zu vermeiden, wird empfohlen neben dem eigentlichen Transplantat an unauffälliger Stelle noch ein kleineres Hautstück zu transplantieren, dass zur Biopsiegewinnung für eine Abstoßungsdiagnostik verwendet wird. Allerdings hat sich gezeigt, dass die Abstoßungsreaktion mitunter lokal begrenzt auftritt und somit die Repräsentativität von Biopsien aus an anderer Stelle transplantierten Hautstücken eingeschränkt ist. Im Rahmen der Gesichtstransplantation wurde beobachtet, dass häufig die Mucosa früher von einer Abstoßungsreaktion betroffen ist als die Gesichtshaut.

Angesichts der geringen Zahl an Transplantationen sowie der erschwerten Diagnostik haben sich noch keine international einheitlichen Standards zur Durchführung der Immunsuppression und ihres Monitorings für diese Patientengruppen etabliert (Grajek et al. 2020).

33.4 Zusammenfassung

Trotz diverser Fortschritte bei der Transplantation von VCA handelt es sich bei diesen Organübertragungen unverändert nicht um Routineeingriffe. In Deutschland sind bislang nur sehr wenige VCA-Transplantationen durchgeführt worden. Die mit diesen Eingriffen verbundenen – auch logistischen – Herausforderungen auf Seiten der Spenderinnen und Spender, aber auch auf Seiten der Empfängerinnen und Empfänger, sind erheblich. Das exakte Vorgehen im Rahmen der Organspende ist aktuell in jedem Einzelfall im Vorfeld sorgfältig abzusprechen.

33.5 QR-Codes

□ QR-Code 33.1 EU Kommission: Meeting of the Competent Authorities for Tissues and Cells 2012

Literatur

Brännström M, Kvarnström N, Dahm-Kähler P (2020) Novel approaches in uterus transplantation. Curr Opin Organ Transplant 25:584–593. ► https://doi.org/10.1097/MOT.0000000000000817

Caplan AL, Parent B, Kahn J, Dean W, Kimberly LL, Lee WPA, Rodriguez ED (2019) Emerging ethical challenges raised by the evolution of vascularized composite allotransplantation. Transplantation 103:1240–1246. ► https://doi.org/10.1097/TP.0000000000002478

Cendales LC, Rahmel A, Pruett TL (2012) Allocation of vascularized composite allografts: what is it? Transplantation 93:1086–1087. ► https://doi.org/10.1097/TP.0b013e31824b073f

Dean WK, Talbot SG (2017) Vascularized composite allotransplantation at a crossroad: adopting lessons from technology innovation to novel clinical applications. Transplantation 101:452–456. ► https://doi.org/10.1097/TP.0000000000001610

EU Kommission (2012) Meeting of the competent authorities for tissues and cells, 7 – 8 June 2012, Summary Report. ► https://ec.europa.eu/health/sites/health/files/blood_tissues_organs/docs/tissues_mi_20120607_en.pdf. Zugegriffen: 23. Mai 2021 (QR-Code 33.1)

Grajek M, Bula D, Zeman M, Maciejewski A (2020) Limitations and limits and of vascularized composite allotransplantations: can we reach the holy grail? Curr Opin Organ Transplant 25:609–614. ► https://doi.org/10.1097/MOT.0000000000000821

Petruzzo P, Sardu C, Lanzetta M, Dubernard JM (2017) Report (2017) of the International Registry on Hand and Composite Tissue Allotransplantation (IRHCTT). Current transplantation reports

Rahmel A (2014) Vascularized composite allografts: procurement, allocation, and implementation. Curr transplant rep 1:173–182. ► https://doi.org/10.1007/s40472-014-0025-6

Rodrigue JR, Tomich D, Fleishman A, Glazier AK (2017) Vascularized composite allograft donation and transplantation: a survey of public attitudes in the United States. Am J Transplant Off J Am Soc Transplant Am Soc Transplant Surg 17:2687–2695. ► https://doi.org/10.1111/ajt.14302

Siemionow M (2020) The past the present and the future of face transplantation. Curr Opin Organ Transplant 25:568–575. ► https://doi.org/10.1097/MOT.0000000000000812

Wainright JL, Wholley CL, Cherikh WS, Musick JM, Klassen DK (2018) OPTN vascularized composite allograft waiting list: current status and trends in the United States. Transplantation 102:1885–1890. ► https://doi.org/10.1097/TP.0000000000002232

Serviceteil

Stichwortverzeichnis

Printed in the United States
by Baker & Taylor Publisher Services